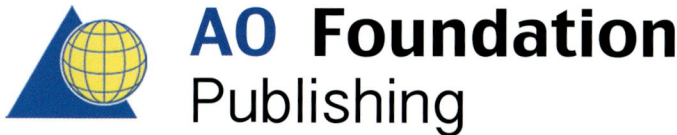

AO骨科量表评鉴
（第2版）

Musculoskeletal Outcomes Measures and Instruments
(2nd expanded edition)

编者　[美]Michael Suk　　　[瑞士]Beate P Hanson

　　　[美]Daniel C Norvell　　[美]David L Helfet

译者　周谋望　刘　楠　杨延砚

山东科学技术出版社

编者

Michael Suk, MD, JD, MPH
Assistant Professor
University of Florida
Director, Orthopaedic Trauma Service
Shands Jacksonville
655 West 8th Street
ACC Building, 2nd Floor/Ortho
Jacksonville, FL 32209
USA

Beate P Hanson, MD, MPH
Assistant Professor
Director of AOCID
Clavadelerstrase
7270 Davos Platz
Switzerland

Daniel C Norvell, PhD, MPH
Spectrum Research, Inc.
705 S 9th Street, Suite 203
Tacoma, WA 98405
USA

David L Helfet, MD, MBCHB
Professor of Orthopaedic Surgery
Cornell University Medical College
535 East 70th Street
New York, NY 10021
USA

译者

周谋望　刘　楠　杨延砚

前言

许多临床医师和研究人员都希望制订一些通用的评定量表来表达和分享关于骨科疾病治疗的结果，本书就是这个理念的产物。本书不仅是骨科评定量表的汇总，更期望提供一个推进骨科学发展的坚实基础。

我们首先找出在文献报道中最常用的骨科评定量表（如：有长期使用历史的量表），然后按照解剖部位、类型（如："患者自评"或"医务人员评定"）编排这些量表。单一评定报告或基于生理结果（如：关节活动度或放射影像学）的量表未纳入本书。

此外，本书收集了骨科文献中最常报道的健康相关生活质量评定量表，这些量表有：简明36项健康状况调查量表（SF-36）、Nottingham健康分析量表（NHP）和肌肉骨骼功能评估量表（MFA）。

本书通过搜索MEDLINE®，尽可能多地找出包含骨科评定量表的参考文献，由于一些制订于数十年前的评定量表仍在使用（如：Merle D'Aubigne-Postel髋关节评分，1954），我们没有限制发表日期，以使我们的评定量表详尽和全面。

另外还通过查阅教科书、文献全文和参考书目，以及网络搜索引擎（如：Google™）进行查找，建立每个身体部位评定量表的条目。按照条目首先找到原文，然后找出文献中评估这一评定量表信度（可重复性和内部一致性）、效度（内容效度、标准效度和结构效度）以及敏感度的所有研究。尽管这是一个挑战，但是我们自信最终充分地找出了文献中最常用的骨科评定量表，包括患者自评（patient reported outcomes，PRO）和医务人员评定的量表（clinician based outcomes，CBO）。

查阅每个评定量表，分为四个主要部分进行总结：

1 内容

- 类型
- 量表
- 说明

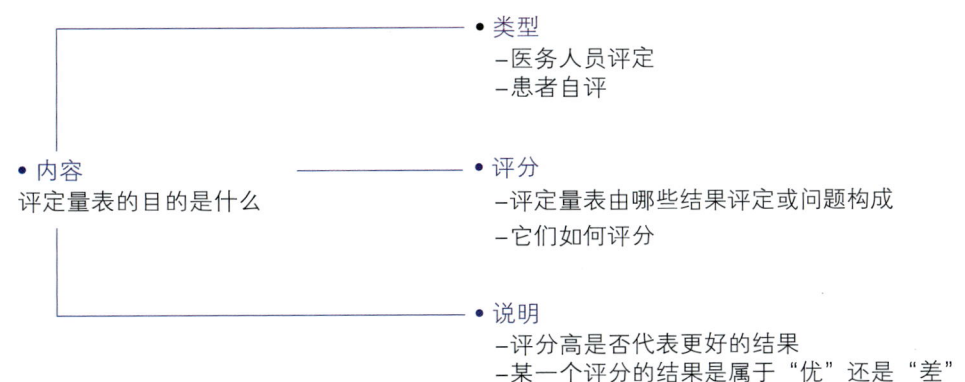

2 内容

- 效度
  - 结构效度
  - 内容效度
  - 标准效度

- 信度
  - 内部一致性
  - 可重复性

- 敏感度

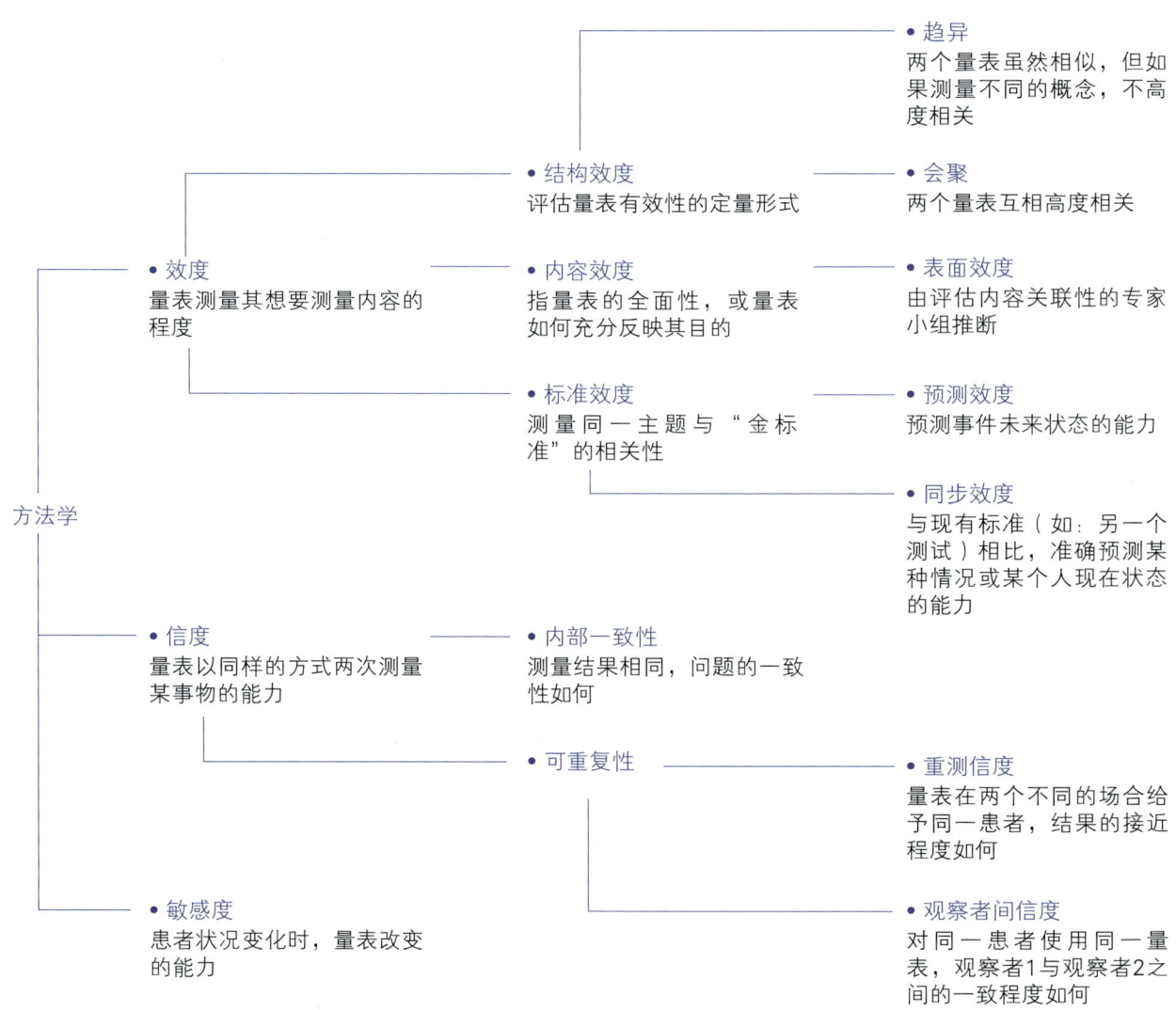

3　临床应用

- 患者友好度
- 医务人员友好度

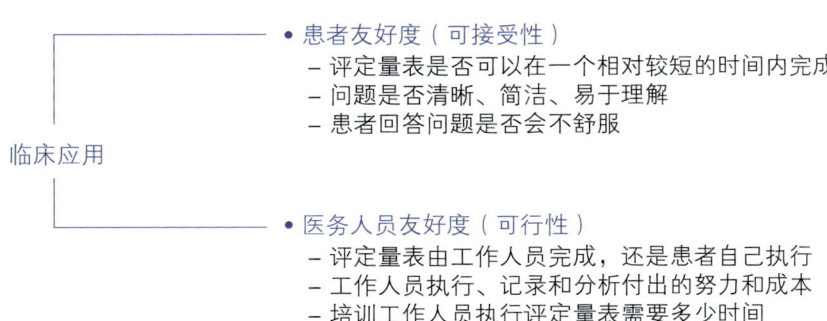

4　评分

完成搜索和总结之后，我们对每个评定量表以总分10分进行评估，并以一目了然的包含文字说明的图表表示；同时列出了参考文献，易于读者查找原文。

致谢

《AO骨科量表评鉴》得以出版，有赖于很多同事的无私奉献和辛勤工作，在这里表示衷心的感谢：

感谢Joseph R Dettori, PhD，是他制订了每个量表的评价和评分标准并对各个章节进行了统一编辑，这是本书很重要的工作之一。

感谢Eric Strauss, MD，作为医学生，其对评定量表进行第一轮搜集而付出的辛勤工作，使本书的出版成为可能。

感谢Nate Dettori, BS，是他对各种评定量表进行了细致耐心的搜集和整理，这一工作是本书得以出版的基础。

感谢共同编者Beate Hanson, MD和Daniel Norvell, PhD，他们将自己的信心和关注全部倾注于本书的整个出版过程。

感谢Urs Rüetschi，一位卓越的出版者，其持续的信心和对细节的关注，使本手册的出版成为现实。

感谢David Helfet, MD，导师，良师益友，他十分重视提高临床骨科医生的学术修养，这也是本书出版的灵感之一。

感谢AO基金会对这一重要项目的慷慨支持和资助。

Michael Suk

目 录

1 绪论 ·· 1
   1.1 现实的挑战 ·· 1
   1.2 手册 ··· 1
   1.3 读者对象 ·· 1

2 选择适当评定的原因 ··· 2
   2.1 引言 ··· 2
   2.2 结果研究 ·· 2
   2.3 结果，结果和更多的结果 ··· 2
   2.4 选择重要的结果 ·· 3
   2.5 结论 ··· 3
   2.6 参考文献 ·· 3

3 高效的评定量表 ·· 4
   3.1 内容 ··· 4
   3.2 方法学 ··· 4
   3.3 临床应用 ·· 9
   3.4 评定量表的总体质量 ··· 11
   3.5 参考文献 ·· 11

4 医务人员评定 ·· 13
   4.1 引言 ··· 13
   4.2 什么是医务人员评定 ··· 13
   4.3 医务人员评定是否比患者自评更加客观 ··· 13
   4.4 医务人员评定是否准确衡量患者的功能 ··· 14
   4.5 参考文献 ·· 15

5 患者自评的目的 ·· 16
   5.1 什么是患者自评 ··· 16
   5.2 患者自评的出现 ··· 16
   5.3 量表类型 ·· 16
   5.4 参考文献 ·· 17

6	**建议**	**18**
	6.1　评估评定量表：选择正确的评定量表	18
	6.2　制订评定量表：需要考虑的要点	19
	6.3　参考文献	20
7	**患者期望的结果**	**21**
	7.1　评定量表范例的发展	21
	7.2　患者期望的作用	21
	7.3　下一步的挑战	22
	7.4　参考文献	22
8	**鉴别和评价肌肉骨骼系统评定量表**	**24**
	8.1　搜索方法的解释	24
	8.2　评定量表内容评价总结	24
	8.3　评定量表方法学评价总结	25
	8.4　评定量表临床应用评价总结	25
	8.5　评定量表总分总结	25
	8.6　我们对评分系统的调整	26
9	**一般性评定量表和上肢评定量表**	**29**
	9.1　一般性评定量表	31
	9.2　肩	41
	9.3　肘	116
	9.4　腕/手	146
10	**下肢评定量表**	**208**
	10.1　骨盆	210
	10.2　髋	214
	10.3　膝	256
	10.4　踝	330
	10.5　足	379
	10.6　跟骨	420

A1　缩写词列表	431
A2　词汇表及其定义	434
A3　已评估评定量表列表	436

1 绪论

1.1 现实的挑战

描述骨科治疗结果的词汇在我们的日常对话中很常用，在医师办公室和康复诊所可用"优""良"描述。这些描述性术语同样经常出现在骨科相关文献中，但是判断这些词汇的确切含义及他们之间的相互关系，并重复结果可能是困难的。

为尝试远离白话，走向科学，研究人员和医务人员已经制订出多种"评定量表"，收集有关数据，并以"客观的"基础提供结果。现在，先前使用的术语，如"良"和"优"，常被用来描述客观结果与主观评分混合在一起的系列结果。

评定量表在制订操作步骤、技术和治疗方案中起重要的作用。骨科文献中有许多基于结果术语的临床判断，但难以证实，弄不好还会引起误导。如我们有多少人真正知道SF-36评定量表中涉及的36个数据点，并在判定"良好"结果时的真正理解？进一步讲，没有必不可少的知识，我们如何评估一个评定量表比另一个更好？你有多少次能迅速理解结果评分，而不必花时间寻找原始的研究？

1.2 手册

《AO骨科量表评鉴》是对目前主要骨科评定量表的全面总结。

本手册有以下3方面的目的：
促进评定量表在日常临床工作中的使用。
易于对学术期刊文章进行严格评估。
通过统一的标准促进制订新的和改良的评定量表。

1.3 读者对象

《AO骨科量表评鉴》适用于治疗骨科疾病的任何人员，包括：骨科医师、康复科医师、风湿科医师、物理治疗师、作业治疗师、家庭医师及护士等。本书详细的设计和颜色编码的索引结构方式，方便其在日常实践和研究中的使用，同时鼓励所有相关的专业人员使用统一的术语。

我们希望通过本书，可以帮助迎来一个基于将学科与流行病学密切结合的临床评定的新时代。

2 选择适当评定的原因

2.1 引言

在骨科疾病治疗的过程中，评定治疗结果时选择适当的评定量表是关键的一步。这可能是一项具有挑战性的任务，因为对于某个特定的期望结果（如：关节活动度），一种治疗方案或干预措施可能被认为好于另一种；但对于另一个结果（如：疼痛缓解）则不如另一种治疗方案或干预措施。

> 一项设计良好的研究虽明确描述某种治疗超过其他治疗，但提供的证据可能不足，或对"重要的"结果没有评定，则可能有误导。

因为作者没有考虑到对结果的选择，一些好的研究会留给我们很多问题。例如，一种治疗方式与其他方式相比，可能引起更少的近期并发症，但可能引起功能和生活质量下降。这些结果是否被评估了呢？对任何临床治疗或科研，评定治疗效果的关键是识别和评估重要的结果，那些被认为是重要的结果，可能存在于旁观者那里，应该更加重视这些方面。要理解选择适当结果的重要性，我们必须先了解结果研究的基本含义。

2.2 结果研究

本章的目的不是讨论结果研究的深度和广度，这超出了本手册的范围，但是理解结果研究的意义和重要性是选择"重要的"评定量表的条件。了解医疗卫生干预措施实际价值的需要，导致结果研究的再度兴起。在总结和评估使用评定量表之前，首先考虑结果研究的基本含义非常重要。下面的表格是对结果研究的定义的举例说明：

医疗卫生服务最终结果研究应该考虑患者的感受、喜好和评价[1]。

"结果研究是广泛的一系列研究活动，包括治疗的评估、治疗的衡量，以及何时采集数据、治疗管理[2]。"

疾病治疗结果的学术研究用于某种特定的疾病[3,4]。

结果研究涉及患者认为的其所接受的医疗护理的结果是什么。传统的研究涉及关节活动度、肌力、影像学等的标准评估。结果研究从不意味着代替评估骨科疾病治疗研究的通常方式，它是指增加另一个评估的维度[2]。

与决策者（从患者到整个社会）有关的描述、说明各种变化特别是干预措施对最后终点（从生存到医护满意度）影响的学科[5]。

一个与研究方式有关，并且使用各种互补的结果测量，致力于测量医疗卫生实际工作（有效性）的学科，范围从传统的临床测量（症状控制、骨性对线、关节活动度、疾病进展或生存）到健康相关生活质量和费用效益测量[6,7]。

2.3 结果，结果和更多的结果

一名外科医师在手术前面临着使用哪些装置或手术策略能更好地满足患者需要这一重大抉择。例如，对于肱骨近端骨折，有大约10种不同的内植物可供选择，其效果大致相同。如果不知道每种内植物的适用范围，就像看到许多关闭的门而不知道门后是什么；但如果每扇门有不同的外观，知道每种治疗方式的优势和缺陷，就使得外科医师更容易决定打开哪扇门。

选择评定量表更具挑战性，在骨科文献中有超过100种结果评定量表可供选择。仅就肩关节而言，可以从文献中发现大约30种评定量表，并且数量还在增加。如果不通过搜索文献就想知道每扇门之后有什么将是一个难以克服的障碍，那么通过本书的帮助，你可以拥有做出适当选择所需的知识。

2.4 选择重要的结果

本书不是告诉你在特定情况下需要哪种评定量表，最终你必须基于多种因素做出决定。选择一个重要的结果基于以下几个重要的步骤：

- 确定你所选择的结果用于临床或科研目的。
- 确定临床或科研目的。
- 确定哪些可采用的评定量表可以解决这一目的。
- 确定这些评定量表的质量。

遵循这些步骤，将会让你在选择可能"重要的"评定量表时，将其减少至一个可控的数量。

一旦找出一组评定量表，那么就可以比较它们的具体内容、适用群体和整体质量。后面的章节将陈述如何评估评定量表的整体质量。

2.5 结论

在为骨科临床和科研团队确定和推荐特定装置和干预措施的压力下，骨科结果研究具有独一无二的机会，来证明其验证这些方式在适当的患者群体、以适当的评定量表作为终点的真正临床获益的能力。尽管骨科文献已经记录其重要性，但是结果研究尚未证实其在临床和科研背景下的作用；亦尚未提供应用评定量表效度、信度和敏感度的完整评述。我们希望本手册对这一努力方向做出重大贡献。

2.6 参考文献

[1] Clancy CM, Eisenberg JM (1998) Outcomes research: measuring the end results of health care. Science; 282: 245–246.
[2] Simmons BP, Swiontkowski MF, Evans RW, et al (1999) Outcomes assessment in the information age: available instruments, data collection, and utilization of data. Instr Course Lee;. 48:667–85, 1999.
[3] Piccirillo JF (1994) Outcomes research and otolaryngology. Otolaryngol Head Neck Surg; 111:764–769.
[4] Piccirillo JF, Stewart MG, Gliklich RE et al Outcomes research primer. Otolaryngol Head Neck Surg; 717:380–387.
[5] The outcomes of Cancer Outcomes Research Focusing on the National Cancer Institute's Quality–of–Care initiative. (2002) Med Care; 40:3–10.
[6] Anderson C (1994) Measuring what works in health care. Science; 3:1080.
[7] Epstein RS, Sherwood LM (1996) From outcomes research to disease management: a guide for the perplexed. Ann lntern Med; 124:832–837.

3 高效的评定量表

当选择和评估一个"高质量的结果评定量表"时，需要考虑许多因素，包括内容、方法和临床应用。对这些因素的说明是本章的主要着眼点，并且以本手册特有的清晰、前后一致和准确的方式呈现。本章讨论的概念是第9章和第10章中每个评定量表总体评估的基础。

在评估一个评定量表的总体质量时，应该考虑3个主要组成部分：内容、方法学和临床应用。

3.1 内容

简而言之，内容就是评定量表试图评估的东西。评定量表的问题是否与患者群体相关？评定量表的评分说明是否清楚？评定量表的内容可以被分为3个主要类目：类型、评分和说明。

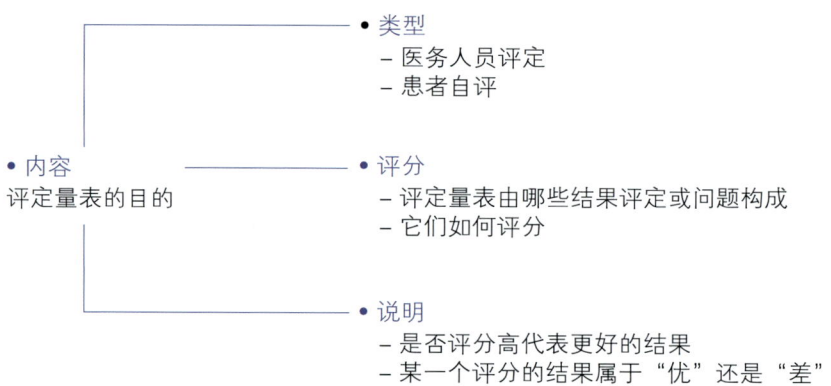

图1　评定量表内容的3个类目

3.2 方法学

量表的方法学可以被分为3个主要类目：效度、信度和敏感度。

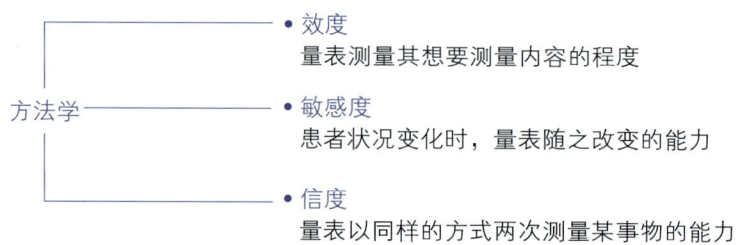

图2　概述评定量表方法学的3个主要类目

- *效度*通常定义为量表测量其想要测量内容的程度。
  - 例如，在射箭运动中，效度表示射击的准确性——每次射击接近靶心的平均程度。

- *信度*与评定量表的一致性有关。换言之，这是量表以同样的方式两次测量某事物的能力。
  - 以射箭为例，信度应该以集合连续射击如何相互接近表示，而无论它们是否击中目标。理想状态下，所有的射击命中靶心（有效并可信）。一个射手连续未命中靶心，表现为一组连续射击,击中目标周围。这与评定量表可信、但是无效类似。

> 从事创伤骨科的住院医师必须首先学会成功地使骨折复位,之后不断学习使之熟练。这与评定量表的效度和信度类似。

- **敏感度**指的是评定量表随着患者状况而改变的能力。如果患者在术后6个月重返工作时有一些功能障碍,而在12个月后进展为完全工作、没有功能障碍,那么测量患者这一功能状况的量表应该足够敏感,以反映这一改善情况。

当我们说一个评定量表有效时意味着什么?

因为效度不是一个固定的测量,应该在与一个具体目的或一组目的有关时[1],以及在特定患者群体中使用时考虑评定量表的有效性。例如:

> 不能机械地认为评定膝关节骨性关节炎患者进行全膝关节置换术后功能障碍有效的评定量表用于股骨远端骨折患者有效。

此外,效度不能由一个概念概括,还可以细分为下述概念:内容效度、标准效度和结构效度。

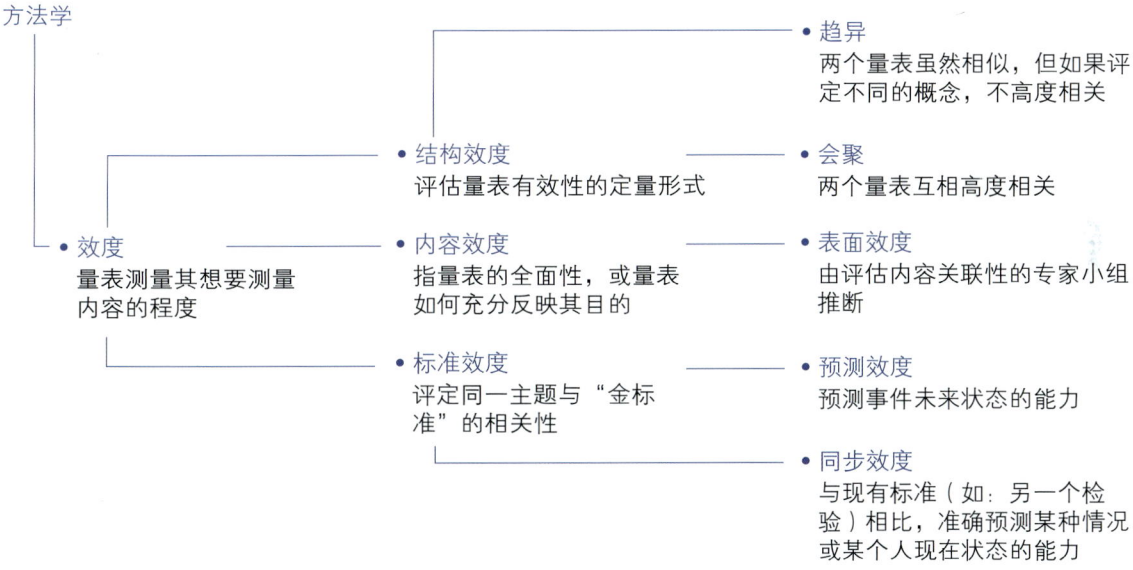

图3 效度可以进一步细分为3个主要概念

内容效度

"内容效度"指的是评定量表的全面性,或评定量表中包含的问题(即内容)如何充分地反映其总体目的。这被描述为常识和专业心理测量特性的混合[2]。

- 例如:

> 在一个设计用于年轻患者膝关节损伤的由患者自评的评定量表中,询问患者的日常生活活动,但是忽略了体育活动,该量表可能缺少充分的内容效度,导致结论不准确。

- 内容效度通常由专家制订。
  - 对于包括X线结果的医务人员评定，医师或医师小组通常是这一临床评估的专家。
  - 另一方面，对于致力于测量健康相关生活质量的患者自评，患者可能是专家。

尽管可以检验内容效度，但是很少正式进行。而评定量表的表面效度或临床可靠性通常由评估内容相关性的专家组进行推断[1]。以正式的方式证实所选的项目或问题代表所有的相关项目很难，也许是不可能的[3]。Guyatt及其同事通过下述语句辨别内容效度和表面效度："表面效度检验评定量表是否看起来用于测量其想要测量的内容。内容效度检验评定量表中的项目或问题在目标领域中全面抽样的程度[4]。"它们共同用于评定量表中的问题是否解决了预期主题，以及是否充分涵盖了事物的全范围[1]。

表面效度和内容效度最好通过检查评定量表进行判定。判定内容效度的另一个方式是首先判定评定量表是如何制订的。具有相关临床和方法学经验的人有多少参与了内容的提出[5]？可能更为重要的是，有健康问题的患者在何种程度上参与了评定量表内容的创建并使其充实[6]？

标准效度

"标准效度"考察测量同一主题，评定量表是否与"金标准"高度相关*[1]。

标准效度可以被进一步细分为同步效度和预测效度。
- 同步效度指的是评定量表准确预测某个人现在状态的能力。评定量表与某些已经存在的标准（如：另一个检验）进行比较。标准效度是效度中最基本的类型，并且是最常在传统医学研究中考察的类型[2]。此外，如果有一个外部的标准，应该用于验证评定量表。
  - 例如，一个新制订的用于年轻人创伤性股骨近端骨折的髋关节评分，可以与非关节炎的髋关节评分进行比较[7]。
- 预测效度指的是评定量表预测某个人未来状态的能力。
  - 例如，损伤严重程度评分中的某个特定临界值可能与最初创伤后30天内的死亡率高度相关。

结构效度

"结构效度"是评估评定量表效度时更加量化的形式。一个组成成分是一个项目或概念，如疼痛或功能障碍。经受更严重疼痛的患者预期将服用更多止痛药物，更严重功能障碍的患者预期将有更严重的关节活动度或肌力受限。通过比较一个组成成分与另一个变量，如疼痛和止痛药物使用，评估结构效度。

例如，如果你要在桡骨远端骨折患者身上检测上肢功能障碍（DASH）问卷的效度，你所期望的是DASH躯体功能评分与SF-36躯体功能评分最为相关，SF-36是躯体、社会和心理健康的一般性评定量表。相反，躯体功能的测量预期应与SF-36之中的情绪测量较少相关。

这突出了结构效度的2个方面：
- 会聚效度表示2个量表测量相似的概念时互相高度相关。

---

* 对于疼痛、生活质量和抑郁的评定，难于证明其标准效度。因为假设存在完美的"金标准"，也很少与新的评定量表进行对照以检验其效度，效度检测更具挑战性。然而，有许多不同的和更为间接的方式被推荐用于判定评定量表的效度[8]。Fitzpatrick及其同事认为："表面效度、内容效度和结构效度是在临床试验中使用患者自评测量时最相关的内容[1]。"

- 趋异效度表示2个量表虽然相似，但如果测量不同的概念时，不高度相关。

重要的是要认识到：

> 会聚效度和趋异效度共同起作用。如果可以证实同时存在会聚效度和趋异效度的证据，那么即存在结构效度的证据。但是仅有其中之一不足以确立结构效度。

证明会聚效度和趋异效度，需要在目标评定量表与组成成分相同或明显不同的其他评定量表之间形成假定关系。一旦建立假定关系，目标评定量表可以同时进行比较[9]。

例如，为了提供国际膝关节文献委员会（International Knee Documentation Committee，IKDC）膝关节主观评估表会聚效度和趋异效度的证据，Irrgang及其同事将这一量表与SF-36同时进行记录[9]。因为IKDC膝关节主观评估表是对躯体功能的测量，他们假定与同时测量的SF-36中的心理功能相比，其将会与SF-36中的躯体功能更加相关。

当我们说评定量表可信时意味着什么？

信度评估评定量表中的错误。在与射箭的类比中，信度由一组射击表示。因为信度可能与"可靠"混淆，其他人称之为"一致性"。如果评定量表反复产生错误的结果，这将是不适合的[10]。

> 在评定干预措施的影响时，信度是评定量表非常重要的特性。如果结果不可信，在患者中观察到的变化可能不是一定归因于干预措施，而是评定量表自身的问题所致。

与效度一样，信度也不是固定的特性，而是有赖于研究的群体所处的环境[11]。可重复性和内部一致性是信度最好的代表：

可重复性

可重复性有2种形式：观察者间信度和重测信度。
- 观察者间可重复性。无论何时使用人作为评定过程的一部分，就不得不怀疑得到的结果是否可以重复，人们之间的不一致是众人皆知的。对同一患者使用同一量表，观察者1与观察者2之间的一致程度如何，是观察者间可重复性的本质。可重复性的这一形式适用于由医务人员判定的结果（在第4章医务人员评定中讨论）。
- 重测可重复性。当我们对同一患者在两个不同的场合下使用同一个评定量表时，估计重测可重复性。这一方法假定测量的组成成分在两个场合之间没有本质的变化。两次测量之间允许的时间间隔是关键的。我们知道如果两次测量同一个事物，两次观察之间的相关性将会部分取决于两次观察的场合之间经过多少时间。时间差距越短，相关度越高；时间差距越长，相关度越低。

内部一致性

内部一致性评定量表中问题的同质性和一致性如何，以及测量同一个事物的程度如何。

> 多数评定量表使用几个问题或项目来评估一个单一的组成成分或维度（如：疼

痛、功能障碍）。这是因为几个相关的观察比一个通常能产生更可靠的判断[1]。为了实现这一点，所有的问题都需要类似，以评定单一属性的各个方面[11]。

最终结果是各个问题应该相互之间高度相关，并且与同一个量表中各个项目的总分高度相关。

- 例如，研究人员设计一个问卷，用于在交通事故造成严重的胫骨骨折之后重返工作的年轻患者，了解其完成工作的情况。如果关于需要双下肢肌力和反复使用双下肢活动的类似问题评分差异很大（有的高，有的低），由此表现为内部一致性差，你将不得不质疑评定量表的信度。另一方面，如果患者在有关下肢功能的工作活动相关问题中均一致的评分低，那么就这一组成成分而言，该评定量表可能是可信的。
- 内部一致性帮助解决可重复性固有的局限。通常不能在同一情况下对患者2次使用同一评定量表。患者的回答有可能不同，可能因为在其所处的环境中发生的事情，或其自己在2次评估之间改变回答；患者也有可能从之前的评估中记住他们给出的答案。

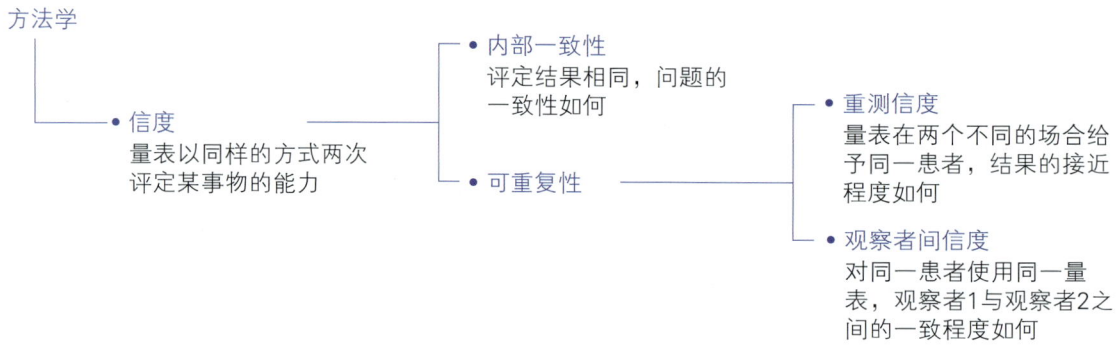

图4　信度可以进一步细分为2个主要概念

当我们说评定量表敏感时意味着什么？

敏感度，也称为"对变化的敏感度"，评定量表如何很好地发现作为干预措施结果的变化[2]。对于评定量表，有可能是有效、可信，但是不敏感的。当应用这一量表评估患者的进展或一种特殊治疗的效果时，将会出现问题。

> 一个不能在患者病情恶化或改善时反映变化的评定量表，即使是有效和可信的，也几乎没有临床或科研价值。

什么是最小临床重要差异？

有证据[12-16]表明，源自经过验证的评定量表中的有统计学意义的评分变化，不一定意味着这一变化在临床上是重要的。统计学意义基于许多事物，最重要的是样本大小。因此，如果临床研究中的样本量足够大，评估膝关节置换手术后患者中的少量变化，可能具有统计学意义；否则这一变化可能不能表示患者个体足够大的临床获益。从临床角度，在做出循证治疗决策时，我们需要评估治疗结果是否是值得的和重要的[17]。出于研究目的，为了估计将来研究所需的样本量大小，我们需要知道对临床重要的评分变化的大小。

作为结果，越来越多的人认识到敏感度应该包括"测量一个有意义的或重要的临床状态变化"的能力[18]。提倡"最小临床重要差异（minimal clinically important difference，MCID）"的概念，用做定义最小有意义评分变化的努力[12, 19~22]。Jaeschke等人[22]将MCID定义为患者所能感觉到的获益的最小变化。我们如何对其进行判定呢？

结果评分的变化必须与外部标准进行比较，以建立患者对这一变化的看法[23]。最经常使用的外部标准是治疗效果患者整体评估[24~27]。将目标评定量表中评分的平均变化与不同水平的患者自评的改善（或恶化）进行比较。例如，上肢功能障碍（DASH）平均评分中10分的差异可以被认为是接受手术治疗的各种上肢疾病患者的MCID[28]。

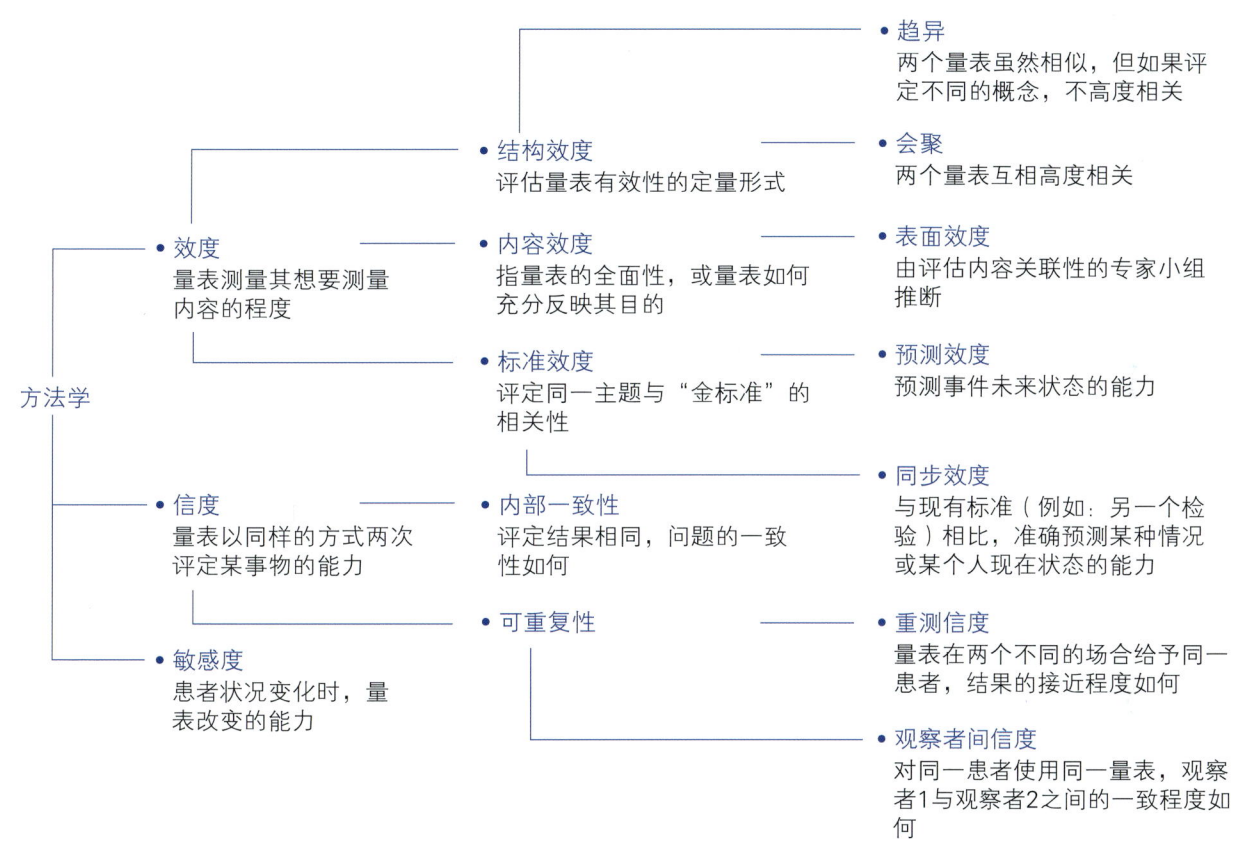

图5　量表的方法学由其效度、信度和敏感度定义

3.3　临床应用

虽然评定量表可包含适当的内容，并且可以充分证实其方法学，但是评定量表对于患者而言可能难以完成，或对医务人员和研究人员而言难于执行和分析。因此，我们在"高质量的评定量表"组成中包含了一个额外的主观部分，这包括：患者友好度和医务人员友好度。

什么使评定量表对患者友好？

评定量表使患者可以接受并且负担最小极其重要[1]。这有2个重要的原因：一是将正在应对健康问题患者的额外压力减至最小才能确保评定量表中问题的高应答率，使得采集的数据更易于解释、概括；另外是不容易出现无应答偏倚。患者友好度，也称为可接受性，对其评估远远少于效度和信度，并且没有建立这一概念的组成标准；虽然如此，在选择适当的评定量表时确实应该予以考虑。在判定患者友好度时，我们推荐考虑下述问题。这些问题基于Selby和Robertson的定义[29]：

- 评定量表是否可以在一个相对较短的时间内完成；
- 问题是否清晰，简洁，易于理解；
- 患者回答问题是否会不适。

与内容效度的评估类似，可以认为患者友好度应该由患者评估。Sprangers及其同事[30]认为应该在评定量表的制订阶段，在更正式的效度和信度检验之前评估患者的意见。理想情况下，在选择评定量表时，使用者应该注意在设计阶段已评估这一概念的证据。然而，这在骨科评定量表中很少见到。

> 应该在评定量表的制订阶段，在更正式的效度和信度检验之前评估患者的意见。

什么使得评定量表对医务人员友好？

除了患者的负担之外，考虑工作人员和研究人员执行评定量表时的影响也很重要，他们负责信息的采集和加工[31~33]，这也称为可行性。在判定医务人员友好度时，我们推荐考虑下述问题：

- 评定量表由工作人员完成，还是患者自己执行？
- 工作人员执行、记录和分析付出的努力和成本？
- 培训工作人员执行评定量表需要多少时间？

Read及其同事[34]对执行和处理3个健康状况评定量表所需的培训时间进行比较，发现时间各不相同，最简单的评定量表为1至2小时，最复杂的评定量表为1至2周。过去一直认为与简单的评分系统相比，更复杂的系统降低医务人员友好度。然而，随着计算机程序能够在短时间内处理大量数据，这一问题在工作人员负担中已不再起主要的作用。

Bernard及其同事很好地总结了这一情况，他们认为：

> 工作人员的态度和对患者自评的"高质量"评定量表的接受程度，会在患者的最终接受方面形成显著性差异[35]。

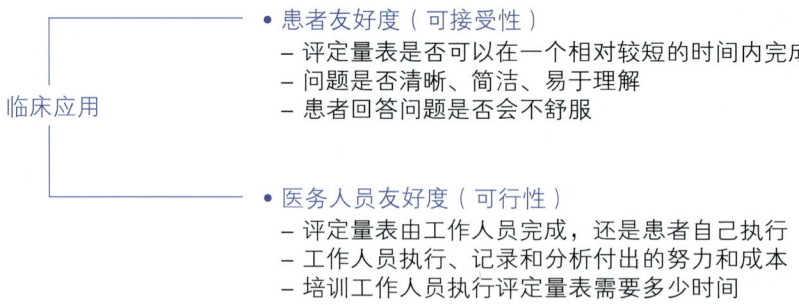

图6　量表的临床应用可以被分为患者友好度和医务人员友好度

在考虑临床应用时，何种类型的评定量表是重要的？

因为患者友好度和医务人员友好度之间密切相关，理应选择一个评定量表使两者的负担都减至最小。尽管不是本章的所述范围，医务人员评定可能给予临床和科研人员更多的负担。此外，有充足的理由将患者纳入其自己的结果评估（见第4章和第5章）。因此，就临床应用和方法学而言，执行一个评定量表只需很少或不需医务人员介入，让患者在最大程度评估其病情，对患者没有明显的负担，这可以说是最好的评定量表。明白这一点，在临床和科研中我们鼓励使用患者自评，这将在下面的章节中进一步详细讨论。

3.4 评定量表的总体质量

无论阅读文献并评价其中的发现，还是自己选择评定量表进行临床或科研目的，你必须考虑本章中讨论的许多内容。随着潜在的评定量表数目的增加，这成为特殊的挑战。本书呈现了超过250个可能的仅用于肢体的骨科评定量表。你如何挑选正确的评定量表？最终，这取决于其使用的目的和适用的群体。你需要首先考虑评定量表的内容。

- 量表是否解决了你的群体的问题？
- 是否遗漏了任何事情，你是否满意对总分的解释？
- 是否已在你的目标群体验证过评定量表；如果是，其是如何进行的？
- 评定量表是否可信；在采用一种干预措施后，其是否有能力证明重要临床变化？
- 你的患者和工作人员是否将会觉得评定量表可接受和可行？

在将一个评定量表和另一个比较的时候，必须考虑所有这些问题。一个评定量表在某些情况下较好，而在其他情况下不好，这很常见。通过使用基于本章提及概念得出的总分，在本手册中提及了每一个评定量表的相对优点。本手册的目的是为你评鉴量表，以帮助你做出最终的决断，无论你正在选择一个评定量表，还是正在评估使用某个评定量表。

3.5 参考文献

[1] Fitzpatrick R, Davey C, Buxton My, et al (1998) Evaluating patient-based outcome measures for use in clinical trials. Health Technol Assess; 2:1–74.
[2] Wassertheil-Smoller S (1995) Mostly about quality of life. Biostatistics and Epidemiology. New York: Springer-Verlag, 147–155.
[3] Seiler LH (1973) The 22-item scale used in field studies of mental illness: a question of method, a question of substance, and a question of theory. J Health Soc Behav; 14:252–264.
[4] Guyatt GH, Feeny DH, Patrick DL (1993) Measuring health-related quality of life. Ann Intern Med; 118:622–629.
[5] Guyatt GH, Cook DJ (1994) Health status, quality of life, and the individual. Jama; 272:630–631.
[6] Lomas J, Pickard L, Mehide A (1987) Patient versus clinician item generation for quality-of-life measures. The case of language-disabled adults. Med Care; 25:764–769.
[7] Christensen CP, Althausen PL, Mittleman MA, et al (2003) The nonarthritic hip score:reliable and validated. Clin orthop Relat Res; (406):75–83.
[8] Patrick DL, Erickson P (1993) Health Status and Health Policy. Oxford: Oxford University Press.
[9] Irrgang JJ, Anderson AF (2002) Development and validation of health-related quality of llfe measures for the knee. Clin Orthop Relat Res; (402):95–109.
[10] Feinstein AR (1987) Clinimetrics. New Haven, Connecticut: Yale University Press.
[11] Streiner DL, Norman GR (1995) Health measurement scales: a practical guide to their development and use. Ox ford: Oxford University Press.
[12] Beaton DE (2000) Understanding the relevance of measured change through studies of responsiveness. Spine; 25:3192–3199.
[13] Bombardier C, Kerr MS, Shannon HS, et al (1994) A guide to interpreting epidemiologic studies on the etiology of back pain. Spine; 19:2047S–2056S.
[14] Deyo RA, Diehr P, Patrick DL (1991) Reproducibility and responsiveness of health status measures. Statistics and strategies for evaluation. Control Clin Trials; 12:142S–158S.
[15] Deyo RA, Patrick DL (1995) The significance of treatment effects: the clinical perspective. Med Care; 33:AS286–291.
[16] Epstein RS (2000) Responsiveness in quality-of-life assessment: nomenclature, determinants, and clinical applications.

Med Care; 38:1191–94.

[17] Hagg O, Fritzell P, Nordwall A (2003) The clinical importance of changes in outcome scores after treatment for chronic low back pain. Eur Spine J; 12:12–20.

[18] Liang MH (2000) Longitudinal construct validity: establishment of clinical meaning in patient evaluative instruments. Med Care; 38:1184–90.

[19] Hays RD, Woolley JM (2000) The concept of clinically meaningful difference in health-related quality-of-life research. How meaningful is it? Pharmacoeconomics; 18:419–423.

[20] Testa MA (2000) interpretation of quality-of-life outcomes: issues that affect magnitude and meaning. Med Care; 38:II66–174,

[21] Wells G, Beaton D, Shea B, et al (2001) Minimal clinically important differences: review of methods. J Rheumatol; 28:406–412.

[22] Jaeschke R, Singer J, Guyatt GH (1989) Measurement of health status. Ascertaining the minimal clinically important difference. Control Clin Trials; 10:407–415.

[23] Huskisson EC (1974) Measurement of pain. Lancet; 2:1127–1131.

[24] Barber BL, Santanello NC, Epstein RS (1996) Impact of the global on patient perceivable change in an asthma specific QOL questionnaire. Qual Life Res; 5:117–122.

[25] Beurskens AJ, de Vet HC, Koke AJ, et al (1995) Measuring the functional status of patients with low back pain. Assessment of the quality of four disease-specific questionnaires. Spine; 20:1017–1028.

[26] Guyatt GH (2000) Making sense of quality-of-life data. Med Care; 38: II175–179.

[27] Guyatt GH, Juniper EF, Walter SD, et al (1998) Interpreting treatment effects in randomised trials. Bmj; 316:690–693.

[28] Gummesson C, Atroshi I, Ekdahl C (2003) The disabilities of the arm, shoulder and hand (DASH) outcome questionnaire: Iongitudinal construct validity and measuring self-rated health change after surgery. BMC Musculoskelet Disord; 4:16–23.

[29] Selby P, Robertson B (1987) Measurement of quality of life in patients with cancer. Cancer Surv; 6:521–543.

[30] Sprangers MA, Aaronson NK (1992) The role of health care providers and significant others in evaluating the quality of tife of patients with chronic disease: a review. J Clin Epidemiol; 45:743–760.

[31] Aaronson NK (1992) Assessing the quality of life of patients in cancer clinical trials:Common problems and common sense solutions, Eur J Cancer; 28A:1304–1307.

[32] Lansky D, Butler JB, Waller FT (1992) Using health status measures in the hospital setting:from acute care to 'outcomes management'. Med Care; 30:MS57–73.

[33] Erickson P, Taeuber RC, Scott J (1995) Operational aspects of Quality-of-Life Assessment. Choosing the right instrument. Pharmacoeconomics; 7:39–48.

[34] Read JL, Quinn RJ, Hoefer MA (1987) Measuring overall health: an evaluation of three important approaches. J Chronic Dis; 40 Suppl 1:7S–26S.

[35] Bernhard J, Gusset H, Hurny C (1995) Quality-of-life assessment in cancer clinical trials: an intervention by itself? Support Care Cancer; 3:66–71.

4 医务人员评定

4.1 引言

在评估一项干预措施或特殊治疗方案时，参与骨科医疗护理的医学生、医师和研究人员经常使用若干临床参数，特别是干预措施或治疗方案出现以下结果时：

- 延长生存时间；
- 预防畸形；
- 促进疼痛缓解；
- 恢复或改善肌肉骨骼功能；
- 预防将来功能衰退。

通常，可以简单判定的结果（如延长生存时间和预防畸形）是其中最容易评定的部分。通常这些结果不需要通过书面的评定量表获得。例如，比较遭受髋关节骨折的老年患者接受某种特殊干预措施与否的生存率，可以直接评定和定量。另一方面，缓解疼痛、改善功能和预防将来功能衰退的评估通常较难评定。然而，患者通常最关注这些结果。从历史上看，医务人员已经尝试通过评估与健康相关的属性，判定患者的结果。我们将这些称为医务人员评定（clinician-based outcomes，CBO）。

4.2 什么是医务人员评定

医务人员评定指的是从医务人员的角度，评定医疗保健干预措施的一系列结果。它们通常是生理、病理学角度的，可能包括肌力、关节活动度、步态异常、骨骼对线、肿胀、创面修复、对治疗的反应，以及躯体/心理/社会功能的详细信息。与患者自评（patient-reported outcome，PRO）不同，患者自评反映患者对其症状、功能和生活质量的评价。

4.3 医务人员评定是否比患者自评更加客观

以前，许多医务人员评定被认为是"客观的"。毕竟在多数病例，医务人员直接记录患者的进展，测量活动度、肌力或其他被认为是重要的参数。然而，结果的客观性不是通过结果是否由医务人员直接评定的参数来判定的，而是有赖于结果的信度或敏感度，这在患者和医务人员中是一样的[1,2]。在很多医务人员评定中仍然有很大的变异。例如，判定脊柱[3,4]或肢体[5~8]活动度的观察者间一致性通常很差。肌力检查，特别是徒手肌力，可能很难重复[9]，也包括一些使用测力计的病例[10~12]；还有报道简单影像评估的变异性[13,14]。

简而言之，我们不能因为其可以定量，就简单地认为医务人员评定必然比患者自评更客观。客观性与信度相关，在接受这样的评定量表之前，应该对该医务人员评定进行检验。

表 医务人员评定与患者自评的差异

医务人员评定	患者自评
• 医务人员评定通常是生理、病理学角度的，可以由医务人员直接测量 • 医务人员评定或生理学结果的实例包括肌力、关节活动度、步态异常、肢体长度和骨骼对线 • 这些生理学测量，通常被认为是"可靠的"或"客观的"，经常用于推断功能能力	• 患者自评与患者对其症状、功能和生活质量的感知有关 • 通常认为其是"不可靠的"或"主观的"，以前不愿意给这些判定标准以很高的价值 • 现在已普遍认同患者的症状、功能和生活质量是重要的结果，同样需要直接评估

4.4 医务人员评定是否准确衡量患者的功能

从历史角度看，因为对生理学结果与患者健康高度相关的基本认识，医务人员评定获得广泛使用。然而，现在我们认识到这并不总是正确的[15~18]。例如，已经证实在膝关节骨性关节炎的影像学严重程度和患者的生活质量之间仅存在微弱的关联。一项研究图解说明，无论测量平均关节间隙宽度（mean joint space width，MJSW），还是关节间隙最窄点（narrowest joint space point，MJSW），均与基于Western Ontario和McMaster大学骨性关节炎指数（WOMAC）中的疼痛、僵硬或功能无显著相关[19]。在另一个实例中，18位接受有限关节融合的非类风湿性关节炎患者，进行基于关节活动度和握力的腕关节评分，与患者的满意度或自评腕关节功能无高度相关[20]。这些实例强调就患者的功能而言，最好直接进行评定，而不是从替代的测量中进行推论。

医务人员评定通常被赋予人为将健康分类的特征。通常使用简单的指定，如"优、良、中、差"。这一简单的等级评定量表部分基于医务人员评估的体格检查发现。使用这些量表进行的评估往往预先假定医务人员评定的生理结果和患者自评的症状及功能状态高度相关。例如，特种外科医院（HSS）膝关节评分将疼痛、功能、关节活动度、肌力、畸形和不稳整合为一种评分，并且将患者分类为"优、良、中、差"四种类型中的一种。在HSS膝关节评分和Cincinnati膝关节韧带等级评定的直接比较中，Sgaglione等人[21]发现两个量表对同一个患者的评级不同，而且受试者评级为优的比例分别为23%（Cincinnati）及76%（HSS膝关节评分）。

用于髋关节评估的Thompson和Epstein评分[22]将临床与影像学评分整合，其临床评分为：

优	良	中	差
• 无疼痛 • 无跛行 • 正常髋关节活动度	• 无疼痛 • 轻度跛行 • 正常髋关节活动度的至少75%	• 有疼痛，但是没有功能障碍 • 减痛步态 • 髋关节活动度中度受限	• 导致功能障碍的疼痛 • 髋关节活动度显著受限 • 内收挛缩 • 复发脱位

该量表同样将患者分为四类，仅鉴别大体的功能差异。此外，该等级评定将症状、步态、关节活动度和髋关节脱位整合为一个单一的评分，而没有考虑这些结果可能各自独立、各不相同的情况。例如，如果患者没有疼痛，没有脱位，但是有髋关节活动度显著受限，应该如何评级？不幸的是，像这样含糊的分类还缺乏一致的定义。

总而言之，医务人员评定并不一定比患者自评更客观，而且其并不一定与患者症状的缓解、功能和生活质量相关，这些应该使用患者自评进行评定。早期的基于医务人员的量表将临床评估和患者症状整合在一起，可能导致混乱，特别在使用简单的指定（如：优、良、中、差）总结患者的状态时。

4.5 参考文献

[1] Feinstein AR (1977) Clinical biostatistics. XLI. Hard science, soft data, and the challenges of choosing clinical variables in research. Clin Pharmacol Ther; 22:485–498.
[2] Deyo RA (1998) Using outcomes to improve quality of research and quality of care. J Am Board Fam Pract; 11:465–475.
[3] Nelson MA, Allen P, Clamp SE, et al (1979) Reliability and reproducibility of clinical findings in low-back pain. Spine; 4:97–101.
[4] Miller SA, Mayer T, Cox R, et al (1992) Reliability problems associated with the modified Schober technique for true lumbar flexion measurement. Spine; 17:345–348.
[5] Edwards TB, Bostick RD, Greene CC, et al (2002) Interobserver and intraobserver reliability of the measurement of shoulder internal rotation by vertebral level. J Shoulder Elbow Surg; 11:40–42.
[6] Hoving JL, Buchbinder R, Green S, et al (2002) How reliably do rheumatologists measure shoulder movement? Ann Rheum Dis; 61:612–616.
[7] Youdas JW, Bogard CL, Suman VJ (1993) Reliability of goniometric measurements and visual estimates of ankle joint active range of motion obtained in a clinical setting. Arch Phys Med Rehabil; 74:1113–1118.
[8] Bovens AM, van Bank MA, Vrencken JG, et al (1990) Variability and reliability of joint measurements. Am J Sports Med; 18:58–63.
[9] Hayes K, Walton JR, Szomor ZL, et al (2002) Reliability of 3 methods for assessing shoulder strength. J Shoulder Elbow Surg; 11:33–39.
[10] Moller M, Lind K, styf J, et al (2003) The reliability of isokinetic testing of the ankle joint and a heel-raise test for endurance. Knee Surg Sports Traumatol Arthrosc; 13:60–71.
[11] Moreland J, Finch E, Stratford P, et al (1997) Interrater reliability of six tests of trunk muscle function and endurance. J Orthop Sports phys Ther; 26:200–208.
[12] Agre JC, Magness JL, Hull SZ, et al (1987) Strength testing with a portable dynamometer; reliability for upper and lower extremities. Arch Phys Med Rehabil; 68:454–458.
[13] Koran LM (1975) The reliability of clinical methods, data and judgments (second of two parts). N Engl J Med; 293:695–701.
[14] Deyo RA, McNiesh LM, Cone RO, 3rd (1985) Observer variability in the interpretation of lumbar spine radiographs. Arthritis Rheum; 28:1066–1070.
[15] Torgerson WR, Dotter WE (1976) Comparative roentgenographic study of the asymptomatic and symptomatic lum bar spine. J Bone Joint Surg Am; 58:850–853.
[16] Witt I, Vestergaard A, Rosenklint A (1984) A comparative analysis of x-ray findings of the lumbar spine in patients with and without lumbar pain. Spine; 9:298–300.
[17] Wilson IB, Cleary PD (1995) Linking clinical variables with health-related quality of life. A conceptual model of patient outcomes. Jama; 273:59–65.
[18] Khan AM, McLoughlin E, Giannakas K, et al (2004) Hip osteoarthritis; where is the pain? Ann R Coll Surg Engl; 86:119–121.
[19] Bruyere O, Honore A, Rovati LC, et al (2002) Radiologic features poorly predict clinical outcomes in knee osteoarthritis. Scand J Rheumatol; 31:13–16.
[20] Tomaino MM, Miller RJ, Burton RI (1994) Outcome assessment following limited wrist fusion: objective wrist scoring versus patient satisfaction. Contemp Orthop; 28:405–410.
[21] Sgagliane NA, Del Pizza W, Fox JM, et al (1995) Critical analysis of knee ligament rating systems. Am J Sports Med; 23:660–667.
[22] Thompson VP, Epstein HC (1951) Traumatic dislocation of the hip; a survey of two hundred and four cases covering a period of twenty-one years. J Bone Joint Surg Am; 33:746–778.

5 患者自评的目的

5.1 什么是患者自评

鉴于本书的用途，我们将患者自评定义为由患者自己完成的问卷或评定量表；或者在必要的时候，其他人可以代表患者获得与功能、症状、健康状况、健康相关生活质量，以及特定治疗方法结果相关的数据。目前可以获得很多这类关于骨科疾病的评定量表，其中许多将在第6章予以论述。

5.2 患者自评的出现

我们逐渐认识到，传统的医务人员评定（已于第4章进行讨论）有必要被强调患者关注情况的评定所替代。这是为了评估治疗措施，并鉴别一种治疗是否优于其他治疗[1]。慢性疾病转归重要性的增加推动了对患者自评的需求。对慢性疾病而言，治疗的目的是恢复或改善功能，同时防止将来的功能衰退[2]。美国食品药品管理局（Food and Drug Administration, FDA）最近颁布了"指南草案"，鼓励在新医疗产品临床试验中使用患者自评，原因如下："①某些治疗效果只有患者知道；②了解患者对治疗效果的看法；③对患者的看法进行系统评估可提供有价值的信息。如果仅通过评估患者对临床问诊中问题的反应，这些看法将被医务人员忽略，这些信息将会丢失。"在结果研究中，患者自评通常评估健康相关生活质量、症状和功能状况[3]。对其中的每一个术语没有标准可循，但是结果研究学者承认生活质量比没有畸形或疾病更重要。生活质量是多维度的，并且应该是从患者的角度来考虑的[4,5]。

5.3 量表类型

患者自评被分类为通用（一般性）或疾病特异性健康相关生活质量评定量表。通用评定量表被设计用于覆盖不同的疾病、不同的人口统计学和文化亚群[6]。其通常是多维度的，并且被设计为提供健康相关生活质量综合、全面的概述。众所周知的通用健康相关生活质量评定量表是医学结果研究简明版36项[7]，通常称为"SF-36"。通用健康相关生活质量评定量表允许在不同健康状况的群体间进行比较[8]，并且更可能发现某项治疗措施意想不到的效果[6,8]。在改变健康状况方面，与特异性健康相关生活质量评定量表相比，其重大的局限性是往往敏感度较低（在第3章中讨论的概念）[9,10]，因而不太可能发现某项特殊治疗措施的效果。

另一方面，骨科疾病特异性健康相关生活质量评定量表强调疾病具体的方面：损伤（如：骨折），疾病（如：骨性关节炎），解剖部位（如：膝关节），或目标群体（如：运动员）。已有关于疾病特异性评定量表多个优点的报道[11]。首先，在应用于某一特定疾病或身体部位时，其被制订为具有非常相关的内容。这一特异性已被证明对评定量表更高的敏感度起作用[9,10]。通常，其更能够发现所研究的特定疾病随时间出现的细微或重要的变化[6,12]。其次，这一特异性已被证明对评定量表更高的敏感度起作用[9,10]。一个设计用于骨性关节炎患者的髋关节特异性评定量表应该对接受全髋关节置换术的患者有特别的敏感度，因为其仅强调最相关的项目。第三，假定评定量表和患者的健康问题明确相关[11]，可能同样会有争论，即更多的患者认可会引起更高的应答率和数据采集率。

骨科疾病特异性评定量表的一个重大局限性是通常不能将其用于没有相关疾病或健康状况的患者。当研究人员要想将普通健康样本的数据与研究样本进行结果比较时，这将成为一个问题。此外，它不能对不同健康状况患者进行不同治疗的结果提供简单的比较。这仅在治疗方案效果必须用于资源分配目的时才成为问题[13]。最后，出于不同于所关注疾病或状况的目的，也有可能在人群中制订唯一可用的疾病特异性评定量表。例如，存在多个膝关节特异性患者自评量表，其中多数为老年骨性关节炎患者或年轻韧带运动损伤患者制订；没有为股骨远端或胫骨近端创伤性骨折的年轻患者制订的评定量表。

如果资源允许，我们建议同时使用一般性和疾病特异性患者自评评定量表，以确保对患者整体健康相关生活质量进行充分地评估[14,15]。例如，在年龄67岁至99岁接受过膝关节置换手术患者中评估结构效度时，发现WOMAC将有膝关节问题的患者区分得更好，而SF-36将不同等级自我报告一般健康状况和并发症的患者区分得更好[16]。这一结果支持同时纳入一般性和疾病特异性患者自评。但是，我们必须考虑使用一个以上评定量表的缺点。首先，额外的评定量表可能增加患者的负担，并因而降低整体的依从性。其次，额外的评定量表增加采集和分析数据的工作人员的负担。此外，增加统计分析的频率可能引起对偶然出现的统计学显著性的影响，虽然这可以通过进行研究之前对假说进行说明来弥补。

5.4　参考文献

[1] Slevin ML, Plant H, Lynch D, et al (1988) Who should measure quality of life, the doctor or the patient? Br J Cancer; 57:109–112.
[2] Byrne M (1992) Cancer chemotherapy and quality of life. Bmj; 304:1523–1524.
[3] Stewart MG, Neely JG, Hartman JM, et al (2002) Tutorials in clinical research: part V: outcomes research. Laryngoscope; 112:248–254.
[4] Gill TM, Feinstein AR (1994) A critical appraisal of the quality of quality-of-life measurements. Jama; 272:619–626.
[5] Cella DF, Bonomi AE (1995) Measuring quality of life: 1995 update. Oncology (Williston Park); 9:47–60.
[6] McSweeny AJ, Creer TL (1995) Health-related quality-of-life assessment in medical care. Dis Mon; 41:1–71.
[7] Ware JE, Jr., Sherbourne CD (1992) The MOS 36-item short-form health survey (SF-36). I. Conceptual framework and item selection. Med Care; 30:473–483.
[8] Kessler RC, Mroczek DK (1995) Measuring the effects of medical interventions. Med Care; 33:AS109–119.
[9] Guyatt GH, Feeny DH, Patrick DL (1993) Measuring health-related quality of life. Ann Intern Med; 118:622–629.
[10] Wright JG, Young NL (1997) A comparison of different indices of responsiveness. J Clin Epidemiol; 50:239–246.
[11] Fitzpatrick R, Davey C, Buxton My, et al (1998) Evaluating patient-based outcome measures for use in clinical trials. Health Technol Assess; 2:1–74.
[12] Patrick DL, Deyo RA (1989) Generic and disease-specific measures in assessing health status and quality of life. Med Care; 27:S217–232.
[13] Cairns J (1996) Measuring health outcomes. Bmj; 313:6.
[14] Fletcher A, Gore S, Jones D, et al (1992) Quality of life measures in health care. II: Design, analysis, and interpretation. Bmj; 305:1145–1148.
[15] Guyatt G, Feeny D, Patrick D (1991) Issues in quality-of-life measurement in clinical trials. Control Clin Trials; 12:81S–90S.
[16] Hawker G, Melfi C, Paul J, et al (1995) Comparison of a generic (SF-36) and a disease specific (WOMAC) (Western Ontario and McMaster Universities Osteoarthritis Index) instrument in the measurement of outcomes after knee replacement surgery. J Rheumatol; 22:1193–1196.
[17] Till JE, Suthetland HJ, Mnslin EM (1992) Is there a role for preference assessments in research on quality of life in oncology? Qual Life Res; 1:31–40.
[18] Roos E (2000) Rigorous statistical reliability, validity, and responsiveness testing of the Cincinnati Knee Rating System in 350 subjects with uninjured, injured, or anterior cruciate ligament-reconstructed knee. Am J Sports Med; 28:436–438.

6 建议

6.1 评估评定量表：选择正确的评定量表

评定量表被设计用来为骨科领域的医务人员和研究人员提供自我改进和批判性评估所必需的依据。对于医务工作者，评估其自己的手术措施的结果，以及评价其他人文献中报道的结果往往和领悟手术技术本身一样重要。对于流行病学家和临床研究人员，评定量表对促进教学和开发新手术技术是必不可少的。

本书的目的是为评价文献报道中使用特殊评定量表的适当性提供方便。作为易于阅读的手册，本书将使读者能够对其内容获得更全面的理解，这些内容包括作者为何选择某一特定的评定量表，以及其与所测量结果的关系。有了这些信息，医务人员将能更好地对文献报道进行批判性的评价。

本手册还回顾了评定量表的两种分类：医务人员评定和患者自评。因为在临床试验中评估所使用干预措施的效果时，有使用患者自评的动向，以捕捉或扭转患者功能的潜在下降[2]，增加对患者喜好、愿望的关注，并评估其健康保健结果[1]。

考虑到患者自评和医务人员评定之间存在分歧的可能性，在骨科文献中关于是否应该既使用患者自评，又使用医务人员评定（如：膝关节稳定性、关节活动度、X线检查结果等）有相当多的争论[2]。最终，研究者需要权衡研究的目的、陈述的假说，以及具体干预措施的预期结果。

考虑到患者领悟能力的重要性，我们建议在评估某项特定的治疗时使用最相关的疾病特异性患者自评。在选择医务人员评定对其进行补充时，应基于患者和工作人员的整体负担情况考虑。

本书呈现了许多获得高分的评定量表，他们遵循了第3章讨论过的方法学和临床应用的概念。但是，仅是评分不能决定为什么研究者选择这个评定量表，而不是其他量表。在选择评定量表之前，必须确保其适合正在评估的群体。必须确定评定量表的内容是适合的，并且已经在与目标群体相似的群体中进行过检验。

对特定情况，在评估、选择或制订最适合的评定量表时需考虑的问题列于检查表1中。

检查表1 选择、评估和制订评定量表的方法学和临床应用概念

1	评定量表是否内部一致？	√
2	评定量表是否可重复？	√
3	评定量表是否证实标准效度？	√
4	评定量表是否证实结构效度？	√
5	评定量表是否证实内容效度？	√
6	评定量表是否检测到与患者有关的随时间的变化？	√
7	评定量表是否将被患者认为可以接受？	√
8	评定量表在临床中使用是否可行？	√

6.2 制订评定量表:需要考虑的要点

本手册中我们以一致和有效的方式对近250个骨科评定量表进行了评估。因为研究情况、群体和环境可能千差万别,几乎没有评定量表可以通用于所有临床或科研相关情况。如果研究背景是特殊的群体,并且没有合适的评定量表用于患者或研究群体,那么就适合制订新的评定量表。例如,如果想评定锁定加压接骨板(Locking Compression Plate,LCP)治疗年轻男性胫骨平台骨折的有效性,你可能无法找到合适的评定量表,尽管文献中报道有超过20种通用膝关节评定量表。这种情况或其他类似情况可能需要制订新的评定量表。

制订新的评定量表不是轻而易举就可实现的,并且本手册也无法提供制订新评定量表的秘方。但是本手册将为制订量表提供有用的资源,当然还需要专家团队的支持。下面是从评估将近250个骨科评定量表中获得的10项"经验教训",在制订新的评定量表时应予以考虑(检查表2)。

1. 许多评定量表以制订的作者命名。评定量表应该按照准确描述其内容进行命名。应该避免同一个评定量表有多个名称。如果对评定量表进行修订或删减,应在题目中予以标明。

2. 尽管效度和信度的方法学概念已经被广为接受,但很少有制订者考虑临床应用这个重要概念,我们将临床应用定义为"患者友好度"和"医务人员友好度"。虽然这些都不是很科学的概念,但是应该包括在制订的内容中。

3. 评定量表很少有规范的内容制订过程,或者尽管有但没有描述。新制订评定量表的内容最好由专家团队完成,应该包括医务人员、方法学家以及患者。检查表3提供了推荐的内容制订过程。

4. 许多评定量表未经过效度和信度检验。对于进行过检验的评定量表,往往仅是评估了某些概念,而其他概念未被检验。在检验评定量表时,仔细考虑检查表1中提供的项目。检验应该在内容确立后进行。

5. 制订新的评定量表时,效度和信度的检验可以同时进行,但是评定量表很少被其他研究者在不同群体中进行检验,这限制了评定量表的普及。应对新的评定量表进行一种以上群体的检验。

6. 有时难以确定评定量表的出处(如:手册或发表的文章),而出处通常包含评定量表的目的、设计应用群体、已经检验群体以及如何使用数据的完整描述。制订量表时应该有使用手册,包含评定的目的、设计应用群体和已经检验群体的完整描述。

7. 评定量表的完整版本往往很难找到。应该提供这一资源,即使评定量表是付费的。

8. 每种方法的评分有时难以确定。对如何处理缺失数据,很少有描述。应该提供足够明确的说明,以确保评定量表使用和评分方法的标准化。

9. 一旦制订完成,评定量表很少经过优化或改进。几乎没有评定量表在其最初发表的时候是完美无缺的,许多其他医学领域的重要量表都经历过修订。

10. 合作团队的领导能力、沟通和互补可以提高新制订及已有评定量表的质量及标准化。

检查表2 用于制订新的肌肉骨骼评定量表

1	评定量表应该按照准确描述其内容进行命名	√
2	制订评定量表的团队包括医务人员、方法学家以及患者(检查表3)	√
3	考虑患者和工作人员完成、管理和分析评定量表的负担,确保评定量表的临床应用	√
4	如果可行,对评定量表进行完整的效度、信度和敏感度检验	√
5	鼓励其他作者在不同的患者群体中检验评定量表	√
6	制订使用手册并发表文章,提供对评定量表目的、设计应用群体和已经检验群体的完整描述	√

（续表）

7	使大众易于获得使用手册，确保使用的频率和适合程度，即使需要付费获得	√
8	提供评定量表评分的简要说明	√
9	接受其他使用者的批评和建议，用于评定量表进一步的优化和改进	√
10	与其他骨科评定量表的制订者合作或沟通，进行标准化	√

检查表3　制订新的评定量表的内容

1	建立团队，包括医务人员、方法学家和患者	√
2	详细说明制订新评定量表的目的和目标	√
3	选出对患者群体重要的活动、行为和症状	√
4	考虑患者和工作人员完成或使用评定量表时的潜在负担	√
5	初步制订量表项目，进行检查和修订	√
6	通过目标群体的小样本患者进行初步检验，必要时对量表项目进行修订	√
7	在目标群体的大样本患者中，现场检验量表。必要时对量表项目进行修订	√
8	使用适当的心理检验法，以使子量表和量表项目的数目和类型达到最佳化*	√
9	确立评定量表最终版本的子量表和问题	√

* 该主题超出了本书的范围。

6.3　参考文献

[1] Till JE, Sutherland HJ, Meslin EM (1992) Is there a role for preference assessments in research on quality of life in oncology? Qual Life Res; 1:31–40.

[2] Roos E (2000) Rigorous statistical reliability, validity, and responsiveness testing of the Cincinnati Knee Rating System in 350 subjects with uninjured, injured, or anterior cruciate ligament–reconstructed knee. Am J Sports Med; 28:436 438.

7 患者期望的结果

7.1 评定量表范例的发展

正如我们所看到的，患者自评日益重要，因其阐述特定操作或治疗是否产生优、良、中、差的结果。这些评分通常由评定量表中的分数或分数范围进行判定，其中包括患者对其所患疾病的主观分析，这便于（也可能是无意的）为卫生保健共同体（医院管理、保险公司、患者、外科医师）提供判定临床治疗"成功"或"失败"的基准。

考虑一个实例，两位相同年龄、相同情况的桡骨远端骨折患者（一位是教师，另一位是专业钢琴家），由同一位外科医师进行手术，使用相同的手术技术，有相同的影像学结果，在经过验证的评定量表中有同样为"优"的评分。两个人均期望恢复其基线水平的功能。6个月时，教师重返工作，并且对其获得的结果表示非常满意。但是钢琴家仍旧不能进行专业演奏，并且极度失望。教师达到了他所期望的，因此认为手术"成功"；而钢琴家仍旧不能进行专业演奏，因此相对地认为手术"失败"。

如何解释这一差异，获得了流行病学研究者越来越多的兴趣。定性地说，患者术前的期望（根据其个体的特点及情况）对最终的结果分析起到什么样的作用？将这一信息考虑在内，来确定"成功"或"失败"，这可能对正在进行的获得回报和确定"质量"的努力产生进一步的影响[1,2]。

7.2 患者期望的作用

在医疗卫生中，患者的"期望"定义为在医疗过程中预期可能发生的某些事件或预期的结果。相比之下，患者的"愿望"反映患者对某一特定事件发生的意愿[3]。已有研究将对更好治疗结果的期望与不同群体中结果的改善相关联，这些群体包括大学生、心脏手术患者、恢复酗酒者以及接受子宫切除术的女性患者[4,5]。此外，患者的心理因素，包括对结果的期望与术后疼痛的程度和恢复相关联[6]。

医务人员早已意识到安慰剂效应，以及患者的期望在心理治疗、心脏疾病和慢性疼痛中的影响[7~9]。近来，这一关联已经在非创伤性骨科疾病中得到验证，这些疾病包括坐骨神经痛、髋关节和膝关节置换，以及肩关节手术[10~15]。患者的期望似乎是重要的结果预测因素，并且可以提供了解患者观点的方法，为外科医师提供引导正式讨论的模板，讨论的内容包括现实的和不切实际的目标；同时可以提供用于外科医师和患者术后共同评估手术结果的前瞻性记录。

例如严重骨性关节炎需要进行全髋关节置换（THA）的患者：当作为队列时，患者普遍获得改善[16~20]，并且多数患者认为其结果"良好"，治疗结果评分存在个体差异是得到公认的[21,22]。为了评价患者术前对疾病评估的影响，Xu等人对147例THA患者在术前进行了基线水平的Western Ontario McMaster Universities骨性关节炎指数（WOMAC）评分，并在手术后12个月再次进行[23]。在他们发现的结果中观察到，在将术前评分考虑在内时，THA术后的改善被抵消，并且他们进一步发现基线水平的WOMAC评分可以成功估算术后12个月复查时的评分。特别要指出的是，他们能够基于患者的"基线"评分生成患者的"预期"结果。因此，评分超过其"预期"评分的患者被认为"好于预期"。作者的结论是这种方式给予骨科研究人员一种定义手术后"成功"的方法。

7.3 下一步的挑战

进行全髋关节置换手术的外科医师在面对测定患者手术是否成功时，获得的结果几乎总是有改善；而创伤骨科医师则往往受到患者的挑战：患者可能再也不能恢复受伤以前的基线功能。受伤时，患者往往对骨科手术有难于或不可能达到的过高期望。相反，非创伤性骨科患者往往表现为使人衰弱的疾病，而骨科手术可以使其从中恢复，达到或超过患者的期望往往是更可控制的任务。此外，由于我们不能预期何时发生损伤，创伤骨科患者的"基线"评分不可能做到"实时"。

然而，Xu及其同事对我们提出了有意思的挑战：是否可能将患者的"基线期望"整合到最终的骨科评定之中？除了预测创伤患者的结果，如果评定量表能够做到以下几点，其同样将是有价值的：①从基于患者术前期望的"预期评分"中判断最终结果为"成功"或"失败"；②使用基线期望评定量表作为结果测量，通过简单地更改措辞反映患者现在的状况，而不是其预期的状况。将这些信息进行关联可能是一个新的评定量表范例的关键，评定量表应该从最终结果的角度考虑患者和/或外科医师的期望。

目前有超过300种骨科评定量表可用于临床和科研目的。正如本手册介绍的系统性回顾所提供的证据，在选择最适合的评定量表时应该考虑存在的质量层次。由于评定量表的不断发展，我们希望本书能作为日益发展的骨科流行病学工作的基础，在定义未来的评定量表的质量时纳入创新元素，如"患者的期望"。

7.4 参考文献

[1] Pay for performance is an emerging movement in health insurance whereby providers under this arrangement ate rewarded for meeting pre–established quality measures for healthcare delivery. While currently in its infancy, this payment model rewards physicians, hospitals, medical groups, and other healthcare providers for meeting certain performance measures for quality and efficiency. Committee on Quality Health Care in America. (2001) Crossing the Quality Chasm: A New health System for the 21st Century. Washington, DC: Institute of Medicine, National Academy Press.
[2] Hibbard J, Paulson LG (2004) Why not give consumers a framework for understanding quality? Jt Comm J Qual Saf; 30:347–351.
[3] Mahomed NH., Liang MH, Cook EF, et el (2002) The importance of patient expectations in predicting functional outcomes after total joint arthroplasty. J Rheumatol; 29:1273.
[4] Uhlmann RF, Inui TS, Carter WB (1984) Patient requests and expectations. Definitions and clinical applications. Med Care; 22:681.
[5] Leedham B, Meyerowitz BE, Muirhead J, et al (1995) Positive expectations predict health after heart transplantation. Health Psychol; 14:74.
[6] Taenzer P, Melzack R, Jeans ME (1986) Influence of psychological factors on postoperative pain, mood and analgesic requirements. Pain; 24:331.
[7] Beecher HK (1955) The powerful placebo. J Am Med Assoc; 159:1602.
[8] Goldstein AP (1962) Participant expectancies in psychotherapy. Psychiatry; 25:72.
[9] Mondloch MV, Cole DC, Frank JW (2001) Does how you do depend on how you think you'll do? A systematic review of the evidence for a relation between patients' recovery expectations and health outcomes. Cma; 165.
[10] Lutz GK, Butzlaff ME, Atlas SJ, et al (1998) The relation between expectations and outcomes in surgery for sciatica. J Gen Intern Med; 14:740.
[11] Mancuso CA, Salvati EA, Johanson NA, et al (1997) Patients' expectations and satisfaction with total hip arthroplasty. J Arthroplasty; 12:387.
[12] Mancuso CA, Sculco TP, Wickiewicz TL, et al (2001) Patients' expectations of knee surgery. J Bone Joint Surg Am; 1005.
[13] Mancuso CA, Altchek DW, Craig EV, et al (2002) Patients' expectations of shoulder surgery. J shoulder Elbow Surg; 11:541.
[14] Noble PC, Conditt MA, Cook KF, et el (2006) The John Insall Award: Patient expectations affect satisfaction with total knee arthroplasty. Clin Orthop Relat Res; 452:35.
[15] Henn RF 3rd, Kang L, Tashjian RZ, et al (2007) Patients' preoperative expectations predict the outcome of rotator cuff repair. J Bone Joint Surg Am; 89:1913.
[16] Cabanela ME, Campbell DC 2nd, Henderson ED (1979) Total joint arthroplasty. The hip. Mayo Clin Proc; 54:559.

[17] NIH consensus conference: Total hip replacement (1995) NIH Consensus Development Panel on Totel Hip Replacement. Jama; 273:1950.
[18] Harris WH, Sledge CB (1990) Total hip and total knee replacement (1). N Engl J Med; 323:725.
[19] Jones CA, Voaklander DC, Johnston DW, et al (2000) Health related quality of life outcomes after total hip and knee arthroplasties in a community based population. J Rheumatol; 27:1745.
[20] Laupacis A, Bourne R, Rorabeck C, et al (1993) The effect of elective total hip replacement on health-related quality of rife. J Bone Joint Surg Am; 75:1619.
[21] Fitzpatrick R, Norquist JM, Dawson J, et al (2003) Rasch scoring of outcomes of total hip replacement. J Clin Epidemiol; 56:68.
[22] Liang MH, Cullen KE, Poss R (1982) Primary total hip or knee replacement: evaluation of patients. Ann Intern Med; 97:735.
[23] Xu M, Garbuz DS, Kuramoto L, et al (2005) Classifying health-related quality of life outcomes of total hip arthroplasty. BMC Musculoskelet Disord; 6:48.

8 鉴别和评价肌肉骨骼系统评定量表

8.1 搜索方法的解释

我们的意图是找出文献中报道的由患者自评的和基于医务人员的关节特异性骨科评定量表。为了找出最常用的评定量表，如果一个评定量表有连贯使用的历史，我们就将其收于本书。我们将搜索限定为由患者完成的评定量表；由医务人员完成的包括1种以上临床测量的量表（如：将功能、关节活动度、肌力和日常生活活动进行组合）；或由患者和医务人员共同完成的评定量表。仅基于1种生理学结果（如：关节活动度或影像学检查结果）报告的单一测量或评分的评定量表不收于本书。我们还将骨科文献中3个最常使用的一般性健康相关生活质量评定量表收于本书之中：简明版36项健康状况调查问卷（SF-36），Nottingham健康分析（NHP）和肌肉骨骼功能评估（MFA）。

我们尽力查找骨科评定量表，使之详尽。搜索的过程始于MEDLINE®中的所有相对通用的搜索代码，以尽可能多地找出可能包含骨科评定量表文献的参考文献。我们没有限制发表日期，因为某些评定量表虽制订于数十年前，但现在仍在使用（如：Merle D'Aubigne-Postel髋关节评分）。从最初筛选的参考文献的大名单中，通过查看全文和参考文献找出其他额外的评定量表。其他的评定量表通过使用通用网络搜索引擎（如：Google™）找出。按每个身体部位编辑评定量表名单，并且名单的建立贯穿于整个搜索过程。从名单中，我们首先设法找到文章原文，然后查找文献中评价评定量表信度（内部一致性和可重复性）、效度（内容效度、结构效度和标准效度）和敏感度的所有研究。某些评定量表，这些评价在文献中没有报道；而另一些评定量表，可能已有一项至多项研究报道。虽然这一过程漫长，但是最终我们对能够找出文献中的大多数最常用的由患者自评和基于医务人员的骨科评定量表充满信心。第2版在第1版刊出的155种评定量表之外，又增加了超过100种"新"的评定量表。自第1版出版以来，还在文献中找出了大量现有评定量表的效度/信度研究，这改变了某些评定量表的总分。

我们对每个评定量表的以下4个主要类目进行回顾和总结：
内容、方法学评估、临床应用和评分。

8.2 评定量表内容评价总结

目的
评定量表内容评价总结部分的目的是为使用者理解评定量表评定的内容、原作者对如何进行量化的建议和解释提供快速的参考。

方法
我们将每个评定量表的内容分为5个主要部分：

名称	文献中最常用的名称。在某些情况下，一个评定量表可能有1个以上的名称，如果格式是一致的，所有的名称都包含于本书之中
参考文献	文章的原文，以及参考文献中提供评价评定量表效度、信度、敏感度和内部一致性的文章
类型	包括3种类型：医务人员评定、患者自评、医务人员评定与患者自评相结合的评定量表
量表	量表和子量表用于评估患者的状况（如：疼痛、步态、日常生活活动）及其各自的评分系统（如果适用）

（续表）

| 说明 | 原作者对量表和/或子量表结果的解释。在某些评定量表，评分越高，功能越好。在另一些评定量表，评分越高，功能越差。此外，一些作者选择将评分分类为定性的评级，如"差""中""良"和"优" |

8.3 评定量表方法学评价总结

目的

评定量表方法学评价的目的是为使用者对评定量表评估的群体、在文献中正式评估时评定量表的表现提供快速参考。

方法

评价的内容为第3章中定义的概念。某些评定量表没有评价的记载。对已有评价的评定量表，我们参考所有报道结果。我们最终报道的结果是基于对评定量表进行效度（内容效度、结构效度和标准效度）、信度（内部一致性和可重复性）和敏感度评价的作者所做出的说明。

效度	我们报道评定量表进行评估群体的特征（损伤或治疗、平均年龄和性别分布），评定量表结果验证的对照，以及评定量表被认为有效或无效
信度	我们报道评定量表进行评估群体的特征（损伤或治疗、平均年龄和性别分布），以及评定量表被认为可靠或不可靠
敏感度	我们报道评定量表进行评估群体的特征（损伤或治疗、平均年龄和性别分布），以及评定量表被认为敏感或不敏感

8.4 评定量表临床应用评价总结

目的

评定量表临床应用评价部分的目的是为使用者提供使用评定量表时对患者和医务人员相对负担的快速参考。

方法

尽管评定量表可能包含合适的内容，并且显示合适的方法学，但是其可能难于实施。因此，我们报道每个评定量表患者友好度和医务人员友好度的结果。

| 患者友好度 | 回顾每个评定量表的内容之后，判断在考虑患者负担时，评定量表是否被患者接受。我们的评分系统报道于第6章的引言部分。项目/问题数目较少的评定量表给予高分 |
| 医务人员友好度 | 回顾每个评定量表的内容之后，判断在考虑医务人员负担时，评定量表是否临床可行。我们的评分系统报道于第6章的引言部分，仅由患者完成的评定量表（即：患者自评）给予高分 |

8.5 评定量表总分总结

目的

评定量表总分的目的是总结方法学评估和临床应用的概念，给予读者对每个评定量表进行比较的相对衡量。

方法

所有的评定量表均接受我们设计的正式评分系统的评价。我们设计了8个反映方法学评价和临床应用的问题（表格）。方法学评价（效度、内部一致性、可重复性和敏感度）的结果基于不同作者已发表的对评定量表的解释评估。临床应用（患者友好度和医务人员友好度）的结果基于我们推荐的评分系统。

评定量表可以得到0分至10分的评分。6分与方法学评价相关，4分与临床应用评估相关。每个方法学评价概念可能的得分为"不能评分""0分""1分"，与之相对应的概念结果分别为"未检验""不利"（如：无效）或"有利"（如：有效）。每个临床应用概念可能的得分为"0分""1分"或"2分"，与之相对应的概念结果分别为"有限""中等"或"优"。

8.6　我们对评分系统的调整

我们没有严格评价对6种方法学概念（内容效度、结构效度、标准效度、内部一致性、可重复性和敏感度）进行评估的文章所报道的结果。换言之，我们没有评估使用的方法或作者对结果的解释。因为这一过程将会非常复杂，并且受个人意见和解释的影响。作为替代，我们选择依靠进行评估的作者给出的解释。

对于内部一致性、可重复性、结构效度、标准效度和敏感度，我们评估作者是否正式检验了这些概念并做出了具体的声明。对进行了检验的评定量表，我们报道作者对结果的解释。如果没有做出声明，解释作者获得结果所使用的其他方法可见于图表中。在多个评估研究结果存在冲突的情况下，如果多数（如：3项研究中的2项）结果是有利的，我们就给予评定量表正面的结果。如果2项研究结果不一致，我们就给予评定量表中性的结果（0分）。我们没有对这种差异的原因进行判定，也没有评判研究的相对优点。这种不一致很少发生。

当一项评定量表的敏感度与其他评定量表在某一特定疾病（如：全膝关节置换）中进行比较时，如果发现它在这类评定量表中的敏感度最低，并且因而不被作者看好，我们就判定其"不敏感"（0分）。

因为内容效度和表面效度（在第3章中进行过区别）在骨科文献中很少被分开评估，事实上往往互换使用，我们决定将其综合为一种效度类型，用于评估评定量表的内容。因此，如果作者描述了由"专家"团队对评定量表内容进行佐证的过程（被认为是建立一种疾病评定量表的重要组成部分），该评定量表将会得分（正面的结果）。仅是由"专家"决定的内容可能有争议，表面效度不够充分而往往推荐患者参与。目前仅有少数评定量表曾经有患者参与制订；而许多是由"专家"团队制订。这两种情况其有效性均获得得分。此外，如果进行了包括数个关于不同健康内容问题的统计学检验（如：回归），并且其余的问题是通过其预测特定结果的能力进行判定的，那么评定量表也将获得得分。

本手册中没有说明或报道信度和效度的相关系数。对信度和效度系数的最低标准存在争论。还有认为绝对的最小可接受系数是没有意义的，因为研究中较大的样本量允许评定量表有更多的误差。因此，我们没有依靠这些来评估评定量表。但是，从我们提供的参考文献列表中可以找出所有的个体系数。

在评价患者友好度和医务人员友好度时，最好直接评估患者和工作人员对新问卷的看法。关于这一过程应该在制订评定量表的预检验阶段（即在信度和效度的正式检验之前）进行讨论。考虑到文献中很少有这方面的证据，作者设计了一个简易系统来评价这2个概念。

方法学和临床应用的概念、相关问题和评分标准

概念	问题		标准
内容效度	作者报道的结果是否证实了内容效度？		作者的声明，内容由专业人员团队或经过统计建模制订的证据
结构效度*	作者报道的结果是否证实了结构效度		作者的声明，评定量表对照一般性量表进行验证或与另一个评定量表的假定子量表相关联的证据
标准效度*	作者报道的结果是否证实了标准效度		作者的声明，评定量表对照"金标准"评定量表进行验证或预测未来结果的证据
内部一致性*	作者报道的结果是否内部一致		作者的声明及其经过统计建模评估的证据
可重复性*	作者报道的结果是否可重复		作者的声明及其经过正式检验的证据
敏感度*	作者报道的结果是否可以发现患者随时间的变化		作者的声明及其经过正式检验的证据
患者友好度	这一结果能否被患者认为可接受	患者自评	<10个项目 = 2分 11～24个项目 = 1分 >25个项目 = 0分
		医务人员评定	2分
		患者自评和医务人员评定相结合	<10个项目 = 2分 11～24个项目 = 1分 >25个项目 = 0分
医务人员友好度	这一结果能否在临床上切实可行	患者自评	2分
		医务人员评定	0分
		患者自评和医务人员评定相结合	0分

* 这些概念在其所评估的患者群体和对照验证的评定量表中只应被考虑为有利或不利。

在医务人员友好度类目中，因为医务人员/科研人员进行测量所需的时间负担，视觉模拟评分将被扣除1分（如果评分 >0分）。

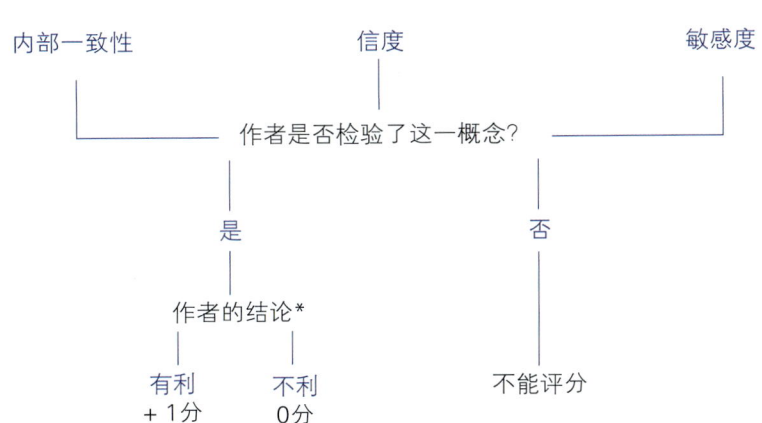

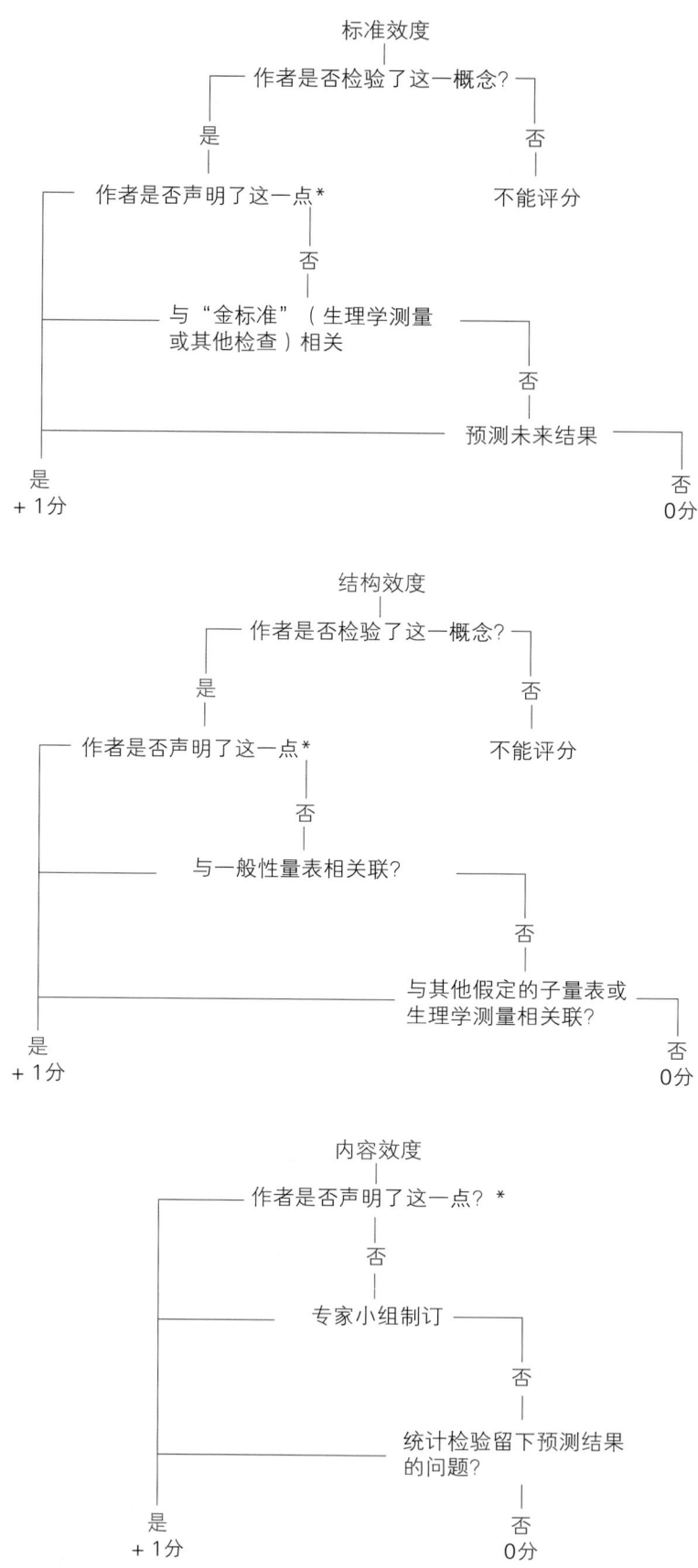

判定每个评定量表关于6个方法学概念如何评分的决策流程

*依据方法学概念表格中规定的标准。

9　一般性评定量表和上肢评定量表

1　本手册如何列出相关量表

本手册的目的是为临床或研究人员提供一本用户界面友好、对与骨科最常见疾病相关常用量表进行评鉴的快捷参考书。为了简明，每种量表评鉴只占据1～3页，包括：

- 内容概况
- 用于相关患病人群效度、信度或敏感度的总结
- 基于患者友好度和医务人员友好度评分标准的临床应用评估
- 总分

内容概况既包含了评定量表的内容，也反映了作者对评定量表的描述。如果某方面信息不够明确，我们会尽力与量表的原作者取得联系以明确一切相关问题。

如果可能，这部分会标出所验证量表对比的结果和人群；否则，会标注"未检验"。"+"表示该概念被判定为有利（如：有效），"–"表示该概念被判定为无利（如：无效）。"+/–"表示该概念中的某亚项有利，而某亚项无利（如：证实有标准效度，但没有结构效度）。这种情况很少见，但一旦确定也要如实报道。

理想情况下，会由一组人员根据患者友好度和医务人员友好度的共识性标准对每种评定量表进行回顾及评分，以评估其临床应用。

在判断一种评定量表是否具有患者友好度时，要考虑以下问题：

- 评定量表是否能够在短时间内完成？
- 问题是否清楚、简洁、易于理解？
- 患者回答问题时是否会感觉不舒服？

在判断一种评定量表是否具有医务人员友好度时，要考虑以下问题：

- 评定量表由患者自评还是由医务人员进行评定？
- 医务人员实施、记录及分析需要花费的人力和物力？
- 培训医务人员实施评定量表所需的时间？

这些问题的考量相对主观，原计划并没有在对本手册中所有量表进行评估时都应用这种主观系统。遗憾的是，在文献中找不到对各项评定量表进行临床应用定量评定的客观标准。因此，我们为患者及医务人员提供了一份相对简单的系统。患者自评的量表大多为医务人员友好度评估的最高分（2分）。但是，对于包含视觉模拟评分的评定量表，由于需要耗费医务人员/研究者的时间，医务人员友好度仅为1分。在患者友好度评估中，根据患者答题的项目/问题的数目而选择不同的权重分数（0，1或2分）。在医务人员评定的量表中，患者友好度给予最高分，而医务人员友好度给予最低分。对于综

合评定量表，与患者自评相似，需要应用权重系统。当然，这一系统还没有经过效验。然而，这毕竟是向临床应用定量评估迈出的第一步。如果可能，可以在本书的基础上设计出一个更为复杂的评估系统。

每种评定量表可能的得分在0分至10分之间，其中6分与方法学评估相关，4分与临床应用评估相关。每项方法学评估可以给出"不能评分""0分"或"1分"，分别代表"未检验""不利"（如：无效）或"有利"（如：有效）：

不能评分	"未检验"
0分	"不利"
1分	"有利"

每项临床应用评估可能的得分为"0分""1分"或"2分"，分别代表"有限""中等"或"优"：

0分	"有限"
1分	"中等"
2分	"优"

最后用"泡泡评分"总结前述方法学评估、临床应用及总分，描述每部分得分在可能得到总分之中的情况。

2　如何使用总分

总分有其固有的局限性，因为所评估的每个项目的权重未必等同。然而，由于使用者可能对何种原则更为重要持不同的意见，我们选择对各项方法学评估概念给予相等的权重，作为一个合理的替代方案。我们认为临床应用在评定量表的整体价值中非常重要，因此增加了这两项的权重，以试图予以"强调"。最终在总分中方法学评估占60%，临床应用评估占40%。

分数高并不一定意味着该评定量表在所有情况下都是最佳的选择。医务人员和研究人员需要考虑他们的目标群体、受累关节、罹患的疾病或创伤以及人口统计学数据。这些情况必须与该评定量表创建及检验时所针对的群体进行比较。例如，如果目标群体是活跃的年轻人，那么应用得到8分的针对老年群体设计并得到检验的评定量表就不如应用得到6分的针对年轻群体设计的评定量表合适。此外，医务人员和研究人员应对评定量表进行验证时所对照的量表予以考虑。虽然在这个领域并不存在"金标准"，但是有些评定量表本身还是明显优于其他量表，应该予以考虑。

所以在决策过程中不应只考虑评分。使用者应该首先知道评定量表是针对何种情况、何种群体制订的，然后才能参照手册中给出的评分来确定在某一指定条件下哪种方法是最佳选择。

9.1 一般性评定量表

欧洲生活质量	32
欧洲生活质量	33
肌肉骨骼功能评估	34
简明版肌肉骨骼功能评估	35
Nottingham 健康分析	36
健康质量	37
简明版36项健康状况调查问卷	38
简明版12项健康状况调查问卷	39
疾病影响分析	40

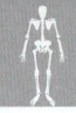

1. 欧洲生活质量，European Quality of Life（EuroQoL）（1990）

源自：The EuroQoL Group (1990) EuroQoL– a new facility for the measurement of health–related quality of life. Health policy; 16(3): 1990–208.

内容

类型 患者自评　　**量表**　6个类别：

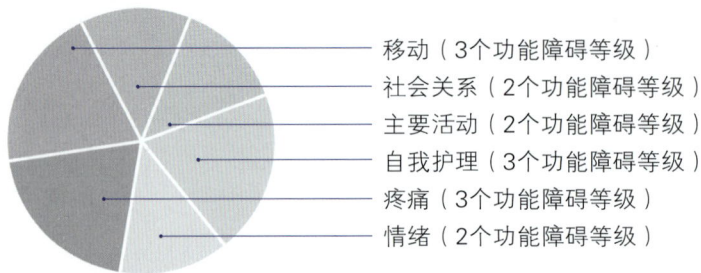

移动（3个功能障碍等级）
社会关系（2个功能障碍等级）
主要活动（2个功能障碍等级）
自我护理（3个功能障碍等级）
疼痛（3个功能障碍等级）
情绪（2个功能障碍等级）

根据功能障碍的等级，移动、自我护理和疼痛3个类别的分类为从1至3。

根据功能障碍的等级，主要活动、社会关系和情绪3个类别的分类为从1至2。

说明

与每个类别的功能障碍等级相对应，最终的评分为一个唯一的6位数字的描述符，范围从111111至332232。

由此产生的描述系统限定了216种可能的健康状态。

对每个健康状态水平给予偏好加权（如：21111=0.85），以获得一个从0（死亡）至1（最佳健康状态）的评分。

最高健康状态评分：1分
最低健康状态评分：0分

评分越低，功能障碍越严重。

2 欧洲生活质量，European Quality of Life（EuroQoL EQ-5D）（1994）

源自：Hurst NP, Jobanputra P, Hunter M, et al (1994) Validity of EuroqoL-a generic health status instrument—in patients with rheumatoid arthritis. Economic and Health Outcomes Research Group. Br J Rheumatol; 33:665-662.

内容

类型 患者自评　　**量表** 5个类别：

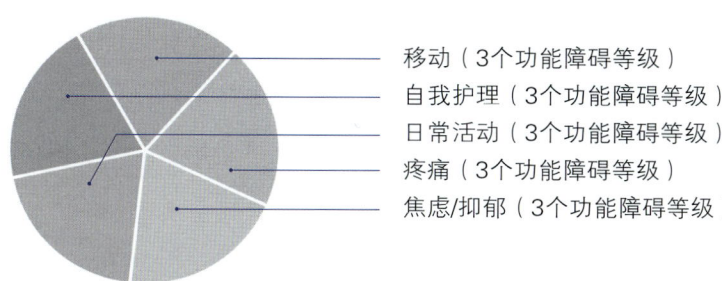

- 移动（3个功能障碍等级）
- 自我护理（3个功能障碍等级）
- 日常活动（3个功能障碍等级）
- 疼痛（3个功能障碍等级）
- 焦虑/抑郁（3个功能障碍等级）

从原来的EuroQoL中删除了"社会关系"这一类别，并将"主要活动"和"情绪"分别重新命名为"日常活动"和"焦虑/抑郁"。

根据功能障碍的等级，各个类别分类为从1至3。

与现在生活状态相关的额外的类别使用从0至100的视觉模拟评分。这一视觉模拟评分不是最终分析的部分。

说明

与每个类别的功能障碍等级相对应，最终的评分为一个唯一的5位数字的描述符，范围从11111至33333。

由此产生的描述系统限定了243种可能的健康状态。

对每个健康状态水平给予偏好加权（如：21111=0.85），以获得一个从0（死亡）至1（最佳健康状态）的评分。

最高健康状态评分：1分
最低健康状态评分：0分

评分越低，功能障碍越严重。

3 肌肉骨骼功能评估，Musculoskeletal Function Assessment（MFA）（1996）

源自：Martin DP, Engelberg R, Agel J, et al (1996) Development of a musculoskeletal extremity health status instrument: the Musculoskeletal Function Assessment instrument. J Orthop Res; 14:173–181.

内容

类型 患者自评　　**量表** 10个类别（100个项目）：

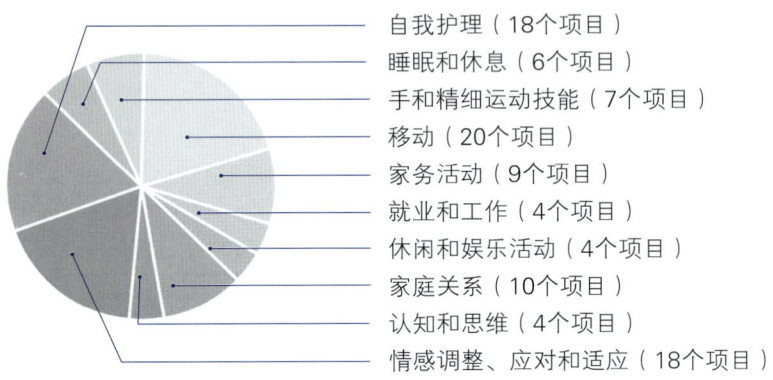

- 自我护理（18个项目）
- 睡眠和休息（6个项目）
- 手和精细运动技能（7个项目）
- 移动（20个项目）
- 家务活动（9个项目）
- 就业和工作（4个项目）
- 休闲和娱乐活动（4个项目）
- 家庭关系（10个项目）
- 认知和思维（4个项目）
- 情感调整、应对和适应（18个项目）

每个项目的评分根据患者的应答，陈述为"是"，评分为1分；陈述为"否"，评分为0分。

说明

原始类别评分 = 一个类别之内所有是/否的总合

原始MFA评分 = 所有100个项目是/否的总合，或者原始类别评分的总合

标准类别评分 =（原始类别评分/类别中的项目数目）× 100

MFA评分 =（原始MFA评分/100）× 100

最高分：100分
最低分：0分

评分越低，功能障碍越严重。

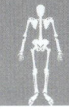

4 简明版肌肉骨骼功能评估，Musculoskeletal Function Assessment（SMFA）（1999）

源自：Swiontkowski MF, Engelberg R, Martin DP, et al (1999) Short musculoskeletal function assessment questionnaire: validity, reliability, and responsiveness. J bone Joint Surg Am; 81:1245–1260.

内容

类型　一般性患者自评

量表　2个指数（46个项目）："功能障碍指数"（34个项目）和"烦扰指数"（12个项目）：

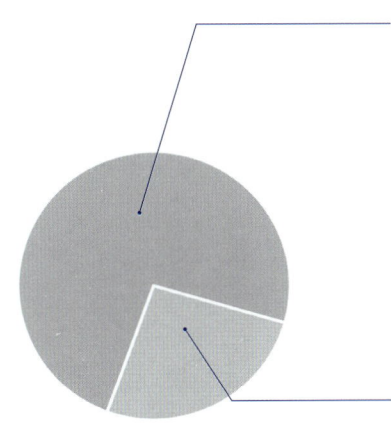

功能障碍指数（34个项目）：
- 一个人完成特定功能时的困难程度（25个项目）
- 一个人完成特定功能时出现困难的频率（9个项目）

将功能分类为下列4个类别：
- 日常活动
- 情感状态
- 手臂和手的功能
- 移动

烦扰指数（12个项目）：
让患者估计其在下述广义功能领域出现问题，受到烦扰的程度：
- 娱乐和休闲
- 睡眠和休息
- 工作
- 家庭

每个项目由1分至5分的Likert量表进行评分。

说明

将每个项目的答案相加，然后使用下列公式将评分标准化在0至100分的范围：

[（实际的原始评分 – 可能的最低原始评分）/可能的原始评分范围] × 100

评分越高，功能障碍越严重。

5 Nottingham健康分析，Nottingham Health Profile（NHP）（1981）

源自：Hunt SM, Mckenna Sp, McEwen J, et al (1981) The Nottingham Health Profile: subjective health status and medical consultations. Soc Sci Med［A］; 15:221–229.

内容

类型 患者自评　　**量表**　6个子量表（38个项目）：

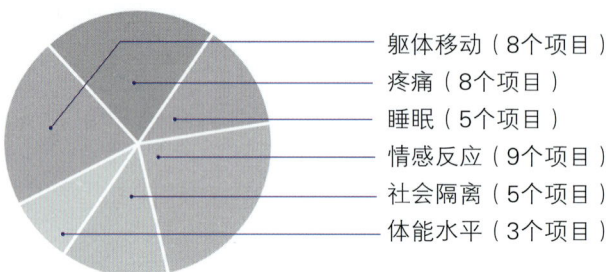

- 躯体移动（8个项目）
- 疼痛（8个项目）
- 睡眠（5个项目）
- 情感反应（9个项目）
- 社会隔离（5个项目）
- 体能水平（3个项目）

每个项目的评分根据患者的应答，陈述为"是"，评分为1分；陈述为"否"，评分为0分。

每个子量表的总分基于其中肯定项目（即："是"）的比率。

说明

每个子量表单独评分。

总分是所有子量表间的均数。

最高分：100分
最低分：0分

评分越低，功能障碍越严重。

6 健康质量，Quality of Well-Being（QWB）（1976）

也称为健康指数（Index of well-being）

源自：Kaplan RM, Bush JW, Berry CC (1976) Health status: types of validity and the index of well-being. Health Serv Res; 11(4):478–507.

内容

类型 患者自评　　**量表** 4个类别：

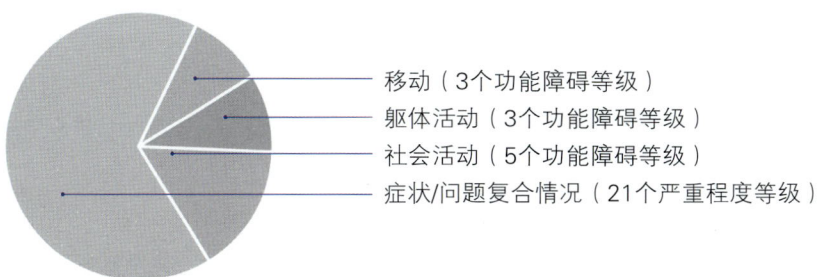

- 移动（3个功能障碍等级）
- 躯体活动（3个功能障碍等级）
- 社会活动（5个功能障碍等级）
- 症状/问题复合情况（21个严重程度等级）

根据功能障碍的等级，移动和躯体活动分类为从1至3。
根据功能障碍的等级，社会活动分类为从1至5。

将症状/问题复合评估为"存在"或"不存在"，只对最严重的复合情况进行评分。

说明

与每个类别的功能障碍等级相对应，最终的评分为一个唯一的4位或5位数字的描述符。

由此产生的描述系统限定了945种可能的健康状态。

对每个健康状态水平给予偏好加权［如：111(12)=0.74］，以获得一个从0（死亡）至1（最佳健康状态）的评分。

最高健康状态评分：1分
最低健康状态评分：0分

评分越低，功能障碍越严重。

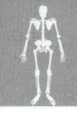

7 简明版36项健康状况调查问卷，Short Form 36 health survey questionnaire（SF-36）*（1992）

源自：SF-36: Ware JE Jr, Sherbourne CD (1992) The MOS 36-item short-form health survey (SF-36). I. Conceptual framework and item selection. Med Care; 30(6):473–483.

其他可提供的版本：SF-12，SF-8
2个更简短的版本评估同样的8个子量表，只是子量表中的项目减少。

内容

类型 患者自评　　**量表** 8个子量表（36个项目）：

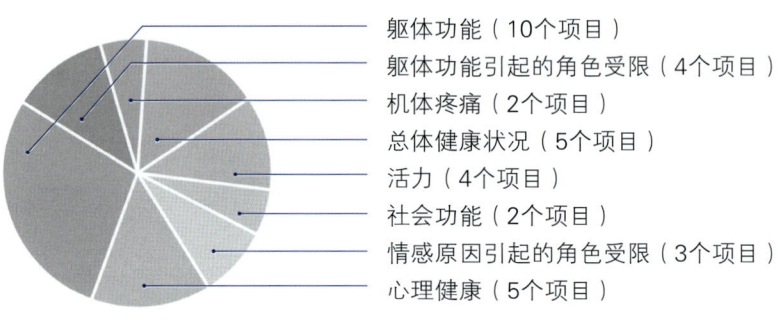

- 躯体功能（10个项目）
- 躯体功能引起的角色受限（4个项目）
- 机体疼痛（2个项目）
- 总体健康状况（5个项目）
- 活力（4个项目）
- 社会功能（2个项目）
- 情感原因引起的角色受限（3个项目）
- 心理健康（5个项目）

报告健康的转变（1个项目），用于衡量健康状况的变化。这不包括在任何子量表之中，而是作为1个补充问题。

说明

项目被标准化至100分，各个子量表单独评分。

子量表最高评分：100分
子量表最低评分：0分

评分越低，功能障碍越严重。

可以使用标准化评分系统对所有3个健康状况调查问卷进行评分。通过标准化评分系统，可以将量表和总分标准化，使其在一般美国人群的均数为50，标准差为10，这样可使得分在健康状况调查问卷之中，以及不同的健康状况调查问卷之间进行比较。

*健康状况调查问卷SF-36和SF-12可以提供原版（SF-36和SF-12）及升级版（SF-36v2和SF-12v2），而SF-8只能提供一个版本。第2版与第1版非常相似，但是其提供了多项改进，包括增加角色功能量表的范围和精确度，改进项目用词，并且为易于使用的格式。健康状况问卷2.0（HSQ 2.0）是SF-36的改编版本，包含SF-36原版的所有36个项目和8个子量表，增加抑郁为第9个子量表，包括3个项目。

9.1 一般性评定量表

8 简明版12项健康状况调查问卷，Short Form 12 health survey questionnaire（SF-12）*（1996）

源自：Ware J Jr, Kosinski M, Keller SD (1996) A 12-Item Short-Form Health Survey: construction of scales and preliminary tests of reliability and validity. Med Care; 34(3):220-233.

内容

类型 患者自评　　**量表** 2个子量表（12个项目）：

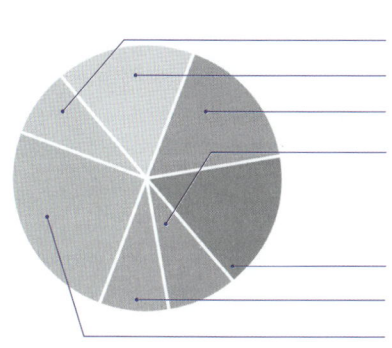

躯体健康状况
- 总体健康状况（1个项目）
- 躯体功能（1个项目）
- 躯体功能引起的角色受限（2个项目）
- 机体疼痛（1个项目）

心理健康状况
- 情感原因引起的角色受限（2个项目）
- 社会功能（1个项目）
- 活力/心理健康（3个项目）

在原版的SF-36基础上将活力和心理健康子量表合并。每个项目评分在1至6分的数值范围内。

说明

将每个子量表的项目相加，产生躯体健康状况评分和心理健康状况评分。

躯体健康状况最高评分：20分
躯体健康状况最低评分：6分

心理健康状况最高评分：27分
心理健康状况最低评分：6分

将2个子量表相加得出总分。

最高总分：47分
最低总分：12分

评分越低，功能障碍越严重。

* 健康状况调查问卷SF-36和SF-12可以提供原版（SF-36和SF-12）及升级版（SF-36v2和SF-12v2），而SF-8只能提供一个版本。第2版与第1版非常相似，但是其提供了多项改进，包括增加角色功能量表的范围和精确度，改进项目用词，并且为易于使用的格式。健康状况问卷2.0（HSQ 2.0）是SF-36的改编版本，包含SF-36原版的所有36个项目和8个子量表，增加抑郁为第9个子量表，包括3个项目。

9 疾病影响分析,Sickness Impact Profile(SIP)(1976)

源自:Bergner M, Bobbitt RA, Kressel S, et al (1976) The sickness impact profile: conceptual formulation and methodology for the development of a health status measure.Int J Health Serv; 6(3): 393–415.
Bergner M, Bobbitt RA, Carter WB et al (1981) The sickness impact profile: development and final revision of a health status measure.Med Care; 19(8):787–805.

内容

类型 患者自评　　**量表** 12个类别(136个项目):

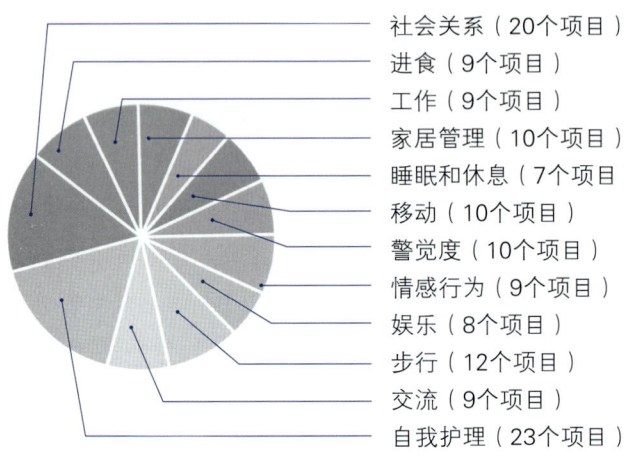

社会关系(20个项目)
进食(9个项目)
工作(9个项目)
家居管理(10个项目)
睡眠和休息(7个项目)
移动(10个项目)
警觉度(10个项目)
情感行为(9个项目)
娱乐(8个项目)
步行(12个项目)
交流(9个项目)
自我护理(23个项目)

下列类别可以进一步归类为躯体维度:
- 步行
- 移动
- 自我护理

下列类别可以进一步归类为心理维度:
- 社会关系
- 警觉度
- 情感行为
- 交流

下列类别是独立的,每个类别可以单独评分:
- 睡眠和休息
- 进食
- 工作
- 家居管理

每个项目的评分根据患者的应答,陈述为"是",评分为1分;陈述为"否",评分为0分。

说明

对每个类别、维度和总分,将评分相加,并且表示为可能最高分的百分比。
可以计算每个类别、躯体维度、心理维度的得分,以及总分。

最高类别、维度和总分:100分
最低类别、维度和总分:0分

评分越高,功能障碍越严重。

9.2 肩

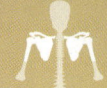

美国肩肘外科协会肩关节评估	43
运动员肩关节结果评分系统	46
Constant-Murley肩关节功能评估	47
Darrow肩峰锁骨分离评分	49
上肢功能问卷	50
荷兰语肩关节功能障碍问卷	53
肩关节功能Flexilevel量表	55
Harryman肩袖功能评估	56
Herscovici肩关节量表	57
特种外科医院肩关节评估	58
宾夕法尼亚大学医院肩关节评分	59
Imatani肩峰锁骨分离评价系统	60
日本骨科学会肩关节评分	61
McGinnis和Denton肩胛骨骨折评定量表	62
墨尔本肩关节不稳评分	63
改良Rowe肩关节评分	64
Neer肩关节评分	65
牛津不稳评分	66
牛津肩关节评分	67
Penn肩关节评分	69
Post肱二头肌长头肌腱炎功能等级评定	71
简明上肢功能问卷	72
Rockwood胸锁关节炎评分	74
肩袖生活质量评估	75
Rowe肩关节评分	77
肩关节活动评定量表	78
肩关节功能评估量表	79
肩关节不稳问卷	81
肩关节疼痛和功能障碍指数	82
肩关节疼痛评分	85
肩关节等级评定问卷	86
肩关节严重程度指数	88
简易肩关节测试	90
单纯数字化评定	92
主观肩关节等级评定量表	93

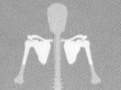

Swanson肩关节评分 ·· 95
Thorling肩峰下减压主观等级评定 ··· 96
UCLA最终结果评分 ·· 97
UCLA肩关节等级评分 ·· 99
英国肩关节功能障碍问卷 ·· 100
上肢功能指数 ··· 102
上肢功能受限量表 ·· 103
上肢功能量表 ··· 104
上肢功能指数 ··· 106
Walch-Duplay肩关节不稳评分 ··· 107
Watson肩关节评分 ··· 108
Western Ontario不稳指数 ··· 109
Western Ontario肩关节骨性关节炎指数 ··· 111
Western Ontario肩袖指数 ··· 113
Wolfgang肩袖手术修复结果等级评定标准 ····································· 115

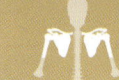

1 美国肩肘外科协会肩关节评估，American Shoulder and Elbow Surgeons (ASES) shoulder assessment（1994）

源自：Richards RR, An KN, Bigliani LU, et al (1994) A standardized method for the assessment of shoulder function. J shoulder Elbow Surg; 3:347–352.

内容

类型 医务人员评定　　**量表** 2个表格，6个子量表（46个项目）：

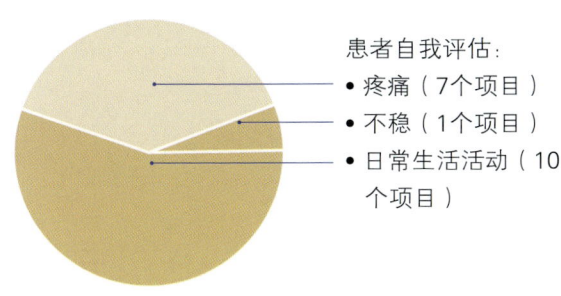

患者自我评估：
- 疼痛（7个项目）
- 不稳（1个项目）
- 日常生活活动（10个项目）

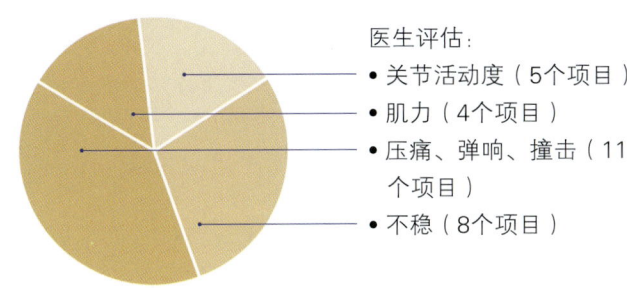

医生评估：
- 关节活动度（5个项目）
- 肌力（4个项目）
- 压痛、弹响、撞击（11个项目）
- 不稳（8个项目）

项目评分最低0分，最高3或10分。
（10 − 疼痛评分）× 5 +（5/3）× 日常生活活动评分 = 肩关节评分指数（SSI）。
患者评估的不稳项目和全部医生评估的项目对总分不起作用。

说明
最高分：100分
最低分：0分
评分越低，功能障碍越严重。

验证

结果对比验证[3]
- Constant-Murley肩关节评分
- 满意度视觉模拟评分

结果对比验证[4]
- 单纯数字化评定
- Rowe肩关节评分

结果对比验证[5]
- Rowe肩关节评分
- 改良Rowe肩关节评分

结果对比验证[7]
- SF-36
- DASH
- 肩关节疼痛和功能障碍指数
- Constant-Murley肩关节评分

结果对比验证[8]
- 患者满意度
- 工作者的赔偿
- 日常生活活动
- 工作
- 体育运动
- 睡眠
- 不稳

结果对比验证[8]
- SF-12

结果对比验证[9]
- Western Ontario肩袖指数

结果对比验证[10]
- 宾夕法尼亚大学肩关节评分

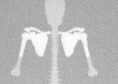

AO骨科量表评鉴

- SF-36
- 治疗师整体功能分级
- 前向抬举
- 患侧携带重物
- 举重物

结果对比验证[11]
- 简易肩关节测试
- 主观肩关节评定量表
- 肩关节严重程度指数
- SF-36
- 肩关节疼痛和功能障碍指数

纳入患者人群	效度	信度	敏感度
接受肩袖手术或全肩关节成形的患者（N=44）（55岁，59%男性）[1]	未检验	未检验	+
希望其肩关节功能稳定的患者（N=55）（48岁，45%男性）[1]	未检验	+	未检验
肩关节功能障碍的患者（N=110）（49岁，65%男性）[2]	未检验	+	未检验
冈上肌和冈下肌均撕裂的患者（N=23）（55岁，70%男性）[3]	+	未检验	未检验
肩关节不稳或明显肩峰锁骨分离，接受肩关节手术的患者（N=163）（20岁，90%男性）[4]	+	未检验	+
接受肩关节稳定手术的患者（N=52）（28岁，69%男性）[5]	+	−	未检验
没有肩关节损伤或手术史的受试者（N=343）（43岁，54%男性）[6]	未检验	+	未检验
接受肩关节成形的患者（N=43）（65岁，23%男性）[7]	+	未检验	未检验
有肩关节不稳、肩袖疾患或盂肱关节炎的患者（N=91）（50岁，61%男性）[8]	未检验	+	未检验
肩关节不稳患者（N=68）（31岁，60%男性）、肩袖疾患患者（N=30）（57岁，73%男性）、盂肱关节炎患者（N=8）（62岁，88%男性）[8]	+	未检验	未检验
肩关节撞击或手术后接受治疗的患者（N=41）（57岁，44%男性）[9]	+	未检验	+
肩关节功能障碍的患者（N=63）（52岁，41%男性）[10]	+	+	+
有各种肩关节问题的患者（N=90）（48岁，56%男性）[11]	+	未检验	未检验

验证研究：

[1] Beaton D, Richards RR (1998) Assessing the reliability and responsiveness of 5 shoulder questionnaires. J Shoulder Elbow Surg; 7;565–572.

[2] Cook KY, Roddey TS, Olson SL, et al (2002) Reliability by surgical status of self-reported outcomes in patients who have shoulder pathologies. J Orthop Sports Phys Tiler; 32:336–346.

[3] Skutek M, Fremerey RW, Zeichen J, et al (2000) Outcome analysis following open rotator cuff repair. Early effectiveness validated using four different shoulder assessment scales. Arch Orthop Trauma Surg, 120:432–436.

[4] Williams GN, Gangel TJ, Arciero RA, et al (1999) Comparison of the Single Assessment Numeric Evaluation method and two shoulder rating scales. Outcomes measures after shoulder surgery. Am J Sports med; 27:214–221.

[5] Romeo AA, Bach BR Jr, O'Halloran KL (1996) Scoring systems for shoulder conditions. Am J Sports Med: 24:472–476.

[6] Sallay PI, Reed L (2003) The measurement of normative American Shoulder and Elbow Surgeons scores. J Shoulder Elbow Surg; 12:622–627.

[7] Angst F, Pap G, Mannion AF, et al (2004) Comprehensive assessment of clinical outcome and quality of life after total shoulder arthroplasty: usefulness and validity of subjective outcome measures. Arthritis Rheum; 51:819–828.

[8] Kocher MS, Horan MP, Briggs KK, et al (2005) Reliability, validity, and responsiveness of the American Shoulder and Elbow

Surgeons subjective shoulder scale in patients with shoulder instability, rotator cuff disease, and glenohumeral arthritis. J Bone Joint Surg Am; 87:2006–2011.

[9] Razmjou H, Bean A, van Osnabrugge V, et al (2006) Cross-sectional and longitudinal construct validity of two rotator cuff disease-specific outcome measures. BMC Musculoskelet Disord; 7:26–32.

[10] Michener LA, McClure PW, Sennett BJ (2002) American Shoulder and Elbow Surgeons Standardized Shoulder Assessment Form, patient self-report section: reliability, validity, and responsiveness. J Shoulder Elbow Surg; 11:587–594.

[11] Beaton DE, Richards RR (1996) Measuring function of the shoulder. A cross sectional comparison of five questionnaires. J Bone Joint Surg Am; 78:882–890.

方法学评估　●●●●●○（5/6）

		不能评分	0分	1分	得分
效度	内容效度	未检验	无效	有效	-
	结构效度	未检验	无效	有效	1
	标准效度	未检验	无效	有效	1
信度	内部一致性	未检验	不一致	一致	1
	可重复性	未检验	不可重复	可重复	1
敏感度		未检验	不敏感	敏感	1

小计　5

临床应用　●●○○（2/4）

	0分	1分	2分	得分
患者友好度	有限	中等	优	2
医务人员友好度	有限	中等	优	0

小计　2

总计（10分制）　●●●●●●●○○○　7

2 运动员肩关节结果评分系统，Athletic shoulder outcome scoring system（1993）

源自：Tibone JE, Bradley JP (1993) Evaluation of treatment outcomes for the athlete's shoulder. Matsen FA, F F, Hawkins RJ (eds), The Shoulder: a balance of mobility and stability. American Academy of Orthopedic Surgeons: Rosemont, IL.

内容

类型　医务人员评定　　**量表**　6个子量表（6个项目）：

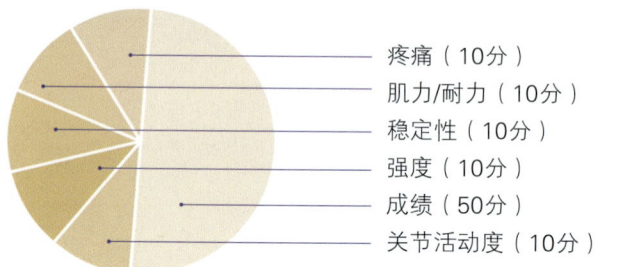

- 疼痛（10分）
- 肌力/耐力（10分）
- 稳定性（10分）
- 强度（10分）
- 成绩（50分）
- 关节活动度（10分）

说明
优：90~100分
良：70~89分
中：50~69分
差：<50分

项目评分最低0分，最高10或50分。

验证

未见相关验证研究。

纳入患者人群	效度	信度	敏感度
无			

方法学评估　　○○○○○○（0/6）

		不能评分	0分	1分	得分
效度	内容效度	未检验	无效	有效	—
	结构效度	未检验	无效	有效	—
	标准效度	未检验	无效	有效	—
信度	内部一致性	未检验	不一致	一致	—
	可重复性	未检验	不可重复	可重复	—
敏感度		未检验	不敏感	敏感	—
				小计	—

临床应用　　●●○○（2/4）

	0分	1分	2分	得分
患者友好度	有限	中等	优	2
医务人员友好度	有限	中等	优	0
			小计	2

总计（10分制）　　●●○○○○○○○○　2

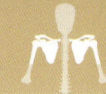

9.2 肩

3 Constant-Murley肩关节功能评估，Constant-Murley functional assessment of the shoulder（1987）

也称为Constant-Murley肩关节评分

源自：Constant CR, Murley AH (1987) A clinical method of functional assessment of the shoulder. Clin Orthop Relat Res; (214): 160–164.

内容

类型 医务人员评定　　**量表** 4个子量表（13个项目）：

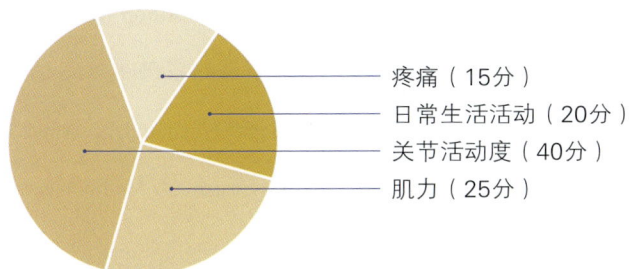

- 疼痛（15分）
- 日常生活活动（20分）
- 关节活动度（40分）
- 肌力（25分）

说明
最高分：100分
最低分：0分
删减后最高分：100分
删减后最低分：0分
评分越低，功能障碍越严重。

项目评分最低0分，最高2至15分。
还可获得删减肌力评估的缩减评分。

验证

结果对比验证[3]
- 牛津肩关节评分

结果对比验证[4]
- 牛津肩关节评分
- 每日生活改变
- 改善率
- 手术成功率
- SF-36

结果对比验证[6]
- DASH
- ASES肩关节评估
- 简易肩关节测试

结果对比验证[7]
- SF-36
- DASH
- 肩关节疼痛和功能障碍指数
- ASES肩关节评估

结果对比验证[8]
- 简易肩关节测试
- UCLA肩关节等级评分
- 前向抬举
- 外展比率

纳入患者人群	效度	信度	敏感度
肩关节"异常"的患者（N=100）（年龄未记录，性别未记录）[1]	未检验	+	未检验
肩关节功能障碍的患者（N=110）（49岁，65%男性）[2]	未检验	+	未检验
冻结肩患者（N=60）（53岁，52%男性）[3]	–	未检验	未检验
接受肩袖手术的患者（N=93）（58岁，66%男性）[4]	+/–	未检验	–
慢性撞击综合征，接受减压手术的患者（N=28）（62岁，46%男性）[5]	未检验	未检验	+

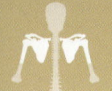

（续表）

纳入患者人群	效度	信度	敏感度
接受冈上肌和冈下肌切开手术修复的患者（N=23）（55岁，70%男性）[6]	+	未检验	+
接受过肩关节成形的患者（N=43）（65岁，23%男性）[7]	+	未检验	未检验
肩袖全层撕裂，切开手术肩袖修复的患者（N=72）（58岁，61%男性）[8]	+	未检验	未检验
没有肩关节病变的瑞典语志愿者（N=20）（26岁，50%男性）[9]	未检验	+	未检验

验证研究：

[1] Constant CR, Murley AH (1987) A clinical method of functional assessment of the shoulder. Clin Orthop Relat Res; (214):160–164.
[2] Cook KF, Roddey TS, Olson SL, et al (2002) Reliability by surgical status of self-reported outcomes in patients who have shoulder pathologies. J Orthop Sports Phys Ther; 32:336–346.
[3] Othman A, Taylor G (2004) Is the constant score reliable in assessing patients with frozen shoulder? 60 shoulders scored 3 years after manipulation under anaesthesia. Acta Orthop Scand; 75:114–116.
[4] Dawson J, Hill G, Fitzpatrick R, et al (2001) The benefits of using patient-based methods of assessment. Medium-term results of an observational study of shoulder surgery. J Bone Joint Sura Br; 83:877–882.
[5] O'Connor DA, Chipchase LS, Tomlinson J, et al (1999) Arthroscopic subacromial decompression: responsiveness of disease-specific and health-related quality of life outcome measures. Arthroscopy; 15:836–840.
[6] Skutek M, Fremerey RW, Zeichen J, et al (2000) Outcome analysis following open rotator cuff repair. Early effectiveness validated using four different shoulder assessment scales. Arch Orthop Trauma Surg; 120:432–436.
[7] Angst F, Pap G, Mannion AF, et al (2004) Comprehensive assessment of clinical outcome and quality of life after total shoulder arthroplasty: usefulness and validity of subjective outcome measures. Arthritis Rheum; 51:819–828.
[8] Romeo AA, Mazzocca A, Hang DW, et al (2004) Shoulder scoring scales for the evaluation of rotator cuff repair. Clin Orthop; 107–114.
[9] Johansson KM, Adolfsson LE (2005) Intraobserver and interobserver reliability for the strength test in the Constant-Murley shoulder assessment. J Shoulder Elbow Surg; 14:273–278.

方法学评估　●●●●●○（5/6）

		不能评分	0分	1分	得分
效度	内容效度	未检验	无效	有效	–
	结构效度	未检验	无效	有效	1
	标准效度	未检验	无效	有效	1
信度	内部一致性	未检验	不一致	一致	1
	可重复性	未检验	不可重复	可重复	1
敏感度		未检验	不敏感	敏感	1

小计　5

临床应用　●●○○（2/4）

	0分	1分	2分	得分
患者友好度	有限	中等	优	2
医务人员友好度	有限	中等	优	0

小计　2

总计（10分制）　●●●●●●●○○○ 7

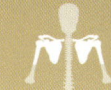

4 Darrow肩峰锁骨分离评分，Darrow score for acromioclavicular separation（1980）

源自：Darrow JC Jr, Smith JA, Lockwood RC (1980) A new conservative method for treatment of Type Ⅲ acromioclavicular separation. Orthop Clin North Am; 11:727–733.

内容

类型 患者自评　**量表** 4个子量表（4个项目）：

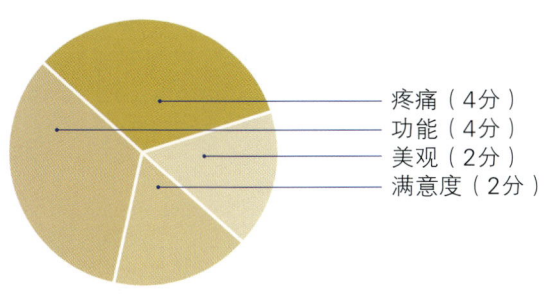

疼痛（4分）
功能（4分）
美观（2分）
满意度（2分）

说明
优：11～12分
良：9～10分
中：7～8分
差：0～6分

项目评分最低0分，最高2或4分。

验证

未见相关验证研究。

	纳入患者人群		效度	信度	敏感度
	无				

方法学评估　　　　　　　　　　　　　　　　○○○○○○（0/6）

		不能评分	0分	1分	得分
效度	内容效度	未检验	无效	有效	–
	结构效度	未检验	无效	有效	–
	标准效度	未检验	无效	有效	–
信度	内部一致性	未检验	不一致	一致	–
	可重复性	未检验	不可重复	可重复	–
敏感度		未检验	不敏感	敏感	–
				小计	–

临床应用　　　　　　　　　　　　　　　　●●●●（4/4）

	0分	1分	2分	得分
患者友好度	有限	中等	优	2
医务人员友好度	有限	中等	优	2
			小计	4

总计（10分制）　　　　　　　　　　●●●●○○○○○○　4

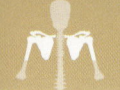

5 上肢功能问卷，Disabilities of the Arm, Shoulder and Hand(DASH) (1996)

源自：Hudak PL, Amadio PC, Bombardier C (1996) Development of an upper extremity outcome measure: the DASH (disabilities of the arm, shoulder and hand) ［corrected］. The Upper Extremity Collaborative Group (UECG). Am J Ind Med; 29:602–608.

其他语言版本：简体中文、荷兰语、法语、德语、希伯来语、意大利语、挪威语、西班牙语、瑞典语、繁体中文、土耳其语

http://www.dash.iwh.on.ca

内容

类型　患者自评　　**量表**　3个模块（1个必填，2个选填）：

模块1：功能/症状（必填）

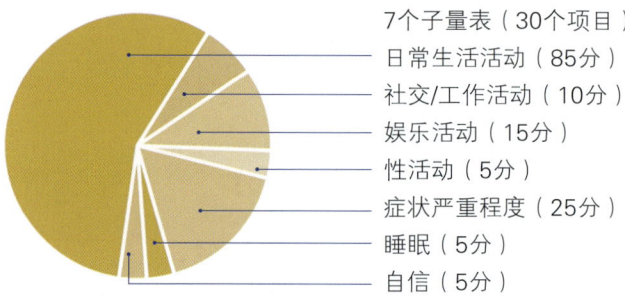

7个子量表（30个项目）
日常生活活动（85分）
社交/工作活动（10分）
娱乐活动（15分）
性活动（5分）
症状严重程度（25分）
睡眠（5分）
自信（5分）

说明

将评分标准化至100分，每个模块单独评分。

最高分：100分
最低分：0分
评分越高，功能障碍越严重。

模块2：体育运动/表演艺术（选填）

体育运动/表演艺术（20分）。

模块3：工作（选填）

工作（20分）。
项目评分最低1分，最高5分。

验证

结果对比验证[1]
- SF-36

结果对比验证[2]
- 肩关节疼痛和功能障碍指数
- Brigham（腕管）问卷
- 疼痛、功能和工作能力视觉模拟评分

结果对比验证[3]
- 患者感知变化

结果对比验证[4]
- 存在炎症的关节数
- 握力

结果对比验证[5]
- Constant-Murley肩关节评分

结果对比验证[6]
- SF-12

结果对比验证[7]
- SF-36
- 健康状况评估问卷
- 数字疼痛等级评定量表
- 关节活动度

结果对比验证[8]
- SF-36

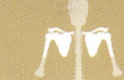

9.2 肩

结果对比验证[9]
- 加拿大作业活动测量表

结果对比验证[10]
- SF-36
- ASES肩关节评估
- 肩关节疼痛和功能障碍指数
- Constant-Murley肩关节评分

结果对比验证[12]
- Western Ontario肩袖指数
- 简易肩关节测试
- 内旋和外旋关节活动度
- 等长肌力

结果对比验证[13]
- SF-36
- 疼痛强度
- 握力

纳入患者人群	效度	信度	敏感度
有肩关节、肘关节、腕关节和手部主诉的患者（N=90）（40岁，44%男性）[1]	+	未检验	未检验
有腕关节/手部或肩关节疾患的患者（N=200）（54岁，43%男性）[2]	+	+	+
有上肢疾病，计划进行手术的患者（N=109）（52岁，42%男性）[3]	+	+	+
银屑病关节炎患者（N=50）（49岁，56%男性）[4]	+	未检验	未检验
接受冈上肌和冈下肌切开手术修复的患者（N=23）（55岁，70%男性）[5]	+	未检验	未检验
有上肢疾病的瑞典语患者（N=176）（52岁，43%男性）[6]	+	+	未检验
有肩关节疼痛的德语患者（N=49）（59岁，27%男性）[7]	+	+	未检验
有肩、肘、腕过度使用综合征的意大利语患者（N=108）（54岁，55%男性）[8]	+	+	未检验
有单侧上肢疾患的荷兰语患者（N=50）（41岁，48%男性）[9]	+	+	未检验
接受过肩关节成形的患者（N=43）（65岁，23%男性）[10]	+	未检验	未检验
有多处上肢疾患的加拿大法语患者（N=40）（43岁，50%男性）[11]	未检验	+	未检验
肩袖修复术后2年的患者（N=62）（60岁，68%男性）[12]	+	未检验	未检验
有各种上肢疾患的汉语患者（N=334）（46岁，43%男性）[13]	+	未检验	未检验
有上肢疾患的汉语患者（N=88）（43岁，42%男性）[14]	未检验	+	未检验

验证研究：

[1] SooHoo NF, McDonald AP, Seiler JG, 3rd, et al (2002) Evaluation of the construct validity of the DASH questionnaire by correlation to the SF-36. J Hand Surg [Am]; 27: 537-541.

[2] Beaton DE, Katz JN, Fossel AH, et al (2001) Measuring the whole or the parts? Validity, reliability, and responsiveness of the Disabilities of the Arm, Shoulder and Hand outcome measure in different regions of the upper extremity. J Hand Ther; 14:128-146.

[3] Gummesson C, Atroshi I, Ekdahl C (2003) The disabilities of the arm, shoulder and hand (DASH) outcome questionnaire: longitudinal construct validity and measuring self-rated health change after surgery. BMC Musculoskelet Disord; 4:11-16.

[4] Navsarikar A, Gladman DD, Husted JA, et al (1999) Validity assessment of the disabilities of arm, shoulder, and hand questionnaire (DASH) for patients with psoriatic arthritis. J Rheumatol; 26:2191-2194.

[5] Skutek M, Fremerey RW, Zeichen J, et al (2000) Outcome analysis following open rotator cuff repair. Early effectiveness validated using four different shoulder assessment scales. Arch Orthop Trauma Surg; 120:432-436.

[6] Atroshi I, Gummesson C, Andersson B, et al (2000) The disabilities of the arm, shoulder and hand (DASH) outcome questionnaire: reliability and validity of the Swedish version evaluated in 176 patients. Acta Orthop Scand; 71:613-618.

[7] Offenbacher M, Ewert T, Sangha O, et al (2003) Validation of a German version of the 'Disabilities of Arm, Shoulder and Hand' questionnaire (DASH-G). Z Rheumatol; 62:168-177.

[8] Padua R, Padua L, Ceccarelli E, et al (2003) Italian version of the Disability of the Arm, Shoulder and Hand (DASH) questionnaire. Cross-cultural adaptation and validation. J Hand Surg [Br]; 28:179-186.

[9] Veehof MM, Sleegers EJ, van Veldhoven NH, et al (2002) Psychometric qualities of the Dutch language version of the

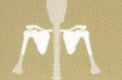

Disabilities of the Arm, Shoulder, and Hand questionnaire (DASH DLV). J Hand Ther; 15:347–354.

[10] Angst F, Pap G, Mannion AF, et al (2004) Comprehensive assessment of clinical outcome and quality of life after total shoulder arthroplasty: usefulness and validity of subjective outcome measures. Arthritis Rheum; 51:819–828.

[11] Durand MJ, Vachon B, Hong QN, et al (2005) The cross–cultural adaptation of the DASH questionnaire in Canadian French. J Hand Ther; 18:34–39.

[12] Getahun TY, MacDermid JC, Patterson SD (2000) Concurrent validity of patient rating scales in assessment of outcome after rotator cuff repair. J Musculoskelet Res; 4:119–127.

[13] Lee EW, Chung MM, Li AP, et al (2005) Construct validity of the Chinese version of the disabilities of the arm, shoulder and hand questionnaire (DASH–HKPWH). J Hand Surg [Br]; 30:29–34.

[14] Lee EW, Lau JS, Chung MM, et al (2004) Evaluation of the Chinese version of the Chinese version of the Disability of the Arm, Shoulder and Hand (DASH–HKPWH):cross–cultural adaptation process, internal consistency and reliability study. J Hand Ther;17:417–423.

方法学评估　●●●●●○（5/6）

		不能评分	0分	1分	得分
效度	内容效度	未检验	无效	有效	-
	结构效度	未检验	无效	有效	1
	标准效度	未检验	无效	有效	1
信度	内部一致性	未检验	不一致	一致	1
	可重复性	未检验	不可重复	可重复	1
敏感度		未检验	不敏感	敏感	1

小计　5

临床应用　●●○○（2/4）

	0分	1分	2分	得分
患者友好度	有限	中等	优	0
医务人员友好度	有限	中等	优	2

小计　2

总计（10分制）　●●●●●●●○○○ 7

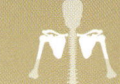

9.2 肩

6 荷兰语肩关节功能障碍问卷,Dutch Shoulder Disability Questionnaire (SDQ-NL)（2000）

也称为van der Heijden肩关节功能障碍问卷

源自：van der Heijden GJ, Leffers P, Bouter LM (2000) Shoulder disability questionnaire design and responsiveness of a functional status measure. J Clin Epidemiol; 53:29–38.

内容

类型 患者自评　　**量表** 4个子量表（16个疼痛相关的功能障碍项目）：

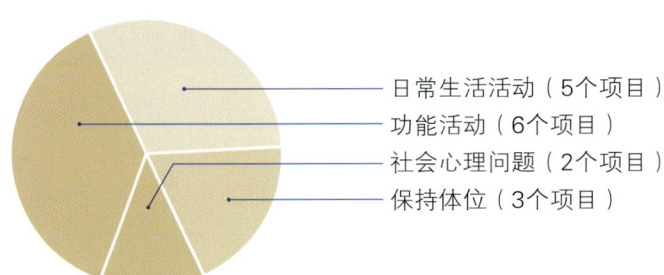

- 日常生活活动（5个项目）
- 功能活动（6个项目）
- 社会心理问题（2个项目）
- 保持体位（3个项目）

说明

总计在"是"格中画钩的项目，标准化至100分。

最高分：100分

最低分：0分

评分越高，功能障碍越严重。

根据患者描述项目与否，在"是""否""不能提供"格中画钩，进行项目评分。

验证

结果对比验证[3]
- 肩关节等级问卷
- 肩关节疼痛和功能障碍指数
- 英国肩关节功能障碍问卷

结果对比验证[4]
- 荷兰语肩关节功能障碍问卷

纳入患者人群	效度	信度	敏感度
有肩关节软组织疾患的患者（N=180）（51岁，49%男性）[1]	+	未检验	+
至初级保健就诊的肩关节疾患患者（N=349）（50岁，44%男性）[2]	未检验	未检验	+
新发肩关节疼痛的患者（N=180）（54岁，50%男性）[3]	+	未检验	+
有肩峰下撞击综合征的西班牙语患者（N=35）（55岁，23%男性）[4]	未检验	+	未检验
（英语/西班牙语）双语患者（N=35）（35岁，71%男性）[4]	+	未检验	未检验

验证研究：

[1] van der Heijden GJ, Leffers P, Bouter LM (2000) Shoulder disability questionnaire design and responsiveness of a functional status measure. J Clin Epidemiol; 53:29–38.

[2] van der Windt DA, van der Heijden GJ, de Winter AF, et al (1998) The responsiveness of the Shoulder Disability Questionnaire. Ann Rheum Dis; 57:82–87.

[3] Paul A, Lewis M, Shadforth MF, et al (2004) A comparison of four shoulder-specific questionnaires in primary care. Ann Rheum Dis; 63:1293–1299.

[4] Alvarez-Nemegyei J, Puerto- Ceballos I, Guzman-Hau W, et al (2005) Development of a Spanish-language version of the Shoulder Disability Questionnaire. J Clin Rheumatol; 11:185–187.

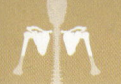

方法学评估 ●●●●●○（5/6）

		不能评分	0分	1分	得分
效度	内容效度	未检验	无效	**有效**	1
	结构效度	**未检验**	无效	有效	—
	标准效度	未检验	无效	**有效**	1
信度	内部一致性	未检验	不一致	**一致**	1
	可重复性	未检验	不可重复	**可重复**	1
敏感度		未检验	不敏感	**敏感**	1
				小计	5

临床应用 ●●●○（3/4）

	0分	1分	2分	得分
患者友好度	有限	**中等**	优	1
医务人员友好度	有限	中等	**优**	2
			小计	3

总计（10分制） ●●●●●●●●○○ 8

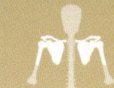

9.2 肩

7 肩关节功能Flexilevel量表，Flexilevel Scale of Shoulder Function (FLEX-SF)（2003）

源自：Cook KF, Roddey TS, Gartsman GM, et al (2003) Development and psychometric evaluation of the Flexilevel Scale of Shoulder Function. Med Care; 41:823-835.

内容

类型 患者自评　　**量表** 3个组合检查（每个组合15个项目）：

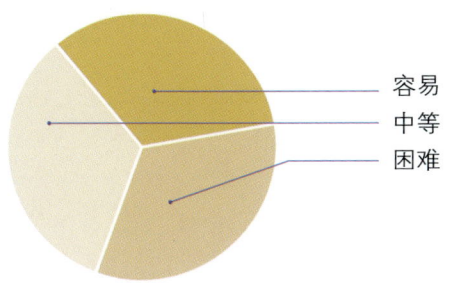

- 容易
- 中等
- 困难

说明
最高分：60分
最低分：0分
FLEX-SF评分：校准并线性转换
评分越低，功能障碍越严重。

基于患者对筛检问题的回答，完成3个组合检查（容易、中等、困难）中的1个。
组合检查的目的是使评定量表适应和适合多种患者群体。
项目评分最低0分，最高5分。

验证

结果对比验证[1]

- SF-12
- ASES肩关节评估

纳入患者人群	效度	信度	敏感度
有肩关节主诉的患者（N=200）（52岁，53%男性）[1]	+	未检验	+
有肩关节主诉的患者（N=100）（52岁，53%男性）[1]	未检验	+	未检验

验证研究：

[1] Cook KF, Roddey TS, Gartsman GM, et al (2003) Development and psychometric evaluation of the Flexilevel Scale of Shoulder Function. Med Care; 41:823-835.

方法学评估　●●●●●○（5/6）

		不能评分	0分	1分	得分
效度	内容效度	未检验	无效	有效	1
	结构效度	未检验	无效	有效	-
	标准效度	未检验	无效	有效	1
信度	内部一致性	未检验	不一致	一致	1
	可重复性	未检验	不可重复	可重复	1
敏感度		未检验	不敏感	敏感	1

小计　5

临床应用　●●●○（3/4）

	0分	1分	2分	得分
患者友好度	有限	中等	优	1
医务人员友好度	有限	中等	优	2

小计　3

总计（10分制）　●●●●●●●●○○ 8

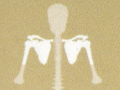

8　Harryman肩袖功能评估，Harryman rotator cuff functional assessment（1991）

源自：Harryman DT 2nd, Mack LA, Wang KY, et al (1991) Repairs of the rotator cuff. Correlation of functional results with integrity of the cuff. J Bone Joint Surg Am; 73:982–989.

内容

类型　患者自评　　**量表**　与下列活动相关的13个项目：

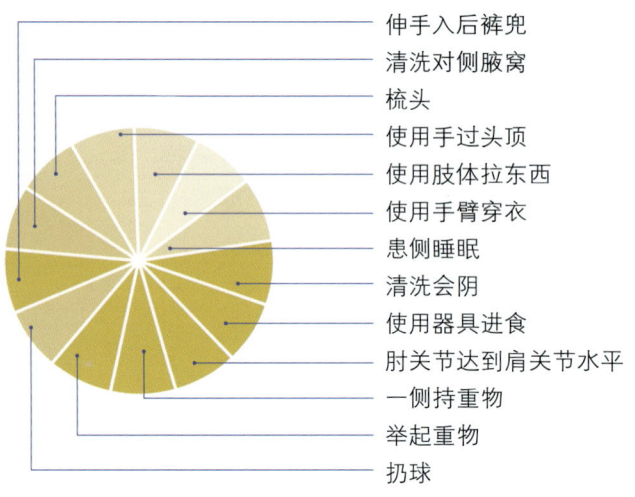

- 伸手入后裤兜
- 清洗对侧腋窝
- 梳头
- 使用手过头顶
- 使用肢体拉东西
- 使用手臂穿衣
- 患侧睡眠
- 清洗会阴
- 使用器具进食
- 肘关节达到肩关节水平
- 一侧持重物
- 举起重物
- 扔球

说明

最高分：52分
最低分：0分
评分越低，功能障碍越严重。

项目评分最低0分，最高4分。

验证

未见相关验证研究。

纳入患者人群	效度	信度	敏感度
无			

方法学评估　　　　　　　　　　　　　○○○○○○（0/6）

		不能评分	0分	1分	得分
效度	内容效度	未检验	无效	有效	-
	结构效度	未检验	无效	有效	-
	标准效度	未检验	无效	有效	-
信度	内部一致性	未检验	不一致	一致	-
	可重复性	未检验	不可重复	可重复	-
敏感度		未检验	不敏感	敏感	-

小计　-

临床应用　　　　　　　　　　　　　●●●○（3/4）

	0分	1分	2分	得分
患者友好度	有限	中等	优	1
医务人员友好度	有限	中等	优	2

小计　3

总计（10分制）　　　　　　●●●○○○○○○○　3

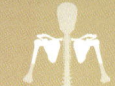

9 Herscovici肩关节量表，Herscovici shoulder scale（1992）

源自：Herscovici D Jr, Fiennes AG, Allgower M, et al (1992) The floating shoulder: ipsilateral clavicle and scapular neck fractures. J Bone Joint Surg Br; 74:362–364.

内容

类型 医务人员评定　　**量表** 4个子量表（4个项目）：

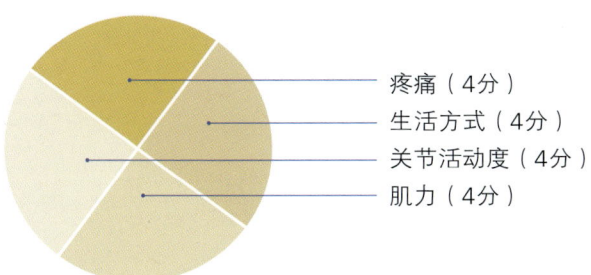

疼痛（4分）
生活方式（4分）
关节活动度（4分）
肌力（4分）

项目评分最低0分，最高4分。

说明
优：13~16分
良：9~12分
中：5~9分
差：<4分

验证

未见相关验证研究。

纳入患者人群	效度	信度	敏感度
无			

方法学评估　　　　　　　　　　　　　　　　　　　　　　○○○○○○（0/6）

		不能评分	0分	1分	得分
效度	内容效度	未检验	无效	有效	–
	结构效度	未检验	无效	有效	–
	标准效度	未检验	无效	有效	–
信度	内部一致性	未检验	不一致	一致	–
	可重复性	未检验	不可重复	可重复	–
敏感度		未检验	不敏感	敏感	–

小计　–

临床应用　　　　　　　　　　　　　　　　　　　　　　●●○○（2/4）

	0分	1分	2分	得分
患者友好度	有限	中等	优	2
医务人员友好度	有限	中等	优	0

小计　2

总计（10分制）　　　　　　　　　　　　　●●○○○○○○○○　2

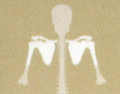

10　特种外科医院肩关节评估，Hospital for Special Surgery (HSS) shoulder assessment（1982）

源自：Warren RF, Ranawat CS, Inglis AE (1982) Total shoulder replacement. Indications and results of the Neer non-constrained prosthesis. Inglis AE (ed), AAOS Symposium on Total Joint Replacement of the Upper Extremity. St Louis: CV Mosby, 56–67.

内容

类型　医务人员评定　　**量表**　4个子量表（17个项目）：

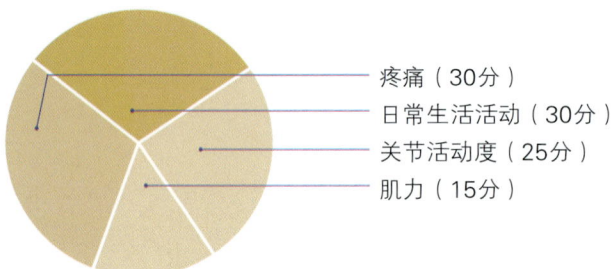

- 疼痛（30分）
- 日常生活活动（30分）
- 关节活动度（25分）
- 肌力（15分）

项目评分最低0分，最高2至15分。

说明
最高分：100分
最低分：0分

验证

未见相关验证研究。

纳入患者人群	效度	信度	敏感度
无			

方法学评估　　　　　　　　　　　　　　　　○○○○○○（0/6）

		不能评分	0分	1分	得分
效度	内容效度	未检验	无效	有效	–
	结构效度	未检验	无效	有效	–
	标准效度	未检验	无效	有效	–
信度	内部一致性	未检验	不一致	一致	–
	可重复性	未检验	不可重复	可重复	–
敏感度		未检验	不敏感	敏感	–
				小计	–

临床应用　　　　　　　　　　　　　　　　●●○○（2/4）

	0分	1分	2分	得分
患者友好度	有限	中等	优	2
医务人员友好度	有限	中等	优	0
			小计	2

总计（10分制）　　　　　　　　　　●●○○○○○○○○　2

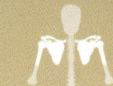

11 宾夕法尼亚大学医院肩关节评分，Hospital of the University of Pennsylvania shoulder score（1994）

源自：Lazarus MD, Howard AC, Misra S (1994) Comparison of open and arthroscopic subacromial decompression. J shoulder Elbow Surg; 3:1–11.

内容

类型 医务人员评定　　**量表** 4个子量表（24个项目）：

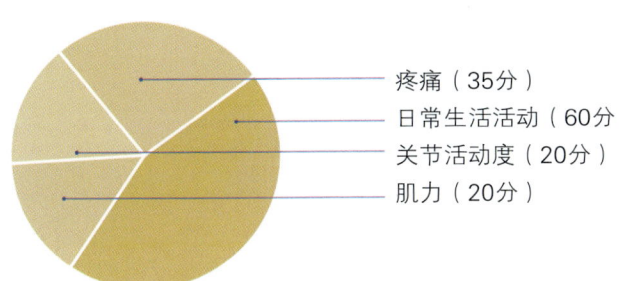

- 疼痛（35分）
- 日常生活活动（60分）
- 关节活动度（20分）
- 肌力（20分）

说明

将评分标准化至100分。

优：90～100分

良：80～89分

中：70～79分

差：<70分

项目评分最低0分，最高2至20分。

验证

未见相关验证研究。

纳入患者人群	效度	信度	敏感度
无			

方法学评估　　　　　　　　　　　　　　　　　　　　　○○○○○○（0/6）

		不能评分	0分	1分	得分
效度	内容效度	未检验	无效	有效	-
	结构效度	未检验	无效	有效	-
	标准效度	未检验	无效	有效	-
信度	内部一致性	未检验	不一致	一致	-
	可重复性	未检验	不可重复	可重复	-
敏感度		未检验	不敏感	敏感	-
				小计	-

临床应用　　　　　　　　　　　　　　　　　　　　　　●●○○（2/4）

	0分	1分	2分	得分
患者友好度	有限	中等	优	2
医务人员友好度	有限	中等	优	0
			小计	2

总计（10分制）　　　　　　　　　　　　●○○○○○○○○○　2

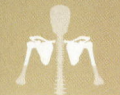

12 Imatani肩峰锁骨分离评价系统，Imatani acromioclavicular separation evaluation system（1975）

源自：Imatani RJ, Hanlon JJ, Cady GW (1975) Acute, complete acromioclavicular separation. J Bone Joint Surg Am; 57:328–332.

内容

类型 医务人员评定 **量表** 3个子量表（7个项目）：

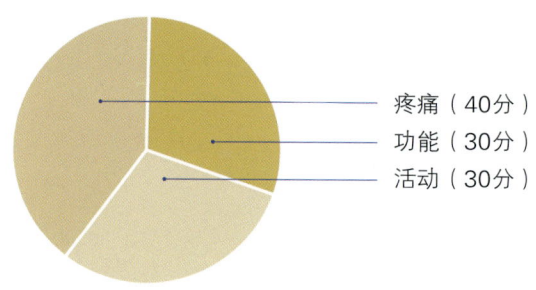

疼痛（40分）
功能（30分）
活动（30分）

说明
优：90～100分
良：80～89分
中：70～79分
差：＜70分

项目评分最低0分，最高5至40分。

验证

未见相关验证研究。

纳入患者人群	效度	信度	敏感度
无			

方法学评估   ○○○○○○（0/6）

		不能评分	0分	1分	得分
效度	内容效度	未检验	无效	有效	—
	结构效度	未检验	无效	有效	—
	标准效度	未检验	无效	有效	—
信度	内部一致性	未检验	不一致	一致	—
	可重复性	未检验	不可重复	可重复	—
敏感度		未检验	不敏感	敏感	—
				小计	—

临床应用   ●●○○（2/4）

	0分	1分	2分	得分
患者友好度	有限	中等	优	2
医务人员友好度	有限	中等	优	0
			小计	2

总计（10分制）   ●●○○○○○○○○ 2

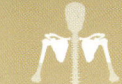

13 日本骨科学会肩关节评分，Japanese Orthopedic Association (JOA) shoulder score（2004）

源自：Ide J, Takagi K (2004) Early and long-term results of arthroscopic treatment for shoulder stiffness. J Shoulder Elbow Surg; 13:174–179.

内容

类型　医务人员评定　　**量表**　5个子量表（8个项目）：

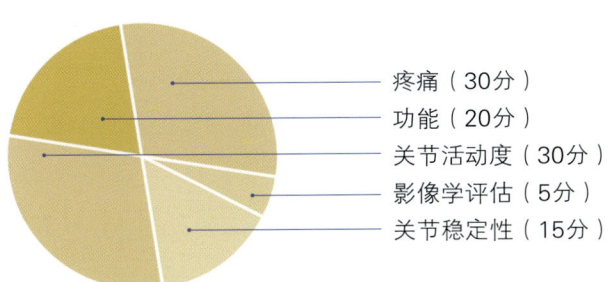

- 疼痛（30分）
- 功能（20分）
- 关节活动度（30分）
- 影像学评估（5分）
- 关节稳定性（15分）

说明
优：＞90分
良：81～90分
中：71～80分
差：＜70分

项目评分最低0分，最高5至30分。

验证

未见相关验证研究。

纳入患者人群	效度	信度	敏感度
无			

方法学评估　　　　　　　　　　　　　　　　　　　　　○○○○○○（0/6）

		不能评分	0分	1分	得分
效度	内容效度	未检验	无效	有效	–
	结构效度	未检验	无效	有效	–
	标准效度	未检验	无效	有效	–
信度	内部一致性	未检验	不一致	一致	–
	可重复性	未检验	不可重复	可重复	–
敏感度		未检验	不敏感	敏感	–
				小计	–

临床应用　　　　　　　　　　　　　　　　　　　　　●●○○（2/4）

	0分	1分	2分	得分
患者友好度	有限	中等	优	2
医务人员友好度	有限	中等	优	0
			小计	2

总计（10分制）　　　　　　　　　　　　●○○○○○○○○○　2

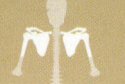

14 McGinnis和Denton肩胛骨骨折评定量表，McGinnis and Denton rating scale for scapular fractures（1989）

源自：McGinnis M, Denton JR (1989) Fractures of the scapular: a retrospective study of 40 fractured scapulae. J Trauma; 29:1488–1493.

内容

类型 医务人员评定　　**量表** 3个子量表（3个项目）：

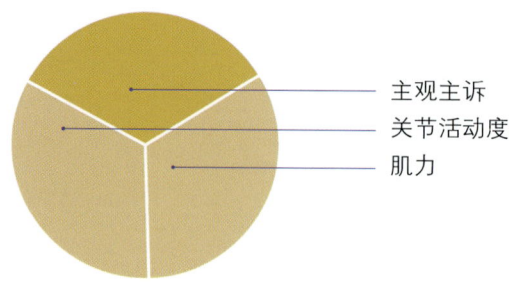

- 主观主诉
- 关节活动度
- 肌力

说明

优：无主观或客观问题
良：有一些主观主诉，但是关节活动度和肌力正常
中：客观评估关节活动度减少，但是可以外展 > 90°
差：外展 < 90°

验证

未见相关验证研究。

纳入患者人群	效度	信度	敏感度
无			

方法学评估　　　　　　　　　　　　　　　　○○○○○○（0/6）

		不能评分	0分	1分	得分
效度	内容效度	未检验	无效	有效	–
	结构效度	未检验	无效	有效	–
	标准效度	未检验	无效	有效	–
信度	内部一致性	未检验	不一致	一致	–
	可重复性	未检验	不可重复	可重复	–
敏感度		未检验	不敏感	敏感	–
				小计	–

临床应用　　　　　　　　　　　　　　　　　●●○○（2/4）

	0分	1分	2分	得分
患者友好度	有限	中等	优	2
医务人员友好度	有限	中等	优	0
			小计	2

总计（10分制）　　　　　　　　●●○○○○○○○○ 2

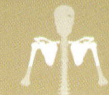

9.2 肩

15 墨尔本肩关节不稳评分,Melbourne Instability Shoulder Scale (MISS)(2005)

源自:Watson L, Story I, Dalziel R, et al (2005) A new clinical outcome measure of glenohumeral joint instability: the MISS questionnaire. J Shoulder Elbow Surg; 14:22–30.

内容

类型 患者自评　　**量表** 4个子量表(22个项目):

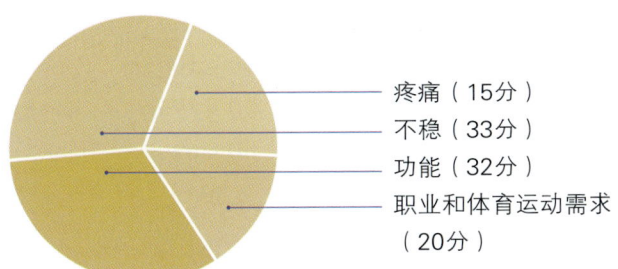

- 疼痛(15分)
- 不稳(33分)
- 功能(32分)
- 职业和体育运动需求(20分)

说明

最高分:100分

最低分:0分

评分越低,功能障碍越严重。

项目评分最低0分,最高4至10分。

验证

结果对比验证[1]

- 肩关节等级评定问卷
- 患者主观评分

纳入患者人群	效度	信度	敏感度
盂肱关节脱位或半脱位的患者(N=64)(26岁,67%男性)[1]	+	+	+

验证研究:

[1] Watson L, Story I, Dalziel R, et al (2005) A new clinical outcome measure of glenohumeral joint instability: the MISS questionnaire. J Shoulder Elbow Surg; 14:22–30.

方法学评估　　●●●●○○(4/6)

		不能评分	0分	1分	得分
效度	内容效度	未检验	无效	有效	1
	结构效度	未检验	无效	有效	–
	标准效度	未检验	无效	有效	1
信度	内部一致性	未检验	不一致	一致	–
	可重复性	未检验	不可重复	可重复	1
敏感度		未检验	不敏感	敏感	1
				小计	4

临床应用　　●●●○(3/4)

	0分	1分	2分	得分
患者友好度	有限	中等	优	1
医务人员友好度	有限	中等	优	2
			小计	3

总计(10分制)　　●●●●●●●○○○ 7

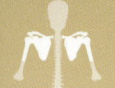

16 改良Rowe肩关节评分，Modified Rowe shoulder score（2005）

源自：Ide J, Maeda S, Takagi K (2005) Sports activity after arthroscopic superior labral repair using suture anchors in overhead-throwing athletes. Am J Sports Med; 33:507–514.

内容

类型 医务人员评定　　**量表** 4个子量表（4个项目）：

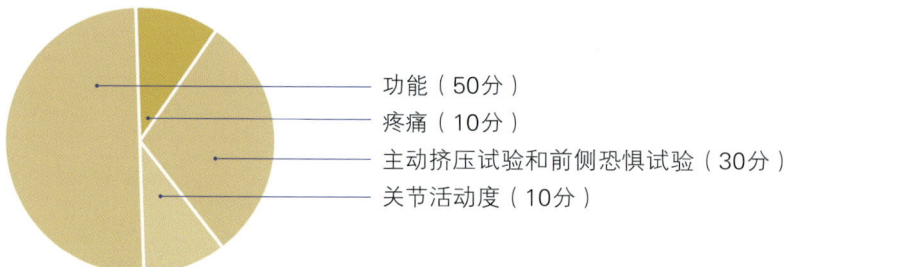

- 功能（50分）
- 疼痛（10分）
- 主动挤压试验和前侧恐惧试验（30分）
- 关节活动度（10分）

说明
优：90～100分
良：70～89分
中：40～69分
差：＜39分

项目评分最低0分，最高10分、30分或50分。

验证

结果对比验证[1]

- ASES肩关节评估
- Rowe肩关节评分

纳入患者人群	效度	信度	敏感度
接受肩关节稳定手术的患者（N=52）（28岁，69%男性）[1]	+	–	未检验

验证研究：

[1] Romeo A A, Bach BR Jr, O'Halloran KL (1996) Scoring systems for shoulder conditions. Am J Sports Med; 24:472–476.

方法学评估　　●○○○○○（1/6）

		不能评分	0分	1分	得分
效度	内容效度	未检验	无效	有效	–
	结构效度	未检验	无效	有效	–
	标准效度	未检验	无效	有效	1
信度	内部一致性	未检验	不一致	一致	–
	可重复性	未检验	不可重复	可重复	0
敏感度		未检验	不敏感	敏感	–

小计 1

临床应用　　●●○○（2/4）

	0分	1分	2分	得分
患者友好度	有限	中等	优	2
医务人员友好度	有限	中等	优	0

小计 2

总计（10分制）　　●●○○○○○○○○ 3

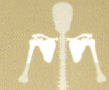

9.2 肩

17 Neer肩关节评分,Neer shoulder score(1970)

源自:Neer CS 2nd (1970) Displaced proximal humeral fractures. I. Classification and evaluation. J bone Joint Surg Am; 52:1077–1089.

内容

类型 医务人员评定　　**量表** 4个子量表(18个项目):

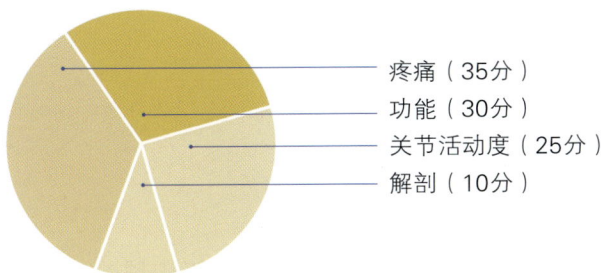

疼痛(35分)
功能(30分)
关节活动度(25分)
解剖(10分)

项目评分最低0分,最高2至35分。

说明

优:90~100分
良:80~89分
中:70~79分
差:<70分

验证

未见相关验证研究。

纳入患者人群	效度	信度	敏感度
无			

方法学评估　　　　　　　　　　　　　　　　　　○○○○○○ (0/6)

		不能评分	0分	1分	得分
效度	内容效度	未检验	无效	有效	–
	结构效度	未检验	无效	有效	–
	标准效度	未检验	无效	有效	–
信度	内部一致性	未检验	不一致	一致	–
	可重复性	未检验	不可重复	可重复	–
敏感度		未检验	不敏感	敏感	–
				小计	–

临床应用　　　　　　　　　　　　　　　　　　●●○○ (2/4)

	0分	1分	2分	得分
患者友好度	有限	中等	优	2
医务人员友好度	有限	中等	优	0
			小计	2

总计(10分制)　　　　　　　　　　　　　　●●○○○○○○○○ 2

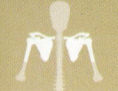

18 牛津不稳评分，Oxford instability score（1999）

也称为肩关节不稳问卷

源自：Dawson J, Fitzpatrick R, Carr A (1999) The assessment of shoulder instability. The development and validation of a questionnaire. J Bone Joint Surg Br; 81:420–426.

内容

类型 患者自评　　**量表** 7个子量表（12个项目）：

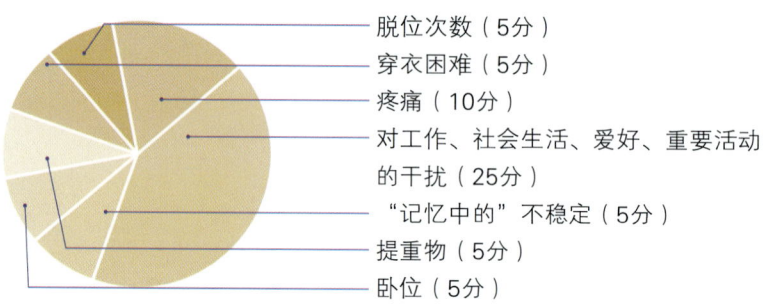

- 脱位次数（5分）
- 穿衣困难（5分）
- 疼痛（10分）
- 对工作、社会生活、爱好、重要活动的干扰（25分）
- "记忆中的"不稳定（5分）
- 提重物（5分）
- 卧位（5分）

说明

最高分：60分
最低分：12分
评分越高，功能障碍越严重。

项目评分最低1分，最高5分。

验证

结果对比验证[1]

- Constant-Murley肩关节评分
- Rowe肩关节评分
- SF-36躯体功能和疼痛部分

纳入患者人群	效度	信度	敏感度
有肩关节不稳的患者（N=88）（25岁，60%男性）[1]	+	+	+
有肩关节不稳的患者（N=43）（年龄未记录，性别未记录）[1]	未检验	+	未检验

验证研究：

[1] Romeo A A, Bach BR Jr, O'Halloran KL (1996) Scoring systems for shoulder conditions. Am J Sports Med; 24:472–476

方法学评估　　●●●●●●（6/6）

		不能评分	0分	1分	得分
效度	内容效度	未检验	无效	有效	1
	结构效度	未检验	无效	有效	1
	标准效度	未检验	无效	有效	1
信度	内部一致性	未检验	不一致	一致	1
	可重复性	未检验	不可重复	可重复	1
敏感度		未检验	不敏感	敏感	1
				小计	6

临床应用　　●●●○（3/4）

	0分	1分	2分	得分
患者友好度	有限	中等	优	1
医务人员友好度	有限	中等	优	2
			小计	3

总计（10分制）　　●●●●●●●●●○ 9

19 牛津肩关节评分，Oxford shoulder score（1996）

源自：Dawson J, Fitzpatrick R, Carr A (1996) Questionnaire on the perceptions of patients about shoulder surgery. J Bone Joint Surg Br; 78:593–600.

内容

类型 患者自评　　**量表** 2个子量表（12个项目）：

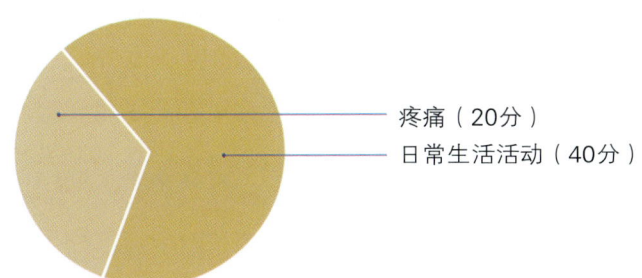

- 疼痛（20分）
- 日常生活活动（40分）

说明

最高分：60分

最低分：12分

评分越高，功能障碍越严重。

项目评分最低1分，最高5分。

验证

结果对比验证[1]
- Constant-Murley肩关节评分
- SF-36
- 健康状况评估问卷

结果对比验证[2]
- Constant-Murley肩关节评分
- SF-36
- 每日生活改变
- 改善率
- 手术成功率

结果对比验证[3]
- Constant-Murley肩关节评分

结果对比验证[4]
- 肩关节疼痛和功能障碍指数
- SF-36

结果对比验证[5]
- Constant-Murley肩关节评分
- UCLA肩关节评分系统
- SF-36

纳入患者人群	效度	信度	敏感度
有长期肩关节主诉的患者（N=111）（57岁，55%男性）[1]	+	+	+
接受肩袖手术的患者（N=93）（58岁，66%男性）[2]	+	未检验	+
冻结肩患者（N=60）（53岁，52%男性）[3]	+	未检验	未检验
有肩峰下撞击的患者（N=110）（55岁，44%男性）[4]	+	+	+
有肩关节撞击或肌腱炎的德语患者（N=102）（54岁，51%男性）[5]	+	+	未检验

验证研究：

[1] Dawson J, Fitzpatrick R, Carr A (1996) Questionnaire on the perceptions of patients about shoulder surgery. J Bone Joint Surg Br;78:593–600.

[2] Dawson J, Hill G, Fitzpatrick R, et al (2001) The benefits of using patient-based methods of assessment. Medium-term results of an observational study of shoulder surgery. J Bone Joint Surg Br; 83:877–882.

[3] Othman A, Taylor G (2004) Is the constant score reliable in assessing patients with frozen shoulder? 60 shoulders scored 3 years after manipulation under anaesthesia. Acta Orthop Scand; 75:114–146.

[4] Cloke DJ, Lynn SE, Watson H, et al (2005) A comparison of functional, patient-based scores in subacromial impingement. J Shoulder Elbow Surg; 14:380–384.

[5] Huber W, Hofstaetter JG, Hanslik-Schnabel B, et al (2004) The German version of the Oxford Shoulder Score-cross-cultural adaptation and validation. Arch Orthop Trauma Surg; 124:531–536.

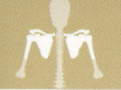

方法学评估 ●●●●●○ (5/6)

效度		不能评分	0分	1分	得分
效度	内容效度	未检验	无效	有效	–
	结构效度	未检验	无效	有效	1
	标准效度	未检验	无效	有效	1
信度	内部一致性	未检验	不一致	一致	1
	可重复性	未检验	不可重复	可重复	1
敏感度		未检验	不敏感	敏感	1
				小计	5

临床应用 ●●●○ (3/4)

	0分	1分	2分	得分
患者友好度	有限	中等	优	1
医务人员友好度	有限	中等	优	2
			小计	3

总计（10分制） ●●●●●●●●○○ 8

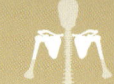

20 Penn肩关节评分,Penn Shoulder Score (PSS)(2003)

也称为PENN

源自:Leggin BG, Shaffer MA, Neuman RM (2003) Relationship of the Penn Shoulder Score with measure of range of motion and strength in patients with shoulder disorders: A preliminary report. The University of Pennsylvania Orthopaedic Journal; 16:39–44.

内容

类型 患者自评 **量表** 3个子量表(24个项目):

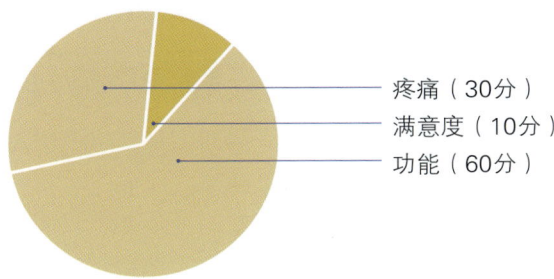

- 疼痛(30分)
- 满意度(10分)
- 功能(60分)

项目评分最低0分,最高3或10分。

说明

最高分:100分
最低分:0分
评分越低,功能障碍越严重。

验证

结果对比验证[1]
- 关节活动度
- 肌力

结果对比验证[2]
- ASES肩关节评估
- Constant-Murley肩关节评分

纳入患者人群	效度	信度	敏感度
有各种肩关节疾病的患者(N=40)(48岁,55%男性)[1]	+	+	未检验
有各种肩关节疾病的患者(N=40)(48岁,55%男性)[2]	+	+	未检验
有各种肩关节疾病的患者(N=178)(年龄未记录,性别未记录)[2]	未检验	+	+
有各种肩关节疾病的患者(N=109)(49岁,51%男性)[2]	未检验	未检验	+

验证研究:

[1] Leggin BG, Shaffer MA, Neuman RM (2003) Relationship of the Penn Shoulder Score with measures of range of motion and strength in patients with shoulder disorders:A preliminary report. The University of Pennsylvania Orthopaedic Journal; 16:39–44.
[2] Leggin BG, Michener LA, Shaffer MA, et al (2006) The Penn shoulder score:reliability and validity. J Orthop Sports Phys Ther;36:138–151.

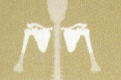

方法学评估　●●●●●○（5/6）

		不能评分	0分	1分	得分
效度	内容效度	未检验	无效	有效	—
	结构效度	未检验	无效	有效	1
	标准效度	未检验	无效	有效	1
信度	内部一致性	未检验	不一致	一致	1
	可重复性	未检验	不可重复	可重复	1
敏感度		未检验	不敏感	敏感	1
				小计	5

临床应用　●●●○（3/4）

	0分	1分	2分	得分
患者友好度	有限	中等	优	1
医务人员友好度	有限	中等	优	2
			小计	3

总计（10分制）　●●●●●●●●○○ 8

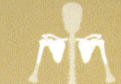

21 Post肱二头肌长头肌腱炎功能等级评定,Post functional rating for long-head biceps tendinitis(1989)

源自:Post M, Benca P (1989) Primary tendinitis for the long head of the biceps. Clin Orthop Relat Res; (246):117–25.

内容

类型 医务人员评定　　**量表** 4个子量表(4个项目):

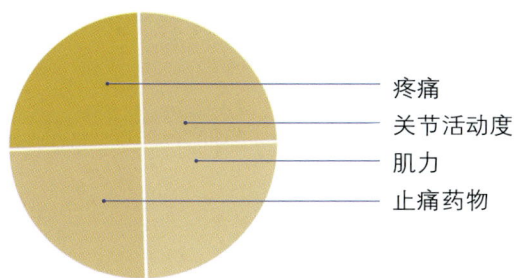

- 疼痛
- 关节活动度
- 肌力
- 止痛药物

说明

优:没有疼痛,重体力劳动轻微不适,全关节范围活动,正常肌力,不使用止痛药物
良:重体力劳动轻微不适,关节活动度轻度减少,重返工作
中:提重物不适增加,关节活动度轻度至中度减少
差:使人虚弱的疼痛,不能重返工作

验证

未见相关验证研究。

纳入患者人群	效度	信度	敏感度
无			

方法学评估　　○○○○○○(0/6)

		不能评分	0分	1分	得分
效度	内容效度	未检验	无效	有效	–
	结构效度	未检验	无效	有效	–
	标准效度	未检验	无效	有效	–
信度	内部一致性	未检验	不一致	一致	–
	可重复性	未检验	不可重复	可重复	–
敏感度		未检验	不敏感	敏感	–
				小计	–

临床应用　　●●○○(2/4)

	0分	1分	2分	得分
患者友好度	有限	中等	优	2
医务人员友好度	有限	中等	优	0
			小计	2

总计(10分制)　　●●○○○○○○○○　2

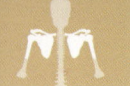

AO骨科量表评鉴

22　简明上肢功能问卷，QuickDASH（2005）

源自：Beaton DE, Wright JG, Katz JN (2005) Development of the QuickDASH: comparison of three item-reduction approaches. J Bone Joint Surg Am; 87:1038–1046.

其他语言版本：瑞典语、日语

http://www.dash.iwh.on.ca/score.htm

内容

类型　患者自评　　**量表**　3个模块（1个必填，2个选填）：

模块1：功能/症状（必填）

5个子量表（11个项目）

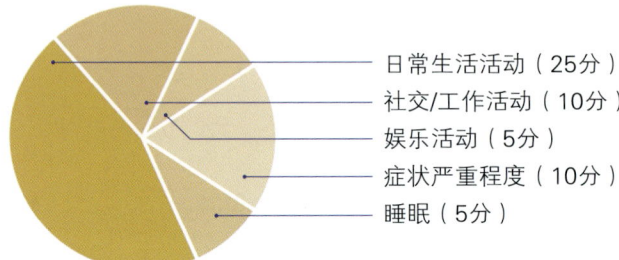

- 日常生活活动（25分）
- 社交/工作活动（10分）
- 娱乐活动（5分）
- 症状严重程度（10分）
- 睡眠（5分）

模块2：体育运动/表演艺术（选填）

体育运动/表演艺术（20分）。

模块3：工作（选填）

工作（20分）。

项目评分最低1分，最高5分。

说明

将评分标准化至100分，每个模块单独评分。

最高分：100分

最低分：0分

评分越高，功能障碍越严重。

验证

结果对比验证[1]

- DASH
- 总体问题
- 总体疼痛
- 功能能力
- 工作能力

结果对比验证[2]

- 瑞典语版DASH
- 改善程度自评

结果对比验证[3]

- 日语版DASH
- 疼痛视觉模拟评分
- SF-36

结果对比验证[5]

- 上肢症状严重程度
- 有或没有肌肉骨骼疾病诊断的工作者
- 误工天数
- 转换工作
- 工作速度
- 寻求医疗处理

9.2 肩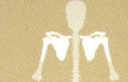

纳入患者人群	效度	信度	敏感度
有各种上肢疾病或全肩关节成形术后的患者（N=200）（54岁，43%男性）[1]	+	+	+
有各种上肢疾病的瑞典语患者（N=105）（52岁，43%男性）[2]	+	+	未检验
有各种上肢疾病的日语患者（N=72）（54岁，24%男性）[3]	+	+	未检验
有上肢疾病的患者（N=38）（48岁，45%男性）* [4] * 简明DASH视觉模拟版本	未检验	+	未检验
有上肢症状的工作者（N=559）（40岁，44%男性）[5]	+	+	未检验

验证研究：

[1] Beaton DE, Wright JG, Katz JN (2005) Development of the QuickDASH: comparison of three item-reduction approaches. J Bone Joint Surg Am; 87:1038–1046.

[2] Gummesson C, Ward MM, Atroshi I (2006) The shortened disabilities of the arm, shoulder and hand questionnaire (QuickDASH): validity and reliability based on responses within the full length DASH. BMC Musculoskelet Disord; 7:44–50.

[3] Imaeda T, Toh S, Wada T, et al (2006) Validation of the Japanese Society for Surgery of the Hand Version of the Quick Disability of the Arm, Shoulder, and Hand (QuickDASH–JSSH) questionnaire. J Orthop Sci; 11:248–253.

[4] Matheson LN, Melhorn JM, Mayer TG, et al (2006) Reliability of a visual analog version of the QuickDASH. J Bone Joint Surg Am; 88:1782–1797.

[5] Stover B, Silverstein B, Wickizer T, et al (2007) Accuracy of a disability instrument to identify workers likely to develop upper extremity musculoskeletal disorders. J Occup Rehabil; 17:227–245.

方法学评估　●●●●●●（6/6）

		不能评分	0分	1分	得分
效度	内容效度	未检验	无效	有效	1
	结构效度	未检验	无效	有效	1
	标准效度	未检验	无效	有效	1
信度	内部一致性	未检验	不一致	一致	1
	可重复性	未检验	不可重复	可重复	1
敏感度		未检验	不敏感	敏感	1
				小计	6

临床应用　●●●○（3/4）

	0分	1分	2分	得分
患者友好度	有限	中等	优	1
医务人员友好度	有限	中等	优	2
			小计	3

总计（10分制）　●●●●●●●●●○ 9

23 Rockwood胸锁关节炎评分，Rockwood score for sternoclavicular joint arthritis（1997）

源自：Rockwood CA Jr, Groh GI, Wirth MA, et al (1997) Resection arthroplasty of the sternoclavicular joint. J Bone Joint Surg Am; 79:387–393.

内容

类型 医务人员评定　　**量表** 5个子量表（5个项目）：

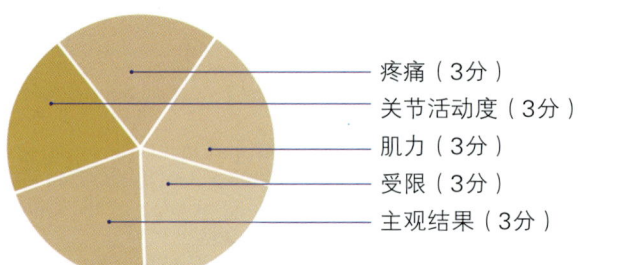

疼痛（3分）
关节活动度（3分）
肌力（3分）
受限（3分）
主观结果（3分）

说明
优：13～15分
良：10～12分
中：7～9分
差：＜7分

项目评分最低0分，最高3分。

验证

未见相关验证研究。

纳入患者人群	效度	信度	敏感度
无			

方法学评估　　　　　　　　　　　　　　　　　　　○○○○○○（0/6）

		不能评分	0分	1分	得分
效度	内容效度	未检验	无效	有效	-
	结构效度	未检验	无效	有效	-
	标准效度	未检验	无效	有效	-
信度	内部一致性	未检验	不一致	一致	-
	可重复性	未检验	不可重复	可重复	-
敏感度		未检验	不敏感	敏感	-
					小计　-

临床应用　　　　　　　　　　　　　　　　　　　　●●○○（2/4）

	0分	1分	2分	得分
患者友好度	有限	中等	优	2
医务人员友好度	有限	中等	优	0
				小计　2

总计（10分制）　　　　　　　　　　　●○○○○○○○○○　2

24 肩袖生活质量评估,Rotator Cuff Quality of Life measure (RC-QOL)(2000)

源自:Hollinshead RM, Mohtadi NG, Vande Guchte RA, et al (2000) Two 6-year follow-up studies of large and massive rotator cuff tears: comparison of outcome measures. J Shoulder Elbow Surg; 9: 373–381.

内容

类型 患者自评　　**量表** 5个子量表(34个项目):

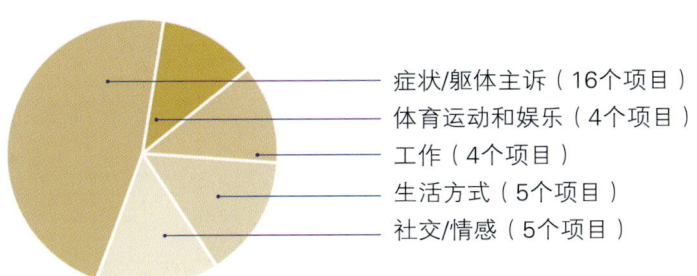

- 症状/躯体主诉(16个项目)
- 体育运动和娱乐(4个项目)
- 工作(4个项目)
- 生活方式(5个项目)
- 社交/情感(5个项目)

说明

所有项目的平均分 = RC-QOL评分

最高分:100分

最低分:0分

评分越低,功能障碍越严重。

项目评分在100分的视觉模拟评分中。

验证

结果对比验证[1]
- SF-36
- ASES肩关节评估
- 功能性肩关节抬举试验

结果对比验证[2]
- SF-36躯体子量表
- Constant-Murley肩关节评分
- UCLA肩关节评分

结果对比验证[3]
- Western Ontario肩袖指数
- ASES肩关节评估
- 上肢功能指数

纳入患者人群	效度	信度	敏感度
接受肩袖撕裂手术治疗的患者(N=70)(63岁,69%男性)[1]	+	+	未检验
有肩关节撞击的德语患者(N=102)(54岁,51%男性)[2]	+	+	未检验
撞击综合征或肩袖修复术后接受物理治疗的患者(N=41)(57岁,44%男性)[3]	+	未检验	+

验证研究:

[1] Hollinshead RM, Mohtadi NG, Vande Guchte RA, et al (2000) Two 6-year follow-up studies of large and massive rotator cuff tears: comparison of outcome measures. Shoulder Elbow Surg; 9:373–381.

[2] Huber W, Hofstaetter JG, Hanslik-Schnabel B, et al (2005) [Translation and psycho-metric testing of the Rotator Cuff Quality-of-Life Measure (RC-QOL) for use in German-speaking regions].Z Rheumatol; 64:188–197. German.

[3] Razmjou H, Bean A, van Osnabrugge V, et al (2006) Cross-sectional and longitudinal construct validity of two rotator cuff disease-specific outcome measures. BMC Musculoskelet Disord; 7:26–32.

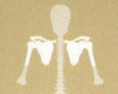

方法学评估 ●●●●●●（6/6）

		不能评分	0分	1分	得分
效度	内容效度	未检验	无效	有效	1
	结构效度	未检验	无效	有效	1
	标准效度	未检验	无效	有效	1
信度	内部一致性	未检验	不一致	一致	1
	可重复性	未检验	不可重复	可重复	1
敏感度		未检验	不敏感	敏感	1
				小计	6

临床应用 ●●○○（2/4）

	0分	1分	2分	得分
患者友好度	有限	中等	优	0
医务人员友好度	有限	中等	优	2
			小计	2

总计（10分制） ●●●●●●●●○○ 8

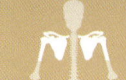

25　Rowe肩关节评分，Rowe shoulder score（1978）

也称为Bankart修复术等级评定表

源自：Rowe CR, Patel D, Southmayd WW (1978) The Bankart procedure: a long-term end-result study. J Bone Joint Surg Am; 60:1–16.

内容

类型　医务人员评定　　**量表**　3个子量表（3个项目）：

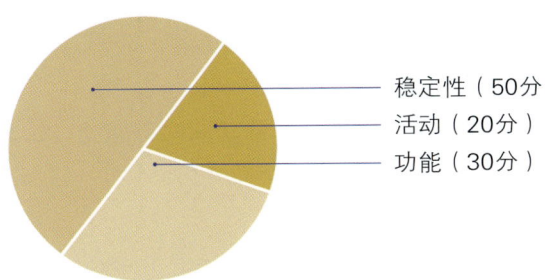

- 稳定性（50分）
- 活动（20分）
- 功能（30分）

说明

优：90~100分

良：75~89分

中：51~74分

差：<51分

项目评分最低0分，最高20至50分。

验证

结果对比验证[1]
- ASES肩关节评估
- 单纯数字化评定

结果对比验证[2]
- ASES肩关节评估
- 改良Rowe肩关节评分

纳入患者人群	效度	信度	敏感度
肩关节不稳或肩峰锁骨分离，接受肩关节手术的患者（N=163）（20岁，90%男性）[1]	+	未检验	+
接受肩关节稳定手术的患者（N=52）（28岁，69%男性）[2]	+	−	未检验

验证研究：

[1] Williams GN, Gangel TJ, Arciero RA, et al (1999) Comparison of the Single Assessment Numeric Evaluation method and two shoulder rating scales. Outcomes measures after shoulder surgery. Am J Sports Med; 27:214–221.

[2] Romeo AA, Bach BR Jr., O'Halloran KL (1996) Scoring systems for shoulder conditions. Am J Sports Med; 24:472–476.

方法学评估　●●○○○○○（2/6）

		不能评分	0分	1分	得分
效度	内容效度	未检验	无效	有效	−
	结构效度	未检验	无效	有效	−
	标准效度	未检验	无效	有效	1
信度	内部一致性	未检验	不一致	一致	−
	可重复性	未检验	不可重复	可重复	0
敏感度		未检验	不敏感	敏感	1
				小计	2

临床应用　●●○○（2/4）

	0分	1分	2分	得分
患者友好度	有限	中等	优	2
医务人员友好度	有限	中等	优	0
			小计	2

总计（10分制）　●●●●○○○○○○　4

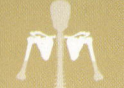

26 肩关节活动评定量表，Shoulder activity rating scale（2005）

源自：Brophy RH, Beauvais RL, Jones EC, et al (2005) Measurement of shoulder activity level. Clin Orthop Relat Res; (439):101–108.

内容

类型 患者自评　　**量表** 5项活动（5个项目）：

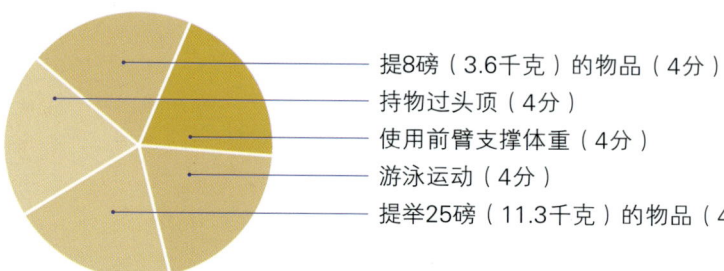

- 提8磅（3.6千克）的物品（4分）
- 持物过头顶（4分）
- 使用前臂支撑体重（4分）
- 游泳运动（4分）
- 提举25磅（11.3千克）的物品（4分）

说明

最高分：20分

最低分：0分

评分越低，功能障碍越严重。

项目评分最低0分，最高4分。

验证

结果对比验证[1]
- 膝关节活动评定量表
- 简易肩关节测试
- 自我报告肩关节活动
- 年龄

纳入患者人群	效度	信度	敏感度
有各种肩关节检查的患者（N=38）（48岁，58%男性）[1]	+	+	未检验

验证研究：

[1] Brophy RH, Beauvais RL, Jones EC, et al(2005) Measurement of shoulder activity level. Clin Orthop Relat Res; (439):101–108.

方法学评估　　●●●●●○（5/6）

		不能评分	0分	1分	得分
效度	内容效度	未检验	无效	有效	1
	结构效度	未检验	无效	有效	1
	标准效度	未检验	无效	有效	1
信度	内部一致性	未检验	不一致	一致	1
	可重复性	未检验	不可重复	可重复	1
敏感度		未检验	不敏感	敏感	–

小计　5

临床应用　　●●●●（4/4）

	0分	1分	2分	得分
患者友好度	有限	中等	优	2
医务人员友好度	有限	中等	优	2

小计　4

总计（10分制）　　●●●●●●●●●○ 9

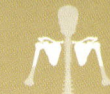

27 肩关节功能评估量表，Shoulder Function Assessment (SFA) scale（1996）

源自：van Den Ende CH, Rozing PM, Dijkmans BA, et al (1996) Assessment of shoulder function in rheumatoid arthritis. J Rheumatol; 23:2043–2048.

内容

类型 医务人员评定　　**量表** 3个子量表（9个项目）：

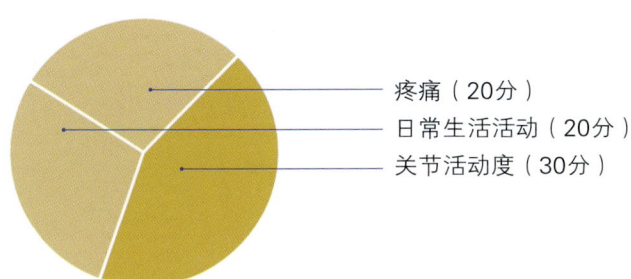

- 疼痛（20分）
- 日常生活活动（20分）
- 关节活动度（30分）

说明
最高分：70分
最低分：0分
评分越低，功能障碍越严重。

疼痛项目以10分的视觉模拟量表进行评分。
日常生活活动和关节活动度项目评分最低0分，最高5至18分。

验证

结果对比验证[1]
- 主观肩关节功能视觉模拟评分
- 7种日常活动中的客观肩关节功能
- 影像学肩关节破坏

纳入患者人群	效度	信度	敏感度
类风湿性关节炎患者（N=50）（65岁，24%男性）[1]	+	+	未检验
类风湿性关节炎患者（N=38）（61岁，26%男性）[2]	未检验	未检验	+

验证研究：

[1] van Den Ende CH, Rozing PM, Dijkmans BA, et al (1996) Assessment of shoulder function in rheumatoid arthritis. J Rheumatol; 23:2043–2048.

[2] Vermeulen HM, Breedveld FC, Le Cessie S, et al (2006) Responsiveness of the shoulder function assessment scale in patients with rheumatoid arthritis. Ann Rheum Dis;65:239–241.

方法学评估　　●●●●○○（4/6）

		不能评分	0分	1分	得分
效度	内容效度	未检验	无效	有效	1
	结构效度	未检验	无效	有效	1
	标准效度	未检验	无效	有效	–
信度	内部一致性	未检验	不一致	一致	–
	可重复性	未检验	不可重复	可重复	1
敏感度		未检验	不敏感	敏感	1
				小计	4

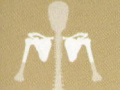

临床应用　　●●○○（2/4）

	0分	1分	2分	得分
患者友好度	有限	中等	优	2
医务人员友好度	有限	中等	优	0
			小计	2

总计（10分制）　　●●●●●●○○○○ 6

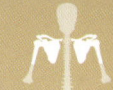

28 肩关节不稳问卷，Shoulder instability questionnaire（1999）

源自：Dawson J, Fitzpatrick R, Carr A (1999) The assessment of shoulder instability. The development and validation of a questionnaire. J Bone Joint Surg Br; 81:420–426.

内容

类型 患者自评　　**量表** 5个子量表（12个项目）：

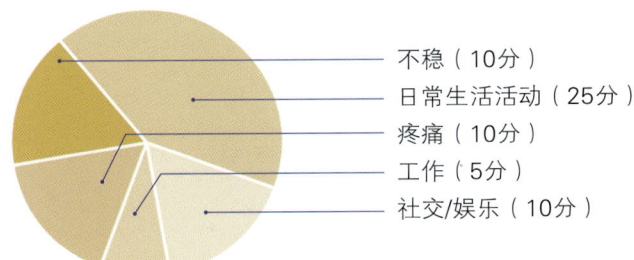

- 不稳（10分）
- 日常生活活动（25分）
- 疼痛（10分）
- 工作（5分）
- 社交/娱乐（10分）

说明

最高分：60分

最低分：0分

评分越高，功能障碍越严重。

项目评分最低1分，最高5分。

验证

结果对比验证[1]

- SF-36
- Constant-Murley肩关节评分
- Rowe肩关节评估

纳入患者人群	效度	信度	敏感度
有肩关节不稳的患者（N=92）（26岁，61%男性）[1]	+	+	+

验证研究：

[1] Dawson J, Fitzpatrick R, Carr A (1999) The assessment of shoulder instability. The development and validation of a questionnaire. J Bone Joint Surg Br; 81:420–426.

方法学评估　　●●●●●○（5/6）

		不能评分	0分	1分	得分
效度	内容效度	未检验	无效	有效	1
	结构效度	未检验	无效	有效	−
	标准效度	未检验	无效	有效	1
信度	内部一致性	未检验	不一致	一致	1
	可重复性	未检验	不可重复	可重复	1
敏感度		未检验	不敏感	敏感	1

小计　5

临床应用　　●●●○（3/4）

	0分	1分	2分	得分
患者友好度	有限	中等	优	1
医务人员友好度	有限	中等	优	2

小计　3

总计（10分制）　　●●●●●●●●○○ 8

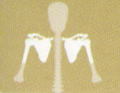

29 肩关节疼痛和功能障碍指数，Shoulder Pain and Disability Index (SPADI)（1991）

源自：Roach KE, Budiman-Mak E, Songsiridej N, et al (1991) Development of a shoulder pain and disability index. Arthritis Care Res; 4:143–149.

内容

类型 患者自评　　**量表** 2个子量表（13个项目）：

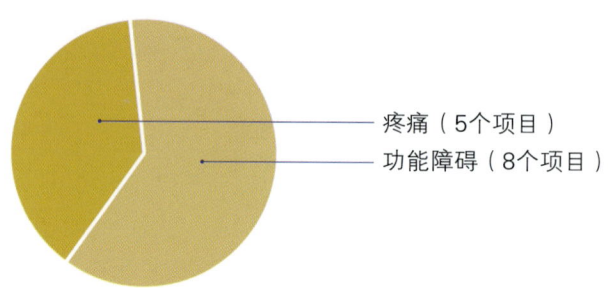

- 疼痛（5个项目）
- 功能障碍（8个项目）

项目以0至11分的视觉模拟量表进行评分。

说明
将子量表评分标准化至100分。
总SPADI评分 = 疼痛和功能障碍子量表评分的平均分
最高分：100分
最低分：0分
评分越高，功能障碍越严重。

验证

结果对比验证[1]
- 关节活动度

结果对比验证[4]
- SF-20
- 健康状况评估问卷

结果对比验证[5]
- 疾病影响分析

结果对比验证[6]
- UCLA 最终结果评分
- 简易肩关节测试

结果对比验证[7]
- 肩关节等级评定问卷
- 荷兰语肩关节功能障碍问卷
- 英国肩关节功能障碍问卷

结果对比验证[8]
- SF-36
- DASH
- ASES肩关节评估
- Constant-Murley肩关节评分

结果对比验证[9]
- 牛津肩关节评分
- SF-36

结果对比验证[10]
- 疼痛视觉模拟评分
- 应对策略问卷
- 疾病影响分析

结果对比验证[11]
- SF-36
- DASH

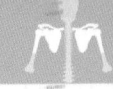

9.2 肩

- ASES肩关节评估

结果对比验证[12]
- 简易肩关节测试
- 主观肩关节等级评定
- 改良ASES肩关节患者自评表
- 肩关节严重程度指数
- SF-36

纳入患者人群	效度	信度	敏感度
有肩关节疼痛的患者（N=37）（58岁，100%男性）[1]	+	+	+
接受肩袖手术或全肩关节成形的患者（N=44）（55岁，59%男性）[2]	未检验	未检验	+
希望其肩关节功能稳定的患者（N=55）（48岁，45%男性）[2]	未检验	+	未检验
肩关节功能障碍的患者（N=110）（49岁，65%男性）[3]	未检验	+	+
有肩关节不适的患者（N=102）（60岁，98%男性）[4]	+	未检验	+
因肩关节疼痛转诊至门诊物理治疗的患者（N=94）（45岁，65%男性）[5]	+	未检验	+
有肩关节疾患的患者（N=192）（47岁，58%男性）[6]	+	+	未检验
新发肩关节疼痛的患者（N=180）（54岁，50%男性）[7]	+	未检验	+
接受过肩关节成形的患者（N=43）（65岁，23%男性）[8]	+	未检验	未检验
有肩峰下撞击的患者（N=110）（55岁，44%男性）[9]	+	+	+
自己报告有肩关节疼痛的患者（N=129）（44岁，49%男性）[10]	+	+	+
接受过肩关节成形的德语患者（N=118）（69岁，35%男性）[11]	+	+	未检验
有各种肩关节问题的患者（N=90）（48岁，56%男性）[12]	+	未检验	未检验

验证研究：

[1] Roach KE, Budiman-Mak E, Songsiridej N, et al (1991) Development of a shoulder pain and disability index. Arthritis Care Res;4:143–149.
[2] Beaton D, Richards RR (1998) Assessing the reliability and responsiveness of 5 shoulder questionnaires. J Shoulder Elbow Surg; 7:565–572.
[3] Cook KF, Roddey TS, Olson SL, et al (2002) Reliability by surgical status of self-reported outcomes in patients who have shoulder pathologies. J Orthop Sports Phys Ther; 32:336–346.
[4] Williams JW Jr., Holleman DR Jr, Simel DL (1995) Measuring shoulder function with the Shoulder Pain and Disability Index. J Rheumatol; 22:727–732.
[5] Heald SL, Riddle DL, Lamb RL (1997) The shoulder pain and disability index: the construct validity and responsiveness of a region-specific disability measure. Phys Ther; 77:1079–1089.
[6] Roddey TS, Olson SL, Cook KF, et al (2000) Comparison of the University of California–Los Angeles Shoulder Scale and the Simple Shoulder Test with the shoulder pain and disability index: single-administration reliability and validity. Phys Ther; 80:759–768.
[7] Paul A, Lewis M, Shadforth MF, et al (2004) A comparison of four shoulder-specific questionnaires in primary care. Ann Rheum Dis; 63:1293–1299.
[8] Angst F, Pap G, Mannion AF, et al (2004) Comprehensive assessment of clinical outcome and quality of life after total shoulder arthroplasty: usefulness and validity of subjective outcome measures.Arthritis Rheum; 51:819–828.
[9] Cloke DJ, Lynn SE, Watson H, et al (2005) A comparison of functional, patient-based scores in subacromial impingement. J Shoulder Elbow Surg; 14:380–384.
[10] Macdermid JC, Solomon P, Prkachin K (2006) The Shoulder Pain and Disability Index demonstrates factor, construct and longitudinal validity. BMC Musculoskelet Disord; 7:12–22.
[11] Angst F, Goldhahn J, Pap G, et al (2007) Cross-cultural adaptation, reliability and validity of the German Shoulder Pain and Disability Index (SPADI). Rheumatology; 46:87–92.
[12] Beaton DE, Richards RR (1996) Measuring function of the shouidr. A cross-sectional comparison of five questionnaires. J Bone Joint Surg Am; 78:882–890.

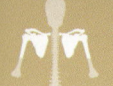

方法学评估　●●●●●●（6/6）

		不能评分	0分	1分	得分
效度	内容效度	未检验	无效	有效	1
	结构效度	未检验	无效	有效	1
	标准效度	未检验	无效	有效	1
信度	内部一致性	未检验	不一致	一致	1
	可重复性	未检验	不可重复	可重复	1
敏感度		未检验	不敏感	敏感	1
				小计	6

临床应用　●●●○（3/4）

	0分	1分	2分	得分
患者友好度	有限	中等	优	1
医务人员友好度	有限	中等	优	2
			小计	3

总计（10分制）　●●●●●●●●●○ 9

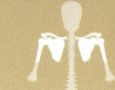

30 肩关节疼痛评分，Shoulder pain score（1996）

源自：Winters JC, Sobel JS, Groenier KH, et al (1996) A shoulder pain score: a comprehensive questionnaire for assessing pain in patients with shoulder complaints. Scand J Rehabil Med; 28:163–167.

内容

类型 患者自评　　**量表** 7个疼痛相关的项目：

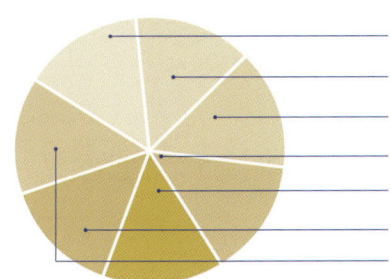

- 休息时疼痛（4分）
- 活动时疼痛（4分）
- 夜间痛（4分）
- 由疼痛导致的睡眠问题（4分）
- 不能向疼痛侧卧位（4分）
- 放射痛程度（4分）
- 疼痛数字等级评定（4分）

说明
最高分：28分
最低分：7分
评分越高，功能障碍越严重。

项目评分最低1分，最高4分。
数字等级评定（NRS-101）以0至100分的视觉模拟量表进行评分，然后再转换为1至4分的量表。

验证

无

纳入患者人群	效度	信度	敏感度
有肩关节疼痛/主诉的患者（N=101）（47岁，42%男性）*[1]　*仅内容效度	+	+	未检验

验证研究：

[1] Winters JC,Sobel JS,Groenier KH,et al(1996) A shoulder pain score:a comprehensive questionnaire for assessing pain in patients with shoulder complaints.Scand J Rehabil Med;28:163–167.

方法学评估　　●●○○○○（2/6）

		不能评分	0分	1分	得分
效度	内容效度	未检验	无效	有效	1
	结构效度	未检验	无效	有效	-
	标准效度	未检验	无效	有效	-
信度	内部一致性	未检验	不一致	一致	1
	可重复性	未检验	不可重复	可重复	-
敏感度		未检验	不敏感	敏感	-

小计　2

临床应用　　●●●●（4/4）

	0分	1分	2分	得分
患者友好度	有限	中等	优	2
医务人员友好度	有限	中等	优	2

小计　4

总计（10分制）　　●●●●●●○○○○　6

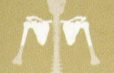

AO骨科量表评鉴

31 肩关节等级评定问卷，Shoulder rating questionnaire（1997）

也称为L'Insalata肩关节等级评定问卷

源自：L'Insalata JC, Warren RF, Cohen SB, et al (1997) A self-administered questionnaire for assessment of symptoms and function of the shoulder. J Bone Joint Surg Am; 79:738-748.

内容

类型 患者自评　　**量表** 6个子量表（21个项目）：

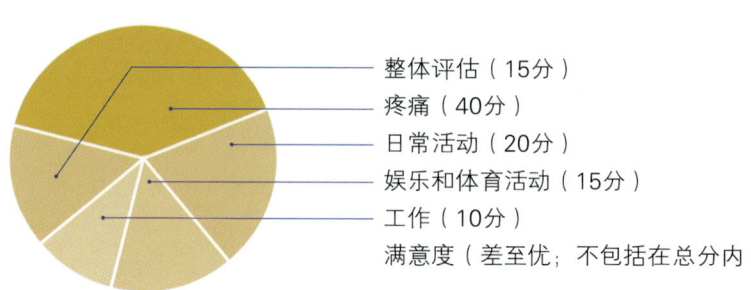

- 整体评估（15分）
- 疼痛（40分）
- 日常活动（20分）
- 娱乐和体育活动（15分）
- 工作（10分）
- 满意度（差至优；不包括在总分内）

说明

每个子量表通过完成问题的平均得分乘以2单独评分。

最高分：100分

最低分：17分

评分越低，功能障碍越严重。

最后有1个不计分的部分，让患者选择其认为获得改善最重要的2个领域。

验证

结果对比验证[1]
- 关节炎影响测量量表
- 每一部分评估满意度的简单问题

结果对比验证[2]
- 肩关节疼痛和功能障碍指数
- 荷兰语肩关节功能障碍问卷
- 英国肩关节功能障碍问卷

结果对比验证[3]
- 肩关节功能
- 日常活动
- 生活质量

纳入患者人群	效度	信度	敏感度
有肩关节主诉的患者（N=100）（40岁，73%男性）[1]	+	+	+
新发肩关节疼痛的患者（N=180）（54岁，50%男性）[2]	+	未检验	+
单侧肩关节疾患的荷兰语患者（N=107）（51岁，37%男性）[3]	+	+	+

验证研究：

[1] L'Insalata JC, Warren RF, Cohen SB, et al (1997) A self-administered questionnaire for assessment of symptoms and function of the shoulder. J Bone Joint Surg Am; 79:738-478.

[2] Paul A, Lewis M, Shadforth MF, et al (2004) A comparison of four shoulder-specific questionnaires in primary care. Ann Rheum Dis; 63:1293-1299.

[3] Vermeulen HM, Boonman DC, Schuller HM, et al (2005) Translation, adaptation and validation of the Shoulder Rating Questionnaire (SRQ) into the Dutch language. Clin Rehabil; 19:300-311.

9.2 肩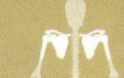

方法学评估 ●●●●●○（5/6）

		不能评分	0分	1分	得分
效度	内容效度	未检验	无效	有效	-
	结构效度	未检验	无效	有效	1
	标准效度	未检验	无效	有效	1
信度	内部一致性	未检验	不一致	一致	1
	可重复性	未检验	不可重复	可重复	1
敏感度		未检验	不敏感	敏感	1
				小计	5

临床应用 ●●●○（3/4）

	0分	1分	2分	得分
患者友好度	有限	中等	优	1
医务人员友好度	有限	中等	优	2
			小计	3

总计（10分制） ●●●●●●●●○○ 8

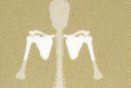

32 肩关节严重程度指数，Shoulder Severity Index (SSI)（1987）

也称为Patte评分

源自：Patte D (1987) Directions for the use of the index severity for painful and/or chronically disabled shoulders. Paris: The first open congress of the European Society of the shoulder and elbow, 36–41.

内容

类型 患者自评　　**量表** 5个子量表（30个项目）：

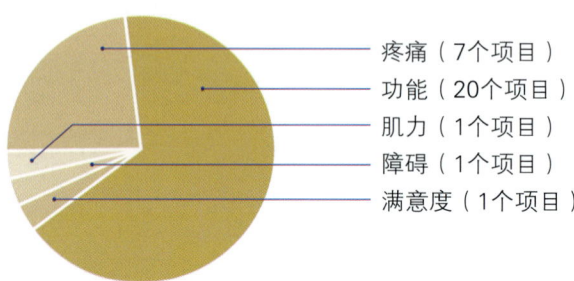

- 疼痛（7个项目）
- 功能（20个项目）
- 肌力（1个项目）
- 障碍（1个项目）
- 满意度（1个项目）

说明

咨询作者以获得说明。

验证

结果对比验证[2]

- 简易肩关节测试
- 主观肩关节等级评定量表
- ASES肩关节评估
- SF-36
- 肩关节疼痛和功能障碍指数

纳入患者人群	效度	信度	敏感度
希望其肩关节功能稳定的患者（N=55）（48岁，45%男性）[1]	未检验	+	未检验
接受肩袖手术或全肩关节成形的患者（N=44）（55岁，59%男性）[1]	未检验	未检验	+
有各种肩关节问题的患者（N=90）（48岁，56%男性）[2]	+	未检验	未检验

验证研究：

[1] Beaton D, Richards RR (1998) Assessing the reliability and responsiveness of 5 shoulder questionnaires. J Shoulder Elbow Surg; 7:565–572.

[2] Beaton DE, Richards RR (1996) Measuring function of the shoulder. A cross-sectional comparison of five questionnaires. J Bone Joint Surg Am, 78:882–890.

9.2 肩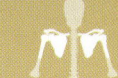

方法学评估 ●●●○○○（3/6）

		不能评分	0分	1分	得分
效度	内容效度	未检验	无效	有效	-
	结构效度	未检验	无效	有效	-
	标准效度	未检验	无效	有效	1
信度	内部一致性	未检验	不一致	一致	-
	可重复性	未检验	不可重复	可重复	1
敏感度		未检验	不敏感	敏感	1
				小计	3

临床应用 ●●○○（2/4）

	0分	1分	2分	得分
患者友好度	有限	中等	优	0
医务人员友好度	有限	中等	优	2
			小计	2

总计（10分制） ●●●●●○○○○○ 5

33 简易肩关节测试，Simple Shoulder Test (SST)（1993）

源自：Lippitt SB, Harryman DT, Matsen FA (1993) A practical tool for the evaluation for function: the simple shoulder test. Matsen FA, F F, Hawkins RJ (eds.), The shoulder: a balance of mobility and stability. Rosemont, IL: The American Academy of Orthopaedic Surgeons, 501–518.

内容

类型 患者自评　　**量表** 6个子量表（12个项目）：

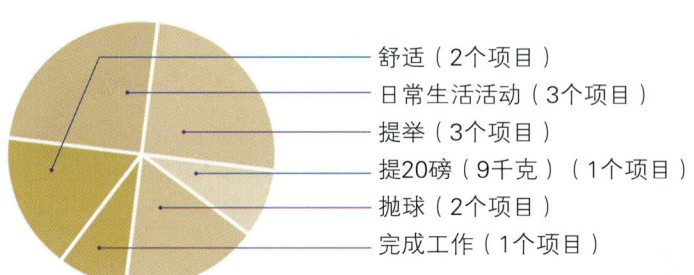

- 舒适（2个项目）
- 日常生活活动（3个项目）
- 提举（3个项目）
- 提20磅（9千克）（1个项目）
- 抛球（2个项目）
- 完成工作（1个项目）

说明

总计标记为"是"的项目，标准化至100分。

最高分：100分

最低分：0分

根据患者描述题目与否，将项目评分为答案"是"或"否"。

评分越低，功能障碍越严重。

验证

结果对比验证[2]
- Constant–Murley肩关节评分

结果对比验证[3]
- UCLA 最终结果评分
- 肩关节疼痛和功能障碍指数

结果对比验证[4]
- Constant–Murley肩关节评分
- UCLA 肩关节评分
- 前向抬举
- 外展比率

结果对比验证[5]
- DASH
- Western Ontario肩袖指数
- 内旋和外旋关节活动度
- 等长肌力

结果对比验证[6]
- 肩关节疼痛和功能障碍指数
- 主观肩关节等级评定量表
- 改良ASES肩关节评估
- 肩关节严重程度指数
- SF-36

结果对比验证[7]
- SF-12躯体功能部分
- ASES肩关节评估

结果对比验证[7]
- 年龄60岁
- 肩关节不稳与肩袖损伤的比较
- 工作者的赔偿金
- 患者满意度
- 各种肩关节相关的活动困难

纳入患者人群	效度	信度	敏感度
接受肩袖手术或全肩关节成形的患者（N=44）（55岁，59%男性）[1]	未检验	未检验	+
希望其肩关节功能稳定的患者（N=55）（48岁，45%男性）[1]	未检验	+	未检验
冈上肌和冈下肌均撕裂的患者（N=23）（55岁，70%男性）[2]	+	未检验	未检验
有肩关节疾患的患者（N=192）（47岁，58%男性）[3]	+	+	未检验

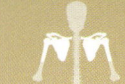

9.2 肩

（续表）

纳入患者人群	效度	信度	敏感度
肩袖全层撕裂，切开手术肩袖修复的患者（N=72）（58岁，61%男性）[4]	+	未检验	未检验
肩袖修复术后2年的患者（N=62）（60岁，68%男性）[5]	+	未检验	未检验
有各种肩关节问题的患者（N=90）（48岁，56%男性）[6]	+	未检验	未检验
肩关节不稳和肩袖损伤的患者（N=581）（n=70）（45岁，67%男性）（n=511）（41岁，67%男性）[7]	+	未检验	未检验
肩关节不稳和肩袖损伤的患者，术前（n=635）（42岁，67%男性）术后（n=922）（46岁，69%男性）[7]	+	未检验	未检验
肩关节不稳和肩袖损伤的患者（N=30）（47岁，57%男性）[7]	未检验	+	未检验
因肩关节不稳和肩袖损伤接受手术的患者（N=597）（42岁，67%男性）[7]	未检验	未检验	+

验证研究：

[1] Beaton D, Richards RR (1998) Assessing the reliability and respon-siveness of 5 shoulder questionnaires. J Shoulder Elbow Surg; 7:565–572.
[2] Skutek M, Fremerey RW, Zeichen J, et al (2000) Outcome analysis following open rotator cuff repair. Early effectiveness validated using four different shoulder assessment scales. Arch Orthop Trauma Surg; 120:432–436.
[3] Roddey TS, Olson SL, Cook KF, et al (2000) Comparison of the University of California–Los Angeles Shoulder Scale and the Simple Shoulder Test with the shoulder pain and disability index: single-administration reliability and validity. Phys Ther; 80:759–68.
[4] Romeo AA, Mazzocca A, Hang DW, et al (2004) Shoulder scoring scales for the evaluation of rotator cuff repair. Clin Orthop Relat Res; (427): 107–114.
[5] Getahun TY, MacDermid JC, Patterson SD (2000) Concurrent validity of patient rating scales in assessment of outcome after rotator cuff repair. J Musculoskelet Res; 4:119–127.
[6] Beaton DE, Richards RR (1996) Measuring function of the shoulder. A cross-sectional comparison of five questionnaires. J Bone Joint Surg Am; 78:882–890.
[7] Godfrey J, Hamman R, Lowenstein S, et al (2007) Reliability, validity, and responsiveness of the simple shoulder test: psychometric properties by age and injury type. J Shoulder Elbow Surg; 16:260–267.

方法学评估　●●●●●○（5/6）

		不能评分	0分	1分	得分
效度	内容效度	未检验	无效	有效	-
	结构效度	未检验	无效	有效	1
	标准效度	未检验	无效	有效	1
信度	内部一致性	未检验	不一致	一致	1
	可重复性	未检验	不可重复	可重复	1
敏感度		未检验	不敏感	敏感	1

小计　5

临床应用　●●●○（3/4）

	0分	1分	2分	得分
患者友好度	有限	中等	优	1
医务人员友好度	有限	中等	优	2

小计　3

总计（10分制）　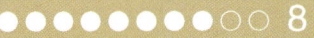 8

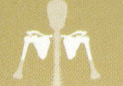

34 单纯数字化评定，Single Assessment Numeric Evaluation (SANE) rating（1999）

源自：Williams GN, Gangel TJ, Arciero RA, et al (1999) Comparison of the Single Assessment Numeric Evaluation method and two shoulder rating scales. Outcome measure after shoulder surgery. Am J Sports Med; 27:214–221.

内容

类型 患者自评　　**量表** 单一问题（1个项目）：

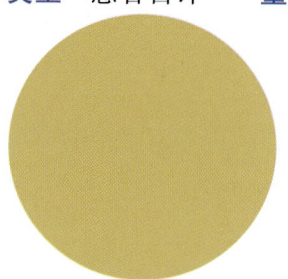

"在0至100分的量表中，100分为正常，你如何评价你的肩关节功能？"

说明
最高分：100分
最低分：0分
评分越低，功能障碍越严重。

验证

结果对比验证[1]
- ASES肩关节评估
- Rowe肩关节评分

纳入患者人群	效度	信度	敏感度
肩关节不稳或明显肩峰锁骨分离，接受肩关节手术的患者（N=163）（20岁，90%男性）[1]	+	未检验	+

验证研究：

[1] Williams GN, Gangel TJ, Arciero RA, et al (1999) Comparison of the Single Assessment Numeric Evaluation method and two shoulder rating scales. Outcomes measures after shoulder surgery. Am J Sports Med; 27:214–221.

方法学评估　　●●○○○○（2/6）

		不能评分	0分	1分	得分
效度	内容效度	未检验	无效	有效	–
	结构效度	未检验	无效	有效	–
	标准效度	未检验	无效	有效	1
信度	内部一致性	未检验	不一致	一致	–
	可重复性	未检验	不可重复	可重复	–
敏感度		未检验	不敏感	敏感	1
				小计	2

临床应用　　●●●●（4/4）

	0分	1分	2分	得分
患者友好度	有限	中等	优	2
医务人员友好度	有限	中等	优	2
			小计	4

总计（10分制）　　●●●●●●○○○○　6

35 主观肩关节等级评定量表，Subjective Shoulder Rating Scale (SSRS)（1997）

源自：Kohn D, Geyer M (1997) The subjective shoulder rating system. Arch Orthop Trauma Surg; 116: 324–328.

内容

类型 患者自评　　**量表** 5个子量表（5个项目）：

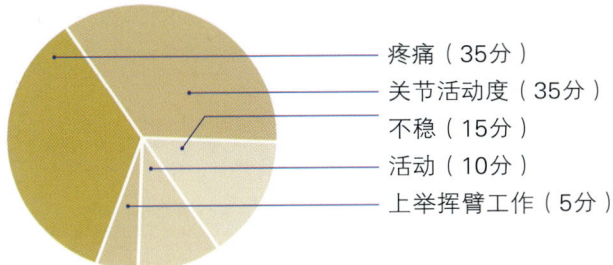

- 疼痛（35分）
- 关节活动度（35分）
- 不稳（15分）
- 活动（10分）
- 上举挥臂工作（5分）

项目评分最低0分，最高5至35分。

说明

最高分：100分

最低分：0分

评分越低，功能障碍越严重。

验证

结果对比验证[1]

- Constant-Murley肩关节评分
- 口述分级评分

结果对比验证[2]

- 肩关节疼痛和功能障碍指数
- 简易肩关节测试
- 改良ASES
- 改良ASES肩关节患者自评表
- 肩关节严重程度指数

纳入患者人群	效度	信度	敏感度
接受肩关节手术或麻醉下推拿的患者（N=200）（43岁，59%男性）[1]	+	未检验	未检验
有各种肩关节问题的患者（N=90）（48岁，56%男性）[2]	+	未检验	未检验
接受肩袖手术或全肩关节成形的患者（N=44）（55岁，59%男性）[3]	未检验	未检验	–
希望其肩关节功能稳定的患者（N=55）（48岁，45%男性）[3]	未检验	–	未检验

验证研究：

[1] Kohn D, Geyer M (1997) The subjective shoulder rating system. Arch Orthop Trauma Surg; 116:324–328.

[2] Beaton DE, Richards RR (1996) Measuring function of the shoulder. A cross-sectional comparison of five questionnaires. J Bone Joint Surg Am; 78:882–890.

[3] Beaton D, Richards RR (1998) Assessing the reliability and respon-siveness of 5 shoulder questionnaires. J Shoulder Elbow Surg; 7:565–572.

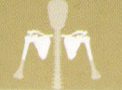

方法学评估　　●●○○○○（2/6）

效度		不能评分	0分	1分	得分
效度	内容效度	未检验	无效	有效	—
	结构效度	未检验	无效	有效	1
	标准效度	未检验	无效	有效	1
信度	内部一致性	未检验	不一致	一致	—
	可重复性	未检验	不可重复	可重复	0
敏感度		未检验	不敏感	敏感	0

小计　2

临床应用　　●●●●（4/4）

	0分	1分	2分	得分
患者友好度	有限	中等	优	2
医务人员友好度	有限	中等	优	2

小计　4

总计（10分制）　　●●●●●●○○○○　6

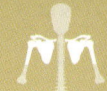

36　Swanson肩关节评分，Swanson Shoulder score（1989）

源自：Swanson AB, de Groot Swanson G, Sattel AB, et al (1989) Bipolar implant shoulder arthroplasty. Long-term results. Clin Orthop Relat Res; (249):227-247.

内容

类型　医务人员评定　　**量表**　3个子量表（8个项目）：

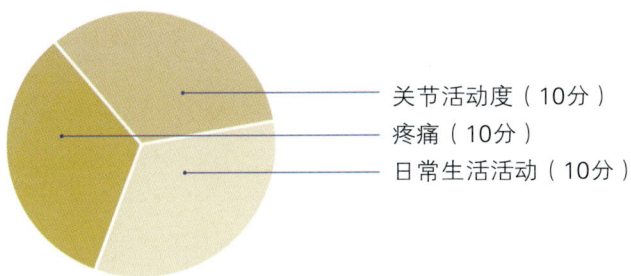

关节活动度（10分）
疼痛（10分）
日常生活活动（10分）

项目评分最低0.2至2分，最高1至10分。

说明
优：28.0～30.0分
良：23.0～27.9分
中：18.0～22.9分
差：＜18分

验证

未见相关验证研究。

纳入患者人群	效度	信度	敏感度
无			

方法学评估　　　　　　　　　　　　　　　○○○○○○（0/6）

		不能评分	0分	1分	得分
效度	内容效度	未检验	无效	有效	-
	结构效度	未检验	无效	有效	-
	标准效度	未检验	无效	有效	-
信度	内部一致性	未检验	不一致	一致	-
	可重复性	未检验	不可重复	可重复	-
敏感度		未检验	不敏感	敏感	-
				小计	-

临床应用　　　　　　　　　　　　　　　●●○○（2/4）

	0分	1分	2分	得分
患者友好度	有限	中等	优	2
医务人员友好度	有限	中等	优	0
			小计	2

总计（10分制）　　　　　　　　○●○○○○○○○○　2

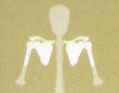

AO骨科量表评鉴

37 Thorling肩峰下减压主观等级评定，Thorling subjective rating for subacromial decompression（1985）

源自：Thorling J, Bjerneld H, Hallin G et al (1985) Acromioplasty for impingement syndrome. Acta Orthop Scand; 56:147–148

内容

类型 医务人员评定　　**量表** 3个子量表（3个项目）：

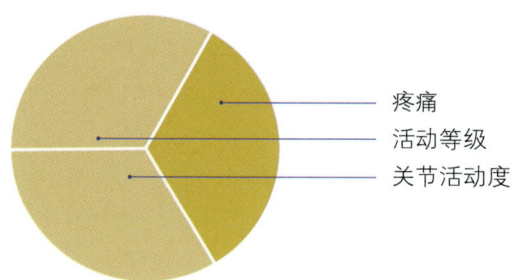

- 疼痛
- 活动等级
- 关节活动度

说明
优：完全没有症状
良：有改善，但是在正常活动等级偶尔轻度疼痛，肩关节活动不受限
中：有改善，但是肩关节活动时有疼痛，偶尔有夜间痛
差：没有改善

验证

未见相关验证研究。

纳入患者人群	效度	信度	敏感度
无			

方法学评估　　○○○○○○（0/6）

		不能评分	0分	1分	得分
效度	内容效度	未检验	无效	有效	–
	结构效度	未检验	无效	有效	–
	标准效度	未检验	无效	有效	–
信度	内部一致性	未检验	不一致	一致	–
	可重复性	未检验	不可重复	可重复	–
敏感度		未检验	不敏感	敏感	–
				小计	–

临床应用　　●●○○（2/4）

	0分	1分	2分	得分
患者友好度	有限	中等	优	2
医务人员友好度	有限	中等	优	0
			小计	0

总计（10分制）　　●●○○○○○○○○　2

38 UCLA 最终结果评分，UCLA end-result score（1986）

也称为UCLA肩关节疼痛和功能等级评定

源自：Ellman H, Hanker G, Bayer M (1986) Repair of the rotator cuff. End-results study of factors influencing reconstruction. J Bone Joint Surg Am; 68:1136–1144.

内容

类型 医务人员评定　　**量表** 5个子量表（5个项目）：

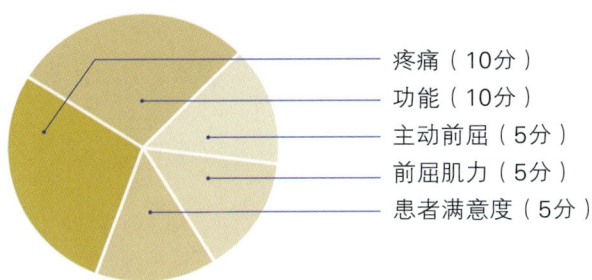

- 疼痛（10分）
- 功能（10分）
- 主动前屈（5分）
- 前屈肌力（5分）
- 患者满意度（5分）

项目评分最低0或2分，最高5或10分。

说明

最高分：35分
最低分：0分
评分越低，功能障碍越严重。

验证

结果对比验证[2]
- 肩关节疼痛和功能障碍指数
- 简易肩关节测试

纳入患者人群	效度	信度	敏感度
肩关节功能障碍的患者（N=110）（49岁，65%男性）[1]	未检验	+	未检验
有肩关节疾患的患者（N=192）（47岁，58%男性）[2]	–	未检验	未检验
慢性撞击综合征，接受减压手术的患者（N=28）（62岁，46%男性）[3]	未检验	未检验	+

验证研究：

[1] Cook KF, Roddey TS, Olson SL, et al (2002) Reliability by surgical status of self-reported outcomes in patients who have shoulder pathologies.J Orthop Sports Phys Ther; 32:336–346.

[2] Roddey TS, Olson SL, Cook KF, et al (2000) Comparison of the University of California–Los Angeles Shoulder Scale and the Simple Shoulder Test with the shoulder pain and disability index: single-administration reliability and validity. Phys Ther; 80:759–768.

[3] O'Connor DA, Chipchase LS, Tomlinson J, et al (1999) Arthroscopic subacromial decompression: responsiveness of disease-specific and health-related quality of life outcome measures. Arthrossopy;15:836–840.

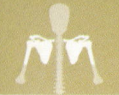

方法学评估　　●●●○○○（3/6）

效度		不能评分	0分	1分	得分
效度	内容效度	未检验	无效	有效	–
	结构效度	未检验	无效	有效	–
	标准效度	未检验	无效	有效	0
信度	内部一致性	未检验	不一致	一致	1
	可重复性	未检验	不可重复	可重复	1
敏感度		未检验	不敏感	敏感	1
				小计	3

临床应用　　●●○○（2/4）

	0分	1分	2分	得分
患者友好度	有限	中等	优	2
医务人员友好度	有限	中等	优	0
			小计	2

总计（10分制）　　●●●●●○○○○○　5

9.2 肩

39 UCLA 肩关节等级评分，UCLA shoulder rating score（1981）

源自：Amstutz HC, Sew Hoy AL, Clarke IC (1981) UCLA anatomic total shoulder arthroplasty. Clin Orthop Relat Res; (155):7–20.

内容

类型 医务人员评定　　**量表** 3个子量表（3个项目）：

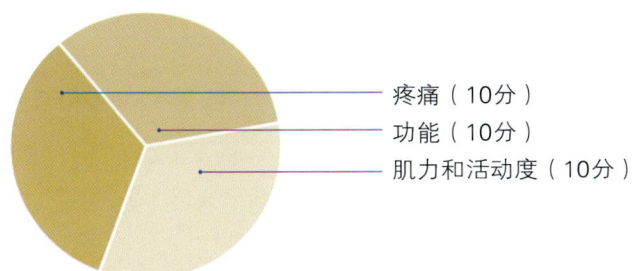

- 疼痛（10分）
- 功能（10分）
- 肌力和活动度（10分）

说明

每个子量表单独评分。

优：＞8分

良：＞6分

中：＞4分

差：＜3分

项目评分最低1分，最高10分。

验证

结果对比验证[1]
- Constant–Murley肩关节评分
- 简易肩关节测试
- 前向抬举
- 外展比率

结果对比验证[2]
- ASES肩关节评估
- Rowe肩关节评分
- 改良Rowe肩关节评分

纳入患者人群	效度	信度	敏感度
肩袖全层撕裂，切开手术肩袖修复的患者（N=72）（58岁，61%男性）[1]	+	未检验	未检验
接受肩关节稳定手术的患者（N=52）（28岁，69%男性）[2]	–	–	未检验

验证研究：

[1] Romeo AA, Mazzocca A, Hang DW, et al (2004) Shoulder scoring scales for the evaluation of rotator cuff repair. Clin Orthop Relat Res; (427): 107–114.

[2] Romeo AA, Bach BR Jr., O'Halloran KL (1996) Scoring systems for shoulder conditions. Am J Sports Med;24:472–476

方法学评估　●○○○○○（1/6）

		不能评分	0分	1分	得分
效度	内容效度	未检验	无效	有效	–
	结构效度	未检验	无效	有效	1
	标准效度	未检验	无效	有效	0
信度	内部一致性	未检验	不一致	一致	–
	可重复性	未检验	不可重复	可重复	0
敏感度		未检验	不敏感	敏感	–

小计　1

临床应用　●●○○（2/4）

	0分	1分	2分	得分
患者友好度	有限	中等	优	2
医务人员友好度	有限	中等	优	0

小计　2

总计（10分制）　●●●○○○○○○○　3

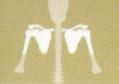

40 英国肩关节功能障碍问卷，United Kingdom Shoulder Disability Questionnaire (SDQ-UK)（1994）

也称为Croft肩关节功能障碍问卷

源自：Croft P, Pope D, Zonca M, et al (1994) Measurement of shoulder related disability: results of a validation study. Ann Rheum Dis; 53:525-528.

内容

类型 患者自评　　**量表** 4个子量表，11个类别（22个项目）：

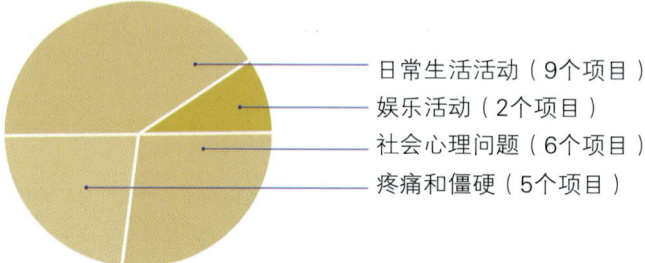

- 日常生活活动（9个项目）
- 娱乐活动（2个项目）
- 社会心理问题（6个项目）
- 疼痛和僵硬（5个项目）

根据患者描述项目与否，在"是"或"否"格中画钩，进行项目评分。

说明

总计在"是"格中画钩的项目，标准化至100分。

最高分：100分

最低分：0分

评分越高，功能障碍越严重。

验证

结果对比验证[1]
- 关节活动度
- 肩关节力量

结果对比验证[2]
- 肩关节等级评定问卷
- 肩关节疼痛和功能障碍指数
- 荷兰语肩关节功能障碍问卷

纳入患者人群	效度	信度	敏感度
肩关节疼痛的社区患者（N=67）（65岁，38%男性）和肩关节疼痛的初级保健患者（N=54）（51岁，48%男性）[1]	+	未检验	未检验
新发肩关节疼痛的患者（N=180）（54岁，50%男性）[2]	+	未检验	+

验证研究：

[1] Croft P, Pope D, Zonca M, et al (1994) Measurement of shoulder related disability: results of a validation study. Ann Rheum Dis; 53:525-528.

[2] Paul A, Lewis M, Shadforth MF, et al (2004) A comparison of four shoulder-specific questionnaires in primary care. Ann Rheum Dis; 63:1293-1299.

9.2 肩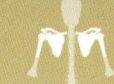

方法学评估 ●●●●○○（4/6）

效度		不能评分	0分	1分	得分
效度	内容效度	未检验	无效	有效	1
	结构效度	未检验	无效	有效	1
	标准效度	未检验	无效	有效	1
信度	内部一致性	未检验	不一致	一致	−
	可重复性	未检验	不可重复	可重复	−
敏感度		未检验	不敏感	敏感	1
				小计	4

临床应用 ●●●○（3/4）

	0分	1分	2分	得分
患者友好度	有限	中等	优	1
医务人员友好度	有限	中等	优	2
			小计	3

总计（10分制） ●●●●●●●○○○ 7

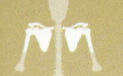

41 上肢功能指数，Upper Extremity Functional Index (UEFI)（2001）

源自：Stratford PW, Binkley JM, Stratford DM (2001) Development and initial validation of the upper extremity functional index. Physiotherapy Canada; 53:259–267.

内容

类型 患者自评　　**量表** 20个日常生活活动项目：

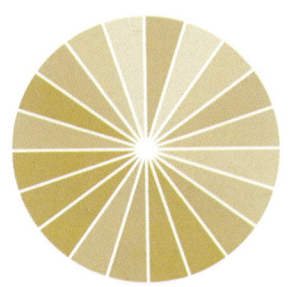

在项目之前加上一句："今天，在某一项目时你有何种困难？"

说明
最高分：80分
最低分：0分
评分越低，功能障碍越严重。

项目评分最低0分，最高4分。

验证

结果对比验证[1]
- 上肢功能量表

结果对比验证[2]
- 肩袖生活质量评估
- Western Ontario肩袖指数

纳入患者人群	效度	信度	敏感度
上肢功能障碍的患者（N=46）（55岁，37%男性）[1]	+	+	+
肩关节撞击或手术后接受治疗的患者（N=41）（57岁，44%男性）[2]	+	未检验	+

验证研究：

[1] Stratford PW, Binkley JM, Stratford DM (2001) Development and initial validation of the upper extremity functional index. Physiotherapy Canada; 53: 259–267.
[2] Razmjou H, Bean A, van Osnabrugge V, et al (2006) Cross-sectional and longitudinal construct validity of two rotator cuff disease-specific outcome measures. BMC Musculoskelet Disord;7:26–32.

方法学评估　●●●●●○（5/6）

		不能评分	0分	1分	得分
效度	内容效度	未检验	无效	有效	1
	结构效度	未检验	无效	有效	–
	标准效度	未检验	无效	有效	1
信度	内部一致性	未检验	不一致	一致	1
	可重复性	未检验	不可重复	可重复	1
敏感度		未检验	不敏感	敏感	1

小计 5

临床应用　●●●○（3/4）

	0分	1分	2分	得分
患者友好度	有限	中等	优	1
医务人员友好度	有限	中等	优	2

小计 3

总计（10分制）　●●●●●●●●○○ 8

42 上肢功能受限量表，Upper extremity functional limitation scale（2001）

源自：Simonsick EM, Kasper JD, Guralink JM, et al (2001) Severity of upper and lower extremity, functional limitation: scale development and validation with self-report and performance-based measures of physical function. WHAS Research Group. Women's Health and Aging Study. J Gerontol B Phychol Sci Soc Sci; 56:S10–19.

内容

类型 患者自评　　**量表** 7项涉及上肢使用的活动（8个项目）：

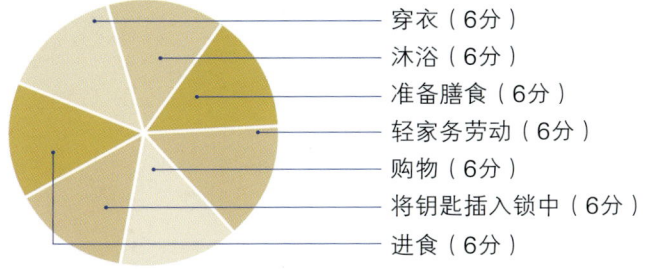

- 穿衣（6分）
- 沐浴（6分）
- 准备膳食（6分）
- 轻家务劳动（6分）
- 购物（6分）
- 将钥匙插入锁中（6分）
- 进食（6分）

说明
每项活动单独评分。
最高分：6分
最低分：0分
评分越高，功能障碍越严重。

项目评分最低0分，最高6分。

验证

结果对比验证[1]
- 使用手指抓握或拿放
- 提举10磅（4.5千克）
- 举手过头顶

纳入患者人群	效度	信度	敏感度
报告使用上肢完成任务困难的老年女性（N=1 002）（>65岁，0%男性）[1]	+	未检验	未检验

验证研究：

[1] Simonsick EM, Kasper JD, Guralnik JM, et al (2001) Severity of upper and lower extremity, functional limitation: scale development and validation with self-report and performance-based measures of physical function. WHAS Research Group. Women's Health and Aging study. J Gerontol B Psychol Sci Soc Sci; 56:S10–19.

方法学评估　　●●○○○○○（2/6）

		不能评分	0分	1分	得分
效度	内容效度	未检验	无效	有效	1
	结构效度	未检验	无效	有效	1
	标准效度	未检验	无效	有效	–
信度	内部一致性	未检验	不一致	一致	–
	可重复性	未检验	不可重复	可重复	–
敏感度		未检验	不敏感	敏感	–

小计　2

临床应用　　●●●●（4/4）

	0分	1分	2分	得分
患者友好度	有限	中等	优	2
医务人员友好度	有限	中等	优	2

小计　4

总计（10分制）　　●●●●●●○○○○　6

43 上肢功能量表，Upper Extremity Function Scale (UEFS)（1997）

源自：Pransky G, Feuerstein M, Himmelstein J, et al (1997) Measuring functional outcomes in work related upper extremity disorders. Development and validation of the Upper Extremity Function Scale. J Occup Environ Med; 39:1195–1201.

内容

类型 患者自评 **量表** 8项涉及上肢使用的活动（8个项目）：

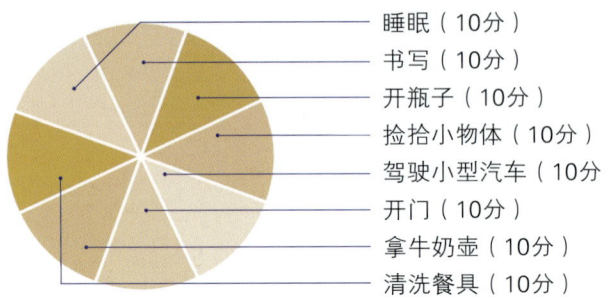

- 睡眠（10分）
- 书写（10分）
- 开瓶子（10分）
- 捡拾小物体（10分）
- 驾驶小型汽车（10分）
- 开门（10分）
- 拿牛奶壶（10分）
- 清洗餐具（10分）

项目评分最低1分，最高10分。

说明

最高分：80分
最低分：8分
评分越高，功能障碍越严重。

验证

结果对比验证[1]
- 关节炎影响测量量表

结果对比验证[2]
- DASH
- 上肢功能量表
- 分布分析
- "学习小组"方式
- 应答严重程度顺序

结果对比验证[3]
- 上肢功能指数

纳入患者人群	效度	信度	敏感度
有工作相关的上肢疾患的患者（N=108）（38岁，34%男性）；腕管综合征的患者（N=165）（46岁，33%男性）[1]	+	+	+
有上肢症状的患者（N=139）（48岁，46%男性）[2]	+/−	+	未检验
上肢功能障碍的患者（N=46）（55岁，37%男性）[3]	+	+	−

验证研究：

[1] Pransky G, Feuerstein M, Himmelstein J, et al (1997) Measuring functional outcomes in work related upper extremity disorders. Development and validation of the Upper Extremity Function Scale. J Occup Environ Med; 39:1195–1202.
[2] Gabel CP, Michener LA, Burkett B, et al (2006) The Upper Limb Functional Index: development and determination of reliability, validity, and responsiveness. J Hand Ther; 328–348.
[3] Stratford PW, Binkley JM, Stratford DM (2001) Development and initial validation of the upper extremity functional index. Physiotherapy Canada; 53:259–267.

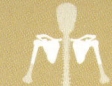

9.2 肩

方法学评估 ●●●●○○（4/6）

		不能评分	0分	1分	得分
效度	内容效度	未检验	无效	有效	1
	结构效度	未检验	无效	有效	0
	标准效度	未检验	无效	有效	1
信度	内部一致性	未检验	不一致	一致	1
	可重复性	未检验	不可重复	可重复	1
敏感度		未检验	不敏感	敏感	-
				小计	4

临床应用 ●●●●（4/4）

	0分	1分	2分	得分
患者友好度	有限	中等	优	2
医务人员友好度	有限	中等	优	2
			小计	4

总计（10分制） ●●●●●●●●○○ 8

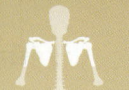

44 上肢功能指数，Upper Limb Functional Index (ULFI)（2006）

源自：Gabel CP, Michener LA, Burkett B, et al (2006) The Upper Limb Functional Index: development and determination of reliability, validity, and responsiveness. J Hand Ther; 328–348.

内容

类型 患者自评　**量表** 2个子量表（25个项目）：

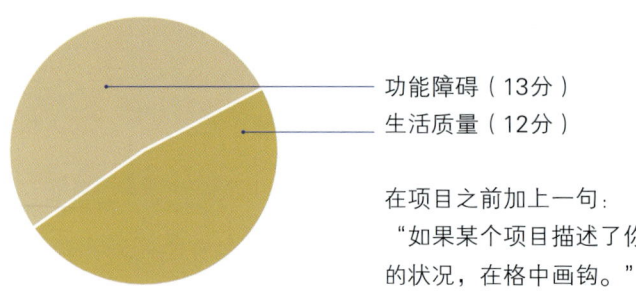

- 功能障碍（13分）
- 生活质量（12分）

在项目之前加上一句："如果某个项目描述了你的状况，在格中画钩。"

说明

总计画钩的格子，标准化至100分。

最高分：100分
最低分：0分
评分越高，功能障碍越严重。

对总体状况，还提供5个项目的患者特异性指数和视觉模拟评分。

验证

结果对比验证[1]
- DASH
- 上肢功能量表
- 分布分析
- "学习小组"方式
- 应答严重程度顺序

纳入患者人群	效度	信度	敏感度
有上肢症状的患者（N=139）（48岁，46%男性）[1]	+	+	未检验
有上肢症状的患者（N=46）（年龄未记录，性别未记录）[1]	未检验	+	+

验证研究：

[1] Gabel CP, Michener LA, Burkett B, et al (2006) The Upper Limb Functional Index: development and determination of reliability, validity, and responsiveness. J Hand Ther; 328–348.

方法学评估　●●●●●●（6/6）

		不能评分	0分	1分	得分
效度	内容效度	未检验	无效	有效	1
	结构效度	未检验	无效	有效	1
	标准效度	未检验	无效	有效	1
信度	内部一致性	未检验	不一致	一致	1
	可重复性	未检验	不可重复	可重复	1
敏感度		未检验	不敏感	敏感	1

小计　6

临床应用　●●○○（2/4）

	0分	1分	2分	得分
患者友好度	有限	中等	优	0
医务人员友好度	有限	中等	优	2

小计　2

总计（10分制）　●●●●●●●●○○　8

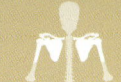

45 Walch-Duplay肩关节不稳评分，Walch-Duplay shoulder instability score（1987）

源自：Walch G (1987) Directions for the use of the quotation of anterior instabilities of the shoulder. First Open Congress of the European Society of Surgery of the Shoulder and Elbow. Paris, 51–55.

内容

类型 医务人员评定　　**量表** 4个子量表（4个项目）：

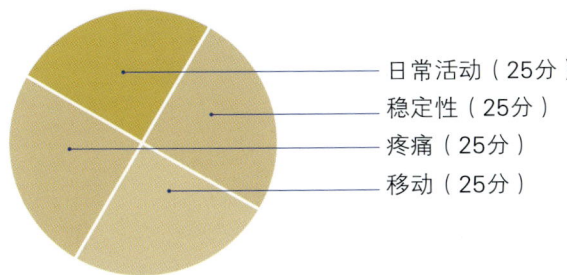

- 日常活动（25分）
- 稳定性（25分）
- 疼痛（25分）
- 移动（25分）

项目评分最低-25至0分，最高25分。

说明

优：91~100分

良：76~90分

中：51~75分

差：＜50分

验证

未见相关验证研究。

纳入患者人群	效度	信度	敏感度
无			

方法学评估　　　　　　　　　　　　　　　　　　○○○○○○（0/6）

		不能评分	0分	1分	得分
效度	内容效度	未检验	无效	有效	-
	结构效度	未检验	无效	有效	-
	标准效度	未检验	无效	有效	-
信度	内部一致性	未检验	不一致	一致	-
	可重复性	未检验	不可重复	可重复	-
敏感度		未检验	不敏感	敏感	-
				小计	-

临床应用　　　　　　　　　　　　　　　　　　●●○○（2/4）

	0分	1分	2分	得分
患者友好度	有限	中等	优	2
医务人员友好度	有限	中等	优	0
			小计	2

总计（10分制）　　　　　　　　　　●●○○○○○○○○　2

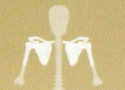

46　Watson肩关节评分，Watson shoulder score（1985）

源自：Watson M (1985) Major ruptures of the rotator cuff. The results of surgical repair in 89 patients. J Bone Joint Surg Br; 67:618–624.

内容

类型　医务人员评定　　**量表**　4个子量表（4个项目）：

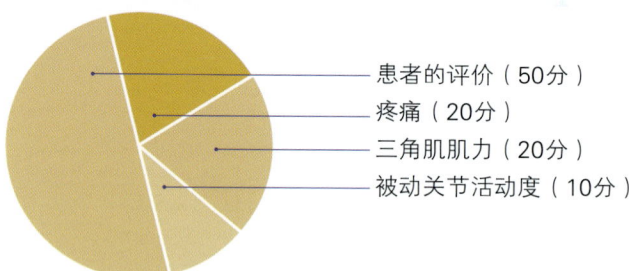

- 患者的评价（50分）
- 疼痛（20分）
- 三角肌肌力（20分）
- 被动关节活动度（10分）

项目评分最低0分，最高10至50分。

说明

优：100分
良：＞75分
中：50～75分
差：＜50分
无用，严重疼痛：0分

验证

未见相关验证研究。

纳入患者人群	效度	信度	敏感度
无			

方法学评估　　　　　　　　　　　　　　○○○○○○（0/6）

		不能评分	0分	1分	得分
效度	内容效度	未检验	无效	有效	–
	结构效度	未检验	无效	有效	–
	标准效度	未检验	无效	有效	–
信度	内部一致性	未检验	不一致	一致	–
	可重复性	未检验	不可重复	可重复	–
敏感度		未检验	不敏感	敏感	–
				小计	–

临床应用　　　　　　　　　　　　　　●●○○（2/4）

	0分	1分	2分	得分
患者友好度	有限	中等	优	2
医务人员友好度	有限	中等	优	0
			小计	2

总计（10分制）　　　　　　　　　●●○○○○○○○○　2

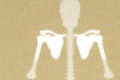

47 Western Ontario不稳指数，Western Ontario Instability Index (WOSI)（1998）

源自：Kirkley A, Griffin S, McLintock H, et al (1998) The development and evaluation of a disease specific quality of life measurement tool for shoulder instability. The Western Ontario Shoulder Instability Index (WOSI). Am J Sports Med; 26:764–772.

内容

类型 患者自评　　**量表** 4个子量表（21个项目）：

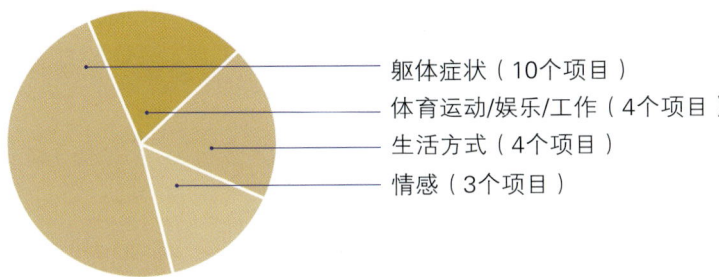

- 躯体症状（10个项目）
- 体育运动/娱乐/工作（4个项目）
- 生活方式（4个项目）
- 情感（3个项目）

每个项目以100 mm的视觉模拟量表进行评分。

说明

最高分：2 100分

最低分：0分

将评分标准化至100%，报告正常的百分比。

评分越高，功能障碍越严重。

标准化评分越低，功能障碍越严重。

验证

结果对比验证[1]

- DASH
- ASES肩关节评估
- UCLA 肩关节等级评分
- Rowe等级评定量表
- Constant–Murley肩关节评分
- SF–12
- 总体变化
- 关节活动度

纳入患者人群	效度	信度	敏感度
肩关节不稳，接受治疗的患者（N=47）（年龄未记录，性别未记录）[1]	+	未检验	+
肩关节不稳，接受治疗的患者（N=51）（年龄未记录，性别未记录）[2]	未检验	+	未检验

验证研究：

[1] Kirkley A, Griffin S, McLintock H, et al (1998) The development and evaluation of a disease specific quality of life measurement tool for shoulder instability. The Western Ontario Shoulder Instability Index (WOSI). Am J Sports Med; 26:764–772.

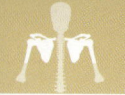

方法学评估　●●●●●○（5/6）

效度		不能评分	0分	1分	得分
效度	内容效度	未检验	无效	有效	1
	结构效度	未检验	无效	有效	1
	标准效度	未检验	无效	有效	1
信度	内部一致性	未检验	不一致	一致	—
	可重复性	未检验	不可重复	可重复	1
敏感度		未检验	不敏感	敏感	1
				小计	5

临床应用　●●●○（3/4）

	0分	1分	2分	得分
患者友好度	有限	中等	优	1
医务人员友好度	有限	中等	优	2
			小计	3

总计（10分制）　●●●●●●●●○○ 8

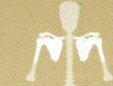

48　Western Ontario肩关节骨性关节炎指数，Western Ontario Osteoarthritis of the Shoulder (WOOS) index（2001）

源自：Lo IK, Griffin S, Kirkley A (2001) The development of a disease-specific quality of life measurement tool for osteoarthritis of the shoulder: The Western Ontario Osteoarthritis of the Shoulder (WOOS) index. Osteoarthritis Cartilage; 9:771–778.

内容

类型　患者自评　　**量表**　4个子量表（19个项目）：

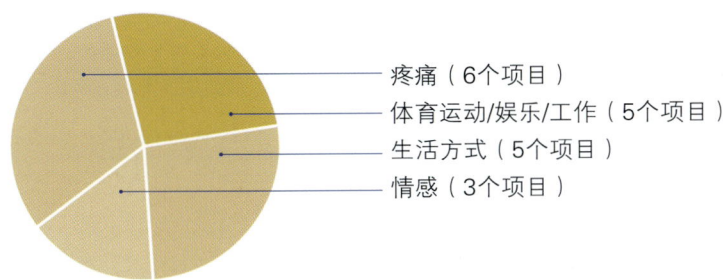

- 疼痛（6个项目）
- 体育运动/娱乐/工作（5个项目）
- 生活方式（5个项目）
- 情感（3个项目）

每个项目以100 mm的视觉模拟量表进行评分。

说明

最高分：1 900分

最低分：0分

将评分标准化至100%，报告正常的百分比。

评分越高，功能障碍越严重。

标准化评分越低，功能障碍越严重。

验证

结果对比验证[1]

- Constant-Murley肩关节评分
- UCLA 肩关节评分
- ASES肩关节评估
- SF-12
- McGill疼痛和视觉模拟评分
- 总体变化等级评定量表
- 关节活动度

纳入患者人群	效度	信度	敏感度
肩关节不稳，接受治疗的患者（N=47）（年龄未记录，性别未记录）[1]	+	未检验	+
肩关节不稳，接受治疗的患者（N=51）（年龄未记录，性别未记录）[1]	未检验	+	未检验
肩关节骨性关节炎，接受半肩关节成形或全肩关节成形（N=41）（年龄未记录，性别未记录）[1]	未检验	未检验	+

验证研究：

[1] Lo IK, Griffin S, Kirkley A (2001) The development of a disease-specific quality of life measurement tool for osteoarthritis of the shoulder: The Western Ontario Osteoarthritis of the Shoulder (WOOS) index. Osteoarthritis Cartilage; 9:771–778.

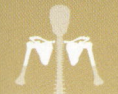

方法学评估　●●●●●○（5/6）

效度		不能评分	0分	1分	得分
效度	内容效度	未检验	无效	有效	1
	结构效度	未检验	无效	有效	1
	标准效度	未检验	无效	有效	1
信度	内部一致性	未检验	不一致	一致	-
	可重复性	未检验	不可重复	可重复	1
敏感度		未检验	不敏感	敏感	1
				小计	5

临床应用　●●●○（3/4）

	0分	1分	2分	得分
患者友好度	有限	中等	优	1
医务人员友好度	有限	中等	优	2
			小计	3

总计（10分制）　●●●●●●●●○○ 8

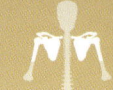

49　Western Ontario肩袖指数，Western Ontario Rotator Cuff (WORC) index（1998）

源自：Kirkley A, Griffin S, McLintock H, et al (1998) The development and evaluation of a disease specific quality of life measurement tool for shoulder instability. The Western Ontario Shoulder Instability Index (WOSI). Am J Sports Med; 26:764–772.

内容

类型　患者自评　　**量表**　5个子量表（21个项目）：

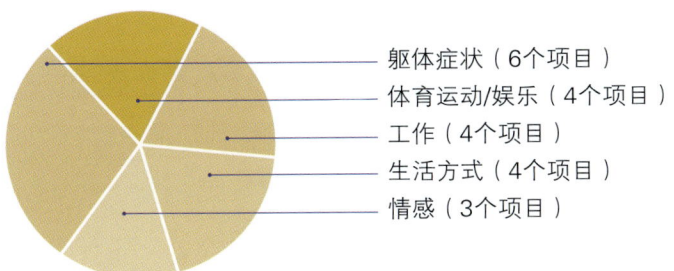

- 躯体症状（6个项目）
- 体育运动/娱乐（4个项目）
- 工作（4个项目）
- 生活方式（4个项目）
- 情感（3个项目）

说明

最高分：2 100分
最低分：0分
将评分标准化至100%，报告正常的百分比
评分越高，功能障碍越严重。
标准化评分越低，功能障碍越严重。

每个项目以100 mm的视觉模拟量表进行评分。

验证

结果对比验证[1]
- SF-36
- UCLA 肩关节等级评分
- Constant-Murley肩关节评分
- ASES肩关节评估
- DASH
- 疾病影响分析
- 关节活动度

结果对比验证[2]
- DASH
- 简易肩关节测试
- 内旋和外旋关节活动度
- 等长肌力

结果对比验证[3]
- Constant-Murley肩关节评分
- ASES肩关节评估
- 工作状况等级
- 疼痛
- 肌力

结果对比验证[4]
- UCLA 肩关节等级评分
- Constant-Murley肩关节评分
- SF-36

结果对比验证[5]
- 肩袖生活质量评估
- ASES肩关节评估
- 上肢功能指数

纳入患者人群	效度	信度	敏感度
肩袖功能障碍，接受积极治疗的患者（N=97）（年龄未记录，性别未记录）[1]	+	+	+
肩袖修复术后2年的患者（N=62）（60岁，68%男性）[2]	+	未检验	未检验
撞击综合征或肩袖病变的患者（N=50）（50岁，68%男性）[3]	+	未检验	+
有肩袖疾病的土耳其语患者（N=72）（55岁，25%男性）[4]	+	+	未检验
肩关节骨性关节炎，接受半肩关节成形或全肩关节成形的患者（N=41）（57岁，44%男性）[5]	+	未检验	+

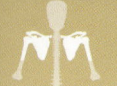

AO骨科量表评鉴

验证研究：

[1] Kirkley A, Griffin S, McLintock H, et al (1998) The development and evaluation of a disease specific quality of life measurement tool for shoulder instability. The Western Ontario Shoulder Instability Index (WOSI). Am J Sports Med; 26:764–772.
[2] Getahun TY, MacDermid JC, Patterson SD (2000) Concurrent validity of patient rating scales in assessment of outcome after rotator cuff repair. J Musculoskelet Res; 4:119–127.
[3] Holtby R, Razmjou H (2005) Measurement properties of the Western Ontario rotator cuff outcome measure: a preliminary report. J Shoulder Elbow Surg; 14:506–510.
[4] El O, Bircan C, Gulbahar S, et al (2006) The reliability and validity of the Turkish version of the Western Ontario Rotator Cuff Index. Rheumatol Int; 26:1101–1108.
[5] Razmjou H, Bean A, van Osnabrugge V, et al (2006) Cross-sectional and longitudinal construct validity of two rotator cuff disease-specific outcome measures. BMC Musculoskelet Disord; 7:26–32.

方法学评估 ●●●●●●（6/6）

		不能评分	0分	1分	得分
效度	内容效度	未检验	无效	有效	1
	结构效度	未检验	无效	有效	1
	标准效度	未检验	无效	有效	1
信度	内部一致性	未检验	不一致	一致	1
	可重复性	未检验	不可重复	可重复	1
敏感度		未检验	不敏感	敏感	1

小计 6

临床应用 ●●●○（3/4）

	0分	1分	2分	得分
患者友好度	有限	中等	优	1
医务人员友好度	有限	中等	优	2

小计 3

总计（10分制） ●●●●●●●●●○ 9

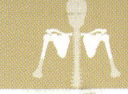

50 Wolfgang肩袖手术修复结果等级评定标准，Wolfgang criteria for rating results of rotator cuff surgical repair（1974）

源自：Wolfgang GL (1974) Surgical repair of tears of the rotator cuff of the shoulder. Factors influencing the result. J Bone Joint Surg Am; 56:14–26.

内容

类型 医务人员评定　　**量表** 5个子量表（5个项目）：

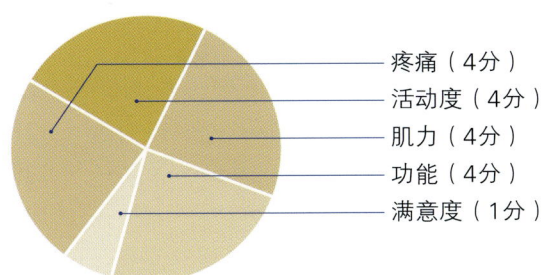

- 疼痛（4分）
- 活动度（4分）
- 肌力（4分）
- 功能（4分）
- 满意度（1分）

说明

优：14~17分

良：11~13分

中：8~10分

差：<8

验证

未见相关验证研究。

纳入患者人群	效度	信度	敏感度
无			

方法学评估　　　　　　　　　　　　　　　　○○○○○○（0/6）

		不能评分	0分	1分	得分
效度	内容效度	未检验	无效	有效	–
	结构效度	未检验	无效	有效	–
	标准效度	未检验	无效	有效	–
信度	内部一致性	未检验	不一致	一致	–
	可重复性	未检验	不可重复	可重复	–
敏感度		未检验	不敏感	敏感	–
				小计	–

临床应用　　　　　　　　　　　　　　　　●●○○（2/4）

	0分	1分	2分	得分
患者友好度	有限	中等	优	2
医务人员友好度	有限	中等	优	0
			小计	2

总计（10分制）　　　　　　　　　●●○○○○○○○○ 2

9.3 肘

- 美国肩肘外科协会肘关节评估表 ··· 117
- Bishop等级评定系统 ·· 119
- 改良Bishop评定量表 ·· 120
- Broberg和Morrey肘关节评定量表 ·· 121
- 上肢功能问卷 ·· 122
- 肘关节功能评定量表 ·· 124
- 肘关节功能评估量表 ·· 125
- Ewald肘关节评分 ··· 127
- Flynn标准 ··· 128
- 特种外科医院评估量表 ·· 129
- 特种外科医院全肘关节评分系统 ·· 131
- 日本骨科学会肘关节评估评分 ·· 132
- Jupiter功能等级评定 ·· 133
- Khalfayan评分 ··· 134
- 利物浦肘关节评分 ·· 135
- Mayo clinic肘关节功能指数 ··· 136
- 患者评级肘关节评估 ·· 138
- 患者评级网球肘评估 ·· 139
- Pritchard评分系统 ·· 141
- 简明上肢功能问卷 ·· 142
- Roles和Maudsley结果评分 ·· 144
- 上肢功能量表 ·· 145

1 美国肩肘外科协会肘关节评估表，American Shoulder and Elbow Surgeons (ASES) elbow assessment form（1999）

源自：King GJ, Richard RR, Zuckerman JD, et al (1999) A standardized method for assessment of elbow function. Research Committee, American Shoulder and Elbow Surgeons. J Shoulder Elbow Surg; 8:351-354.

内容

类型 医务人员评定　　**量表** 患者评估部分（3个子量表）：

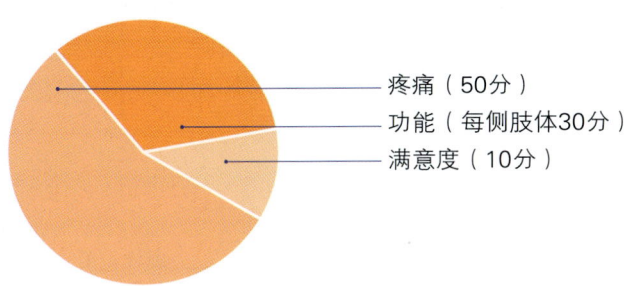

- 疼痛（50分）
- 功能（每侧肢体30分）
- 满意度（10分）

项目评分最低0分，最高3或10分。

医师评估部分（4个子量表）：

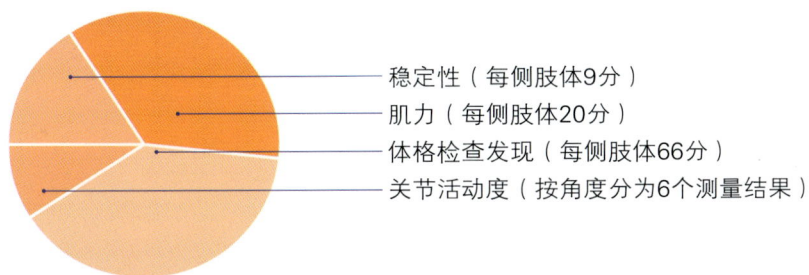

- 稳定性（每侧肢体9分）
- 肌力（每侧肢体20分）
- 体格检查发现（每侧肢体66分）
- 关节活动度（按角度分为6个测量结果）

项目评分（除活动度）最低0分，最高3或5分。

说明

未报道子量表加权或总分。

验证

结果对比验证[1]
- 患者评级肘关节评估
- SF-36
- DASH

结果对比验证[3]
- DASH
- SF-36躯体和心理部分
- 患者评级肘关节评估

结果对比验证[2]
- 功能和疼痛视觉模拟评分

纳入患者人群	效度	信度	敏感度
有各种肘关节疾患的患者（N=70）（49岁，47%男性）[1]	+	+	未检验
因肘关节问题手术或非手术治疗的患者（N=69）（46岁，58%男性）[2]	+	+	未检验
全肘关节成形患者（N=79）（64岁，29%男性）[3]	+	未检验	未检验

验证研究：

[1] MacDermid JC (2001) Outcome evaluation in patients with elbow pathology: issues in instrument development and evaluation. J Hand Ther; 14:105–114.
[2] Turchin DC, Beaton DE, Richards RR (1998) Validity of observer-based aggregate scoring systems as descriptors of elbow pain, function, and disability. J Bone Joint Surg Am; 80:154–162.
[3] Angst F, John M, Pap G, et al (2005) Comprehensive as sessment of clinical outcome and quality of life aftran total elbow arthroplasty. Arthritis Rheum; 53:73–82.

方法学评估　●●●●○○（4/6）

		不能评分	0分	1分	得分
效度	内容效度	未检验	无效	有效	1
	结构效度	未检验	无效	有效	1
	标准效度	未检验	无效	有效	1
信度	内部一致性	未检验	不一致	一致	-
	可重复性	未检验	不可重复	可重复	1
敏感度		未检验	不敏感	敏感	-
				小计	4

临床应用　●●○○（2/4）

	0分	1分	2分	得分
患者友好度	有限	中等	优	2
医务人员友好度	有限	中等	优	0
			小计	2

总计（10分制）  6

2　Bishop等级评定系统，Bishop rating system（1989）

源自：Kleinman WB, Bishop AT (1989) Anterior intramuscular transposition of the ulnar nerve. J Hand Surg［Am］；14:972–979.

内容

类型　医务人员评定　　**量表**　7个子量表（7个项目）：

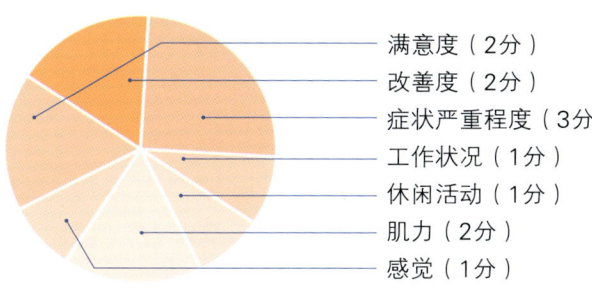

- 满意度（2分）
- 改善度（2分）
- 症状严重程度（3分）
- 工作状况（1分）
- 休闲活动（1分）
- 肌力（2分）
- 感觉（1分）

说明
优：10~12分
良：7~9分
中：4~6分
差：1~3分

项目评分最低0分，最高1至3分。

验证

未见相关验证研究。

纳入患者人群	效度	信度	敏感度
无			

方法学评估　　　　　　　　　　　　　　　　　○○○○○○（0/6）

		不能评分	0分	1分	得分
效度	内容效度	未检验	无效	有效	–
	结构效度	未检验	无效	有效	–
	标准效度	未检验	无效	有效	–
信度	内部一致性	未检验	不一致	一致	–
	可重复性	未检验	不可重复	可重复	–
敏感度		未检验	不敏感	敏感	–

小计　–

临床应用　　　　　　　　　　　　　　　　　●●○○（2/4）

	0分	1分	2分	得分
患者友好度	有限	中等	优	2
医务人员友好度	有限	中等	优	0

小计　2

总计（10分制）　　　　　　　　　　○●○○○○○○○○　2

3 改良Bishop评定量表，Modified Bishop scale（1997）

源自：Nouhan R, Kleinert JM (1997) Ulnar nerve decompression by transposing the nerve and Z lengthening the flexor-pronator mass: clinical outcome. J Hand Surg [Am]; 22:127-131.

内容

类型 医务人员评定 **量表** 5个子量表（5个项目）：

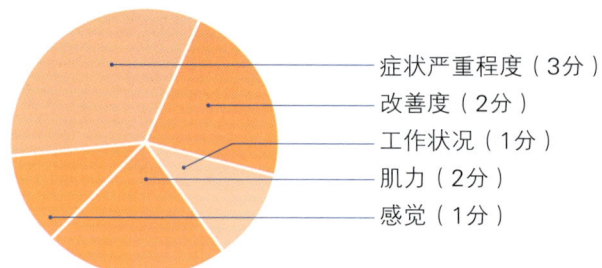

- 症状严重程度（3分）
- 改善度（2分）
- 工作状况（1分）
- 肌力（2分）
- 感觉（1分）

项目评分最低0分，最高1至3分。

说明

优：8~9分
良：5~7分
中：3~4分
差：0~2分

验证

未见相关验证研究。

纳入患者人群	效度	信度	敏感度
无			

方法学评估   ○○○○○○（0/6）

		不能评分	0分	1分	得分
效度	内容效度	未检验	无效	有效	–
	结构效度	未检验	无效	有效	–
	标准效度	未检验	无效	有效	–
信度	内部一致性	未检验	不一致	一致	–
	可重复性	未检验	不可重复	可重复	–
敏感度		未检验	不敏感	敏感	–
				小计	–

临床应用   ●●○○（2/4）

	0分	1分	2分	得分
患者友好度	有限	中等	优	2
医务人员友好度	有限	中等	优	0
			小计	2

总计（10分制）   ●○○○○○○○○○ 2

4 Broberg和Morrey肘关节评定量表，Broberg and Morrey elbow scale（1986）

源自：Broberg MA, Morrey BF (1986) Results of delayed excision of the radial head after fracture. J Bone Joint Surg Am; 68:669–674.

内容

类型　医务人员评定　　量表　4个子量表（6个项目）：

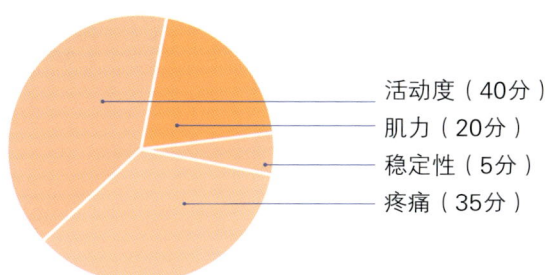

活动度（40分）
肌力（20分）
稳定性（5分）
疼痛（35分）

说明
优：95～100分
良：80～94分
中：60～79分
差：＜60分

项目评分最低0分，最高5至35分。

验证

结果对比验证[1]
- 病损严重程度
- 功能和疼痛视觉模拟评分
- Pritchard评分系统
- Ewald肘关节评分
- 特种外科医院评估量表

纳入患者人群	效度	信度	敏感度
因肘关节问题手术或非手术治疗的患者（N=69）（46岁，58%男性）[1]	+/–	未检验	未检验

验证研究：
[1] Turchin DC, Beaton DE, Richards RR (1998) Validity of observer-based aggregate scoring systems as descriptors of elbow pain, function, and disability. J Bone Joint Surg Am; 80:154–162.

方法学评估　●●○○○○（2/6）

		不能评分	0分	1分	得分
效度	内容效度	未检验	无效	有效	–
	结构效度	未检验	无效	有效	1
	标准效度	未检验	无效	有效	1
信度	内部一致性	未检验	不一致	一致	–
	可重复性	未检验	不可重复	可重复	–
敏感度		未检验	不敏感	敏感	–

小计　2

临床应用　●●○○（2/4）

	0分	1分	2分	得分
患者友好度	有限	中等	优	2
医务人员友好度	有限	中等	优	0

小计　2

总计（10分制）　●●●●○○○○○○　4

5　上肢功能问卷，Disabilities of the Arm, Shoulder and Hand (DASH) (1996)

源自：Hudak PL, Amadio PC, Bombardier C (1996) Development of an upper extremity outcome measure: the DASH (disabilities of the arm, shoulder and hand) [corrected]. The Upper Extremity Collaborative Group (UECG). Am J Ind Med; 29:602–608.

其他语言版本：简体中文、荷兰语、法语、德语、希伯来语、意大利语、挪威语、西班牙语、瑞典语、繁体中文、土耳其语

http://www.dash.iwh.on.ca

内容

类型　患者自评　　**量表**　3个模块（1个必填，2个选填）：

模块1：功能/症状（必填）

7个子量表（30个项目）：

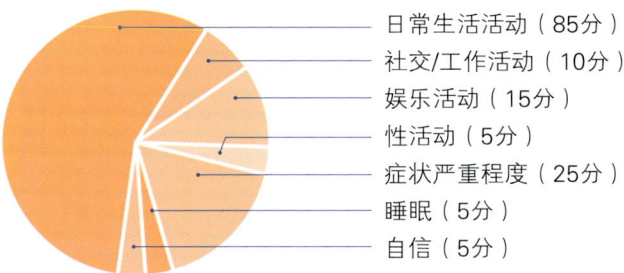

- 日常生活活动（85分）
- 社交/工作活动（10分）
- 娱乐活动（15分）
- 性活动（5分）
- 症状严重程度（25分）
- 睡眠（5分）
- 自信（5分）

说明

将评分标准化至100分，每个模块单独评分。

最高分：100分

最低分：0分

评分越高，功能障碍越严重。

模块2：体育运动/表演艺术（选填）

体育运动/表演艺术（20分）。

模块3：工作（选填）

工作（20分）。

项目评分最低1分，最高5分。

验证

结果对比验证[1]
- 功能和疼痛视觉模拟评分

结果对比验证[2]
- 自我评级健康状况改变

结果对比验证[3]
- Mayo clinic肘关节功能指数
- SF-36

结果对比验证[4]
- ASES
- SF-36
- 患者评级肘关节评估

结果对比验证[5]
- 患者评级肘关节评估
- SF-36躯体部分
- ASES

结果对比验证[6]
- 利物浦肘关节评分

结果对比验证[7]
- 疼痛视觉模拟评分
- Ritchie指数

结果对比验证[8]
- SF-12
- 疾病严重程度

纳入患者人群	效度	信度	敏感度
因肘关节问题手术或非手术治疗的患者（N=69）（46岁，58%男性）[1]	+	+	未检验
准备进行上肢手术的患者（N=109）（52岁，42%男性）[2]	+	+	+
接受肘关节松解术的患者（N=59）（33岁，68%男性）[3]	+	未检验	未检验
有各种肘关节疾患的患者（N=70）（49岁，47%男性）[4]	+	+	未检验
全肘关节成形的德语患者（N=79）（64岁，29%男性）[5]	+	未检验	未检验
有各种肘关节疾病的患者（N=63）（55岁，性别未记录）[6]	+	+	未检验
上肢类风湿性关节炎的葡萄牙语患者（N=40）（51岁，10%男性）[7]	+	+	未检验
准备进行上肢手术或物理治疗的瑞典语患者（N=176）（52岁，43%男性）[8]	+	+	未检验

验证研究：

[1] Turchin DC, Beaton DE, Richards RR (1998) Validity of observer-based aggregate scoring systems as descriptors of elbow pain, function, and disability. J Bone Joint Surg Am; 80:154–162.
[2] Gummesson C, Atroshi I, Ekdahl C (2003) The disabilities of the arm, shoulder and hand(DASH) outcome questionnaire: longitudinal construct validity and measuring self-rated health change after surgery. BMC Musculoskelet Disord; 4:11–16.
[3] Gosling T, Blauth M, Lange T, et al (2004) Outcome assessment after arthrolysis of the elbow. Arch Orthop Trauma Surg; 124:232–236.
[4] MacDermid JC (2001) Outcome evaluation in patients with elbow pathology: issues in instrument development and evaluation. J Hand Ther; 14:105–114.
[5] Angst F, John M, Pap G, et al (2005) Comprehensive assessment of clinical outcome and quality of life after total elbow arthroplasty. Arthritis Rheum; 53:73–82.
[6] Sathyamoorthy P, Kemp GJ, Rawal A, et al (2004) Development and validation of an elbow score. Rheumatology; 43:1434–1440.
[7] Orfale AG, Araujo PM, Ferraz MB, et al (2005) Translation into Brazilian Portuguese, cultural adaptation and evaluation of the reliability of the Disabilities of the Arm, Shoulder and Hand Questionnaire. Braz J Med Biol Res; 38:293–302.
[8] Atroshi I, Gummesson C, Andersson B, et al (2000) The disabilities of the arm, shoulder and hand (DASH) outcome questionnaire: reliability and validity of the Swedish version evaluated in 176 patients. Acta Orthop Scand; 71:613–618.

方法学评估　●●●●●○（5/6）

		不能评分	0分	1分	得分
效度	内容效度	未检验	无效	有效	—
	结构效度	未检验	无效	有效	1
	标准效度	未检验	无效	有效	1
信度	内部一致性	未检验	不一致	一致	1
	可重复性	未检验	不可重复	可重复	1
敏感度		未检验	不敏感	敏感	1

小计　5

临床应用　●●○○（2/4）

	0分	1分	2分	得分
患者友好度	有限	中等	优	0
医务人员友好度	有限	中等	优	2

小计　2

总计（10分制）　●●●●●●●○○○　7

6 肘关节功能评定量表，Elbow function scale（1984）

源自：Holdsworth BJ, Mossad MM (1984) Elbow function following tension band fixation of displaced fractures of the olecranon. Injury; 16:182–187.

内容

类型 医务人员评定　　**量表** 4个子量表（4个项目）：

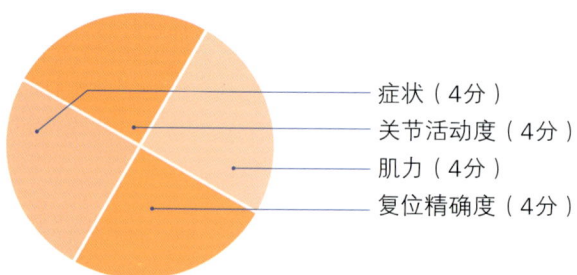

- 症状（4分）
- 关节活动度（4分）
- 肌力（4分）
- 复位精确度（4分）

项目评分最低1分，最高4分。

说明

优：14 ~ 16分

良：12 ~ 13分

差：4 ~ 11分

验证

未见相关验证研究。

纳入患者人群	效度	信度	敏感度
无			

方法学评估　　　　　　　　　　　　　　　　○○○○○○（0/6）

		不能评分	0分	1分	得分
效度	内容效度	未检验	无效	有效	–
	结构效度	未检验	无效	有效	–
	标准效度	未检验	无效	有效	–
信度	内部一致性	未检验	不一致	一致	–
	可重复性	未检验	不可重复	可重复	–
敏感度		未检验	不敏感	敏感	–
				小计	–

临床应用　　　　　　　　　　　　　　　　●●○○（2/4）

	0分	1分	2分	得分
患者友好度	有限	中等	优	2
医务人员友好度	有限	中等	优	0
			小计	2

总计（10分制）　　　　　　　　　　●●○○○○○○○○　2

7 肘关节功能评估量表, Elbow Functional Assessment (EFA) scale (1999)

源自：de Boer YA, van den Ende CH, Eygendaal D, et al (1999) Clinical reliability and validity of elbow functional assessment in rheumatoid arthritis. J Rheumatol; 26:1909–1917.

内容

类型 医务人员评定　　**量表** 3个子量表（12个项目）：

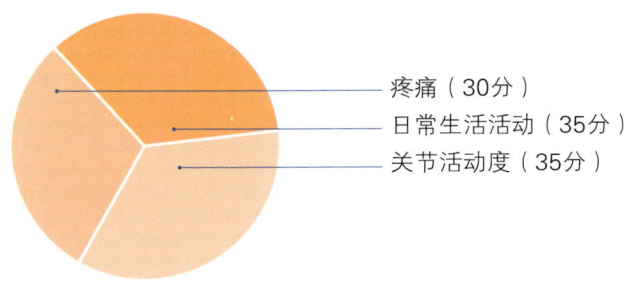

疼痛（30分）
日常生活活动（35分）
关节活动度（35分）

项目评分最低0分，最高10至20分。

说明
最高分：100分
最低分：0分
评分越低，功能障碍越严重。

验证

结果对比验证[1]
- 特种外科医院评估量表
- 特种外科医院全肘关节评分系统
- Mayo肘关节功能指数

纳入患者人群	效度	信度	敏感度
类风湿性关节炎，肘关节受累的患者（N=42）（60岁，24%男性）[1]	+	+	未检验
类风湿性关节炎接受肘关节成形或滑膜切除术的患者（N=25）（60岁，24%男性）[2]	未检验	未检验	+

验证研究：

[1] de Boer YA, van den Ende CH, Eygendaal D, et al (1999) Clinical reliability and validity of elbow functional assessment in rheumatoid arthritis. J Rheumatol; 26:1909–1917.

[2] de Boer YA, Hazes JM, Winia PC, et al (2001) Comparative responsiveness of four elbow scoring instruments in patients with rheumatoid arthritis. J Rheumatol; 28:2616–2623.

方法学评估 ●●●●●○（5/6）

效度		不能评分	0分	1分	得分
效度	内容效度	未检验	无效	有效	-
效度	结构效度	未检验	无效	有效	1
效度	标准效度	未检验	无效	有效	1
信度	内部一致性	未检验	不一致	一致	1
信度	可重复性	未检验	不可重复	可重复	1
敏感度		未检验	不敏感	敏感	1

小计　5

临床应用 ●●○○（2/4）

	0分	1分	2分	得分
患者友好度	有限	中等	优	2
医务人员友好度	有限	中等	优	0

小计　2

总计（10分制） ●●●●●●●○○○　7

8 Ewald肘关节评分，Ewald elbow score（1975）

源自：Ewald FC (1975) Total elbow replacement. Orthop Clin North Am; 6:685–696.

内容

类型　医务人员评定　　**量表**　4个子量表（5个项目）：

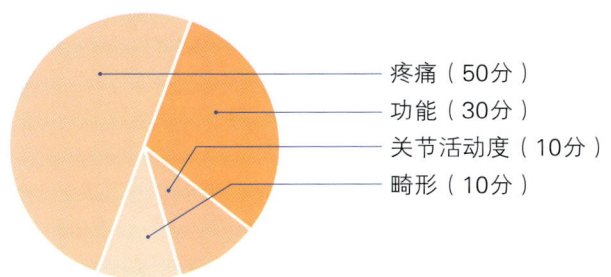

- 疼痛（50分）
- 功能（30分）
- 关节活动度（10分）
- 畸形（10分）

说明
最高分：100分
最低分：0分
评分越低，功能障碍越严重。

项目评分最低0分，最高5至50分。

验证

结果对比验证[1]
- 病损严重程度
- 功能和疼痛视觉模拟评分
- Mayo肘关节功能指数
- Broberg和Morrey评定量表
- 特种外科医院评估量表
- Pritchard评定量表
- DASH
- ASES肘关节评估表

纳入患者人群	效度	信度	敏感度
因肘关节问题手术或非手术治疗的患者（N=69）（46岁，58%男性）[1]	+	未检验	未检验

验证研究：

[1] Turchin DC, Beaton DE, Richards RR (1998) Validity of observer-based aggregate scoring systems as descriptors of elbow pain, function, and disability. J Bone Joint Surg Am; 80:154–162.

方法学评估　　●●○○○○（2/6）

		不能评分	0分	1分	得分
效度	内容效度	未检验	无效	有效	–
	结构效度	未检验	无效	有效	1
	标准效度	未检验	无效	有效	1
信度	内部一致性	未检验	不一致	一致	–
	可重复性	未检验	不可重复	可重复	–
敏感度		未检验	不敏感	敏感	–
				小计	2

临床应用　　●●○○（2/4）

	0分	1分	2分	得分
患者友好度	有限	中等	优	2
医务人员友好度	有限	中等	优	0
			小计	2

总计（10分制）　　●●●●○○○○○○　4

9 Flynn标准，Flynn criteria（1974）

源自：Flynn JC, Matthews JG, Benoit RL (1974) Blind pinning of displaced supracondylar fractures of humerus in children. Sixteen years' experience with long-term follow-up. J Bone Joint Surg Am; 56:263–272.

内容

类型 医务人员评定　　**量表** 2个子量表（2个项目）：

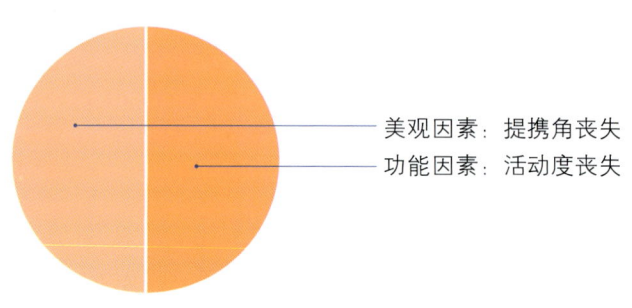

美观因素：提携角丧失
功能因素：活动度丧失

说明

满意：
- 优：提携角丧失0°至5°，关节活动度丧失0°至5°
- 良：提携角丧失5°至10°，关节活动度丧失5°至10°
- 中：提携角丧失10°至15°，关节活动度丧失10°至15°

不满意：
- 差：提携角丧失超过15°，关节活动度丧失超过15°

验证

未见相关验证研究。

纳入患者人群	效度	信度	敏感度
无			

方法学评估　　　　　　　　　　　　　　　　○○○○○○（0/6）

		不能评分	0分	1分	得分
效度	内容效度	未检验	无效	有效	–
	结构效度	未检验	无效	有效	–
	标准效度	未检验	无效	有效	–
信度	内部一致性	未检验	不一致	一致	–
	可重复性	未检验	不可重复	可重复	–
敏感度		未检验	不敏感	敏感	–

小计　–

临床应用　　　　　　　　　　　　　　　　●●○○（2/4）

	0分	1分	2分	得分
患者友好度	有限	中等	优	2
医务人员友好度	有限	中等	优	0

小计　2

总计（10分制）　　　　　　　　●●○○○○○○○○　2

10 特种外科医院评估量表，Hospital for Special Surgery (HSS) assessment scale（1980）

源自：Inglis AE, Pellicci PM (1980) Total elbow replacement. J Bone Joint Surg Am; 62:1252–1258.

内容

类型 医务人员评定　　**量表** 5个子量表（9个项目）：

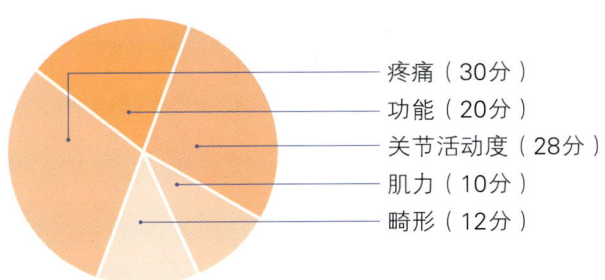

- 疼痛（30分）
- 功能（20分）
- 关节活动度（28分）
- 肌力（10分）
- 畸形（12分）

项目评分最低0分，最高4至30分。

说明
最高分：100分
最低分：0分
评分越低，功能障碍越严重。
进行干预后评分的变化可用来判断有效性：
无效：增加＜21分
满意：增加21～30分
良好：增加≥31分

验证

结果对比验证[1]
- 观察到的肘关节功能
- Larsen肘关节破坏影像学评定量表

结果对比验证[2]
- 病损严重程度
- 功能和疼痛视觉模拟评分
- Mayo肘关节功能指数
- Broberg和Morrey评定量表
- Ewald肘关节评分
- Pritchard评定量表

纳入患者人群	效度	信度	敏感度
类风湿性关节炎，肘关节受累的患者（N=42）（60岁，24%男性）[1]	+	+	未检验
因肘关节问题手术或非手术治疗的患者（N=69）（46岁，58%男性）[2]	+/–	未检验	未检验
类风湿性关节炎接受肘关节成形或滑膜切除术的患者（N=25）（60岁，24%男性）[3]	未检验	未检验	+

验证研究：

[1] de Boer YA, van den Ende CH, Eygendaal D, et al (1999) Clinical reliability and validity of elbow functional assessment in rheumatoid arthritis. J Rheumatol; 26:1909–1917.

[2] Turchin DC, Beaton DE, Richards RR (1998) Validity of observer–based aggregate scoring systems as descriptors of elbow pain, function, and disability. J Bone Joint Surg Am; 80:154–162.

[3] de Boer YA, Hazes JM, Winia PC, et al (2001) Comparative responsiveness of four elbow scoring instruments in patients with rheumatoid arthritis. J Rheumatol; 28:2616–2623.

AO骨科量表评鉴

方法学评估 ●●●●○○（4/6）

效度		不能评分	0分	1分	得分
效度	内容效度	未检验	无效	有效	–
	结构效度	未检验	无效	有效	1
	标准效度	未检验	无效	有效	0
信度	内部一致性	未检验	不一致	一致	1
	可重复性	未检验	不可重复	可重复	1
敏感度		未检验	不敏感	敏感	1
				小计	4

临床应用 ●●○○（2/4）

	0分	1分	2分	得分
患者友好度	有限	中等	优	2
医务人员友好度	有限	中等	优	0
			小计	2

总计（10分制） ●●●●●●○○○○ 6

11 特种外科医院全肘关节评分系统，Hospital for Special Surgery total elbow scoring system (HSS2)（1990）

源自：Figgie MP, Inglis AE, Mow CS, et al (1990) Results of reconstruction for failed total elbow arthroplasty. Clin Orthop Relat Res; (253):123–132.

内容

类型 患者自评　　**量表** 3个子量表（4个项目）：

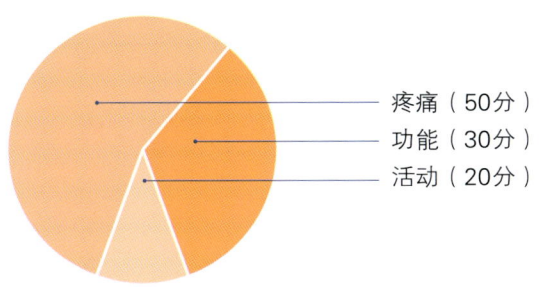

- 疼痛（50分）
- 功能（30分）
- 活动（20分）

说明

优：90~100分
良：80~89分
中：70~79分
差：60~69分
失败：<60分

项目评分最低0分，最高8至50分。

验证

结果对比验证[1]

- 观察到的肘关节功能
- Larsen肘关节破坏影像学评定量表

纳入患者人群	效度	信度	敏感度
类风湿性关节炎，肘关节受累的患者（N=42）（60岁，24%男性）[1]	+	+/−	未检验
类风湿性关节炎接受肘关节成形或滑膜切除术的患者（N=25）（60岁，24%男性）[2]	未检验	未检验	+

验证研究：

[1] de Boer YA, van den Ende CH, Eygendaal D, et al (1999) Clinical reliability and validity of elbow functional assessment in rheumatoid arthritis. J Rheumatol; 26:1909–1917.
[2] de Boer YA, Hazes JM, Winia PC, et al (2001) Comparative responsiveness of four elbow scoring instruments in patients with rheumatoid arthritis. J Rheumatol; 28:2616–2623.

方法学评估　　●●●○○○（3/6）

		不能评分	0分	1分	得分
效度	内容效度	未检验	无效	有效	−
	结构效度	未检验	无效	有效	1
	标准效度	未检验	无效	有效	−
信度	内部一致性	未检验	不一致	一致	1
	可重复性	未检验	不可重复	可重复	0
敏感度		未检验	不敏感	敏感	1

小计　3

临床应用　　●●●●（4/4）

	0分	1分	2分	得分
患者友好度	有限	中等	优	2
医务人员友好度	有限	中等	优	2

小计　4

总计（10分制）　●●●●●●●○○○　7

12 日本骨科学会肘关节评估评分，Japanese Orthopedic Association (JOA) elbow evaluation score（1992）

源自：Ishii S (1992) Elbow evaluation sore. The committee for the elbow evaluation. J Jpn Orthop Assoc; 66:591–603.

内容

类型　医务人员评定　　**量表**　5个子量表（12个项目）：

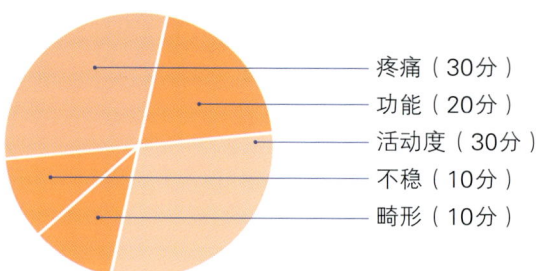

- 疼痛（30分）
- 功能（20分）
- 活动度（30分）
- 不稳（10分）
- 畸形（10分）

项目评分最低0分，最高30分。

说明

最高分：100分
最低分：0分
评分越低，功能障碍越严重。

验证

未见相关验证研究。

纳入患者人群	效度	信度	敏感度
无			

方法学评估　　　　　　　　　　　　　　　　○○○○○○（0/6）

		不能评分	0分	1分	得分
效度	内容效度	未检验	无效	有效	–
	结构效度	未检验	无效	有效	–
	标准效度	未检验	无效	有效	–
信度	内部一致性	未检验	不一致	一致	–
	可重复性	未检验	不可重复	可重复	–
敏感度		未检验	不敏感	敏感	– |// 小计 –

临床应用　　　　　　　　　　　　　　　　●●○○（2/4）

	0分	1分	2分	得分
患者友好度	有限	中等	优	2
医务人员友好度	有限	中等	优	0

小计　2

总计（10分制）　　　　　　　　　○●○○○○○○○○　2

13 Jupiter功能等级评定，Jupiter functional rating（1985）

源自：Jupiter JB, Neff U, Holzach P, et al (1985) Intercondylar fractures of the humerus. An operative approach. J Bone Joint Surg Am; 67:226–239.

内容

类型 医务人员评定　　**量表** 3个子量表（3个项目）：

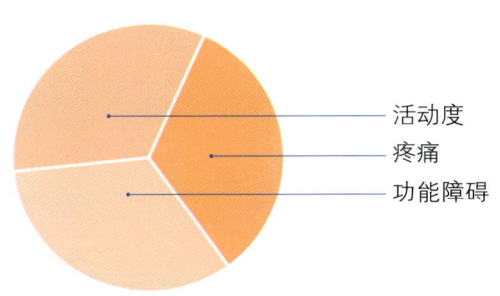

活动度
疼痛
功能障碍

说明

优：活动度正常或接近正常，没有疼痛，没有功能障碍

良：活动度轻度受限，偶尔疼痛，最小程度功能障碍

中：活动度中等受限，活动时疼痛，中等程度功能障碍

差：活动度显著受限，反复不定的疼痛，严重功能障碍

验证

未见相关验证研究。

纳入患者人群	效度	信度	敏感度
无			

方法学评估　　○○○○○○（0/6）

		不能评分	0分	1分	得分
效度	内容效度	未检验	无效	有效	-
	结构效度	未检验	无效	有效	-
	标准效度	未检验	无效	有效	-
信度	内部一致性	未检验	不一致	一致	-
	可重复性	未检验	不可重复	可重复	-
敏感度		未检验	不敏感	敏感	-

小计　-

临床应用　　●●○○（2/4）

	0分	1分	2分	得分
患者友好度	有限	中等	优	2
医务人员友好度	有限	中等	优	0

小计　2

总计（10分制）　●●○○○○○○○○　2

14 Khalfayan评分，Khalfayan score（1992）

源自：Khalfayan EE, Culp RW, Alexander AH (1992) Manson type Ⅱ radial head fractures: operative versus nonoperative treatment. J Orthop Trauma; 6:283–289.

内容

类型 医务人员评定   **量表** 4个子量表（18个项目）：

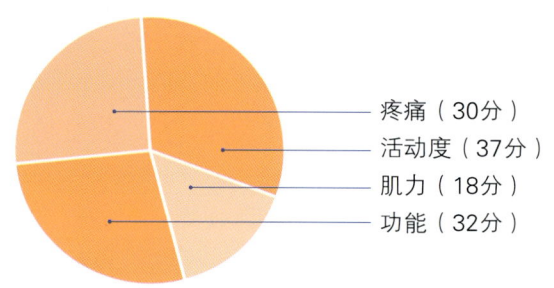

疼痛（30分）
活动度（37分）
肌力（18分）
功能（32分）

说明
将每个子量表标准化至25分，再相加得到总分。
优：90～100分
良：80～89分
中：70～79分
差：＜70分

项目评分最低0分，最高1至30分。

验证

未见相关验证研究。

纳入患者人群	效度	信度	敏感度
无			

方法学评估 ○○○○○○（0/6）

		不能评分	0分	1分	得分
效度	内容效度	未检验	无效	有效	-
	结构效度	未检验	无效	有效	-
	标准效度	未检验	无效	有效	-
信度	内部一致性	未检验	不一致	一致	-
	可重复性	未检验	不可重复	可重复	-
敏感度		未检验	不敏感	敏感	-

小计 -

临床应用 ●●○○（2/4）

	0分	1分	2分	得分
患者友好度	有限	中等	优	2
医务人员友好度	有限	中等	优	0

小计 2

总计（10分制） ●●○○○○○○○○ 2

15 利物浦肘关节评分，Liverpool Elbow Score (LES)（2004）

源自：Sathyamoorthy P, Kemp GJ, Rawal A et al (2004) Development and validation of an elbow score. Rheumatology; 43:1434–1440.

内容

类型 医务人员评定　　**量表** 2个评估，5个子量表（15个项目）：

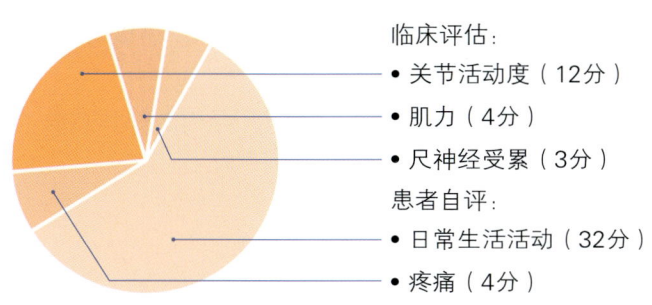

临床评估：
- 关节活动度（12分）
- 肌力（4分）
- 尺神经受累（3分）

患者自评：
- 日常生活活动（32分）
- 疼痛（4分）

项目评分最低0分，最高3或4分。

说明

结合9个项目的患者问卷（PAQ）和6个项目的临床评估得分（CAS）得出最终评分。
将评分标准化至10分。
最高分：10分
最低分：0分
评分越低，功能障碍越严重。

验证

结果对比验证
- DASH
- Nottingham健康分析
- SF-12

纳入患者人群	效度	信度	敏感度
有各种肘关节疾病的患者（N=63）（55岁，性别未记录）[1]	+	+	+

验证研究：

[1]Sathyamoorthy P, Kemp GJ, Rawal A, et al (2004) Development and validation of an elbow score. Rheumatology;43:1434–1440.

方法学评估　　●●●●●●（6/6）

		不能评分	0分	1分	得分
效度	内容效度	未检验	无效	有效	1
	结构效度	未检验	无效	有效	1
	标准效度	未检验	无效	有效	1
信度	内部一致性	未检验	不一致	一致	1
	可重复性	未检验	不可重复	可重复	1
敏感度		未检验	不敏感	敏感	1

小计　6

临床应用　　●●○○（2/4）

	0分	1分	2分	得分
患者友好度	有限	中等	优	2
医务人员友好度	有限	中等	优	0

小计　2

总计（10分制）　●●●●●●●○○　8

16 Mayo clinic肘关节功能指数，Mayo clinic performance index for the elbow（1992）

源自：Morrey BF, Adams RA (1992) Semiconstrained arthroplasty for the treatment of rheumatoid arthritis of the elbow. J Bone Joint Surg Am; 74:479–490.

内容

类型 医务人员评定　　**量表** 4个子量表（8个项目）：

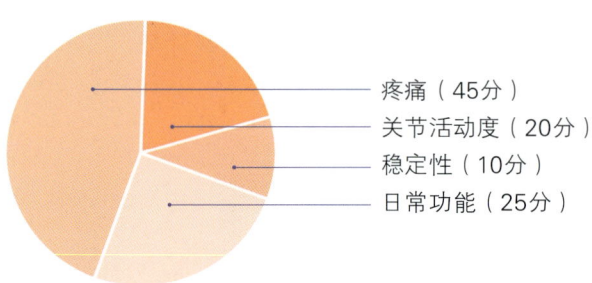

- 疼痛（45分）
- 关节活动度（20分）
- 稳定性（10分）
- 日常功能（25分）

说明
优：90 ~ 100分
良：75 ~ 89分
中：60 ~ 74分
差：< 60分

项目评分最低0分，最高5至45分。

验证

结果对比验证[1]
- 观察到的肘关节功能
- Larsen肘关节破坏影像学评定量表

结果对比验证[2]
- 病损严重程度
- 功能和疼痛视觉模拟评分
- Ewald肘关节评分

- Broberg和Morrey评定量表
- 特种外科医院
- Pritchard评定量表
- DASH
- ASES

结果对比验证[3]
- DASH
- SF-36

纳入患者人群	效度	信度	敏感度
类风湿性关节炎，肘关节受累的患者（N=42）（60岁，24%男性）[1]	–	–	未检验
因肘关节问题手术或非手术治疗的患者（N=69）（46岁，58%男性）[2]	+	未检验	未检验
类风湿性关节炎接受肘关节成形或滑膜切除术的患者（N=25）（60岁，24%男性）[3]	+	未检验	未检验
接受肘关节松解术的患者（N=59）（33岁，68%男性）[4]	未检验	未检验	+

验证研究：

[1] de Boer YA, van den Ende CH, Eygendaal D, et al (1999) Clinical reliability and validity of elbow functional assessment in rheumatoid arthritis. J Rheumatol; 26:1909–1917.
[2] Turchin DC, Beaton DE, Richards RR (1998) Validity of observer-based aggregate scoring systems as descriptors of elbow pain, function, and disability. J Bone Joint Surg Am; 80:154–162.
[3] de Boer YA, Hazes JM, Winia PC, et al (2001) Comparative responsiveness of four elbow scoring instruments in patients with rheumatoid arthritis. J Rheumatol; 28:2616–2623.
[4] Gosling T, Blauth M, Lange T, et al (2004) Outcome assessment after arthrolysis of the elbow. Arch Orthop Trauma Surg; 124:232–236.

方法学评估 ●●○○○○（2/6）

		不能评分	0分	1分	得分
效度	内容效度	未检验	无效	有效	-
	结构效度	未检验	无效	有效	0
	标准效度	未检验	无效	有效	1
信度	内部一致性	未检验	不一致	一致	0
	可重复性	未检验	不可重复	可重复	-
敏感度		未检验	不敏感	敏感	1
				小计	2

临床应用 ●●○○（2/4）

	0分	1分	2分	得分
患者友好度	有限	中等	优	2
医务人员友好度	有限	中等	优	0
			小计	2

总计（10分制） ●●●●○○○○○○ 4

17 患者评级肘关节评估，Patient-Rated Elbow Evaluation (PREE) (2001)

源自：MacDermid JC (2001) Outcome evaluation in patients with elbow pathology: issues in instrument development and evaluation. J Hand Ther; 14:105–114.

内容

类型 患者自评　　**量表** 2个子量表（20个项目）：

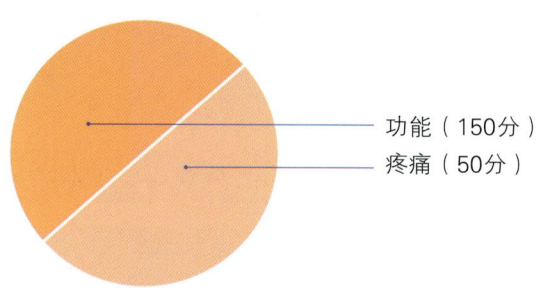

- 功能（150分）
- 疼痛（50分）

说明

将功能子量表除以3，标准化至50分。

最高分：100分

最低分：0分

评分越高，功能障碍越严重。

项目评分最低0分，最高10分。

验证

结果对比验证[1]
- ASES肘关节评估
- SF-36
- DASH

结果对比验证[2]
- DASH
- SF-36
- ASES肘关节评估

纳入患者人群	效度	信度	敏感度
有各种肘关节疾患的患者（N=70）（49岁，47%男性）[1]	+	+	未检验
接受全肘关节成形的德语患者（N=79）（64岁，29%男性）[2]	+	未检验	未检验

验证研究：

[1] MacDermid JC (2001) Outcome evaluation in patients with elbow pathology: issues in instrument development and evaluation. J Hand Ther; 14:105–114.

[2] Angst F, John M, Pap G, et al (2005) Comprehensive assessment of clinical outcome and quality of life after total elbow arthroplasty. Arthritis Rheum; 53:73–82.

方法学评估　●●●○○○（3/6）

		不能评分	0分	1分	得分
效度	内容效度	未检验	无效	有效	1
	结构效度	未检验	无效	有效	–
	标准效度	未检验	无效	有效	1
信度	内部一致性	未检验	不一致	一致	1
	可重复性	未检验	不可重复	可重复	–
敏感度		未检验	不敏感	敏感	–

小计　3

临床应用　●●●○（3/4）

	0分	1分	2分	得分
患者友好度	有限	中等	优	1
医务人员友好度	有限	中等	优	2

小计　3

总计（10分制）　●●●●●●○○○○　6

18 患者评级网球肘评估，Patient-Rated Tennis Elbow Evaluation (PRTEE)（1999）

以前称为患者评级前臂评估

源自：Overend TJ, Wuori-Fearn JL, Kramer JF, et al (1999) Reliability of a patient-rated forearm evaluation questionnaire for patients with lateral epicondylitis. J Hand Ther; 12:31–37.
Macdermid J (2005) Update: The patient-rated Forearm Evaluation Questionnaire is now the Patient-rated Tennis Elbow Evaluation. J Hand Ther; 18:407–410.

内容

类型 患者自评   **量表** 2个子量表（15个项目）：

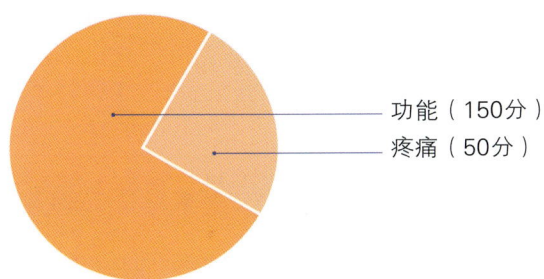

- 功能（150分）
- 疼痛（50分）

项目评分最低0分，最高10分。

说明

将功能子量表除以3，标准化至50分。
最高分：100分
最低分：0分
评分越高，功能障碍越严重。

验证

结果对比验证[1]
- 无痛握力

结果对比验证[2]
- Roles和Maudsley结果评分
- 最大握力

结果对比验证[3]
- DASH

- 视觉模拟评分
- 无痛握力
- SF-36

结果对比验证[4]
- 数字等级评定量表
- 上肢功能量表
- Roles和Maudsley结果评分
- DASH

纳入患者人群	效度	信度	敏感度
有肱骨外上髁炎的患者（N=47）（45岁，51%男性）[1]	+/-	+	未检验
有肱骨外上髁炎的中文患者（N=74）（49岁，性别未记录）[2]	+	+	未检验
慢性肱骨外上髁炎患者（N=94）（46岁，47%男性）[3]	+	+	+
有慢性肘关节外侧肌腱炎的打网球的患者（N=78）（45岁，51%男性）[4]	+	+	+

验证研究：

[1] Overend TJ, Wuori-Fearn JL, Kramer JF, et al (1999) Reliability of a patient-rated forearm evaluation questionnaire for

patients with lateral epicondylitis. J Hand Ther; 12: 31–37.

[2] Leung HB, Yen CH, Tse PY (2004) Reliability of Hong Kong Chinese version of the Patient rated Forearm Evaluation Questionnaire for lateral epicondylitis. Hong Kong Med J; 10:172–177.

[3] Newcomer KL, Martinez-Silvestrini JA, Schaefer MP, et al (2005) Sensitivity of the Patient rated Forearm Evaluation Questionnaire in lateral epicondylitis. J Hand Ther; 18:400–406.

[4] Rompe JD, Overend TJ, MacDermid JC (2007) Validation of the Patient-rated Tennis Elbow Evaluation Questionnaire. J Hand Ther; 20:3–10.

方法学评估　●●●●●○（5/6）

		不能评分	0分	1分	得分
效度	内容效度	未检验	无效	有效	-
	结构效度	未检验	无效	有效	1
	标准效度	未检验	无效	有效	1
信度	内部一致性	未检验	不一致	一致	1
	可重复性	未检验	不可重复	可重复	1
敏感度		未检验	不敏感	敏感	1

小计　5

临床应用　●●●○（3/4）

	0分	1分	2分	得分
患者友好度	有限	中等	优	1
医务人员友好度	有限	中等	优	2

小计　3

总计（10分制）　●●●●●●●●○○ 8

19　Pritchard评分系统，Pritchard scoring system（1977）

源自：Pritchard R (1977) Total Elbow Arthroplasty. Joint replacement in upper extremity. London: Mechanical engineering publications.

内容

类型　医务人员评定　　**量表**　3个子量表（5个项目）：

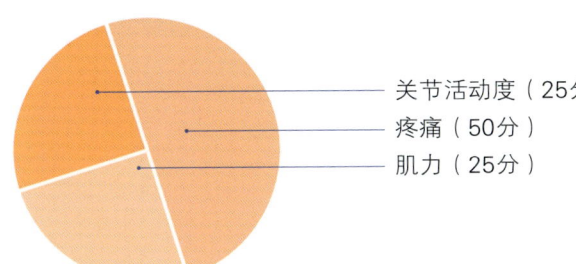

- 关节活动度（25分）
- 疼痛（50分）
- 肌力（25分）

说明
优：85～100分
良：65～84分
差：＜64分

验证

结果对比验证[1]

- 病损严重程度
- 功能和疼痛视觉模拟评分
- Ewald肘关节评分
- 特种外科医院
- DASH
- ASES肘关节评估表

纳入患者人群	效度	信度	敏感度
因肘关节问题手术或非手术治疗的患者（N=69）（46岁，58%男性）[1]	+/−	未检验	未检验

验证研究：

[1] Turchin DC, Beaton DE, Richards RR (1998) Validity of observer–based aggregate scoring systems as descriptors of elbow pain, function, and disability. J Bone Joint Surg Am; 80:154–162.

方法学评估　　●○○○○○（1/6）

		不能评分	0分	1分	得分
效度	内容效度	未检验	无效	有效	−
	结构效度	未检验	无效	有效	0
	标准效度	未检验	无效	有效	1
信度	内部一致性	未检验	不一致	一致	
	可重复性	未检验	不可重复	可重复	
敏感度		未检验	不敏感	敏感	−

小计　1

临床应用　　●●○○（2/4）

	0分	1分	2分	得分
患者友好度	有限	中等	优	2
医务人员友好度	有限	中等	优	0

小计　2

总计（10分制）　●●●○○○○○○○　3

20 简明上肢功能问卷，QuickDASH（2005）

源自：Beaton DE, Wright JG, Katz JN (2005) Development of the QuickDASH: comparison of three item-reduction approaches. J Bone Joint Surg Am; 87:1038–1046.

其他语言版本：瑞典语、日语

http://www.dash.iwh.on.ca/score.htm

内容

类型 患者自评　　**量表** 5个子量表（11个项目）：
3个模块
模块1：功能/症状（必填）

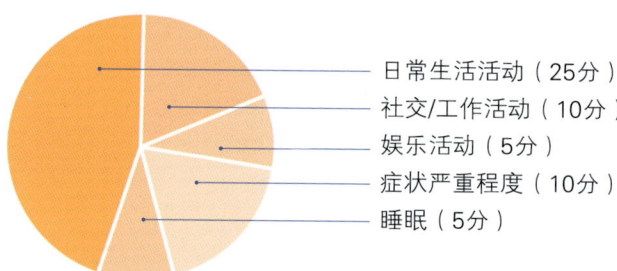

- 日常生活活动（25分）
- 社交/工作活动（10分）
- 娱乐活动（5分）
- 症状严重程度（10分）
- 睡眠（5分）

模块2：体育运动/表演艺术（选填）
体育运动/表演艺术（20分）。
模块3：工作（选填）
工作（20分）。
项目评分最低1分，最高5分。

说明
将评分标准化至100分，每个模块单独评分。
最高分：100分
最低分：0分
评分越高，功能障碍越严重。

验证

结果对比验证[1]
- DASH
- 总体问题
- 总体疼痛
- 功能能力
- 工作能力

结果对比验证[2]
- 瑞典语版DASH
- 改善程度自评

结果对比验证[3]
- 日文版DASH
- 疼痛视觉模拟评分
- SF-36

结果对比验证[5]
- 上肢症状严重程度
- 有或没有肌肉骨骼疾病诊断的工作者
- 误工天数
- 转换工作
- 工作速度
- 寻求医疗处理

纳入患者人群	效度	信度	敏感度
有各种上肢疾病或全肩关节成形术后的患者（N=200）（54岁，43%男性）[1]	+	+	+
有各种上肢疾病的瑞典语患者（N=105）（52岁，43%男性）[2]	+	+	未检验
有各种上肢疾病的日语患者（N=72）（54岁，24%男性）[3]	+	+	未检验
有上肢疾病的患者（N=38）（48岁，45%男性）[4] * 简明DASH视觉模拟版本	未检验	+	未检验
有上肢症状的工作者（N=559）（40岁，44%男性）[5]	+	+	未检验

验证研究：

[1] Beaton DE, Wright JG, Katz JN (2005) Development of the QuickDASH: comparison of three item-reduction approaches. J Bone Joint Surg Am; 87:1038–1046.

[2] Gummesson C, Ward MM, Atroshi I (2006) The shortened disabilities of the arm, shoulder and hand questionnaire (QuickDASH): validity and reliability based on responses within the full-length DASH. BMC Musculoskelet Disord; 7:44–50.

[3] Imaeda T, Toh S, Wada T, et al (2006) Validation of the Japanese Society for Surgery of the Hand Version of the Quick Disability of the Arm, Shoulder, and Hand (QuickDASH-JSSH) questionnaire. J Orthop Sci; 11:248–253.

[4] Matheson LN, Melhorn JM, Mayer TG, et al (2006) Reliability of a visual analog version of the QuickDASH. J Bone Joint Surg Am; 88:1782–1787.

[5] Stover B, Silverstein B, Wickizer T, et al (2007) Accuracy of a disability instrument to identify workers likely to develop upper extremity musculoskeletal disorders. J Occup Rehabil; 17:227–245.

方法学评估　●●●●●●（6/6）

		不能评分	0分	1分	得分
效度	内容效度	未检验	无效	有效	1
	结构效度	未检验	无效	有效	1
	标准效度	未检验	无效	有效	1
信度	内部一致性	未检验	不一致	一致	1
	可重复性	未检验	不可重复	可重复	1
敏感度		未检验	不敏感	敏感	1
				小计	6

临床应用　●●●○（3/4）

	0分	1分	2分	得分
患者友好度	有限	中等	优	1
医务人员友好度	有限	中等	优	2
			小计	3

总计（10分制）　●●●●●●●●●○ 9

21 Roles和Maudsley结果评分，Roles and Maudsley outcome score (1972)

源自：Roles NC, Maudsley RH (1972) Radial tunnel syndrome: resistant tennis elbow as a nerve entrapment. J Bone Joint Surg Br; 54:499–508.

内容

类型 医务人员评定　　**量表** 3个子量表（3个项目）：

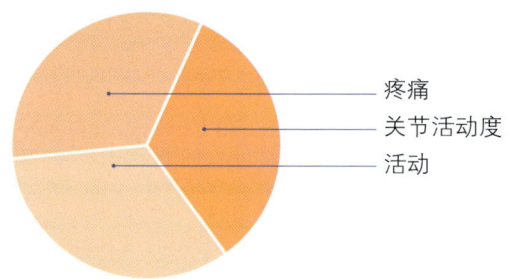

- 疼痛
- 关节活动度
- 活动

说明

优：没有疼痛，全关节范围活动度，全部活动
良：偶尔不适，全关节范围活动度，全部活动
中：长时间活动后有一些不适
差：疼痛限制活动

验证

未见相关验证研究。

纳入患者人群	效度	信度	敏感度
无			

方法学评估　　　　　　　　　　　　　　　　　○○○○○○（0/6）

		不能评分	0分	1分	得分
效度	内容效度	未检验	无效	有效	–
	结构效度	未检验	无效	有效	–
	标准效度	未检验	无效	有效	–
信度	内部一致性	未检验	不一致	一致	–
	可重复性	未检验	不可重复	可重复	–
敏感度		未检验	不敏感	敏感	–
				小计	–

临床应用　　　　　　　　　　　　　　　　　●●○○（2/4）

	0分	1分	2分	得分
患者友好度	有限	中等	优	2
医务人员友好度	有限	中等	优	0
			小计	2

总计（10分制）　　　　　　　　　●○○○○○○○○○　2

22 上肢功能量表，Upper Extremity Function Scale (UEFS) （1997）

源自：Pransky G, Feuerstein M, Himmelstein J, et al (1997) Measuring functional outcomes in work related upper extremity disorders. Development and validation of the Upper Extremity Function Scale. J Occup Environ Med; 39:1195–1201.

内容

类型 患者自评　**量表** 8个子量表（8个项目）：

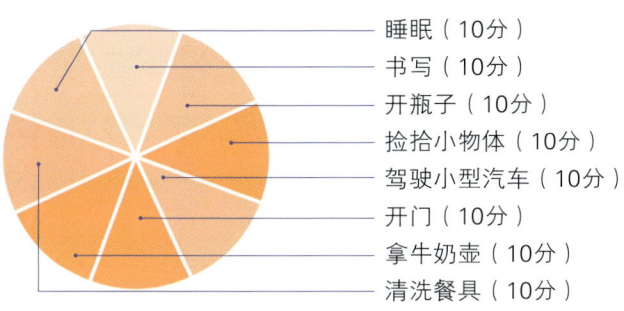

- 睡眠（10分）
- 书写（10分）
- 开瓶子（10分）
- 捡拾小物体（10分）
- 驾驶小型汽车（10分）
- 开门（10分）
- 拿牛奶壶（10分）
- 清洗餐具（10分）

说明

最高分：80分

最低分：8分

评分越高，功能障碍越严重。

项目评分最低1分，最高10分。

验证

结果对比验证[1]

- 体格检查结果（握、捏和Phalen试验）
- 症状持续时间
- 工作状况
- 关节炎影响测量量表

纳入患者人群	效度	信度	敏感度
有工作相关的上肢疾患的患者（N=108）（38岁，34%男性）[1]	+	+	+

验证研究：

[1] Pransky G, Feuerstein M, Himmelstein J, et al (1997) Measuring functional outcomes in work related upper extremity disorders. Development and validation of the Upper Extremity Function Scale. J Occup Environ Med; 39:1195–1202.

方法学评估　●●●●○○（4/6）

		不能评分	0分	1分	得分
效度	内容效度	未检验	无效	有效	1
	结构效度	未检验	无效	有效	1
	标准效度	未检验	无效	有效	–
信度	内部一致性	未检验	不一致	一致	1
	可重复性	未检验	不可重复	可重复	–
敏感度		未检验	不敏感	敏感	1
				小计	4

临床应用　●●●●（4/4）

	0分	1分	2分	得分
患者友好度	有限	中等	优	2
医务人员友好度	有限	中等	优	2
			小计	4

总计（10分制）　●●●●●●●●○○ 8

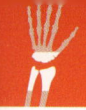

9.4 腕/手

ABILHAND手功能测量	148
Alderson-McGall手功能问卷	149
Algofunctional指数	150
Arab手功能指数	151
关节炎手功能测试	152
澳大利亚/加拿大手部骨性关节炎指数	153
波士顿问卷	155
Buck-Gramcko和Lohman全腕关节功能评估	157
Castaing评分	158
Clawson功能指数	159
Cochin类风湿手部功能障碍量表	160
Colville手部生活质量问卷	162
上肢功能问卷	163
Fernandez评分系统	165
Fernandez评分	166
前臂症状严重程度评分	167
功能指数	168
Gartland和Werley评分系统	169
Green和O'Brien评分	170
改良Green和O'Brien评分	171
手功能指数	172
手功能评分	173
手外伤严重程度评分	174
硬皮病手灵活性	176
特种外科医院腕关节评分系统	177
Kapandji指数	178
Lamberta和Clayton腕关节评分	179
改良慢性手部类风湿评估和量化评分	180
MacBain手功能测试	182
手功能测量	183
Martini评分	184
改良Martini评分	185
密歇根手部结果问卷	186
纽约骨科医院腕关节等级评定量表	188
患者评估测量	189
患者注重的腕关节结果	191
患者手术结果—手/前臂	193
患者评级腕关节评估	194
简明上肢功能问卷	196
慢性手部类风湿评估和量化评分	198

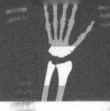

9.4 腕/手

连续职业灵活性评估	199
简明版连续职业灵活性评估	201
Solgaard功能评分系统	202
Stewart评分	203
上肢功能量表	204
上肢功能测试	205
Wrightington腕关节功能评分	206
腕关节结果测量	207

1 ABILHAND手功能测量,ABILHAND manual ability measure (ABILHAND)(1998)

源自:Penta M, Thonnard JL, Tesion L (1998) ABILHAND: a Rasch-built measure of manual ability. Arch Phys Med Rehbbil; 79:1038-1042.

其他语言版本:荷兰语、法语、意大利语、瑞典语

内容

类型 患者自评　　**量表** 不同难度的46个日常生活活动项目:

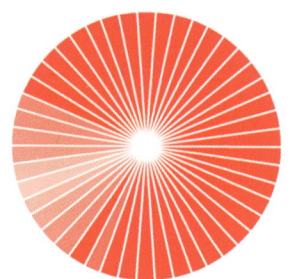

说明
最高分:138分
最低分:0分
评分越低,功能障碍越严重。

项目按照难度递减的顺序列出。

项目评分0至3分。

验证

结果对比验证
无。

纳入患者人群	效度	信度	敏感度
类风湿性关节炎,腕关节融合术后的患者(N=18)(59岁,29%男性)	未检验	+	未检验

方法学评估　　●○○○○○(1/6)

		不能评分	0分	1分	得分
效度	内容效度	未检验	无效	有效	–
	结构效度	未检验	无效	有效	–
	标准效度	未检验	无效	有效	–
信度	内部一致性	未检验	不一致	一致	1
	可重复性	未检验	不可重复	可重复	–
敏感度		未检验	不敏感	敏感	–

小计　1

临床应用　　●●○○(2/4)

	0分	1分	2分	得分
患者友好度	有限	中等	优	0
医务人员友好度	有限	中等	优	2

小计　2

总计(10分制)　　●●●○○○○○○○　3

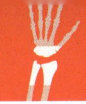

9.4 腕/手

2 Alderson-McGall手功能问卷，Alderson-McGall Hand Function Questionnaire (AMHFQ)（1999）

源自：Alderson M, Mcgall D (1999) The Alderson-Mcgall hand function questionnaire for patient with Carpal Tunnel syndrome: a pilot evaluation of a future outcome measure. J Hand Ther; 12:31–22.

内容

类型 患者自评　　**量表** 不同难度的56个日常生活活动项目：

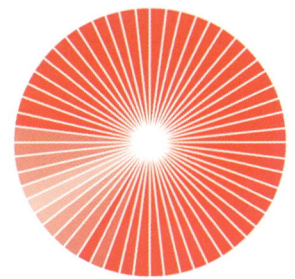

适用于患者的项目，评分为1至7分。

说明
将所有适用于患者的项目相加。
最高分（如果所有项目均适用）：392分
最低分（如果所有项目均适用）：56分
评分越低，功能障碍越严重。

验证

结果对比验证[1]
- 疼痛和功能视觉模拟评分
- 握力
- 捏力
- 静态两点辨别觉
- 动态两点辨别觉
- Valpar上肢关节活动度

纳入患者人群	效度	信度	敏感度
腕管综合征患者（N=17）（44岁，29%男性）[1]	+	+	未检验

验证研究：

[1] Alderson M, McGall D (1999) The Alderson-McGall hand function questionnaire for patients with Carpal Tunnel syndrome: a pilot evaluation of a future outcome measure. J Hand Ther; 12:31–22.

方法学评估　　●●●●○○（4/6）

		不能评分	0分	1分	得分
效度	内容效度	未检验	无效	有效	1
	结构效度	未检验	无效	有效	1
	标准效度	未检验	无效	有效	–
信度	内部一致性	未检验	不一致	一致	1
	可重复性	未检验	不可重复	可重复	1
敏感度		未检验	不敏感	敏感	–

小计　4

临床应用　　●●○○（2/4）

	0分	1分	2分	得分
患者友好度	有限	中等	优	0
医务人员友好度	有限	中等	优	2

小计　2

总计（10分制）　　●●●●●●○○○○　6

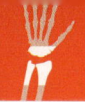

3　Algofunctional指数，Algofunctional Index (FIHOA)（1995）

也称为 Dreiser's Functional Index (DFI)

源自：Dreiser RL, Maheu E, Guillou GB (1995) Validation of an algofunctional index for osteoarthritis of the hand. Rev Rhum Engl Ed; 6:435–535.

内容

类型　患者自评　　**量表**　10个与功能和日常生活活动相关的项目：

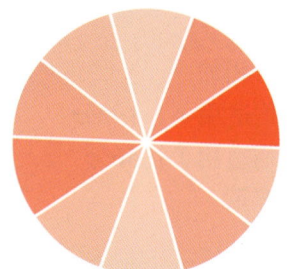

项目评分0至3分。

另一个版本项目相同，评分0至2分。

说明

最高分：30分

最低分：0分

评分越高，功能障碍越严重。

验证

结果对比验证[1]

- 疼痛视觉模拟评分

纳入患者人群	效度	信度	敏感度
手指或大多角骨掌骨骨性关节炎的患者（N=100）（65岁，13%男性）和非活动期手部骨性关节炎患者（N=100）（67岁，18%男性）[1]	+	+	未检验
手部骨性关节炎患者（N=261）（61岁，8%男性）[2]	未检验	未检验	+

验证研究：

[1] Dreiser RL, Maheu E, Guillou GB (1995) Validation of an algofunctional index for osteoarthritis of the hand. Rev Rhum Engl Ed; 6:435–535.

[2] Dreiser RL, Maheu E, Guillou GB (2000) Sensitivity to change if the functional index for hand osteoarthritis. Osteoarthritis. Cartilage; 8:S25–28.

方法学评估　　●●●●○○（4/6）

		不能评分	0分	1分	得分
效度	内容效度	未检验	无效	有效	–
	结构效度	未检验	无效	有效	1
	标准效度	未检验	无效	有效	–
信度	内部一致性	未检验	不一致	一致	1
	可重复性	未检验	不可重复	可重复	1
敏感度		未检验	不敏感	敏感	1
				小计	4

临床应用　　●●●●（4/4）

	0分	1分	2分	得分
患者友好度	有限	中等	优	2
医务人员友好度	有限	中等	优	2
			小计	4

总计（10分制）　　●●●●●●●●○○　8

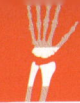

4 Arab手功能指数，Arab Hand Function Index (AHFI)（2004）

源自：Guermazi M, Kessomtini W, Poiraudeau S, et al (2004) Development and validation of an Arabic rheumatoid hand disability scale. Disabil Rehabil; 26:655–661.

内容

类型　患者自评　　**量表**　10种活动（10个项目）：

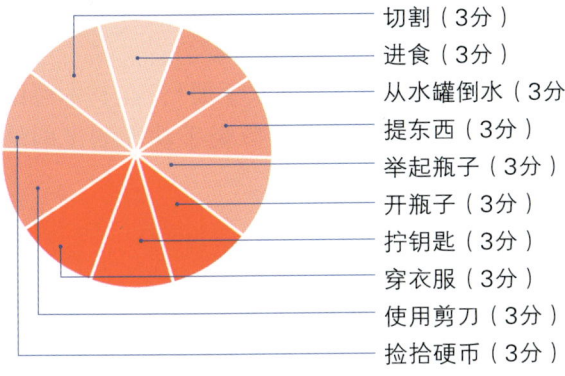

- 切割（3分）
- 进食（3分）
- 从水罐倒水（3分）
- 提东西（3分）
- 举起瓶子（3分）
- 开瓶子（3分）
- 拧钥匙（3分）
- 穿衣服（3分）
- 使用剪刀（3分）
- 捡拾硬币（3分）

说明

最高分：30分
最低分：0分
评分越高，功能障碍越严重。

项目评分0至3分。

验证

结果对比验证[1]

- Revel功能指数
- Lee功能指数

纳入患者人群	效度	信度	敏感度
类风湿性关节炎患者（N=80）（48岁，14%男性）[1]	+	+	未检验

验证研究：

[1] Guermazi M, Kessomtini W, Poiraudeau S, et al (2004) Development and validation of an Arabic rheumatoid hand disability scale. Disabil Rehabil; 26:655–661.

方法学评估　　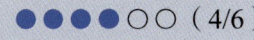（4/6）

		不能评分	0分	1分	得分
效度	内容效度	未检验	无效	有效	1
	结构效度	未检验	无效	有效	1
	标准效度	未检验	无效	有效	–
信度	内部一致性	未检验	不一致	一致	1
	可重复性	未检验	不可重复	可重复	1
敏感度		未检验	不敏感	敏感	–

小计　4

临床应用　　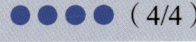（4/4）

	0分	1分	2分	得分
患者友好度	有限	中等	优	2
医务人员友好度	有限	中等	优	2

小计　4

总计（10分制）　　●●●●●●●●○○　8

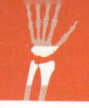

AO骨科量表评鉴

5 关节炎手功能测试，Arthritis hand function test（1991）

源自：Backman C, Mackie H, Harris J (1991) Arthritis Hand Function Test: Development of a standardized Assessment Tool. The Occupational Therapy Journal of Research; 11:245–256.

内容

类型 医务人员评定　　**量表** 4个子量表（11个项目）：

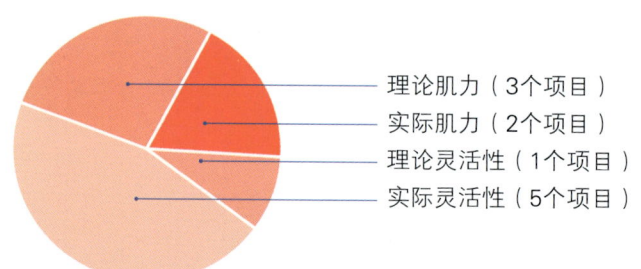

- 理论肌力（3个项目）
- 实际肌力（2个项目）
- 理论灵活性（1个项目）
- 实际灵活性（5个项目）

说明

可以向作者请求测试手册*，在其中可以找到评分方法和进行关节炎手功能测试的培训。

验证

结果对比验证[1]
- Jebsen手功能测试
- 关节炎影响测量量表

结果对比验证[2]
- 关节炎影响测量量表2躯体部分

- 健康状况评估问卷—功能障碍量表

结果对比验证[3]
- Duruöz手部指数

纳入患者人群	效度	信度	敏感度
类风湿性关节炎患者（61岁，35%男性）[1]	+	+	未检验
系统性硬化症患者（N=20）（50岁，0%男性）[2]	+	+	未检验
手部类风湿性关节炎患者（N=40）（50岁，15%男性）[3]	+	未检验	未检验

方法学评估　　●●●●○○（4/6）

		不能评分	0分	1分	得分
效度	内容效度	未检验	无效	有效	1
	结构效度	未检验	无效	有效	1
	标准效度	未检验	无效	有效	1
信度	内部一致性	未检验	不一致	一致	–
	可重复性	未检验	不可重复	可重复	1
敏感度		未检验	不敏感	敏感	–
					小计　4

临床应用　　●●○○（2/4）

	0分	1分	2分	得分
患者友好度	有限	中等	优	2
医务人员友好度	有限	中等	优	0
				小计　2

总计（10分制）　　●●●●●●○○○○　6

* Backman C, Mackie H (1997) Arthritis Hand Function Test manual. Vancouver: University of British Columbia.

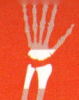

9.4 腕/手

6 澳大利亚/加拿大手部骨性关节炎指数，Australian/Canadian (AUSCAN) osteoarthritis hand index（2002）

源自：Bellamy N, Campbell J, Haraoui B, et al (2002) Dimensionality and clinical importance of pain and disability in hand osteoarthritis: Development of the Australian/Canadian (AUSCAN) Osteoarthritis Hand Index. Osteoarthritis Cartilage; 10:855–862.

可获得Likert量表形式（AUSCAN LK3.0）或视觉模拟评分形式（AUSCAN VA3.0）

内容

类型 患者自评　**量表** 3个子量表（15个项目）：

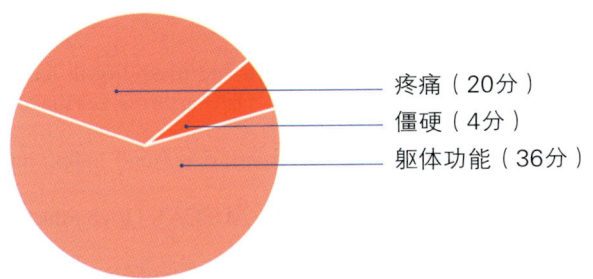

疼痛（20分）
僵硬（4分）
躯体功能（36分）

说明
最高分：60分
最低分：0分
评分越高，功能障碍越严重。

项目评分0至4分。
项目也可以0至100 mm的视觉模拟量表进行评分。

验证

结果对比验证[1]
无*。

结果对比验证[2]
- 手部骨性关节炎功能指数
- 患者和医师整体评估
- Doyle指数
- 握力
- 捏力
- 健康状况评估问卷

结果对比验证[3]
- 握力和捏力
- 疼痛自我报告

结果对比验证[4]
- SF-12
- 关节炎影响测量量表2
- 紧握手位

- 指腹捏法
- 抓握能力测试
- 同全科医师咨询

结果对比验证[5]
- Michigan手部结果问卷
- 连续职业灵活性评估

结果对比验证[6]
- 握力和捏力
- 疼痛自我报告

结果对比验证[7]
- 患者评级腕关节评估
- DASH
- SF-36
- 握力和捏力
- 灵活性
- 关节活动度

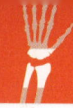

AO骨科量表评鉴

纳入患者人群	效度	信度	敏感度
*仅内容效度	+	未检验	未检验
手部骨性关节炎患者（N=50）（60岁，20%男性）[2]	+	+	+
手部骨性关节炎患者（N=878）（69岁，20%男性）[3]	+	+	未检验
有手部问题的社区居住患者（N=2113）（65岁，37%男性）[4]	+	+	未检验
有手部问题的社区居住患者（N=55）（67岁，40%男性）[4]		+	未检验
手部类风湿性关节炎患者（N=62）（65岁，27%男性）[5]	+	+	未检验
有手部骨性关节炎的社区患者（N=1730）（60岁，35%男性）[6]	+	+	未检验
因骨性关节炎接受过腕掌关节手术的患者（N=121）（65岁，18%男性）[7]	+	未检验	未检验

验证研究：

[1] Bellamy N, Campbell J, Haraoui B, et al (2002) Dimensionality and clinical importance of pain and disability in hand osteoarthritis: Development of the Australian/Canadian (AUSCAN) Osteoarthritis Hand Index. Osteoarthritis Cartilage; 10:855–862.
[2] Bellamy N, Campbell J, Haraoui B, et al (2002) Clinimetric properties of the AUSCAN Osteoarthritis Hand Index: an evaluation of reliability, validity and responsiveness. Osteoarthritis Cartilage; 10:863–869.
[3] Allen KD, Jordan JM, Renner JB, et al (2006) Validity, factor structure, and clinical relevance of the AUSCAN Osteoarthritis Hand Index. Arthritis Rheum; 54:551–556.
[4] Dziedzic KS, Thomas E, Myers H, et al (2007) The Australian/Canadian osteoarthritis hand index in a community-dwelling population of older adults: reliability and validity. Arthritis Rheum; 57:423–428.
[5] Massy-Westropp N, Krishnan J, Ahern M (2004) Comparing the AUSCAN Osteoarthritis Hand Index, Michigan Hand Outcomes Questionnaire, and Sequential Occupational Dexterity Assessment for patients with rheumatoid arthritis. J Rheumatol; 31:1996–2001.
[6] Allen KD, DeVellis RF, Renner JB, et al (2007) Validity and factor structure of the AUSCAN Osteoarthritis Hand Index in a community-based sample. Osteoarthritis Cartilage; 15:830–836.
[7] MacDermid JC, Wessel J, Humphrey R, et al (2007) Validity of self-report measures of pain and disability for persons who have undergone arthroplasty for osteoarthritis of the carpometacarpal joint of the hand. Osteoarthritis Cartilage; 15:524–530.

方法学评估 ●●●●●○（5/6）

		不能评分	0分	1分	得分
效度	内容效度	未检验	无效	有效	1
	结构效度	未检验	无效	有效	1
	标准效度	未检验	无效	有效	-
信度	内部一致性	未检验	不一致	一致	1
	可重复性	未检验	不可重复	可重复	1
敏感度		未检验	不敏感	敏感	1

小计 5

临床应用 ●●●○（3/4）

	0分	1分	2分	得分
患者友好度	有限	中等	优	1
医务人员友好度	有限	中等	优	2

小计 3

总计（10分制） ●●●●●●●●○○ 8

7 波士顿问卷，Boston questionnaire（1993）

也称为Brigham和Women腕管问卷及腕管综合征评定量表

源自：Levine DW, Simmons BP, Koris MJ, et al (1993) A self-administered questionnaire for the assessment of severity of symptoms and functional status in carpal tunnel syndrome. J Bone Joint Surg Am; 1585–1592.

其他语言版本：瑞典语、土耳其语、日语

内容

类型 患者自评　　**量表** 2个子量表（19个项目）：

- 症状严重程度（55分）
  - 疼痛（25分）
  - 麻木（20分）
  - 无力（10分）
- 功能状况（40分）

项目评分1分至5分。

说明
每个子量表单独评分。
症状严重程度最高分：55分
症状严重程度最低分：11分
功能状况最高分：40分
功能状况最低分：8分
评分越高，功能障碍越严重。

验证

结果对比验证[1]
- 握力
- 捏力
- 两点辨别觉
- Semmes–Weinstein单丝测试

结果对比验证[4]
- SF–36

结果对比验证[7]
- 捏力和握力

- 疼痛视觉模拟评分
- SF–36躯体功能、躯体功能引起的角色受限、机体疼痛、情感原因引起的角色受限子量表

结果对比验证[8]
- DASH—日本手外科学会（JSSH）
- SF–36机体疼痛、躯体功能、躯体功能引起的角色受限子量表
- 疼痛视觉模拟评分

纳入患者人群	效度	信度	敏感度
腕管综合征患者（N=67）（57岁，25%男性）[1]	+	+	+
接受腕管减压的患者（N=57）（58岁，28%男性）[2]	未检验	+	+
接受腕管松解的患者（N=34）（55岁，45%男性）[3]	未检验	未检验	+
接受腕管松解的瑞典语患者（N=102）（52岁，34%男性）[4]	+	+	+
接受腕管松解的瑞典语患者（N=22）（49岁，22%男性）[4]	未检验	+	未检验
腕管综合征接受手术治疗的患者（N=58）（51岁，26%男性）[5]	未检验	未检验	+
计划进行腕管松解的患者（N=22）（60岁，41%男性）[6]	未检验	未检验	+
特发性腕管综合征的土耳其语患者（N=67）（50岁，8%男性）[7]	+	+	未检验
腕管综合征的日语患者（N=87）（58岁，17%男性）[8]	+	+	未检验
接受腕管松解的日语患者（N=42）（62岁，12%男性）[8]	未检验	未检验	+

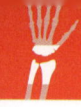

AO骨科量表评鉴

验证研究：

[1] Levine DW, Simmons BP, Koris MJ, et al (1993) A self-administered questionnaire for the assessment of severity of symptoms and functiona status tn carpal tunnel syndrome. J Bone Joint Surg Am; 75:1585–1592.

[2] Greenslade JR, Mehta RL, Belward P, et al (2004) Dash and Boston questionnaire assessment of carpal tunnel syndrome outcome: what is the responsiveness of an outcome questionnaire? J Hand Surg [Br]; 29:159–164.

[3] Gay RE, Amadio PC, Johnson JC (2003) Comparative responsiveness of the disabilities of the arm, shoulder, and hand, the carpal tunnel questionnaire, and the SF–36 to clinical change after carpal tunnel release. J Hand Surg [Am]; 28:250–254.

[4] Atroshi I, Johnsson R, Sprinchorn A (1998) Self-administered outcome instrument in carpal tunnel syndrome. Reliability, validity and responsiveness evaluated in 102 patients. Acta Orthop Scand; 69:82–88.

[5] Atroshi I, Gummesson C, Johnsson R, et al (1999) Symptoms, disability, and quality of life in patients with carpal tunnel syndrome. J Hand Surg [Am]; 24:398–404.

[6] Amadio PC, Silverstein MD, Ilstrup DM, et al (1996) Outcome assessment for carpal tunnel surgery: the relative responsiveness of generic, arthrifis-specific, disease-specific, and physical examination measures. J Hand Surg [Am]; 21:338–346.

[7] Sezgin M, Incel NA, Serhan S, et al (2006) Assessment of symptom severity and functional status in patients with carpal tunnel syndrome: reliability and functionality of the Turkish version of the Boston Questionnaire. Disabil Rehabil; 28:1281–1285.

[8] lmaeda T, Uchiyama S, Toh S, et al (2007) Validation of the Japanese Society for Surgery of the Hand version of the Carpal Tunnel Syndrome Instrument. J Orthop Sci; 12:14–21.

方法学评估 ●●●●●● (6/6)

		不能评分	0分	1分	得分
效度	内容效度	未检验	无效	有效	1
	结构效度	未检验	无效	有效	1
	标准效度	未检验	无效	有效	1
信度	内部一致性	未检验	不一致	一致	1
	可重复性	未检验	不可重复	可重复	1
敏感度		未检验	不敏感	敏感	1

小计 6

临床应用 ●●●○ (3/4)

	0分	1分	2分	得分
患者友好度	有限	中等	优	1
医务人员友好度	有限	中等	优	2

小计 3

总计（10分制） 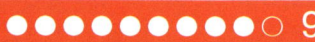 9

9.4 腕/手

8 Buck-Gramcko和Lohman全腕关节功能评估，Buck-Gramcko and Lohman evaluation for total wrist function（1985）

源自：Buck-Gramcko D, Lohmann, H (1985) Compression arthrodesis of the wrist. Tubiana, R (ed), The Hand. Philadelphia: W. B. Saunders, 723–729.

内容

类型 医务人员评定　　**量表** 5个子量表（5个项目）：

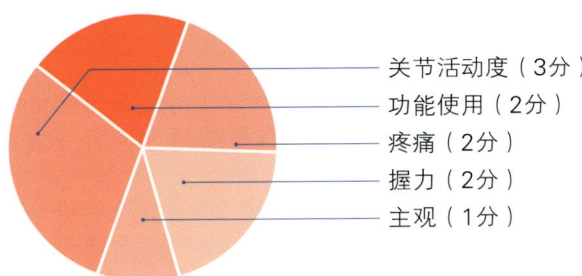

- 关节活动度（3分）
- 功能使用（2分）
- 疼痛（2分）
- 握力（2分）
- 主观（1分）

说明

优：9~10分
良：7~8分
中：5~6分
差：<5分

验证

未见相关验证研究。

纳入患者人群	效度	信度	敏感度
无			

方法学评估　　　　　　　　　　　　　　　　　　　○○○○○○（0/6）

		不能评分	0分	1分	得分
效度	内容效度	未检验	无效	有效	–
	结构效度	未检验	无效	有效	–
	标准效度	未检验	无效	有效	–
信度	内部一致性	未检验	不一致	一致	–
	可重复性	未检验	不可重复	可重复	–
敏感度		未检验	不敏感	敏感	–
				小计	–

临床应用　　　　　　　　　　　　　　　　　　　●●○○（2/4）

	0分	1分	2分	得分
患者友好度	有限	中等	优	2
医务人员友好度	有限	中等	优	0
			小计	2

总计（10分制）　　　　　　　　　●●○○○○○○○○　2

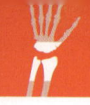

9　Castaing评分，Castaing score（1964）

源自：Castaing J (1964) ［Recent Fractures of the Lower Extremity of the Radius in Adults.］ Rev Chir Orthop Reparatrice Appar Mot; 50:581–696. French.

内容

类型　医务人员评定　　**量表**　3个子量表：

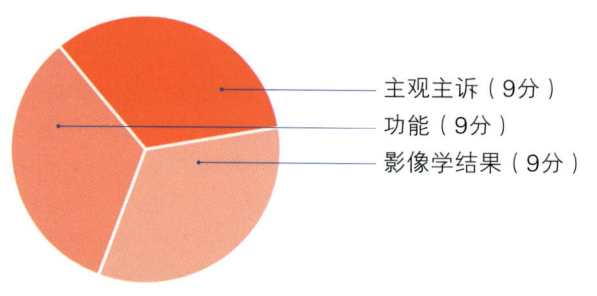

- 主观主诉（9分）
- 功能（9分）
- 影像学结果（9分）

说明
优：0分
良：1～5分
能满足需要：6～11分
中：12～15分
差：16～25分
极差：>25分

项目评分最低0分，最高1至9分。

验证

未见相关验证研究。

纳入患者人群	效度	信度	敏感度
无			

方法学评估　　　　　　　　　　　　　　　　　　　○○○○○○（0/6）

		不能评分	0分	1分	得分
效度	内容效度	未检验	无效	有效	-
	结构效度	未检验	无效	有效	-
	标准效度	未检验	无效	有效	-
信度	内部一致性	未检验	不一致	一致	-
	可重复性	未检验	不可重复	可重复	-
敏感度		未检验	不敏感	敏感	-

小计　-

临床应用　　　　　　　　　　　　　　　　　　　●●○○（2/4）

	0分	1分	2分	得分
患者友好度	有限	中等	优	2
医务人员友好度	有限	中等	优	0

小计　2

总计（10分制）　　　　　　　　●○○○○○○○○○　2

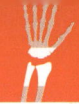

9.4 腕/手

10 Clawson功能指数，Clawson functional index（1971）

源自：Clawson DK, Souter WA, Carthun CJ, et al (1971) Functional assessment of the rheumatoid hand. Clin Orthop Relat Res; 77:203–210.

内容

类型 医务人员评定　　**量表** 5项功能测试（5个项目）：

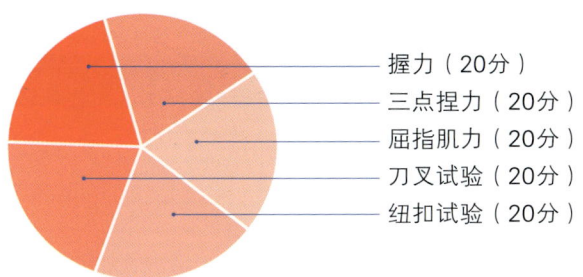

- 握力（20分）
- 三点捏力（20分）
- 屈指肌力（20分）
- 刀叉试验（20分）
- 纽扣试验（20分）

说明

每只手单独评分。

非惯用手评分乘以5/4。

最高分：100分

最低分：0分

评分越低，功能障碍越严重。

非惯用手进行除纽扣试验外的其他所有测试。

验证

结果对比验证

无。

纳入患者人群	效度	信度	敏感度
类风湿性关节炎患者（年龄未记录，性别未记录）[1]	未检验	未检验	+

验证研究：

[1] Clawson DK, Souter WA, Carthum CJ, et al (1971) Functional assessment of the rheumatoid hand. Clin Orthop Relat Res; 77:203–210.

方法学评估　　●○○○○○（1/6）

		不能评分	0分	1分	得分
效度	内容效度	未检验	无效	有效	–
	结构效度	未检验	无效	有效	–
	标准效度	未检验	无效	有效	–
信度	内部一致性	未检验	不一致	一致	–
	可重复性	未检验	不可重复	可重复	–
敏感度		未检验	不敏感	敏感	1
				小计	1

临床应用　　●●○○（2/4）

	0分	1分	2分	得分
患者友好度	有限	中等	优	2
医务人员友好度	有限	中等	优	0
			小计	2

总计（10分制）　　●●●○○○○○○○ 3

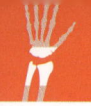

11 Cochin类风湿手部功能障碍量表，Cochin rheumatoid disability scale（1996）

也称为Duruöz手部指数（DHI）

源自：Duruoz MT, Poiraudeau S, Fermanian J, et al (1996) Development and validation of rheumatoid hand functional disability scale that assesses functional handicap. J Rheumatol; 23:1167–1172.

其他语言版本：法语

内容

类型 患者自评　　**量表** 18个项目，在下列领域评估手功能：

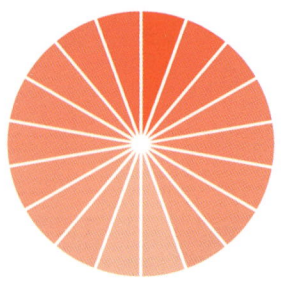

- 在厨房
- 穿衣
- 个人卫生
- 在办公室
- 其他

项目评分0至5分。

说明

最高分：90分

最低分：0分

评分越高，功能障碍越严重。

验证

结果对比验证[1]
- 功能残障视觉模拟评分
- 手功能指数

结果对比验证[3]
- Kapandji指数

结果对比验证[4]
- 关节炎手功能测试
- Keital功能测试
- 硬皮病手活动性测试

结果对比验证[6]
- Revel功能指数
- Dreiser功能指数
- 疼痛和残障视觉模拟评分
- 压痛

- 临床损害
- Kallman影像学量表

结果对比验证[7]
- 健康状况评估问卷
- 硬皮病健康状况评估问卷
- 手功能指数
- Kapandji指数
- McMaster Toronto患者选择关节炎功能障碍问卷
- SF–36

结果对比验证[8]
- 关节炎手功能测试
- Keital功能测试
- 硬皮病手活动性测试
- 健康状况评估问卷
- 硬皮病功能评估问卷

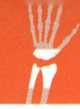

9.4 腕/手

	纳入患者人群	效度	信度	敏感度
	类风湿性关节炎患者（N=96）（51岁，18%男性）[1]	+	+	未检验
	类风湿性关节炎，计划手术的患者（N=50）（54岁，16%男性）[2]	未检验	未检验	+
	类风湿性关节炎，计划手术的患者（N=50）（54岁，16%男性）[3]	+	未检验	未检验
	硬皮病患者（N=40）（53岁，15%男性）[4]	+	+	未检验
	累及双手的类风湿性关节炎患者（N=55）（年龄未记录，20%男性）[5]	未检验	未检验	+
	手部骨性关节炎患者（N=89）（63岁，9%男性）[6]	+	+	+
	系统性硬化症患者（N=50）（54岁，12%男性）[7]	+	未检验	未检验
	手部类风湿性关节炎患者（N=40）（50岁，15%男性）[8]	+	+	未检验

验证研究：

[1] Duruoz MT, Poiraudeau S, Fermanian J, et al (1996) Development and validation of a rheumatoid hand functional disability scale that assesses functional handicap. J Rheumatol; 23:1167–1172.

[2] Lefevre–Colau MM, Poiraudeau S, Fermanian J, et al (2001) Responsiveness of the Cochi rheumatoid hand disability scale afte surgery. Rheumatology (Oxford); 40:843–850.

[3] Lefevre–Colau MM, Poiraudeau S, Oberlin C, et al (2003) Reliability, validity, and responsiveness of the modified Kapandji index for assessment of functional mobility of the rheumatoid hand. Arch Phys Med Rehabil; 84:1032–1038.

[4] Brower LM, Poole JL (2004) Reliability and validity of the Duruoz Hand Index in persons with systemic sclerosis (scleroderma). Arthritis Rheum; 51:805–809.

[5] Poiraudeau S, Lefevre–Colau MM, Fermanian J, et al (2000) The ability of the Cochin rheumatoid arthritis hand functional scale to detect change during the course of disease. Arthritis Care Res; 13:296–303.

[6] Poiraudeau S, Chevalier X, Conrozier T, et al (2001) Reliability, validity, and sensitivity to change of the Cochin hand functional disability scale in hand osteoarthritis. Osteoarthritis Cartilage; 9:570–577.

[7] Rannou F, Poiraudeau S, Berezne A, et al (2007) Assessing disability and quality of life in systemic sclerosis: construct validities of the Cochin Hand Function Scale, Health Assessment Questionnaire (HAQ), Systemic Sclerosis HAQ, and Medical Outcomes Study 36–Item Short Form Health Survey. Arthritis Rheum; 57:94–102.

[8] Poole JL, Cordova KJ, Brower LM (2006) Reliability and validity of a self–report of hand function in persons with rheumatoid arthritis. J Hand Ther; 19:12–16.

方法学评估　　●●●●●○（5/6）

		不能评分	0分	1分	得分
效度	内容效度	未检验	无效	有效	1
	结构效度	未检验	无效	有效	1
	标准效度	未检验	无效	有效	1
信度	内部一致性	未检验	不一致	一致	–
	可重复性	未检验	不可重复	可重复	1
敏感度		未检验	不敏感	敏感	1

小计　5

临床应用　　●●●○（3/4）

	0分	1分	2分	得分
患者友好度	有限	中等	优	1
医务人员友好度	有限	中等	优	2

小计　3

总计（10分制）　　●●●●●●●●○○ 8

12 Colville手部生活质量问卷，Colville quality of life hand questionnaire（1999）

源自：Colville RJ, Nicholson KS, Belcher HJ (1999) Hand surgery and quality of life. J Hand Surg［Br］; 24:263–266.

内容

类型 患者自评　**量表** 2部分，10个子量表（16个项目）：

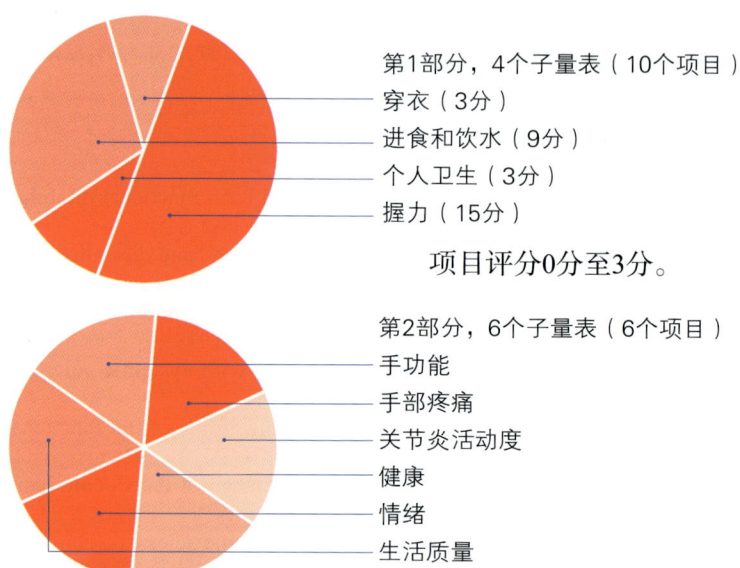

第1部分，4个子量表（10个项目）
- 穿衣（3分）
- 进食和饮水（9分）
- 个人卫生（3分）
- 握力（15分）

项目评分0分至3分。

第2部分，6个子量表（6个项目）
- 手功能
- 手部疼痛
- 关节炎活动度
- 健康
- 情绪
- 生活质量

项目以0至100的视觉模拟量表进行评分。

说明
第1部分总计各个项目评分。
最高分：30分
最低分：0分
第2部分各个项目单独评分。
最高分：100分
最低分：0分
每个部分评分越高，功能障碍越严重。

验证

未见相关验证研究。

纳入患者人群	效度	信度	敏感度
无			

方法学评估　　　　　　　　　　　　　　　　　　○○○○○○（0/6）

		不能评分	0分	1分	得分
效度	内容效度	未检验	无效	有效	–
	结构效度	未检验	无效	有效	–
	标准效度	未检验	无效	有效	–
信度	内部一致性	未检验	不一致	一致	–
	可重复性	未检验	不可重复	可重复	–
敏感度		未检验	不敏感	敏感	–
				小计	–

临床应用　　　　　　　　　　　　　　　　　　●●●○（3/4）

	0分	1分	2分	得分
患者友好度	有限	中等	优	1
医务人员友好度	有限	中等	优	2
			小计	3

总计（10分制）　　　　　　　　　●●●○○○○○○○　3

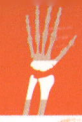

9.4 腕/手

13 上肢功能问卷，Disabilities of the Arm, Shoulder and Hand (DASH) (1996)

源自：Hudak PL, Amadio PC, Bombardier C (1996) Development of an upper extremity outcome measure: the DASH (disabilities of the arm, shoulder and hand) [corrected]. The Upper Extremity Collaborative Group (UECG). Am J Ind Med; 29:602–608.

其他语言版本：简体中文、荷兰语、法语、德语、希伯来语、意大利语、挪威语、西班牙语、瑞典语、繁体中文、土耳其语

http://www.dash.iwh.on.ca

内容

类型 患者自评　**量表** 3个模块（1个必填，2个选填）：

功能/症状（必填）

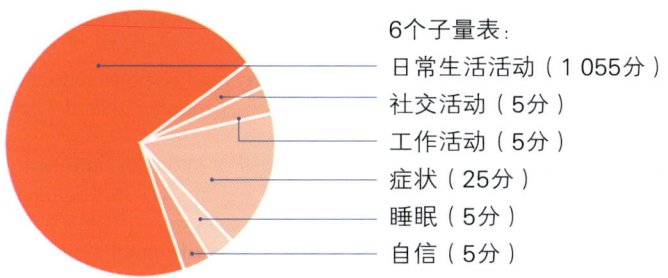

6个子量表：
- 日常生活活动（1 055分）
- 社交活动（5分）
- 工作活动（5分）
- 症状（25分）
- 睡眠（5分）
- 自信（5分）

说明

将评分标准化至100分，每个模块单独评分。
最高分：100分
最低分：0分
评分越高，功能障碍越严重。

进行下列活动的能力（选填）

体育运动/表演艺术（20分）
工作（20分）

验证

结果对比验证[1]
- Brigham（腕管）问卷
- SF-36

结果对比验证[3]
- 肩关节疼痛和功能障碍指数
- Brigham（腕管）问卷
- 疼痛、功能和工作能力视觉模拟评分

结果对比验证[7]
- SF-36
- 疼痛视觉模拟评分

结果对比验证[8]
- 健康状况评估问卷
- SF-36
- Moberg拾物试验
- 握力

结果对比验证[9]
- 简明DASH
- 握力
- 工作状况

纳入患者人群	效度	信度	敏感度
桡骨远端骨折患者（N=59）（53岁，37%男性）[1]	未检验	未检验	+
手术治疗尺侧腕部撞击综合征，术后晚期患者（N=43）（35岁，63%男性）[2]	+	未检验	未检验

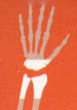

AO骨科量表评鉴

（续表）

纳入患者人群	效度	信度	敏感度
有腕关节/手部或肩关节问题的患者（N=200）（54岁，43%男性）[3]	+	+	+
计划进行腕管松解的患者（N=34）（55岁，45%男性）[4]	未检验	未检验	+
接受腕管减压的患者（N=57）（58岁，28%男性）[5]	未检验	+	+
腕管松解前、后的患者（N=50）（54岁，18%男性）[6]	未检验	未检验	+
有上肢疾患的日语患者（N=72）（54岁，24%男性）[7]	+	+	+
手指关节成形术的患者（N=37）（53岁，19%男性）[8]	+	未检验	未检验
手外伤患者（N=146）（38岁，79%男性）[9]	+	+	+

验证研究：

[1] MacDermid JC, Richards RS, Donner A, et al (2000) Responsiveness of the short form-36, disability of the arm, shoulder, and hand questionnaire, patient-rated wrist evaluation, and physical impairment measurements in evaluating recovery after a distal radius fracture. J Hand Surg [Am]; 25:330–340.

[2] Jain R, Hudak PL, Bowen CV (2001) Validity of health status measures in patients with ulnar wrist disorders. J Hand Ther; 14:147–153.

[3] Beaton DE, Katz JN, Fossel AH, et al (2001) Measuring the whole or the parts? Validity, reliability, and responsiveness of the Disabilities of the Arm, Shoulder and Hand outcome measure in different regions of the upper extremity. J Hand Ther; I4:128–146.

[4] Gay RE, Amadio PC, Johnson JC (2003) Comparative responsiveness of the disabilities of the arm, shoulder, and hand, the carpal tunnel questionnaire, and the arm, Shoulder, and hand, the carpal tunnel questionnaire, and the SF-36 to clinical change after carpal tunnel release. J Hand Surg [Am]; 28:250–254.

[5] Greenslade JR, Mehta RL, Belward P, et al (2004) Dash and Boston questionnaire assessment of carpal tunnel syndrome outcome: what is the responsiveness of an outcome questionnaire? J Hand Surg [Br]; 29:159–164.

[6] Kotsis SV, Chung KC (2005) Responsiveness of the Michigan Hand Outcomes Questionnaire and the Disabilities of the Arm, Shoulder and Hand questionnaire in carpal tunnel surgery. J Hand Surg [Am]; 30:81–86.

[7] Imaeda T, Toh S, Nakao Y, et al (2005) Validation of the Japanese Society for Surgery of the Hand version of the Disability of the Arm, Shoulder, and Hand questionnaire. J Orthop Sci; 10:353–359.

[8] Chiari-Grisar C, Koller U, Stamm TA, et al (2006) Performance of the disabilities of the arm, shoulder and hand outcome questionnaire and the Moberg picking up test in patients with finger joint arthroplasty. Arch Phys Med Rehabil; 87:203–206.

[9] Wong JY, Fung BK, Chu MM, et al (2007) The use of Disabilities of the Arm, Shoulder, and Hand Questionnaire in rehabilitation after acute traumatic hand injuries. J Hand Ther; 20:49–55.

方法学评估 ●●●●●○（5/6）

		不能评分	0分	1分	得分
效度	内容效度	未检验	无效	有效	-
	结构效度	未检验	无效	有效	1
	标准效度	未检验	无效	有效	1
信度	内部一致性	未检验	不一致	一致	1
	可重复性	未检验	不可重复	可重复	1
敏感度		未检验	不敏感	敏感	1
				小计	5

临床应用 ●●○○（2/4）

	0分	1分	2分	得分
患者友好度	有限	中等	优	0
医务人员友好度	有限	中等	优	2
			小计	2

总计（10分制） ●●●●●●●○○○ 7

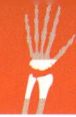

14 Fernandez评分系统,Fernandez point-score system(1988)

源自:Fernandez DL (1988) Radial osteotomy and Bowers arthroplasty for malunited fractures of the distal end of the radius. J Bone Joint Surg Am; 70:1538–1551.

内容

类型 医务人员评定　　**量表** 3个子量表(3个项目):

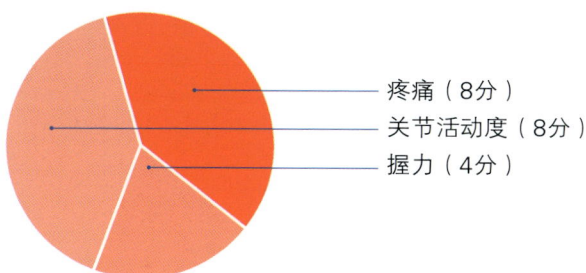

- 疼痛(8分)
- 关节活动度(8分)
- 握力(4分)

说明

优:18~20分
良:15~17分
中:12~14分
差:<11分

验证

未见相关验证研究。

纳入患者人群	效度	信度	敏感度
无			

方法学评估　　○○○○○○(0/6)

		不能评分	0分	1分	得分
效度	内容效度	未检验	无效	有效	-
	结构效度	未检验	无效	有效	-
	标准效度	未检验	无效	有效	-
信度	内部一致性	未检验	不一致	一致	-
	可重复性	未检验	不可重复	可重复	-
敏感度		未检验	不敏感	敏感	-
				小计	-

临床应用　　●●○○(2/4)

	0分	1分	2分	得分
患者友好度	有限	中等	优	2
医务人员友好度	有限	中等	优	0
			小计	2

总计(10分制)　　●●○○○○○○○○ 2

AO骨科量表评鉴

15　Fernandez评分，Fernandez scale（1982）

源自：Fernandez DL (1982) Correction of post-traumatic wrist deformity in adults by osteotomy, bone grafting, and internal fixation. J Bone Joint Surg Am; 64:1164–1178.

内容

类型　医务人员评定　　**量表**　4个子量表（4个项目）：

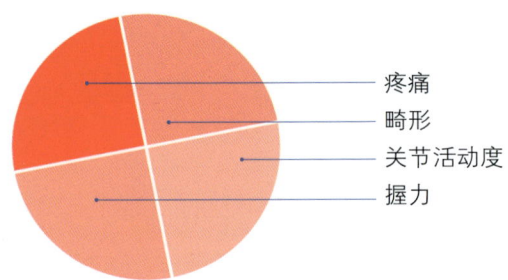

- 疼痛
- 畸形
- 关节活动度
- 握力

说明

没有评分，结果基于定性的检查所见。
- 优
- 良
- 中
- 差 = 治疗失败

验证

未见相关验证研究。

纳入患者人群	效度	信度	敏感度
无			

方法学评估　　　　　　　　　　　　　　　　　　　○○○○○○（0/6）

		不能评分	0分	1分	得分
效度	内容效度	未检验	无效	有效	–
	结构效度	未检验	无效	有效	–
	标准效度	未检验	无效	有效	–
信度	内部一致性	未检验	不一致	一致	–
	可重复性	未检验	不可重复	可重复	–
敏感度		未检验	不敏感	敏感	–
				小计	–

临床应用　　　　　　　　　　　　　　　　　　　●●○○（2/4）

	0分	1分	2分	得分
患者友好度	有限	中等	优	2
医务人员友好度	有限	中等	优	0
			小计	2

总计（10分制）　　　　　　　●○○○○○○○○○　2

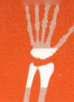

9.4 腕/手

16 前臂症状严重程度评分，Forearm symptom severity scale（1998）

源自：Flinkkila T, Raatikainen T, Hamalainen M (1980) AO and Frykman's classifications of Colles' fracture. No prognostic value in 652 patients evaluated after 5 years. Acta Orthop Scand; 69:77–81.

内容

类型 患者自评　**量表** 7个子量表（9个项目）：

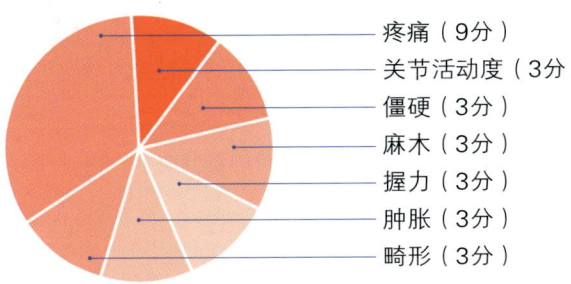

- 疼痛（9分）
- 关节活动度（3分）
- 僵硬（3分）
- 麻木（3分）
- 握力（3分）
- 肿胀（3分）
- 畸形（3分）

说明
无：0分
轻：1～6分
中：7～12分
重：13～18分
极重：19～27分

项目评分0至3分。

验证

未见相关验证研究。

纳入患者人群	效度	信度	敏感度
无			

方法学评估　　○○○○○○（0/6）

		不能评分	0分	1分	得分
效度	内容效度	未检验	无效	有效	-
	结构效度	未检验	无效	有效	-
	标准效度	未检验	无效	有效	-
信度	内部一致性	未检验	不一致	一致	-
	可重复性	未检验	不可重复	可重复	-
敏感度		未检验	不敏感	敏感	-

小计　-

临床应用　　●●●●（4/4）

	0分	1分	2分	得分
患者友好度	有限	中等	优	2
医务人员友好度	有限	中等	优	2

小计　4

总计（10分制）　●●●●○○○○○○　4

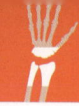

AO骨科量表评鉴

17 功能指数，Functional index（1984）

源自：Porter ML, Stockley I (1984) Functional index: a numerical expression of post-traumatic wrist function. Injury; 16:188–192.

内容

类型 医务人员评定　　**量表** 3个子量表（3个项目）：

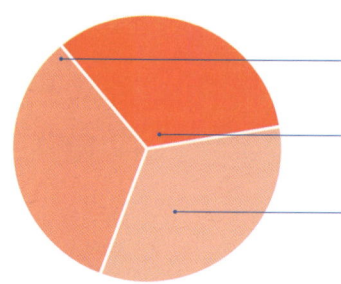

转矩指数 = 使用测力计测量的旋后肌力/旋前肌力（正常的百分比）

握力指数 = 使用握力计测量的握力（正常的百分比）

关节活动度指数 = 使用测角器测量的全部关节活动度（正常的百分比）

说明

功能指数 =（转矩指数 + 握力指数 + 关节活动度指数）/ 3

验证

结果对比验证

- Gartland和Werley评分系统
- 功能恢复患者主观分类
- 功能恢复作者主观分类

纳入患者人群	效度	信度	敏感度
桡骨远端骨折患者（N=89）（60岁，20%男性）[1]	+	未检验	未检验

验证研究：

[1] Porter ML, Stockley I (1984) Functional index: a numerical expression of post-traumatic wrist function. Injury; 16:188–192.

方法学评估　　●●○○○○○（2/6）

		不能评分	0分	1分	得分
效度	内容效度	未检验	无效	有效	–
	结构效度	未检验	无效	有效	1
	标准效度	未检验	无效	有效	1
信度	内部一致性	未检验	不一致	一致	–
	可重复性	未检验	不可重复	可重复	–
敏感度		未检验	不敏感	敏感	–

小计　2

临床应用　　●●○○（2/4）

	0分	1分	2分	得分
患者友好度	有限	中等	优	2
医务人员友好度	有限	中等	优	0

小计　2

总计（10分制）　　●●●●○○○○○○　4

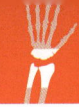

9.4 腕/手

18 Gartland和Werley评分系统，Gartland and Werley scoring system（1951）

源自：Gartland JJ Jr, Werley CW (1951) Evaluation of healed Colles' fractures. J Bone Joint Surg Am; 33–A:895–907.

内容

类型 医务人员评定　　**量表** 4个子量表（14个项目）：

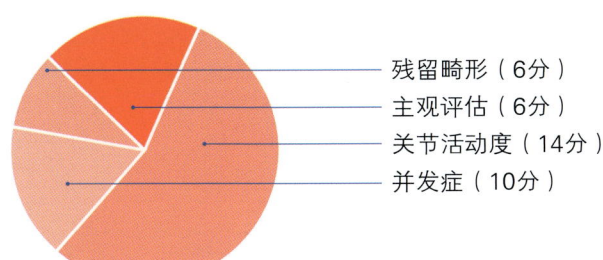

残留畸形（6分）
主观评估（6分）
关节活动度（14分）
并发症（10分）

说明
优：0~2分
良：3~8分
中：9~20分
差：>20分

验证

结果对比验证

- 功能指数

纳入患者人群	效度	信度	敏感度
桡骨远端骨折患者（N=89）（60岁，20%男性）[1]	+	未检验	未检验

验证研究：

[1] Porter ML, Stockley I (1984) Functional index: a numerical expression of post–traumatic wrist function. Injury; 16:I88–192.

方法学评估　　●○○○○○（1/6）

		不能评分	0分	1分	得分
效度	内容效度	未检验	无效	有效	–
	结构效度	未检验	无效	有效	–
	标准效度	未检验	无效	有效	1
信度	内部一致性	未检验	不一致	一致	–
	可重复性	未检验	不可重复	可重复	–
敏感度		未检验	不敏感	敏感	–

小计　1

临床应用　　●●○○（2/4）

	0分	1分	2分	得分
患者友好度	有限	中等	优	2
医务人员友好度	有限	中等	优	0

小计　2

总计（10分制）　　●●●○○○○○○○ 3

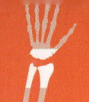

AO骨科量表评鉴

19　Green和O'Brien评分，Green and O'Brien（1978）

源自：Green DP, O'Brien ET (1978) Open reduction of carpal dislocations: indications and operative techniques. J hand Surg ［Am］; 3:250–265.

内容

类型　医务人员评定　　**量表**　5个子量表（5个项目）：

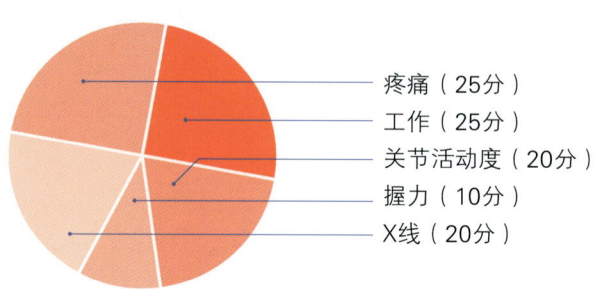

- 疼痛（25分）
- 工作（25分）
- 关节活动度（20分）
- 握力（10分）
- X线（20分）

项目评分最低0分，最高10至25分。

说明
最高分：100分
最低分：0分
评分越低，功能障碍越严重。

验证

未见相关验证研究。

纳入患者人群	效度	信度	敏感度
无			

方法学评估　　　　　　　　　　　　　　　　　　○○○○○○（0/6）

		不能评分	0分	1分	得分
效度	内容效度	未检验	无效	有效	–
	结构效度	未检验	无效	有效	–
	标准效度	未检验	无效	有效	–
信度	内部一致性	未检验	不一致	一致	–
	可重复性	未检验	不可重复	可重复	–
敏感度		未检验	不敏感	敏感	–
				小计	–

临床应用　　　　　　　　　　　　　　　　　　●●○○（2/4）

	0分	1分	2分	得分
患者友好度	有限	中等	优	2
医务人员友好度	有限	中等	优	0
			小计	2

总计（10分制）　　　　　　　　　　　●●○○○○○○○○　2

170

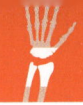

20 改良Green和O'Brien评分，Modified Green and O'Brien（1987）

源自：Cooney WP, Bussey R, Dobyns JH, et al (1987) Difficult wrist fractures. Perilunate fracture dislocations of the wrist. Clin Orthop; (214):136–147.

内容

类型 医务人员评定　　**量表** 4个子量表（4个项目）：

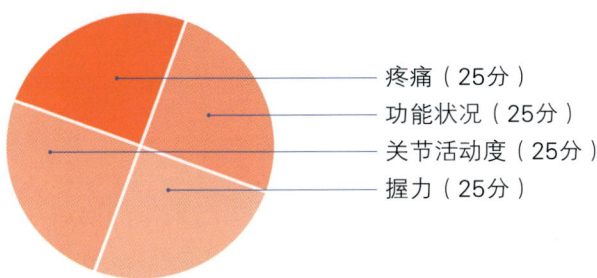

- 疼痛（25分）
- 功能状况（25分）
- 关节活动度（25分）
- 握力（25分）

项目评分0至25分。

说明

最高分：100分
最低分：0分
评分越低，功能障碍越严重。

验证

未见相关验证研究。

纳入患者人群	效度	信度	敏感度
无			

方法学评估　　　　　　　　　　　　　　　　　　　　○○○○○○（0/6）

		不能评分	0分	1分	得分
效度	内容效度	未检验	无效	有效	-
	结构效度	未检验	无效	有效	-
	标准效度	未检验	无效	有效	-
信度	内部一致性	未检验	不一致	一致	-
	可重复性	未检验	不可重复	可重复	-
敏感度		未检验	不敏感	敏感	-
				小计	-

临床应用　　　　　　　　　　　　　　　　　　　　●●○○（2/4）

	0分	1分	2分	得分
患者友好度	有限	中等	优	2
医务人员友好度	有限	中等	优	0
			小计	2

总计（10分制）　　　　　　　　　●●○○○○○○○○ 2

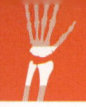

21 手功能指数,Hand functional index(1971)

类风湿性关节炎Keitel功能测试的一个组成部分

源自:Keitel W, Hoffmann H, Weber G, et al (1971)［Evaluation of the percentage of functional decrease of the joints using a motor function test in rheumatology.］Dtsch Gesundheitsw; 26:1901–1903. German.

内容

类型 医务人员评定　　　**量表** 6种功能(9个项目):

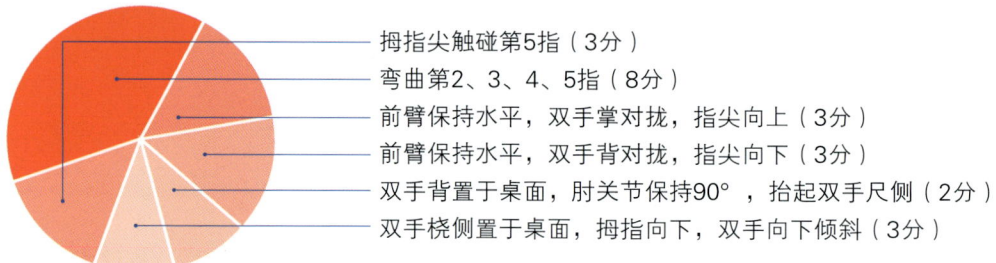

- 拇指尖触碰第5指(3分)
- 弯曲第2、3、4、5指(8分)
- 前臂保持水平,双手掌对拢,指尖向上(3分)
- 前臂保持水平,双手背对拢,指尖向下(3分)
- 双手背置于桌面,肘关节保持90°,抬起双手尺侧(2分)
- 双手桡侧置于桌面,拇指向下,双手向下倾斜(3分)

项目评分最低0分,最高2或3分。

说明　　　　　　　　　　　　　　　**最低分**:0分
最高分:21分　　　　　　　　　　评分越高,功能障碍越严重。

验证

结果对比验证

- 全套Keitel功能测试

纳入患者人群	效度	信度	敏感度
接受过肩袖手术或肩关节成形的患者(N=98)(38岁,29%男性)	+	未检验	未检验

验证研究:

[1] Kalla AA, Kotze TJ, Meyers OL, et al (1988) Clinical assessment of disease activity in rheumatoid arthritis: evaluation of a functional test.Ann Rheum Dis; 47:773–779.

方法学评估　　　　　　　　　　　　　　　　　●○○○○○(1/6)

		不能评分	0分	1分	得分
效度	内容效度	未检验	无效	有效	–
	结构效度	未检验	无效	有效	1
	标准效度	未检验	无效	有效	–
信度	内部一致性	未检验	不一致	一致	–
	可重复性	未检验	不可重复	可重复	–
敏感度		未检验	不敏感	敏感	–

小计　1

临床应用　　　　　　　　　　　　　　　　　●●○○(2/4)

	0分	1分	2分	得分
患者友好度	有限	中等	优	2
医务人员友好度	有限	中等	优	0

小计　2

总计(10分制)　　　　　　　　　●●●○○○○○○○　3

9.4 腕/手

22 手功能评分, Hand Function Score (HFS)（1998）

源自：Watts Am, Greenstock M, Cole RP (1998) Outcome following the rehabilitation of hand trauma patients. The importance of a subjective functional assessment. J Hand Surg［Br］; 23:485–489.

内容

类型 患者自评　　**量表** 5个子量表（25个项目）：

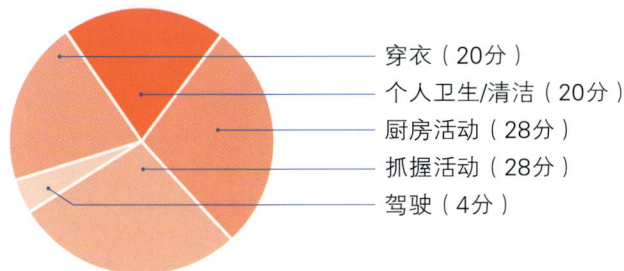

- 穿衣（20分）
- 个人卫生/清洁（20分）
- 厨房活动（28分）
- 抓握活动（28分）
- 驾驶（4分）

项目评分1至4分。

说明

最高分：100分
最低分：25分
评分越高，功能障碍越严重。

验证

未见相关验证研究。

纳入患者人群	效度	信度	敏感度
无			

方法学评估　　　　　　　　　　　　　　　○○○○○○（0/6）

		不能评分	0分	1分	得分
效度	内容效度	未检验	无效	有效	–
	结构效度	未检验	无效	有效	–
	标准效度	未检验	无效	有效	–
信度	内部一致性	未检验	不一致	一致	–
	可重复性	未检验	不可重复	可重复	–
敏感度		未检验	不敏感	敏感	–
				小计	–

临床应用　　　　　　　　　　　　　　　●●○○（2/4）

	0分	1分	2分	得分
患者友好度	有限	中等	优	0
医务人员友好度	有限	中等	优	2
			小计	2

总计（10分制）　　　　　　●●○○○○○○○○ 2

23 手外伤严重程度评分，Hand Injury Severity Score (HISS)（1996）

源自：Campbell DA, Kay SP (1996) The Hand Injury Scoring System. J Hand Surg ［Br］; 21:295–298.

内容

类型 医务人员评定　　**量表** 4个损伤子量表（10个项目）：

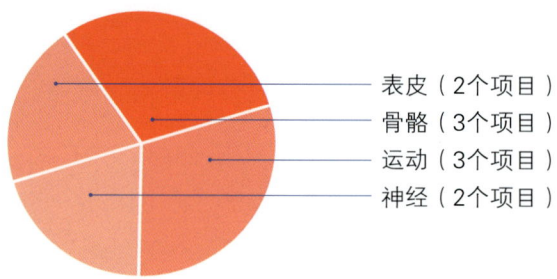

表皮（2个项目）
骨骼（3个项目）
运动（3个项目）
神经（2个项目）

每部分进行项目评分，将每部分赋予绝对值或加权因子。

说明

总分相加，乘以每部分的加权因子。
最高分：296分
最低分：0分
轻度：＜20分
中度：21～50分
严重：51～100分
重大：＞100分

验证

结果对比验证[1]
- 重返工作

结果对比验证[2]
- 离开工作时间

结果对比验证[3]
- DASH

纳入患者人群	效度	信度	敏感度
手外伤患者（N=48）（31岁，85%男性）[1]	+	未检验	未检验
有工作者赔偿的手外伤患者（N=106）（年龄未记录，76%男性）[2]	+	未检验	未检验
意外手外伤的患者（N=23）（年龄未记录，性别未记录）[3]	+	未检验	未检验

验证研究：

[1] Campbell DA, Kay SP(1996) The Hand Injury Severity Scoring System. J Hand Surg [Br];21:295–298.
[2] van der Molen AB, Matloub HS, Dzwierzynski W, et al (1999) The hand injury severity scoring system and workers' compensation cases in Wisconsin , USA. J Hand Surg [Br];24:184–186.
[3] Saxena P, Cutler L, Feldberg L(2004) Assessment of the severity of hand injuries using "hand injury severity score",and its correlation with the functional outcome. Injury;35:511–516.

9.4 腕/手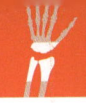

方法学评估　●○○○○○（1/6）

效度		不能评分	0分	1分	得分
效度	内容效度	未检验	无效	有效	1
	结构效度	未检验	无效	有效	0
	标准效度	未检验	无效	有效	-
信度	内部一致性	未检验	不一致	一致	-
	可重复性	未检验	不可重复	可重复	0
敏感度		未检验	不敏感	敏感	-
				小计	1

临床应用　●●○○（2/4）

	0分	1分	2分	得分
患者友好度	有限	中等	优	2
医务人员友好度	有限	中等	优	0
			小计	2

总计（10分制）　●●●○○○○○○○　3

24 硬皮病手灵活性，Hand mobility in scleroderma（2000）

源自：Sandqvist G, Eklund M (2000) Hand Mobility in Scleroderma (HAMIS) test: the reliability of a novel hand function test. Arthritis Care Res; 13:369–374.

内容

类型 医务人员评定　　**量表** 9个子量表（9个项目）：

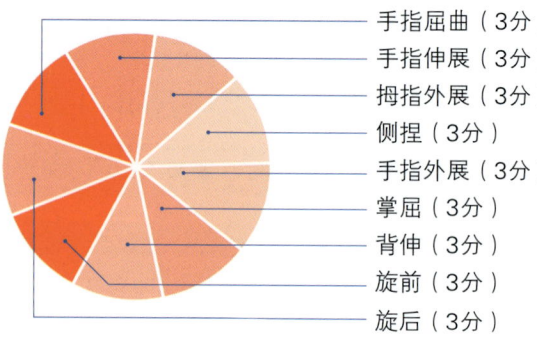

- 手指屈曲（3分）
- 手指伸展（3分）
- 拇指外展（3分）
- 侧捏（3分）
- 手指外展（3分）
- 掌屈（3分）
- 背伸（3分）
- 旋前（3分）
- 旋后（3分）

说明

最高分：27分
最低分：0分
评分越高，功能障碍越严重。

项目评分0至3分。

验证

结果对比验证[1]
- 相应功能的测角器测量

结果对比验证[2]
- 关节活动度
- 皮肤厚度

纳入患者人群	效度	信度	敏感度
硬皮病患者（N=30）（53岁，17%男性）[1]	+	+	未检验
硬皮病患者（N=45）（53岁，11%男性）[2]	+	未检验	未检验

验证研究：

[1] Sandqvist G,Eklund M (2000) Hand Mobility in Scleroderm (HAMIS) test: the reliability of a novel hand function test. Arthritis Res;13:369–374.

[2] Sandqvist G,Eklund M (2000) Validity of HAMIS:a test of hand mobility in scleroderma.Arthritis Care Res;13;382–387.

方法学评估　　●●●○○○（3/6）

		不能评分	0分	1分	得分
效度	内容效度	未检验	无效	有效	–
	结构效度	未检验	无效	有效	1
	标准效度	未检验	无效	有效	–
信度	内部一致性	未检验	不一致	一致	1
	可重复性	未检验	不可重复	可重复	1
敏感度		未检验	不敏感	敏感	–

小计　3

临床应用　　●●○○（2/4）

	0分	1分	2分	得分
患者友好度	有限	中等	优	2
医务人员友好度	有限	中等	优	0

小计　2

总计（10分制）　●●●●●○○○○○　5

9.4 腕/手

25 特种外科医院腕关节评分系统，Hospital for Special Surgery (HSS) wrist scoring system（1990）

源自：Figgie MP, Ranawat CS, Inglis AE, et al (1990) Trispherical total wrist arthroplasty in rheumatoid arthritis. J Hand Surg [Am]; 15:217–223.

内容

类型 医务人员评定　　**量表** 3个子量表（4个项目）：

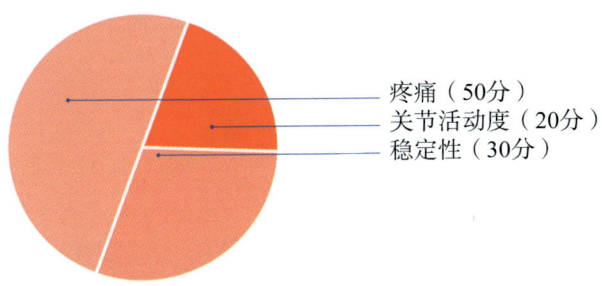

疼痛（50分）
关节活动度（20分）
稳定性（30分）

说明

优：90～100分

良：80～89分

中：70～79分

差：＜60分

验证

未见相关验证研究。

纳入患者人群	效度	信度	敏感度
无			

方法学评估　　○○○○○○（0/6）

		不能评分	0分	1分	得分
效度	内容效度	未检验	无效	有效	-
	结构效度	未检验	无效	有效	-
	标准效度	未检验	无效	有效	-
信度	内部一致性	未检验	不一致	一致	-
	可重复性	未检验	不可重复	可重复	-
敏感度		未检验	不敏感	敏感	-
				小计	-

临床应用　　●●○○（2/4）

	0分	1分	2分	得分
患者友好度	有限	中等	优	2
医务人员友好度	有限	中等	优	0
			小计	2

总计（10分制）　　●●○○○○○○○○　2

26 Kapandji指数，Kapandji index（1987）

源自：Kapandji A (1987) ［Proposal for a clinical score for flexion–extension of the long fingers］. Ann Chir Main; 6:288–294. French.

内容

类型 医务人员评定　　**量表** 3个子量表（3个项目）：

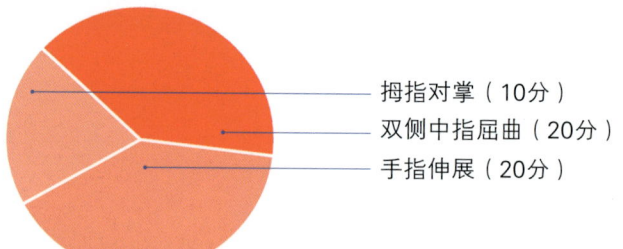

拇指对掌（10分）
双侧中指屈曲（20分）
手指伸展（20分）

说明
最高分：50分
最低分：0分
评分越低，功能障碍越严重。

验证

结果对比验证[2]
- 手功能指数
- 手指活动
- 握力和捏力
- Cochin量表
- 疼痛视觉模拟评分
- Larsen影像学分级

纳入患者人群	效度	信度	敏感度
手部类风湿性关节炎，计划手术的患者（N=50）（54岁，16%男性）[1]	未检验	未检验	–
手部类风湿性关节炎，计划手术的患者（N=42）（57岁，14%男性）[2]	未检验	+	未检验
手部类风湿性关节炎，计划手术的患者（N=50）（54岁，16%男性）[2]	+	未检验	–

验证研究：

[1] Lefevre-Colau MM, Poiraudeau S, Fermanian J, et al (2001) Responsiveness of the Cochin rheumatoid hand disability scale after surgery. Rheumatology (Oxford); 40:843–850.
[2] Lefevre-Colau MM, Poiraudeau S, Oberlin C, et al (2003) Reliability, validity, and responsiveness of the modified Kapandji index for assessment of functional mobility of the rheumatoid hand. Arch Phys Med Rehabil: 84:1032–1038.

方法学评估　　●●●○○○（3/6）

		不能评分	0分	1分	得分
效度	内容效度	未检验	无效	有效	–
	结构效度	未检验	无效	有效	1
	标准效度	未检验	无效	有效	1
信度	内部一致性	未检验	不一致	一致	–
	可重复性	未检验	不可重复	可重复	1
敏感度		未检验	不敏感	敏感	0

小计　3

临床应用　　●●○○（2/4）

	0分	1分	2分	得分
患者友好度	有限	中等	优	2
医务人员友好度	有限	中等	优	0

小计　2

总计（10分制）　●●●●●○○○○○　5

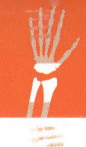

9.4 腕/手

27　Lamberta和Clayton腕关节评分，Lamberta and Clayton wrist score（1980）

源自：Lamberta FJ, Ferlic DC, Clayton ML (1980) Volz total wrist arthroplasty in rheumatoid arthritis: a preliminary report. J Hand Surg［Am］; 5:245–252.

内容

类型　医务人员评定　　量表　5个子量表（5个项目）：

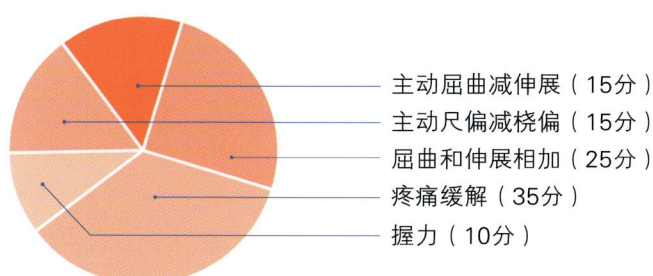

- 主动屈曲减伸展（15分）
- 主动尺偏减桡偏（15分）
- 屈曲和伸展相加（25分）
- 疼痛缓解（35分）
- 握力（10分）

项目评分最低0分，最高10至35分。

说明

最高分：100分

最低分：0分

评分越低，功能障碍越严重。

验证

未见相关验证研究。

纳入患者人群	效度	信度	敏感度
无			

方法学评估　　　　　　　　　　　　　　　　○○○○○○（0/6）

		不能评分	0分	1分	得分
效度	内容效度	未检验	无效	有效	–
	结构效度	未检验	无效	有效	–
	标准效度	未检验	无效	有效	–
信度	内部一致性	未检验	不一致	一致	–
	可重复性	未检验	不可重复	可重复	–
敏感度		未检验	不敏感	敏感	–
				小计	–

临床应用　　　　　　　　　　　　　　　　●●○○（2/4）

	0分	1分	2分	得分
患者友好度	有限	中等	优	2
医务人员友好度	有限	中等	优	0
			小计	2

总计（10分制）　　　　　　　　　　●●○○○○○○○○　2

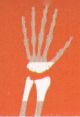

28 改良慢性手部类风湿评估和量化评分,M-SACRAH (Modified Score for Assessment and quantification of Chronic Rheumatic Affections of the Hands)(2004)

源自:Sautner J, Andel I, Rintelen B, et al (2004) Development of the M-SACRAH, a modified shortened version of SACRAH (Score for Assessment and quantification of Chronic Rheumatic Affections of the Hands). Rheumatology; 43:1409–1413.

内容

类型 患者自评　**量表** 3个子量表(12个项目):

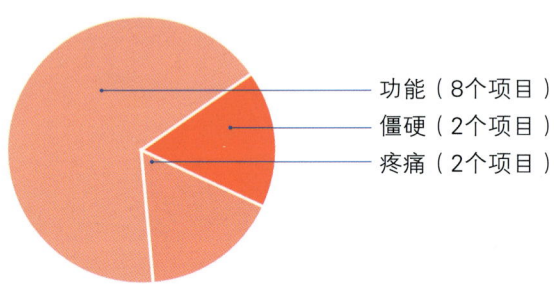

- 功能(8个项目)
- 僵硬(2个项目)
- 疼痛(2个项目)

项目以0至100 mm的视觉模拟量表进行评分。

说明

计算每个子量表的平均分。
总分 = 3个子量表评分的平均。
最高分:100分
最低分:0分
评分越高,功能障碍越严重。

验证

结果对比验证[1]
- 慢性手部类风湿评估和量化评分(SACRAH)
- 患者整体评估
- 医师整体评估
- C反应蛋白浓度
- 红细胞沉降率

结果对比验证[1]
- 慢性手部类风湿评估和量化评分(SACRAH)
- 疾病活动性评分-28
- 患者整体评估
- 医师整体评估
- C反应蛋白浓度
- 红细胞沉降率

纳入患者人群	效度	信度	敏感度
手部骨性关节炎患者(N=60)(62岁,27%男性)[1]	+	+	未检验
手部类风湿性关节炎患者(N=55)(60岁,16%男性)[1]	+	+	未检验

验证研究:

[1] Sautner J, Andel I, Rintelen B, et al (2004) Development of the M-SACRAH, a modified, shortened version of SACRAH (Score for the Assessment and Quantification of Chronic Rheumatoid Affections of the Hands). Rheumatology;43:1409–1413.

9.4 腕/手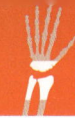

方法学评估　　●●●○○○（3/6）

效度		不能评分	0分	1分	得分
效度	内容效度	未检验	无效	有效	–
	结构效度	未检验	无效	有效	1
	标准效度	未检验	无效	有效	1
信度	内部一致性	未检验	不一致	一致	1
	可重复性	未检验	不可重复	可重复	–
敏感度		未检验	不敏感	敏感	–
				小计	3

临床应用　　●●●○（3/4）

	0分	1分	2分	得分
患者友好度	有限	中等	优	1
医务人员友好度	有限	中等	优	2
			小计	3

总计（10分制）　　●●●●●●○○○○　6

29 MacBain手功能测试，MacBin hand function test（1970）

源自：MacBain KP (1970) Assessment of function in the rheumatoid hand. Can J Occup Ther; 37:95–103.

内容

类型 医务人员评定　　**量表** 3个子量表（7个项目）：

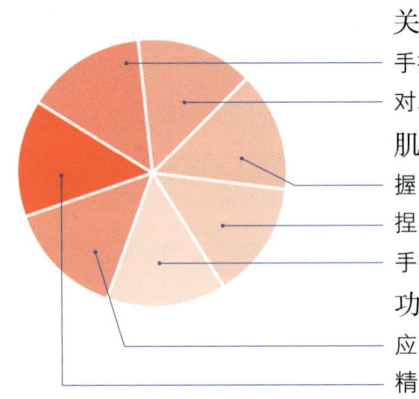

关节活动度：
- 手指至手掌
- 对掌

肌力：
- 握力
- 捏力
- 手指勾握力

功能活动：
- 应用肌力（揉面团，从水杯、水壶倒水）
- 精细动作（纽扣、插销、鞋带、门、硬币）

说明
根据对照组确立的正常值，对每项任务评分，给予下列分级之一：
- 优
- 良
- 中
- 差

验证

未见相关验证研究。

纳入患者人群	效度	信度	敏感度
无			

方法学评估　　○○○○○○（0/6）

		不能评分	0分	1分	得分
效度	内容效度	未检验	无效	有效	-
	结构效度	未检验	无效	有效	-
	标准效度	未检验	无效	有效	-
信度	内部一致性	未检验	不一致	一致	-
	可重复性	未检验	不可重复	可重复	-
敏感度		未检验	不敏感	敏感	-

小计 -

临床应用　　●●○○（2/4）

	0分	1分	2分	得分
患者友好度	有限	中等	优	2
医务人员友好度	有限	中等	优	0

小计 2

总计（10分制）　　●○○○○○○○○○　2

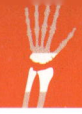

30 手功能测量，Manual Ability Measure (MAM-16)（2005）

源自：Chen CC, Granger CV, Peimer CA, et al (2005) Manual Ability Measure (MAM-16): a preliminary report on a new patient-centred and task-oriented outcome measure of hand function. J Hand Surg ［Br］; 30:207-216.

内容

类型 患者自评　　**量表** 16项日常生活活动：

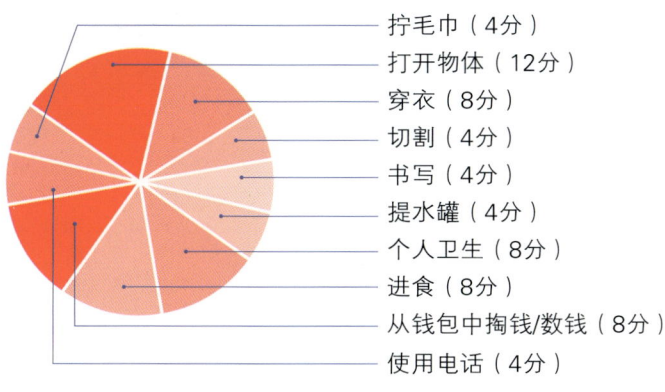

- 拧毛巾（4分）
- 打开物体（12分）
- 穿衣（8分）
- 切割（4分）
- 书写（4分）
- 提水罐（4分）
- 个人卫生（8分）
- 进食（8分）
- 从钱包中掏钱/数钱（8分）
- 使用电话（4分）

说明

将项目标准化至100分。

最高分：100分

最低分：0分

评分越低，功能障碍越严重。

项目评分0至4分。

验证

结果对比验证
- LIFEware肌肉骨骼表
- SF-12健康状况

纳入患者人群	效度	信度	敏感度
有各种手部疾患的患者（N=115）（年龄未记录，57%男性）[1]	+	+	未检验

验证研究：

[1] Chen CC, Granger CV, Peimer CA, et al (2005) Manual Ability Measure (MAM-16): a preliminary report on a new patient-centred and task-oriented outcome measure of hand function. J Hand Surg [Br];30:207-216.

方法学评估　●●●●○○（4/6）

		不能评分	0分	1分	得分
效度	内容效度	未检验	无效	有效	1
	结构效度	未检验	无效	有效	1
	标准效度	未检验	无效	有效	1
信度	内部一致性	未检验	不一致	一致	-
	可重复性	未检验	不可重复	可重复	1
敏感度		未检验	不敏感	敏感	-
				小计	4

临床应用　●●●○（3/4）

	0分	1分	2分	得分
患者友好度	有限	中等	优	1
医务人员友好度	有限	中等	优	2
			小计	3

总计（10分制）　●●●●●●●○○○ 7

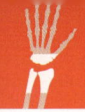

AO骨科量表评鉴

31　Martini评分，Martini score（1999）

源自：Martini AK (1999)［Evaluation protocol for assessment of the wrist joint］. Handchir Mikrochir Plast Chir; 31: 153–154. German.

内容

类型　医务人员评定　　**量表**　8个子量表（13个项目）：

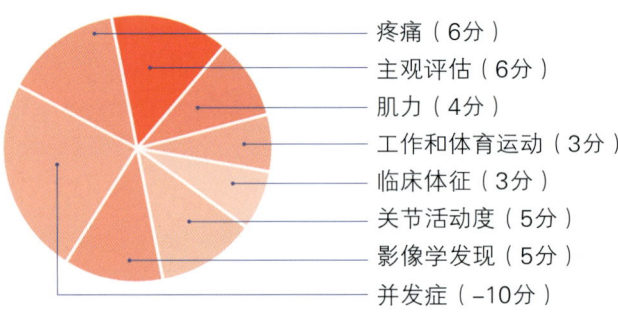

疼痛（6分）
主观评估（6分）
肌力（4分）
工作和体育运动（3分）
临床体征（3分）
关节活动度（5分）
影像学发现（5分）
并发症（-10分）

项目（并发症除外）评分最低0分，最高2至6分。
对5种可能的并发症，每种减去2分。

说明

最高分：32分
最低分：-10分
评分越低，功能障碍越严重。

验证

未见相关验证研究。

纳入患者人群	效度	信度	敏感度
无			

方法学评估　　　　　　　　　　　　　　　　　○○○○○○（0/6）

		不能评分	0分	1分	得分
效度	内容效度	未检验	无效	有效	-
	结构效度	未检验	无效	有效	-
	标准效度	未检验	无效	有效	-
信度	内部一致性	未检验	不一致	一致	-
	可重复性	未检验	不可重复	可重复	-
敏感度		未检验	不敏感	敏感	
				小计	-

临床应用　　　　　　　　　　　　　　　　　●●○○（2/4）

	0分	1分	2分	得分
患者友好度	有限	中等	优	2
医务人员友好度	有限	中等	优	0
			小计	2

总计（10分制）　　　　　　　　●●○○○○○○○○　2

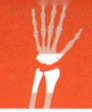

9.4 腕/手

32 改良Martini评分，Modified Martini score（2004）

源自：Strohm PC, Muller CA, Boll T, et al (2004) Two procedures for kischner wire osteosynthesis of distal radial fractures. A randomized trial. J Bone Joint Surg Am; 2621–2628.

内容

类型 医务人员评定　　**量表** 8个子量表（14个项目）：

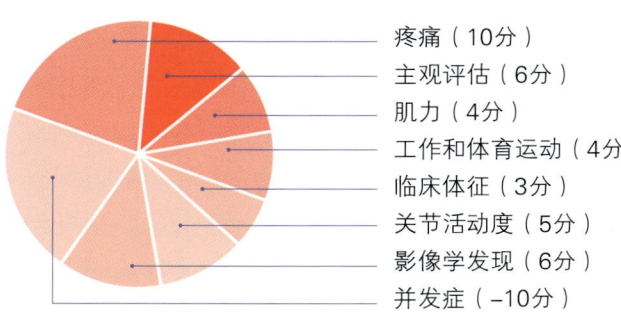

- 疼痛（10分）
- 主观评估（6分）
- 肌力（4分）
- 工作和体育运动（4分）
- 临床体征（3分）
- 关节活动度（5分）
- 影像学发现（6分）
- 并发症（–10分）

说明
优：35～38分
良：29～34分
中：20～28分
差：＜20分

项目（并发症除外）评分最低0分，最高2至6分。
对5种可能的并发症，每种减去2分。

验证

未见相关验证研究。

	纳入患者人群	效度	信度	敏感度
	无			

方法学评估　　　　　　　　　　　　　　○○○○○○（0/6）

		不能评分	0分	1分	得分
效度	内容效度	未检验	无效	有效	–
	结构效度	未检验	无效	有效	–
	标准效度	未检验	无效	有效	–
信度	内部一致性	未检验	不一致	一致	–
	可重复性	未检验	不可重复	可重复	–
敏感度		未检验	不敏感	敏感	–
				小计	–

临床应用　　　　　　　　　　　　　　●●○○（2/4）

	0分	1分	2分	得分
患者友好度	有限	中等	优	2
医务人员友好度	有限	中等	优	0
			小计	2

总计（10分制）　　　　　　　　●●○○○○○○○○ 2

33 密歇根手部结果问卷，Michigan Hand outcomes Questionnaire (MHQ)（1998）

源自：Chung KC, Pillsbury MS, Walters MR, et al (1998) Reliability and validity testing of the Michigan Hand Outcomes Questionnaire. J Hand Surg［Am］; 23:575–587.

内容

类型 患者自评　　**量表** 7个子量表（37个项目）：

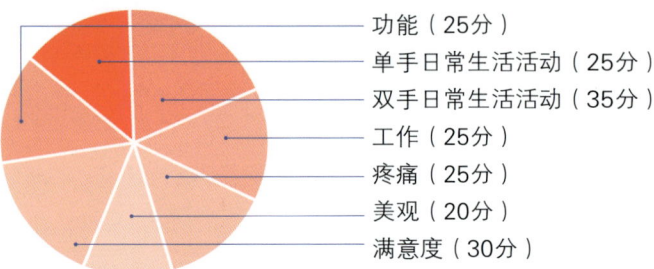

- 功能（25分）
- 单手日常生活活动（25分）
- 双手日常生活活动（35分）
- 工作（25分）
- 疼痛（25分）
- 美观（20分）
- 满意度（30分）

项目评分1至5分。

说明

每个子量表单独评分，并标准化至100分。
各个子量表平均分 = 总MHQ评分。
评分越高，功能障碍越严重。

验证

结果对比验证[1]

- SF-12

结果对比验证[4]

- 澳大利亚/加拿大手部骨性关节炎指数

纳入患者人群	效度	信度	敏感度
有手部疾患的患者（N=200）（45岁，53%男性）[1]	+	+	未检验
有手部慢性疾患的患者（N=187）（48岁，57%男性）[2]	未检验	未检验	+
腕管松解前、后的患者（N=50）（54岁，18%男性）[3]	未检验	未检验	+
手部类风湿性关节炎患者（N=62）（65岁，27%男性）[4]	+	+	未检验

验证研究：

[1] Chung KC, Pillsbury MS, Walters MR, et al (1998) Reliability and validity testing of the Michigan Hand Outcomes Questionnaire. J Hand Surg [Am]; 23:575–587.

[2] Chung KC, Hamill JB, Walters MR, et al (1999) The Michigan Hand Outcomes Questionnaire (MHQ): assessment of responsiveness to clinical change. Ann Plast Surg, 42:619–622.

[3] Kotsis SV, Chung KC (2005) Responsiveness of the Michigan Hand Outcomes Questionnaire and the Disabilities of the Arm, Shoulder and Hand questionnaire in carpal tunnel surgery. J Hand Surg [Am]; 30:81–86.

[4] Massy-Westropp N, Krishnan J, Aherm M (2004) Comparing the AUSCAN Osteoarthritis Hand Index, Michigan Hand Outcomes Questionnaire, and Sequential Occupational Dexterity Assessment for patients with rheumatoid arthritis. J Rheumatol; 31:1996–2001.

9.4 腕/手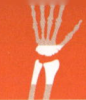

方法学评估　●●●●●○（5/6）

		不能评分	0分	1分	得分
效度	内容效度	未检验	无效	有效	1
	结构效度	未检验	无效	有效	-
	标准效度	未检验	无效	有效	1
信度	内部一致性	未检验	不一致	一致	1
	可重复性	未检验	不可重复	可重复	1
敏感度		未检验	不敏感	敏感	1
				小计	5

临床应用　●●○○（2/4）

	0分	1分	2分	得分
患者友好度	有限	中等	优	0
医务人员友好度	有限	中等	优	2
			小计	2

总计（10分制）　●●●●●●●○○○ 7

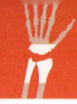

AO骨科量表评鉴

34 纽约骨科医院腕关节等级评定量表,New York Orthopedic Hospital (NYOH) wrist rating scale(1991)

源自:Seitz WH, Jr., Froimson AI, Leb RB (1991) Reduction of treatment-related complications in the external fixation of complex distal radius fractures. Orthop Rev; 20; 169–177.

内容

类型 医务人员评定　　**量表** 5个子量表(10个项目):

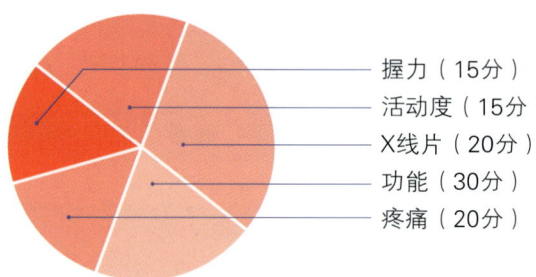

- 握力(15分)
- 活动度(15分)
- X线片(20分)
- 功能(30分)
- 疼痛(20分)

项目评分最低0分,最高2至30分。

说明

优:90~100分

良:70~89分

中:55~69分

差:<55分

验证

未见相关验证研究。

纳入患者人群	效度	信度	敏感度
无			

方法学评估　　　　　　　　　　　　　　　　　　　○○○○○○(0/6)

		不能评分	0分	1分	得分
效度	内容效度	未检验	无效	有效	-
	结构效度	未检验	无效	有效	-
	标准效度	未检验	无效	有效	-
信度	内部一致性	未检验	不一致	一致	-
	可重复性	未检验	不可重复	可重复	-
敏感度		未检验	不敏感	敏感	-
				小计	-

临床应用　　　　　　　　　　　　　　　　　　　●●○○(2/4)

	0分	1分	2分	得分
患者友好度	有限	中等	优	2
医务人员友好度	有限	中等	优	0
			小计	2

总计(10分制)　　　　　　　　　　●●○○○○○○○○ 2

35 患者评估测量，Patient Evaluation Measure (PEM)（1995）

源自：Macey AC, Burke FD, Abbott K, et al (1995) Outcomes of hand surgery. British Society for Surgery of the Hand. J Hand Surg［Br］; 20:841–855.

内容

类型 患者自评　　**量表** 3部分（18个项目）：

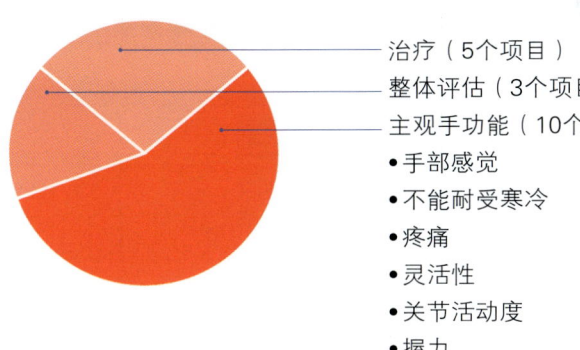

- 治疗（5个项目）
- 整体评估（3个项目）
- 主观手功能（10个项目）
  • 手部感觉
  • 不能耐受寒冷
  • 疼痛
  • 灵活性
  • 关节活动度
  • 握力
  • 日常活动
  • 工作
  • 外观
  • 总体评估

说明
每个项目评分为最大可能评分的百分比。
最高分：100分
最低分：0分
评分越高，功能障碍越严重。

项目评分1至7分。

验证

结果对比验证[1]
无。

结果对比验证[2]
• 握力

结果对比验证[3]
• 疼痛
• 压痛
• 肿胀
• 腕关节活动
• 握力

结果对比验证[4]
• DASH
• 握力
• 静态两点辨别觉
• 九孔插棒测试

结果对比验证[5]
• DASH
• 握力
• 指端捏力
• 关节活动度

纳入患者人群	效度	信度	敏感度
仅内容效度[1]	+	未检验	未检验
单侧手外伤患者（N=35）（35岁，57%男性）[2]	+	+	未检验
舟骨骨折患者（N=80）（30岁，89%男性）[3]	+	+	+
切开手术腕管松解患者（N=24）（51岁，28%男性）[4]	+	未检验	+
桡骨远端骨折患者（N=200）（54岁，64%男性）[5]	+	+	未检验

验证研究：

[1] Macey AC, Burke FD, Abbott K, et al (1995) Outcomes of hand surgery. British Society for Surgery of the Hand. J Hand Surg [Br]; 20:841–855.

[2] Sharma R, Dias JJ (2000) Validity and reliability of three generic outcome measures for hand disorders. J Hand Surg [Br]: 25:593–600.
[3] Dias JJ, Bhowal B, Wildin CJ, et al (2001) Assessing the outcome of disorders of the hand. Is the patient evaluation measure reliable, valid, responsive and without bias? J Bone Joint Surg Br; 83:235–240.
[4] Hobby JL, Watts C, Elliot D (2005) Validity and responsiveness of the patient evaluatiton measure as an outcome measure for carpal tunnel syndrome. J Hand Surg [Br]; 30:350–354.
[5] Forward DP, Sithole JS, Davis TR (2007) The internal consistency and validity of the patient evaluation measure for outcomes assessment in distal radius fractures. J Hand Surg [Br]: 52:262–267.

方法学评估　●●●●●●（6/6）

		不能评分	0分	1分	得分
效度	内容效度	未检验	无效	有效	1
	结构效度	未检验	无效	有效	1
	标准效度	未检验	无效	有效	1
信度	内部一致性	未检验	不一致	一致	1
	可重复性	未检验	不可重复	可重复	1
敏感度		未检验	不敏感	敏感	1
				小计	6

临床应用　●●●○（3/4）

	0分	1分	2分	得分
患者友好度	有限	中等	优	1
医务人员友好度	有限	中等	优	2
			小计	3

总计（10分制）　●●●●●●●●●○ 9

36 患者注重的腕关节结果，Patient focused wrist outcome（2003）

源自：Bialocerkowski AE, Grimmer KA, Bain GI (2003) Development of a patient-focused wrist outcome instrument. Hand Clin; 19:437–448.

内容

类型 患者自评 **量表** 2部分（30个项目）：

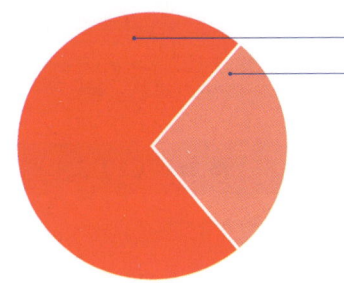

标准部分（25个项目）
个体部分（5个项目）

标准部分：
属于进行日常生活活动的25个项目。
每个项目有4个可能的答案："是""否""未曾尝试""无"。
个体部分：
患者指定5项额外的难于进行、但是重要的活动。

指定活动的困难程度和重要程度评分为1至5分。

说明

每部分单独评分。
标准部分：
总计回答为"是"的数目。
最高分：25分
最低分：0分
评分越高，功能障碍越严重。
个体部分：
总计困难程度和重要程度评分。
最高分：50分
最低分：10分
评分越高，功能障碍越严重。

验证

结果对比验证[2]

• Glasgow疼痛问卷

纳入患者人群	效度	信度	敏感度
单侧非全身性肌肉骨骼性腕部疾患的患者（N=50）（年龄未记录，性别未记录）[1]	+	+	未检验
遭受桡骨远端骨折的患者（N=26）（62岁，15%男性）[2]	+	未检验	+

验证研究：

[1] Bialocerkowski AE, Grimmer KA, Bain GI (2003) Development of a patient-focused wrist outcome instrument. Hand Clin; 19:437–448.
[2] Bialocerkowski AE, Grimmer KA, Bain GI (2003) Validity of the patient-focused wrist outcome instrument: do impairments represent functional ability? Hand Clin; 19:449–455.

AO骨科量表评鉴

方法学评估　　　　　　　　　●●●●○○（4/6）

		不能评分	0分	1分	得分
效度	内容效度	未检验	无效	有效	1
	结构效度	未检验	无效	有效	1
	标准效度	未检验	无效	有效	-
信度	内部一致性	未检验	不一致	一致	-
	可重复性	未检验	不可重复	可重复	1
敏感度		未检验	不敏感	敏感	1

小计　4

临床应用　　　　　　　　　●●○○（2/4）

	0分	1分	2分	得分
患者友好度	有限	中等	优	0
医务人员友好度	有限	中等	优	2

小计　2

总计（10分制）　　　　　　●●●●●●○○○○ 6

37 患者手术结果—手/前臂，Patient Outcomes of Surgery-Hand/Arm (POS-Hand/Arm)（2004）

源自：Cano SJ, Browne JP, Lamping DL, et al (2004) The patient Outcomes of Surgery-Hand/Arm (POS-Hand/Arm): a new patient-based outcome measure. J Hand Surg［Br］; 29:477-485.

内容

类型 患者自评　　**量表** 4个子量表（33个项目）：

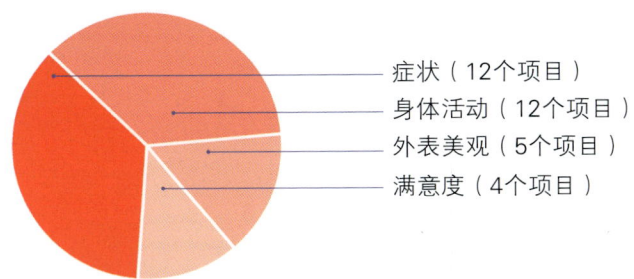

- 症状（12个项目）
- 身体活动（12个项目）
- 外表美观（5个项目）
- 满意度（4个项目）

说明

每个子量表单独评分，并标准化至100分。
最高分：100分
最低分：0分
评分越低，功能障碍越严重。

满意度子量表只包括术后的情况。
项目评分最低1分，最高4或5分。

验证

结果对比验证[1]

- DASH
- 密歇根手部结果问卷

纳入患者人群	效度	信度	敏感度
手和前臂疾病手术前、后的患者（N=165）（55岁，57%男性）[1]	+	+	+
手/前臂疾病手术前、后的患者（N=61）（年龄未记录，性别未记录）[1]	未检验	+	+

验证研究：

[1] Cano SJ, Browne JP, Lamping DL, et al (2004) The Patient Outcomes of Surgery-Hand/Arm (POS-Hand/Arm):a new patient-based outcome measure. J Hand Surg [Br];29:477-485.

方法学评估　　●●●●●○（5/6）

		不能评分	0分	1分	得分
效度	内容效度	未检验	无效	有效	1
	结构效度	未检验	无效	有效	-
	标准效度	未检验	无效	有效	1
信度	内部一致性	未检验	不一致	一致	1
	可重复性	未检验	不可重复	可重复	1
敏感度		未检验	不敏感	敏感	1

小计　5

临床应用　　●●○○（2/4）

	0分	1分	2分	得分
患者友好度	有限	中等	优	0
医务人员友好度	有限	中等	优	2

小计　2

总计（10分制）　　●●●●●●●○○○　7

38 患者评级腕关节评估，Patient Rated Wrist Evaluation (PRWE)（1998）

源自：MacDermid JC, Turgeon T, Richards RS, et al (1998) Patient rating of wrist pain and disability: a reliable and valid measurement tool. J Orthop Trauma; 12:577–586.

内容

类型 患者自评　　**量表** 2个子量表（每个子量表50分）：

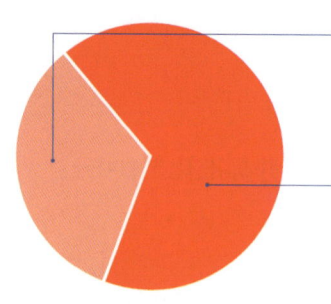

- 疼痛（5个项目）
  - 休息时
  - 移动腕关节或提东西时
  - 最糟糕时
- 功能（10个项目）
  - 进行各种具体日常生活活动时
  - 进行工作（上班或居家）、娱乐和个人生活自理时

项目评分0至10分。

说明

最高分：100分

最低分：0分

评分越高，功能障碍越严重。

验证

结果对比验证[1]
- 关节活动度
- 握力
- 灵活性测试
- SF-36
- 预期疼痛和功能障碍改变

结果对比验证[5]
- 中文版SF-36
- 疼痛视觉模拟评分
- 腕关节主动活动度

- 握力
- Jebsen手功能测试
- SF-36躯体部分

结果对比验证[6]
- 澳大利亚/加拿大手部骨性关节炎指数
- DASH
- SF-36
- 握力和捏力
- 灵活性
- 关节活动度

纳入患者人群	效度	信度	敏感度
Colles骨折患者（N=101）（50岁，31%男性）或舟骨骨不连患者（N=35）（34岁，97%男性）[1]	+	未检验	未检验
Colles骨折急性期（N=28）（60岁，36%男性）和经过治疗的患者（N=36）（45岁，33%男性）以及舟骨骨不连患者（N=35）（34岁，97%男性）[1]	未检验	+	未检验
腕部骨折或腕骨不稳定患者（N=60）（21~75岁，43%男性）[2]	未检验	未检验	+
桡骨远端骨折患者（N=59）（53岁，37%男性）[3]	未检验	未检验	+
桡骨远端骨折的中文（N=27）或英语（N=30）患者（年龄未记录，73%男性）[4]	未检验	+	未检验
腕部损伤的中文患者（N=47）（46岁，62%男性）[5]	+	+	未检验
腕掌关节骨性关节炎，接受手术的患者（N=121）（65岁，18%男性）[6]	+	未检验	未检验

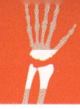

40 慢性手部类风湿评估和量化评分，SACRAH (Score for Assessment and quantification of Chronic Rheumatic Affections of the Hands)（2003）

源自：Leeb BF, Sautner J, Andel I, et al (2003) SACRAH: a score for assessment and quantification of chronic rheumatic affections of the hands. Rheumatology (Oxford); 42:1173-1178.

内容

类型 患者自评　　**量表** 3个子量表（23个项目）：

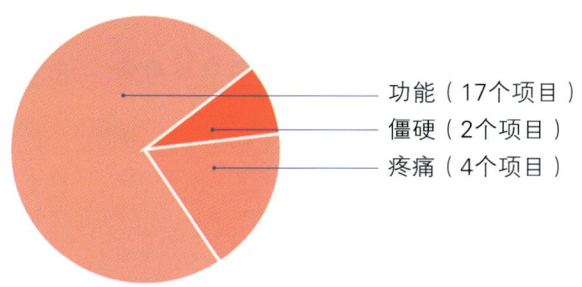

功能（17个项目）
僵硬（2个项目）
疼痛（4个项目）

说明
计算每个子量表的平均分。
总分 = 3个子量表评分的平均分。
最高分：100分
最低分：0分
评分越高，功能障碍越严重。

项目以100 mm的视觉模拟量表进行评分。

验证

结果对比验证[1]
- 患者整体评估
- 医师整体评估
- C反应蛋白浓度
- 红细胞沉降率

纳入患者人群	效度	信度	敏感度
手部骨性关节炎患者（N=69）（58岁，12%男性）[1]	+	+	未检验
手部类风湿性关节炎患者（N=103）（61岁，17%男性）[1]	+	+	未检验

验证研究：

[1] Leeb BF, Sautner J, Andel I, et al (2003) SACRAH:a score for assessment and quantification of chronic rheumatic affections of the hands. Rheumatology (Oxford);42:1173-1178.

方法学评估　　●●○○○○（2/6）

		不能评分	0分	1分	得分
效度	内容效度	未检验	无效	有效	-
	结构效度	未检验	无效	有效	1
	标准效度	未检验	无效	有效	-
信度	内部一致性	未检验	不一致	一致	1
	可重复性	未检验	不可重复	可重复	-
敏感度		未检验	不敏感	敏感	-
				小计	2

临床应用　　●●●○（3/4）

	0分	1分	2分	得分
患者友好度	有限	中等	优	1
医务人员友好度	有限	中等	优	2
			小计	3

总计（10分制）　　●●●●●○○○○○ 5

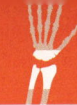

9.4 腕/手

验证研究：

[1] Beaton DE, Wright JG, Katz JN (2005) Development of the QuickDASH: comparison of three item-reduction approaches. J Bone Joint Surg Am; 87:1038–1046.

[2] Gummesson C, Ward MM, Atroshi I (2006) The shortened disabilities of the arm, shoulder and hand questionnaire (QuickDASH): validity and reliability based on responses within the full length DASH. BMC Musculoskelet Disord; 7:44–50.

[3] Imaeda T, Toh S, Wada T, et al (2006) Validation of the Japanese Society for Surgery of the Hand Version of the Quick Disability of the Arm, Shoulder, and Hand (Quick DASH–JSSH) questionnaire. J Orthop Sci; 11:248–253.

[4] Matheson LN, Melhorn JM, Mayer TG, et al (2006) Reliability of a visual analog version of the QuickDASH. J Bone Joint Surg Am; 88:1782–1787.

[5] Stover B, Silverstein B, Wickizer T, et al (2007) Accuracy of a disability instrument to identify workers likely to develop upper extremity musculoskeletal disorders. J Occup Rehabil; 17:227–245.

[6] Wong JY, Fung BK, Chu MM, et al (2007) The use of Disabilities of the Arm, Shoulder, and Hand Questionnaire in rehabilitation after acute traumatic hand injuries. J Hand Ther; 20:49–55.

方法学评估 ●●●●●● (6/6)

		不能评分	0分	1分	得分
效度	内容效度	未检验	无效	有效	1
	结构效度	未检验	无效	有效	1
	标准效度	未检验	无效	有效	1
信度	内部一致性	未检验	不一致	一致	1
	可重复性	未检验	不可重复	可重复	1
敏感度		未检验	不敏感	敏感	1

小计 6

临床应用 ●●●○ (3/4)

	0分	1分	2分	得分
患者友好度	有限	中等	优	1
医务人员友好度	有限	中等	优	2

小计 3

总计（10分制） ●●●●●●●●●○ 9

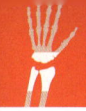

AO骨科量表评鉴

39 简明上肢功能问卷，QuickDASH（2005）

源自：Beaton DE, Wright JG, Katz JN (2005) Development of the QuickDASH: comparison of three item-reduction approaches. J Bone Joint Surg Am; 87:1038–1046.

其他语言版本：瑞典语、日语

http://www.dash.iwh.on.ca/score.htm

内容

类型 患者自评　　**量表** 3个模块（1个必填，2个选填）：

1. 功能/症状（必填）

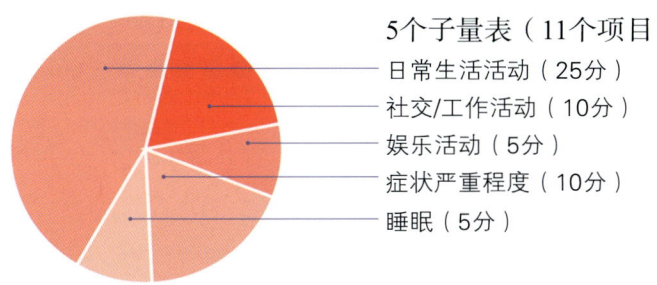

5个子量表（11个项目）
- 日常生活活动（25分）
- 社交/工作活动（10分）
- 娱乐活动（5分）
- 症状严重程度（10分）
- 睡眠（5分）

说明
将评分标准化至100分，每个模块单独评分。
最高分：100分
最低分：0分
评分越高，功能障碍越严重。

2. 体育运动/表演艺术（选填）（20分）
3. 工作（选填）（20分）

项目评分最低1分，最高5分。

验证

结果对比验证[1]
- DASH
- 总体问题
- 总体疼痛
- 功能能力
- 工作能力

结果对比验证[2]
- 瑞典语版DASH
- 改善程度自评

结果对比验证[3]
- 日文版DASH
- SF-36

- 疼痛视觉模拟评分

结果对比验证[5]
- 上肢症状严重程度
- 有或没有肌肉骨骼疾病诊断的工作者
- 误工天数
- 转换工作
- 工作速度
- 寻求医疗处理

结果对比验证[6]
- DASH
- 工作状况

纳入患者人群	效度	信度	敏感度
有各种上肢疾病或全肩关节成形术后的患者（N=200）（54岁，43%男性）[1]	+	+	+
有各种上肢疾病的瑞典语患者（N=105）（52岁，43%男性）[2]	+	+	未检验
有各种上肢疾病的日语患者（N=72）（54岁，24%男性）[3]	+	+	未检验
有上肢疾病的患者（N=38）（48岁，45%男性）*[4] *简明DASH视觉模拟版本	未检验	+	未检验
有上肢症状的工作者（N=559）（40岁，44%男性）[5]	+	+	未检验
手外伤患者（N=146）（38岁，79%男性）[6]	+	+	+

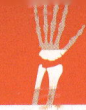

9.4 腕/手

验证研究：

[1] MacDermid JC, Turgeon T, Richards RS, et al (1998) Patient rating of wrist pain and disability: a reliable and valid measurement tool. J Orthop Trauma; 12:577–586.

[2] MacDermid JC, Tottenham V (2004) Responsiveness of the disability of the arm, shoulder, and hand (DASH) and patient–rated wrist/hand evaluation (PRWHE) in evaluating change after hand therapy. J Hand Ther; 17:18–23.

[3] MacDermid JC, Richards RS, Donner A, et al (2000) Responsiveness of the short form–36, disability of the arm, shoulder, and hand questionnaire, patient–rated wrist evaluation, and physical impairment measurements in evaluating recovery after a distal radius fracture. J Hand Surg [Am]; 25:330–340.

[4] Xu W, Seow C (2003) Chinese version of patient rated wrist evaluation (PRWE): cross cultural adaptation and reliability evaluation. Ann Acad Med Singapore: 32:S48–49.

[5] Wah JW, Wang MK, Ping CL (2006) Construct validity of the Chinese version of the Patient rated Wrist Evaluation Questionnaire (PRWE–Hong Kong Version). J Hand Ther; 19:18–26.

[6] MacDermid JC, Wessel J, Humphrey R, et al (2007) Validity of self–report measures of pain and disability for persons who have undergone arthroplasty for osteoarthritis of the earpometacarpal joint of the hand. Osteoarthrits Cartilage; 15:524–530.

方法学评估　●●●●●●（6/6）

		不能评分	0分	1分	得分
效度	内容效度	未检验	无效	有效	1
	结构效度	未检验	无效	有效	1
	标准效度	未检验	无效	有效	1
信度	内部一致性	未检验	不一致	一致	1
	可重复性	未检验	不可重复	可重复	1
敏感度		未检验	不敏感	敏感	1
				小计	6

临床应用　●●●○（3/4）

	0分	1分	2分	得分
患者友好度	有限	中等	优	1
医务人员友好度	有限	中等	优	2
			小计	3

总计（10分制）　●●●●●●●●●○ 9

41 连续职业灵活性评估，Sequential Occupational Dexterity Assessment (SODA)（1996）

源自：van Lankveld W, van't Pad Bosch P, Baller J, et al (1996) Sequential occupational dexterity assessment (SODA): a new test to measure hand disability. J Hand Ther; 9:27–32.

内容

类型 医务人员评定 　**量表** 12项活动（18个项目）：

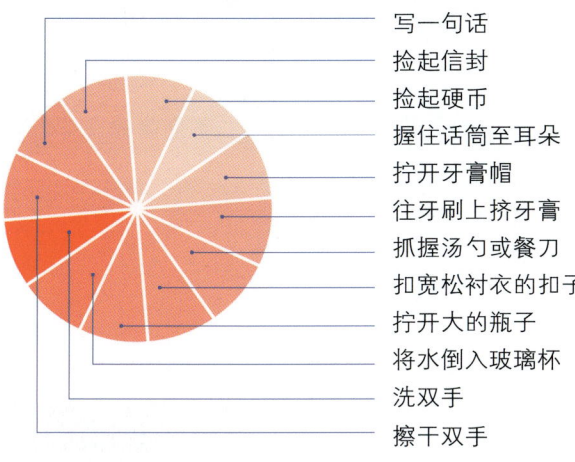

- 写一句话
- 捡起信封
- 捡起硬币
- 握住话筒至耳朵
- 拧开牙膏帽
- 往牙刷上挤牙膏
- 抓握汤勺或餐刀
- 扣宽松衬衣的扣子
- 拧开大的瓶子
- 将水倒入玻璃杯
- 洗双手
- 擦干双手

项目评分0至6分。

说明

最高分：108分

最低分：0分

评分越低，功能障碍越严重。

验证

结果对比验证[1]
- 腕关节活动度
- 手指活动
- 握力
- 自我报告灵活性
- 疼痛

结果对比验证[2]
- Sollerman手抓握测试
- 主观手功能
- 手指关节活动度

结果对比验证[3]
- 澳大利亚/加拿大手部骨性关节炎指数

纳入患者人群	效度	信度	敏感度
典型的或确诊类风湿性关节炎的患者（N=22）（60岁，64%男性）[1]	未检验	+	未检验
因各种问题接受手部手术的患者（N=14）（55岁，71%男性）[1]	未检验	未检验	+
典型的或确诊类风湿性关节炎的患者（N=109）（55岁，34%男性）[1]	+	+	未检验
双上肢类风湿性关节炎患者（N=25）（70岁，44%男性）[2]	+	未检验	未检验
手部类风湿性关节炎患者（N=62）（65岁，27%男性）[3]	+	+	未检验

验证研究：

[1] van Lankveld W, van't Pad Bosch P, Bakker J, et al (1996) Sequential occupational dexterity assessment (SODA): a new test to measure hand disability. J Hand Ther; 9:27–32.

[2] O'Connor D, Kortman B, Smith A, et al (1999) Correlation between objective and subjective measures of hand function in patients with rheumatoid arthritis. J Hand Ther; 12:323–329.

[3] Massy-Westropp N, Krishnan J, Ahern M (2004) Comparing the AUSCAN Osteoarthritis Hand Index, Michigan Hand Outcomes Questionnaire, and Sequential Occupational Dexterity Assessment for patients with rheumatoid arthritis. J Rheumatol; 31:1996–2001.

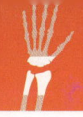

方法学评估 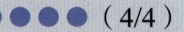 (5/6)

		不能评分	0分	1分	得分
效度	内容效度	未检验	无效	有效	1
	结构效度	未检验	无效	有效	1
	标准效度	未检验	无效	有效	-
信度	内部一致性	未检验	不一致	一致	1
	可重复性	未检验	不可重复	可重复	1
敏感度		未检验	不敏感	敏感	1
				小计	5

临床应用  (4/4)

	0分	1分	2分	得分
患者友好度	有限	中等	优	2
医务人员友好度	有限	中等	优	2
			小计	4

总计（10分制）　●●●●●●●●●○ 9

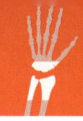

9.4 腕/手

42 简明版连续职业灵活性评估，Short version of Sequential Occupational Dexterity Assessment (SODA-S)（1999）

源自：van Lankveld WG, Graff MJ, van't Pad Bosch PJ (1999) The Short Version of the Seque ntial Occupational Dexterity Assessment based on individual tasks' sensitivity to change. Arthritis Care Res; 12–417–424.

内容

类型 医务人员评定　　**量表** 6项活动（9个项目）：

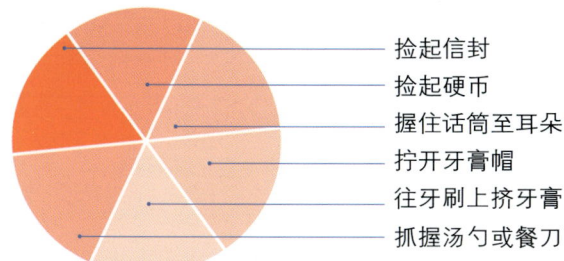

- 捡起信封
- 捡起硬币
- 握住话筒至耳朵
- 拧开牙膏帽
- 往牙刷上挤牙膏
- 抓握汤勺或餐刀

说明

最高分：54分

最低分：0分

评分越低，功能障碍越严重。

项目评分0至6分。

验证

结果对比验证
- SODA
- 疼痛视觉模拟评分
- IRGL
- 握力
- Larsen评分
- 腕关节和手指关节活动度
- 疾病病程和活动性

纳入患者人群	效度	信度	敏感度
类风湿性关节炎患者（N=109）（55岁，38%男性）[1]	+	+	+

验证研究：

[1] van Lankveld WG, Graff MJ, van't Pad Bosch PJ (1999) The Short Version of the Sequential Occupational Dexterity Assessment based on individual tasks' sensitivity to change. Arthritis Care Res; 12:417–424.

方法学评估　●●●●○○（4/6）

		不能评分	0分	1分	得分
效度	内容效度	未检验	无效	有效	-
	结构效度	未检验	无效	有效	1
	标准效度	未检验	无效	有效	1
信度	内部一致性	未检验	不一致	一致	1
	可重复性	未检验	不可重复	可重复	-
敏感度		未检验	不敏感	敏感	1

小计　4

临床应用　●●○○（2/4）

	0分	1分	2分	得分
患者友好度	有限	中等	优	2
医务人员友好度	有限	中等	优	0

小计　2

总计（10分制）　●●●●●●○○○○　6

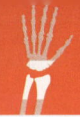

43 Solgaard功能评分系统，Solgaard functional score system（1998）

改编自Gartland和Werley评分系统

源自：Solgaard S (1998) Functional after distal radius fracture. Acta Orthop Scand; 59:39–42.

内容

类型　医务人员评定　　**量表**　5个子量表（10个项目）：

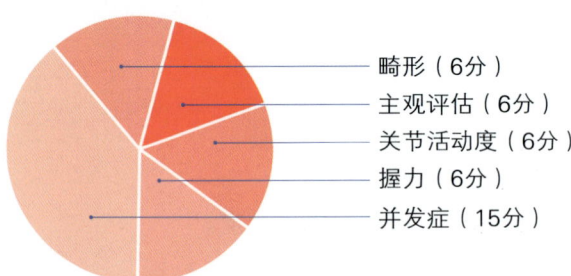

- 畸形（6分）
- 主观评估（6分）
- 关节活动度（6分）
- 握力（6分）
- 并发症（15分）

项目评分最低0分，最高1至6分。

说明

优：0~2分

良：3~7分

中：8~16分

差：19~39分

验证

未见相关验证研究。

纳入患者人群	效度	信度	敏感度
无			

方法学评估　　　　　　　　　　　　　　　　　　　○○○○○○（0/6）

		不能评分	0分	1分	得分
效度	内容效度	未检验	无效	有效	-
	结构效度	未检验	无效	有效	-
	标准效度	未检验	无效	有效	-
信度	内部一致性	未检验	不一致	一致	-
	可重复性	未检验	不可重复	可重复	-
敏感度		未检验	不敏感	敏感	-

小计　-

临床应用　　　　　　　　　　　　　　　　　　　●●○○（2/4）

	0分	1分	2分	得分
患者友好度	有限	中等	优	2
医务人员友好度	有限	中等	优	0

小计　2

总计（10分制）　　　　　　　　　　　　　●●○○○○○○○○　2

9.4 腕/手

44　Stewart评分，Stewart scores（1984）

源自：Stewart HD, Innes AR, Burke FD (1984) Functional cast–bracing for Colles' fractures. A comprasion between cast–bracing and conventional plaster casts. J Bone Joint Surg Br; 66:749–753.

内容

类型　医务人员评定　　**量表**　2个评分：

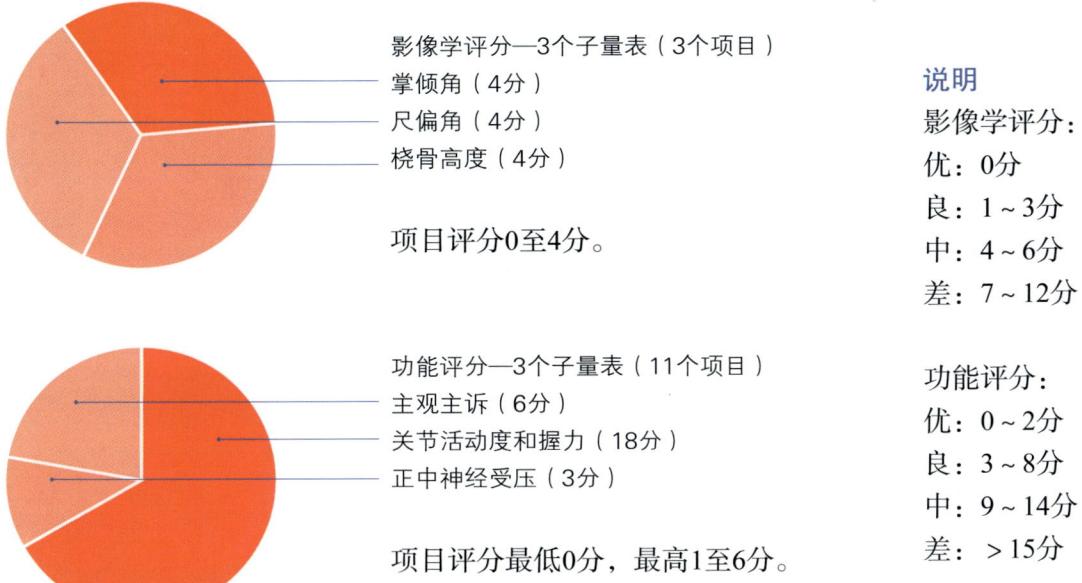

影像学评分—3个子量表（3个项目）
- 掌倾角（4分）
- 尺偏角（4分）
- 桡骨高度（4分）

项目评分0至4分。

说明

影像学评分：
优：0分
良：1~3分
中：4~6分
差：7~12分

功能评分—3个子量表（11个项目）
- 主观主诉（6分）
- 关节活动度和握力（18分）
- 正中神经受压（3分）

项目评分最低0分，最高1至6分。

功能评分：
优：0~2分
良：3~8分
中：9~14分
差：>15分

验证

未见相关验证研究。

纳入患者人群	效度	信度	敏感度
无			

方法学评估　　　　　　　　　　　　　　　　　　　　○○○○○○（0/6）

		不能评分	0分	1分	得分
效度	内容效度	未检验	无效	有效	–
	结构效度	未检验	无效	有效	–
	标准效度	未检验	无效	有效	–
信度	内部一致性	未检验	不一致	一致	–
	可重复性	未检验	不可重复	可重复	–
敏感度		未检验	不敏感	敏感	–
				小计	–

临床应用　　　　　　　　　　　　　　　　　　　　●●○○（2/4）

	0分	1分	2分	得分
患者友好度	有限	中等	优	2
医务人员友好度	有限	中等	优	0
			小计	2

总计（10分制）　　　　　　　　　　　●●○○○○○○○○　2

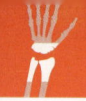

AO骨科量表评鉴

45 上肢功能量表，Upper Extremity Function Scale（1997）

源自：Pransky G, Feuerstein M, Himmelstein J, et al (1997) Measuring functional outcomes in work related upper extremity disorders. Development and validation of the Upper Extremity Function Scale. J Occup Environ Med; 39:1195–1202.

内容

类型 患者自评　　**量表** 8项活动（8个项目）：

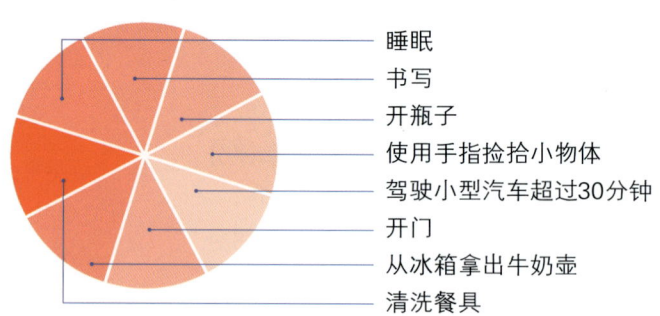

- 睡眠
- 书写
- 开瓶子
- 使用手指捡拾小物体
- 驾驶小型汽车超过30分钟
- 开门
- 从冰箱拿出牛奶壶
- 清洗餐具

说明

最高分：80分

最低分：8分

评分越高，功能障碍越严重。

项目评分1至10分。

验证

结果对比验证[1]

- 体格检查结果（握、捏和Phalen试验）
- 症状持续时间
- 工作状况
- 关节炎影响测量量表

纳入患者人群	效度	信度	敏感度
有工作相关的上肢疾患的患者（N=108）（38岁，34%男性）；腕管综合征的患者（N=165）（46岁，33%男性）[1]	+	+	+

验证研究：

[1] Pransky G, Feuerstein M, Himmelstein J, et al (1997) Measuring functional outcomes in work related upper extremity disorders. Development and validation of the Upper Extremity Function Scale. J Occup Environ Med;39:1195–1202.

方法学评估　●●●●○○（4/6）

		不能评分	0分	1分	得分
效度	内容效度	未检验	无效	有效	1
	结构效度	未检验	无效	有效	1
	标准效度	未检验	无效	有效	–
信度	内部一致性	未检验	不一致	一致	1
	可重复性	未检验	不可重复	可重复	–
敏感度		未检验	不敏感	敏感	1

小计　4

临床应用　●●●●（4/4）

	0分	1分	2分	得分
患者友好度	有限	中等	优	2
医务人员友好度	有限	中等	优	2

小计　4

总计（10分制）　●●●●●●●●○○　8

46 上肢功能测试，Upper Extremity Function Test (UEFT)（1965）

源自：Carroll D (1965) A Quantitative Test of Upper Extremity Function. J Chronic Dis; 18:479–491.

内容

类型 患者自评　　**量表** 7个子量表（33个项目）：

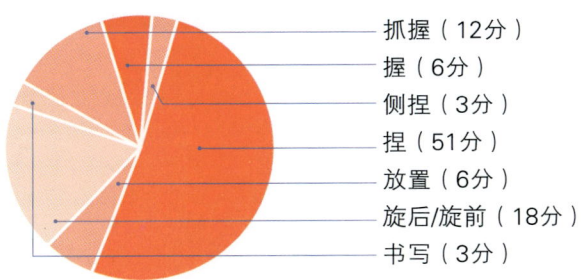

- 抓握（12分）
- 握（6分）
- 侧捏（3分）
- 捏（51分）
- 放置（6分）
- 旋后/旋前（18分）
- 书写（3分）

说明

最佳：99分
功能：90～98分
部分：76～89分
差：51～75分
极差：26～50分
微弱：0～25分

项目评分0分至3分。

验证

结果对比验证[1]

- 手部日常生活活动

纳入患者人群	效度	信度	敏感度
有各种手部或上肢疾患的患者（N=79）（年龄未记录，性别未记录）[1]	+	+	未检验

验证研究：

[1] Carroll D (1965)A Quantitative Test of Upper Extremity Function. J Chronic Dis;18:479–491.

方法学评估　　●●●○○○（3/6）

		不能评分	0分	1分	得分
效度	内容效度	未检验	无效	有效	–
	结构效度	未检验	无效	有效	1
	标准效度	未检验	无效	有效	1
信度	内部一致性	未检验	不一致	一致	1
	可重复性	未检验	不可重复	可重复	1
敏感度		未检验	不敏感	敏感	–

小计　3

临床应用　　●●○○（2/4）

	0分	1分	2分	得分
患者友好度	有限	中等	优	0
医务人员友好度	有限	中等	优	2

小计　2

总计（10分制）　●●●●●○○○○○　5

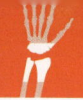

47 Wrightington腕关节功能评分，Wrightington wrist function score (1998)

源自：Van Den Abbeele KL, Loh YC, Stanley JK, et al (1998) Early results of a modified Brunelli procedure for scapholunate instability. J Hand Surg [Br]; 23:258–261.

内容

类型 医务人员评定　　**量表** 8项任务（8个项目）：

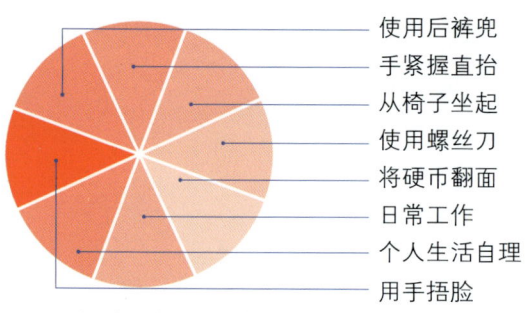

- 使用后裤兜
- 手紧握直抬
- 从椅子坐起
- 使用螺丝刀
- 将硬币翻面
- 日常工作
- 个人生活自理
- 用手捂脸

项目评分1至4分。

说明

最高分：32分

最低分：8分

评分越高，功能障碍越严重。

验证

未见相关验证研究。

纳入患者人群	效度	信度	敏感度
无			

方法学评估　　○○○○○○（0/6）

		不能评分	0分	1分	得分
效度	内容效度	未检验	无效	有效	-
	结构效度	未检验	无效	有效	-
	标准效度	未检验	无效	有效	-
信度	内部一致性	未检验	不一致	一致	-
	可重复性	未检验	不可重复	可重复	-
敏感度		未检验	不敏感	敏感	-

小计 -

临床应用　　●●○○（2/4）

	0分	1分	2分	得分
患者友好度	有限	中等	优	2
医务人员友好度	有限	中等	优	0

小计 2

总计（10分制）　　●●○○○○○○○○　2

48 腕关节结果测量，Wrist Outcome Measure (WOM)（2002）

源自：MacDermid JC, Donner A, Richards RS, et al (2002) Patient versus injury factors as a predictors of pain and disability six months after a distal radius fractures. J Clin Epidemiol; 55:849–54.

内容

类型　医务人员评定　　量表　3个子量表（6个项目）：

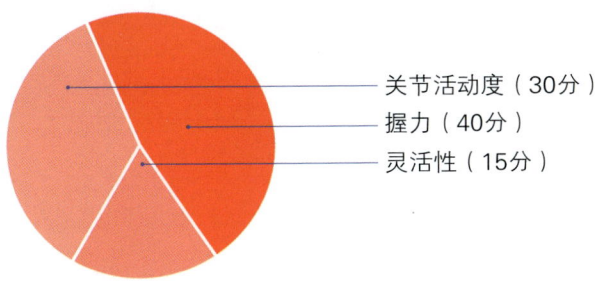

- 关节活动度（30分）
- 握力（40分）
- 灵活性（15分）

项目评分最低0分，最高4至40分。

说明
最高分：85分
最低分：0分
评分越低，功能障碍越严重。

验证

未见相关验证研究。

纳入患者人群	效度	信度	敏感度
无			

方法学评估　　　　　　　　　　　　　　　　○○○○○○（0/6）

		不能评分	0分	1分	得分
效度	内容效度	未检验	无效	有效	-
	结构效度	未检验	无效	有效	-
	标准效度	未检验	无效	有效	-
信度	内部一致性	未检验	不一致	一致	-
	可重复性	未检验	不可重复	可重复	-
敏感度		未检验	不敏感	敏感	-

小计　-

临床应用　　　　　　　　　　　　　　　　●●○○（2/4）

	0分	1分	2分	得分
患者友好度	有限	中等	优	2
医务人员友好度	有限	中等	优	0

小计　2

总计（10分制）　　　　　　　　　●●○○○○○○○○　2

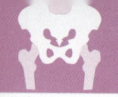

AO骨科量表评鉴

10 下肢评定量表

1 本手册如何列出相关量表

本手册的目的是为临床或研究人员提供一本用户界面友好、对与骨骼肌肉最常见疾病相关的常用量表进行评鉴的快捷参考书。为了简明，每种量表评鉴只占据1~3页，包括：

- 内容概况
- 用于相关患病人群效度、信度或敏感度的总结
- 基于患者友好度和医务人员友好度评分标准的临床应用评估
- 总分

内容概况既包含了评定量表的内容，也反映了作者对评定量表的描述。如果某方面信息不够明确，我们会尽力与量表的原作者取得联系以明确一切相关问题。

如果可能，这部分会标出所验证量表对比的结果和人群；否则，会标注"未检验"。"+"表示该概念被判定为有利（如：有效），"–"表示该概念被判定为无利（如：无效）。"+/–"表示该概念中的某亚项有利，而某亚项无利（如：证实有标准效度，但没有结构效度）。这种情况很少见，但一旦确定也要如实报道。

理想情况下，会由一组人员根据患者友好度和医务人员友好度的共识性标准对每种评定量表进行回顾及评分，以评估其临床应用。

在判断一种评定量表是否具有患者友好度时，要考虑以下问题：

- 评定量表是否能够在短时间内完成
- 问题是否清楚、简洁、易于理解
- 患者回答问题时是否会感觉不舒服

在判断一种评定量表是否具有医务人员友好度时，要考虑以下问题：

- 评定量表由患者自评还是由医务人员进行评定
- 医务人员实施、记录及分析需要花费的人力和物力
- 培训医务人员实施评定量表所需的时间

这些问题的考量相对主观，原计划并没有在对本手册中所有量表进行评估时都应用这种主观系统。遗憾的是，在文献中找不到对各项评定量表进行临床应用定量评定的客观标准。因此，我们为患者及医务人员提供了一份相对简单的系统。患者自评的量表大多为医务人员友好度评估的最高分（2分）。但是，对于包含视觉模拟评分的评定量表，由于需要耗费医务人员/研究者的时间，医务人员友好度仅为1分。在患者友好度评估中，根据患者答题的项目/问题的数目而选择不同的权重分数（0，1或2分）。在医务人员评定的量表中，患者友好度给予最高分，而医务人员友好度给予最低分。对于综

合评定量表，与患者自评相似，需要应用权重系统。当然，这一系统还没有经过效验。然而，这毕竟是向临床应用定量评估迈出的第一步。如果可能，可以在本书的基础上设计出一个更为复杂的评估系统。

每种评定量表可能的得分在0分至10分之间，其中6分与方法学评估相关，4分与临床应用评估相关。每项方法学评估可以给出"不能评分""0分"或"1分"，分别代表"未检验""不利"（如：无效）或"有利"（如：有效）：

不能评分	未检验
0分	不利
1分	有利

每项临床应用评估可能的得分为"0分""1分"或"2分"，分别代表"有限""中等"或"优"：

0分	有限
1分	中等
2分	优

最后用"泡泡评分"总结前述方法学评估、临床应用及总分，描述每部分得分在可能得到总分之中的情况。

2　如何使用总分

总分有其固有的局限性，因为所评估的每个项目的权重未必等同。然而，由于使用者可能对何种原则更为重要持不同的意见，我们选择对各项方法学评估概念给予相等的权重，作为一个合理的替代方案。我们认为临床应用在评定量表的整体价值中非常重要，因此增加了这两项的权重，以试图予以"强调"。最终在总分中方法学评估占60%，临床应用评估占40%。

分数高并不一定意味着该评定量表在所有情况下都是最佳的选择。医务人员和研究人员需要考虑他们的目标群体、受累关节、罹患的疾病或创伤以及人口统计学数据。这些情况必须与该评定量表创建及检验时所针对的群体进行比较。例如，如果目标群体是活跃的年轻人，那么应用得到8分的针对老年群体设计并得到检验的评定量表就不如应用得到6分的针对年轻群体设计的评定量表合适。此外，医务人员和研究人员应对评定量表进行验证时所对照的量表予以考虑。虽然在这个领域并不存在"金标准"，但是有些评定量表本身还是明显优于其他量表，应该予以考虑。

所以在决策过程中不应只考虑评分。使用者应该首先知道评定量表是针对何种情况、何种群体制订的，然后才能参照手册中给出的评分来确定在某一指定条件下哪种方法是最佳选择。

10.1 骨盆

Iowa骨盆评分 211
Majeed骨盆评分 212
Orlando骨盆评分 213

10.1 骨盆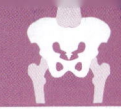

1 Iowa 骨盆评分，Iowa pelvic score（1996）

源自：Templeman D, Goulet J, Duwelius PJ, et al (1996) Internal fixation of displaced fractures of the sacrum. Clin Orthop; (329): 180–185.

内容

类型 患者自评　　**量表** 6个子量表（25项）：

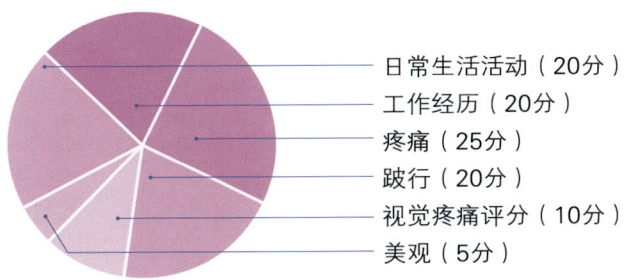

- 日常生活活动（20分）
- 工作经历（20分）
- 疼痛（25分）
- 跛行（20分）
- 视觉疼痛评分（10分）
- 美观（5分）

说明

设计伊始没有进行量化分级：

优：85～100分

良：70～84分

中：55～69分

差：＜55分

项目评分最低0分，最高1到15分。

验证

结果对比验证

- SF – 36

纳入患者人群	效度	信度	敏感度
骨盆环纵向剪切骨折的患者（N=33）（37岁，61%男性）[1]	+	未检验	未检验

验证研究：

[1] Nepola JV, Trenhaile SW, Miranda MA, et al (1999) Vertical shear injuries: is there a relationship between residual displacement and functional outcome? J Trauma; 46:1024–1029.

方法学评估　　●●○○○○（2/6）

		不能评分	0分	1分	得分
效度	内容效度	未检验	无效	有效	1
	结构效度	未检验	无效	有效	–
	标准效度	未检验	无效	有效	1
信度	内部一致性	未检验	不一致	一致	–
	可重复性	未检验	不可重复	可重复	–
敏感度		未检验	不敏感	敏感	–
				小计	2

临床应用　　●●○○（2/4）

	0分	1分	2分	得分
患者友好度	有限	中等	优	0
医务人员友好度	有限	中等	优	2
			小计	2

总计（10分制）　　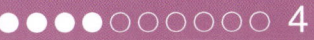 4

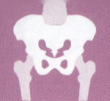

2　Majeed 骨盆评分，Majeed pelvic score（1989）

源自：Majeed SA (1989) Grading the outcome of pelvic fractures. J Bone Joint Surg Br; 71:304–306.

其他语言版本：荷兰语

内容

类型　患者自评　　**量表**　5个子量表（7项）：

- 疼痛（30分）
- 工作（20分）
- 坐（10分）
- 性生活（4分）
- 站（36分）

说明

有工作：
优：＞85分
良：70～84分
中：55～69分
差：＜55分

没有工作：
优：＞70分
良：55～69分
中：45～54分
差：＜45分

项目评分最低0分，最高4到30分。

验证

结果对比验证[1]

- SF – 36

纳入患者人群	效度	信度	敏感度
不稳定性骨盆骨折患者（N=37）（35岁，70%男性）[1]	+	未检验	未检验

验证研究：

[1] Van den Bosch EW, Van der Kleyn R, Hogervorst M, et al (1999) Functional outcome of internal fixation for pelvic ring fractures. J Trauma; 47:365–371.

方法学评估　●●○○○○（2/6）

		不能评分	0分	1分	得分
效度	内容效度	未检验	无效	有效	1
	结构效度	未检验	无效	有效	–
	标准效度	未检验	无效	有效	1
信度	内部一致性	未检验	不一致	一致	–
	可重复性	未检验	不可重复	可重复	–
敏感度		未检验	不敏感	敏感	–

小计　2

临床应用　●●●●（4/4）

	0分	1分	2分	得分
患者友好度	有限	中等	优	2
医务人员友好度	有限	中等	优	2

小计　4

总计（10分制）　●●●●●●○○○○　6

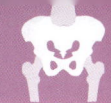

10.1 骨盆

3　Orlando骨盆评分，Orlando pelvic outcome score（1996）

源自：Cole JD, Blum DA, Ansel LJ (1996) Outcome after fixation of unstable posterior pelvic ring injuries. Clin Orthop; (329): 160–179.

内容

类型　医务人员评定　　**量表**　6个子量表（12项）：

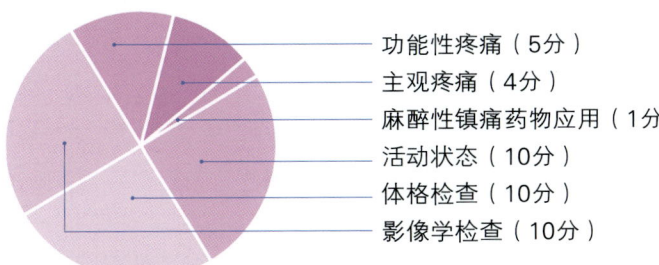

- 功能性疼痛（5分）
- 主观疼痛（4分）
- 麻醉性镇痛药物应用（1分）
- 活动状态（10分）
- 体格检查（10分）
- 影像学检查（10分）

说明
最高分：40分
最低分：0分
评分越低，功能障碍越严重。

项目评分最低0分，最高1到10分。

验证

结果对比验证[1]

- SF – 36

纳入患者人群	效度	信度	敏感度
不稳定性骨盆环骨折患者（N=64）（32岁，56%男性）[1]	+	未检验	未检验

验证研究：

[1] Cole JD, Blum DA, Ansel LJ (1996) Outcome after fixation of unstable posterior pelvic ring injuries. Clin Orthop; (329) :160–179.

方法学评估　　●●○○○○（2/6）

		不能评分	0分	1分	得分
效度	内容效度	未检验	无效	有效	1
	结构效度	未检验	无效	有效	–
	标准效度	未检验	无效	有效	1
信度	内部一致性	未检验	不一致	一致	–
	可重复性	未检验	不可重复	可重复	–
敏感度		未检验	不敏感	敏感	–

小计　2

临床应用　　●●●○（3/4）

	0分	1分	2分	得分
患者友好度	有限	中等	优	2
医务人员友好度	有限	中等	优	1

小计　3

总计（10分制）　　●●●●●○○○○○　5

10.2 髋

Algo功能指数 215
美国骨科医师学会（AAOS）髋及膝评分 217
美国骨科医师学会（AAOS）下肢及髋评分 218
Charnley髋评分 219
Oakland儿童医院髋评估量表（CHOHES） 220
功能恢复评分（FRS） 221
Harris 髋评分 222
髋关节残疾及骨性关节炎评分（HOOS） 224
Larson髋评估图表2 226
髋部骨折功能分级量表 227
髋分级问卷 228
HSS髋分级系统 229
Iowa髋评分 230
Judet和Judet评分 231
下肢活动量表（LEAS） 232
下肢改善量表（LEGS） 233
下肢量表（LEM） 234
Mayo临床髋评分 235
McMaster-Toronto 关节炎问卷（MACTAR） 236
Merle D'Aubigne 髋评分 237
改良Merle D'Aubigne 髋评分 239
新西兰优先评分 240
非关节炎性髋评分 241
牛津髋评分 242
荷兰改良牛津髋评分 244
Parkland及Palmer活动评分 245
患者特异性髋分级评分指数 246
下肢类风湿性及骨性关节炎转归评分 248
Thompson及Epstein评分 249
全髋关节置换结局评估 250
Western Ontario and McMaster Universities（WOMAC）骨性关节炎指数 252
WOMAC功能子量表简明版 254
简化WOMAC功能评分 255

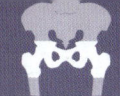

1 Algo功能指数，Algofunctional index（AFI）（1987）

源自：Lequesne MG, Mery C, Samson M, et al (1987) Indexes of severity for osteoarthritis of the hip and knee. Validation—value in comparison with other assessment tests. Scand J Rheumatol Suppl; 65:85–89.

其他语言版本：德语

内容

类型　患者自评　　量表　3个子量表（11项）：

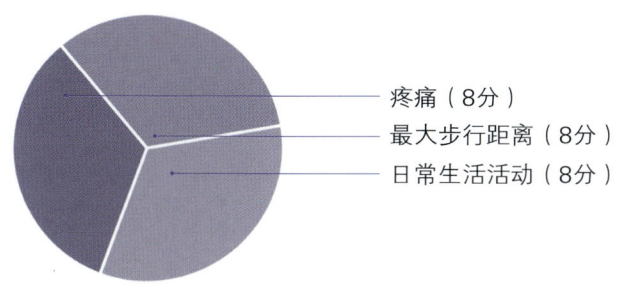

- 疼痛（8分）
- 最大步行距离（8分）
- 日常生活活动（8分）

项目评分最低0分，最高1到8分。

说明

最高分：24分

最低分：0分

评分越高，功能障碍越严重。

残障程度：

无：0分

轻度：1～4分

中度：5～7分

重度：8～10分

超重度：11～13分

极重度：>14分

验证

结果对比验证[1]
- 严重程度
- 患者及医师全面评估
- 步行时间
- 关节活动度

结果对比验证[2]
- 影像学骨性关节炎严重程度
- 关节活动度

- WOMAC

结果对比验证[3]
- SF-36
- 自评疼痛程度

结果对比验证[5]
- WOMAC

纳入患者人群	效度	信度	敏感度
髋骨性关节炎患者（N=38）（年龄未记录，性别未记录）[1]	+	+	未检验
髋或膝骨性关节炎患者（N=51）（70岁，33%男性）[2]	+/−	+/−	未检验
单侧髋关节疼痛患者（N=471）（73岁；40%男性）[3]	+/−	−	未检验
髋或膝关节置换患者（N=40）（69岁；39%男性）[4]	未检验	未检验	−
髋或膝骨性关节炎德语患者（N=195）（51岁；33%男性）[5]	+	+	−

验证研究：

[1] Lequesne MG, Mery C, Samson M, et al (1987) Indexes of severity for osteoarthritis of the hip and knee. Validation−value in comparison with other assessment tests. Scand J Rheumatol Suppl; 65:85–89.

[1] Lequesne MG, Samson M (1991) Indices of severity in osteoarthritis for weight bearing joints. J Rheumatol Suppl; 27:16–18.

[2] Stucki G, Sangha O, Stucki S, et al (1998) Comparison of the WOMAC (Western Ontario and McMaster Universities) osteoarthritis index and a self−report format of the self administered Lequesne−Algofunctional index in patients with knee and hip osteoarthritis. Osteoarthritis Cartilage; 6:79–86.

[3] Dawson J, Linsell L, Doll H, et al (2005) Assessment of the Lequesne index of severity for osteoarthritis of the hip in an elderly population. Osteoarthritis Cartilage; 13:854–860.

[4] Theiler R, Sangha O, Schaeren S, et al (1999) Superior responsiveness of the pain and function sections of the Western Ontario and McMaster Universities Osteoarthritis Index (WOMAC) as comparec to the Lequesne−Algofunctional Index in patients with osteoarthritis of the lower extremities. Osteoarthritis Cartilage; 7:515–519.

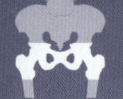

AO骨科量表评鉴

[5] Ludwig FJ, Melzer C, Grimmig H, et al (2002) [Cross cultural adaptation of the lequesne algofunctional indices for german speaking patients with osteoarthritis of the hip and the knee]. Rehabilitation; 41:249–257. German.

方法学评估　●●●○○○（3/6）

		不能评分	0分	1分	得分
效度	内容效度	未检验	无效	有效	–
	结构效度	未检验	无效	有效	1
	标准效度	未检验	无效	有效	1
信度	内部一致性	未检验	不一致	一致	0
	可重复性	未检验	不可重复	可重复	1
敏感度		未检验	不敏感	敏感	0

小计　3

临床应用　●●●○（3/4）

	0分	1分	2分	得分
患者友好度	有限	中等	优	1
医务人员友好度	有限	中等	优	2

小计　3

总计（10分制）　●●●●●●○○○○　6

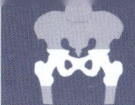

2　美国骨科医师学会（AAOS）髋及膝评分，American Academy of Orthopaedic Surgeons（AAOS）hip and knee score（2004）

源自：Johanson NA, Liang MH, Daltroy L, et al (2004) American Academy of Orthopaedic Surgeons lower limb outcomes assessment instruments. Reliability, validity, and sensitivity to change. J Bone Joint Surg Am; 86–A: 902–909.

内容

类型　患者自评：

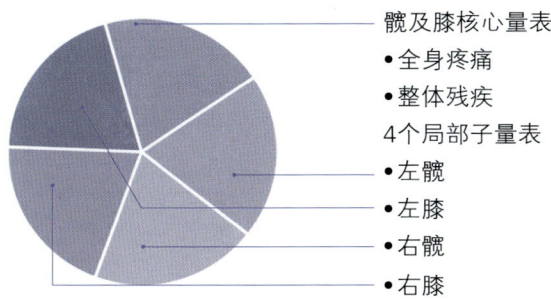

- 髋及膝核心量表
- 全身疼痛
- 整体残疾

4个局部子量表
- 左髋
- 左膝
- 右髋
- 右膝

说明

原始评分：每个分类量表所有项目的平均得分。

个体化标准分 = 100−[（各项量表总评分−最小分）/最大分]×100

个体化规范分 = [（个体化得分−普通人群平均分）/普通人群标准差]×（10+50）

评分越高，功能障碍越严重。

验证

结果对比验证[1]
- WOMAC
- AAOS下肢核心量表
- SF – 36

纳入患者人群	效度	信度	敏感度
有髋和/或膝主诉的患者（N=290）（50%男性，48岁）[1]	+	+	未检验

验证研究：

[1] Johanson NA, Liang MH, Daltroy L, et al (2004) American Academy of Orthopaedic Surgeons lower limb outcomes assessment instruments. Reliability, validity, and sensitivity to change. J Bone Joint Surg Am; 86–A: 902–909.

方法学评估　●●●●●○（5/6）

		不能评分	0分	1分	得分
效度	内容效度	未检验	无效	有效	1
	结构效度	未检验	无效	有效	1
	标准效度	未检验	无效	有效	1
信度	内部一致性	未检验	不一致	一致	1
	可重复性	未检验	不可重复	可重复	1
敏感度		未检验	不敏感	敏感	–

小计　5

临床应用　●●●●（4/4）

	0分	1分	2分	得分
患者友好度	有限	中等	优	2
医务人员友好度	有限	中等	优	2

小计　4

总计（10分制）　●●●●●●●●●○ 9

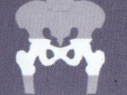

3 美国骨科医师学会（AAOS）下肢及髋评分，American Academy of Orthopaedic Surgeons（AAOS） lower limb and hip score（2004）

源自：Johanson NA, Liang MH, Daltroy L, et al (2004) American Academy of Orthopaedic Surgeons lower limb outcomes assessment instruments. Reliability, validity, and sensitivity to change. J Bone Joint Surg Am; 86–A: 902–909.

http://www.aaos.org/research/outcomes/outcomes_documentation.asp

内容

类型 患者自评　　**量表** 7个子量表（7项）：

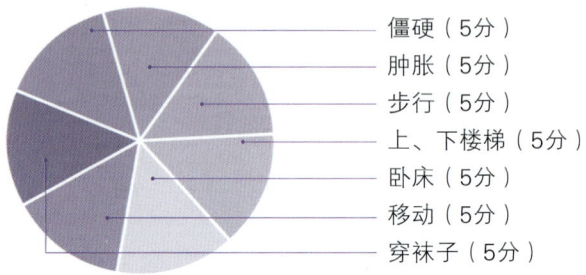

- 僵硬（5分）
- 肿胀（5分）
- 步行（5分）
- 上、下楼梯（5分）
- 卧床（5分）
- 移动（5分）
- 穿袜子（5分）

说明

评分相加后标准化至100分。
然后使用100分减去总分。
最高分：100分
最低分：0分
评分越低，功能障碍越严重。

项目初评分最低1分，最高5到7分，再评分0到5分。

验证

结果对比验证[1]
- 医师对疼痛及功能进行的评分
- WOMAC
- SF – 36

纳入患者人群	效度	信度	敏感度
髋或膝疼痛的患者（N=43）（54%男性；48岁）[1]	+	+	+
髋关节病患者及全髋关节置换候选者（N=35）（59岁；40%男性）[2]	未检验	+	未检验

验证研究：

[1] Johanson NA, Liang MH, Daltroy L, et al (2004) American Academy of Orthopaedic Surgeons lower limb outcomes assessment instruments. Reliability, validity, and sensitivity to change.J Bone Joint Surg Am; 86–A:902–909.

[2] Kirmit L, Karatosun V, Unver B, et al (2005) The reliability of hip scoring systems for total hip arthroplasty candidates: assessment by physical therapists. Clin Rehabil; 19:659–661.

方法学评估　　●●●●●●（6/6）

		不能评分	0分	1分	得分
效度	内容效度	未检验	无效	有效	1
	结构效度	未检验	无效	有效	1
	标准效度	未检验	无效	有效	1
信度	内部一致性	未检验	不一致	一致	1
	可重复性	未检验	不可重复	可重复	1
敏感度		未检验	不敏感	敏感	1

小计　6

临床应用　　●●●●（4/4）

	0分	1分	2分	得分
患者友好度	有限	中等	优	2
医务人员友好度	有限	中等	优	2

小计　4

总计（10分制）　　●●●●●●●●●● 10

4 Charnley髋评分，Charnley hip score（1972）

源自：Charnley J (1972) The long-term results of low-friction arthroplasty of the hip performed as a primary intervention. J Bone Joint Surg Br; 54: 61–76.

内容

类型 医务人员评定　　**量表** 3个子量表（3项）：

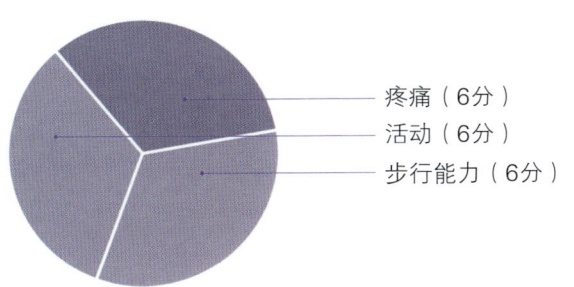

- 疼痛（6分）
- 活动（6分）
- 步行能力（6分）

说明

每个子量表分别评定。
最高分：6分
最低分：1分
评分越低，功能障碍越严重。

项目评分最低1分，最高6分。

验证

结果对比验证[2]
- Iowa髋评分
- Harris髋评分
- Merle d'Aubigne-Postel髋评分

纳入患者人群	效度	信度	敏感度
髋关节病及全髋关节置换候选者（N=35）（59岁，49%男性）[1]	未检验	+	未检验
全髋关节置换患者（N=61）（50岁；33%男性）[2]	+	未检验	+

验证研究：

[1] Kirmit L, Karatosun V, Unver B, et al (2005) The reliability of hip scoring systems for total hip arthroplasty candidates: assessment by physical therapists. Clin Rehabil; 19:659–661.

[2] Unver B, Karatosun V, Gunal I (2005) Assessing the results of thrust plate prosthesis:a comparison of four different rating systems. Clin Rehabil; 19:654–658.

方法学评估　　●●○○○○（2/6）

		不能评分	0分	1分	得分
效度	内容效度	未检验	无效	有效	-
	结构效度	未检验	无效	有效	-
	标准效度	未检验	无效	有效	1
信度	内部一致性	未检验	不一致	一致	-
	可重复性	未检验	不可重复	可重复	1
敏感度		未检验	不敏感	敏感	0

小计　2

临床应用　　●●○○（2/4）

	0分	1分	2分	得分
患者友好度	有限	中等	优	2
医务人员友好度	有限	中等	优	0

小计　2

总计（10分制）　　●●●●○○○○○○　4

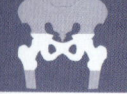

5 Oakland儿童医院髋评估量表（CHOHES），Children's Hospital Oakland Hip Evaluation Scale（2005）

改编自Harris髋评分

源自：Aguilar CM, Neumayr LD, Eggleston BE, et al (2005) Clinical evaluation of avascular necrosis in patients with sickle cell disease: Children's Hospital Oakland Hip Evaluation Scale–a modification of the Harris Hip Score. Arch Phys Med Rehabil; 86: 1369–1375.

内容

类型　医务人员评定　　量表　3个子量表（27项）：

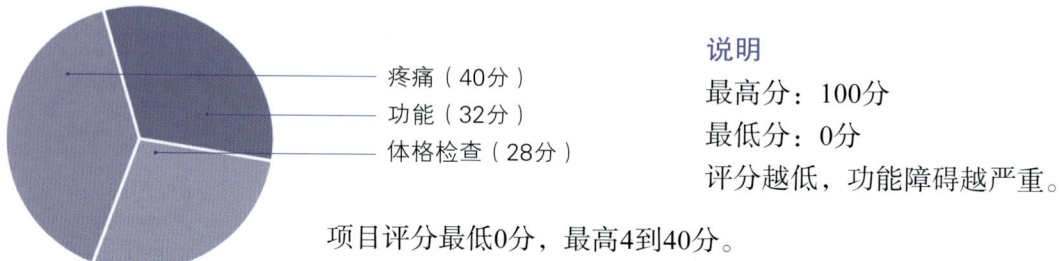

说明

最高分：100分

最低分：0分

评分越低，功能障碍越严重。

项目评分最低0分，最高4到40分。

验证

结果对比验证[1]

- 疾病严重程度

纳入患者人群	效度	信度	敏感度
镰状细胞病（SCD）及缺血性股骨头坏死（AVN）患者（N=26）（25岁；48%男性）；镰状细胞病患者（n=17），非缺血性股骨头坏死患者（n=14），健康对照（n=3）（16岁；47%男性）[1]	+	+	未检验

验证研究：

[1] Aguilar CM, Neumayr LD, Eggleston BE, et al (2005) Clinical evaluation of avascular necrosis in patients with sickle cell disease: Children's Hospital Oakland Hip Evaluation Scale–a modification of the Harris Hip Score. Arch Phys Med Rehabil: 86:1369–1375.

方法学评估　●●●○○○（3/6）

		不能评分	0分	1分	得分
效度	内容效度	未检验	无效	有效	1
	结构效度	未检验	无效	有效	1
	标准效度	未检验	无效	有效	–
信度	内部一致性	未检验	不一致	一致	–
	可重复性	未检验	不可重复	可重复	1
敏感度		未检验	不敏感	敏感	–
				小计	3

临床应用　●●○○（2/4）

	0分	1分	2分	得分
患者友好度	有限	中等	优	2
医务人员友好度	有限	中等	优	0
			小计	2

总计（10分制）　●●●●●○○○○○　5

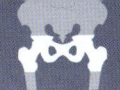

6 功能恢复评分（FRS），Functional Recovery Scale（2000）

源自：Zuckerman JD, Koval KJ, Aharonff GB, et al (2000) A functional recovery score for elderly hip fracture patients: I. Development. J Orthop Trauma; 14:20–25.

内容

类型 患者自评　　**量表** 3个子量表（11项）：

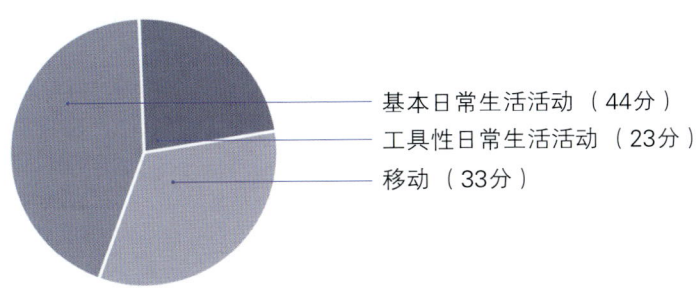

- 基本日常生活活动（44分）
- 工具性日常生活活动（23分）
- 移动（33分）

说明
每个项目的标准分均为100。
最高分：100分
最低分：0分
评分越低，功能障碍越严重。

项目评分最低0分，最高4分。

验证

结果对比验证[1]
- 死亡率
- 专业护理设备
- 再入院

纳入患者人群	效度	信度	敏感度
髋关节骨折患者（N=682）（80岁；20%男性）[1]	+	+	+

验证研究：

[1] Zuckerman JD, Koval KJ, Aharonoff GB, et al (2000) A functional recovery score for elderly hip fracture patients: II. Validity and reliability. J Orthop Trauma; 14:26–30.

方法学评估　　●●●●○○（4/6）

		不能评分	0分	1分	得分
效度	内容效度	未检验	无效	有效	1
	结构效度	未检验	无效	有效	1
	标准效度	未检验	无效	有效	–
信度	内部一致性	未检验	不一致	一致	–
	可重复性	未检验	不可重复	可重复	1
敏感度		未检验	不敏感	敏感	1

小计 4

临床应用　　●●●○（3/4）

	0分	1分	2分	得分
患者友好度	有限	中等	优	1
医务人员友好度	有限	中等	优	2

小计 3

总计（10分制）　　●●●●●●●○○○ 7

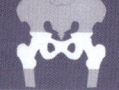

AO骨科量表评鉴

7　Harris 髋评分，Harris hip score（1969）

源自：Harris WH(1969) Traumatic arthritis of the hip after dislocation and acetabular fractures:treatment by mold arthroplasty. An end-result study using a new method of result evaluation.J Bone Joint Surg Am;51:737-755.

内容

类型　医务人员评定　　**量表**　4个子量表（16项）：

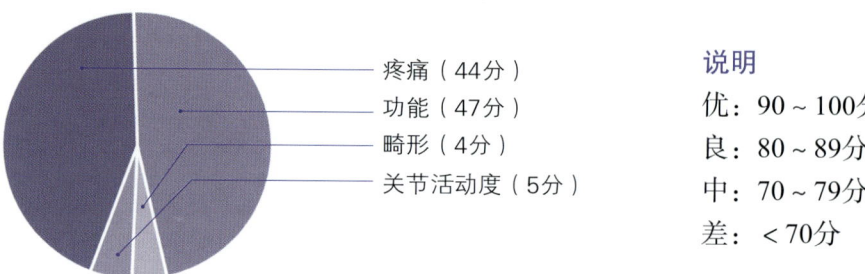

- 疼痛（44分）
- 功能（47分）
- 畸形（4分）
- 关节活动度（5分）

说明
优：90～100分
良：80～89分
中：70～79分
差：<70分

项目评分最低0分，最高1到44分。

验证

结果对比验证[1]
- SF-36生理功能及疼痛子量表
- WOMAC

结果对比验证[2]
- SF-36生理功能及疼痛子量表
- WOMAC
- 患者特异性髋分级评分指数
- McMaster-Toronto关节炎问卷

结果对比验证[5]
- Nottingham健康分析

结果对比验证[6]
- Iowa髋评分
- Charnley髋评分
- Merle d'Aubigne髋评分

结果对比验证[7]
- Merle d'Aubigne髋评分
- 改良Merle d'Aubigne髋评分

纳入患者人群	效度	信度	敏感度
全髋关节置换患者（N=58）（71岁；34%男性）[1]	+	+	未检验
全髋关节置换患者（N=78）（62岁；55%男性）[2]	+	−	+
髋骨性关节炎患者（N=75）（72岁；27%男性）[3]	未检验	未检验	+
髋关节病及全髋关节置换候选者（N=35）（59岁；49%男性）[4]	未检验	+	未检验
全髋关节置换患者（N=100）骨水泥型（n=54）（71岁；43%男性）或非骨水泥型（n=46）（49岁；50%男性）[5]	+	未检验	未检验
全髋关节置换患者（N=61）（50岁；33%男性）[6]	+	未检验	+
髋臼骨折患者（N=450）（44岁；性别未记录）[7]	+	未检验	未检验

验证研究：

[1] Soderman P, Malchau H (2001) Is the Harris hip score system useful to study the outcome of total hip replacement? Clin Orthop; 189-197.

[2] Wright JG, Young NL (1997) A comparison of different indices of responsiveness. J Clin Epidemiol; 50:239-246.

[3] Hoeksma HL, Van Den Ende CH, Ronday HK, et al (2003) Comparison of the responsiveness of the Harris Hip Score with

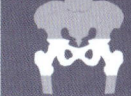

generic measures for hip function in osteoarthritis of the hip. Ann Rheum Dis; 62:935–938.
[4] Kirmit L, Karatosun V, Unver B, et al (2005) The reliability of hip scoring systems for total hip arthroplasty candidates: assessment by physical therapists. Clin Rehabil; 19:659–661.
[5] Garellick G, Malchau H, Herberts P (1998) Specific or general health outcome measures in the evaluation of total hip replacement. A comparison between the Harris hip score and the Nottingham Health Profile. J Bone Joint Surg Br' 80:600–606.
[6] Unver B, Karatosun V, Gunal I (2005) Assessing the results of thrust plate prosthesis: a comparison of four different rating systems. Clin Rehabil; 19:654–658.
[7] Ovre S, Sandvik L, Madsen JE, et al (2005) Comparison of distribution, agreement and correlation between the original and modified Merle d'Aubigne-Postel Score and the Harris Hip Score after acetabular fracture treatment: moderate agreement, high ceiling effect and excellent correlation in 450 patients. Acta Orthop; 76:796-802.

方法学评估 ●●●●●○（5/6）

		不能评分	0分	1分	得分
效度	内容效度	未检验	无效	有效	-
	结构效度	未检验	无效	有效	1
	标准效度	未检验	无效	有效	1
信度	内部一致性	未检验	不一致	一致	1
	可重复性	未检验	不可重复	可重复	1
敏感度		未检验	不敏感	敏感	1

小计 5

临床应用 ●●○○（2/4）

	0分	1分	2分	得分
患者友好度	有限	中等	优	2
医务人员友好度	有限	中等	优	0

小计 2

总计（10分制） ●●●●●●●○○○ 7

8 髋关节残疾及骨性关节炎评分（HOOS），Hip disability and Osteoarthritis Outcome Score（2003）

改编自膝关节损伤及骨性关节炎转归评分（KOOS）

源自：Klassbo M, Larsson E, Mannevik E (2003) Hip disability and osteoarthritis outcome score. An extension of the Western Ontario and McMaster Universities Osteoarthritis Index. Scand J Rheumatol;32:46–51.
Nilsdotter AK, Lohmander LS, Klassbon M, et al (2003) Hip disability and osteoarthritis outcome score (HOOS)--validity and resability and responsiveness in total hip replacement. BMC Musculoskelet Disord; 4:10–17.

内容

类型 患者自评　　**量表** 5个子量表（40项）：

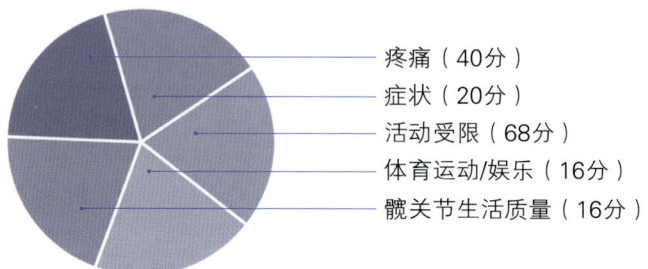

- 疼痛（40分）
- 症状（20分）
- 活动受限（68分）
- 体育运动/娱乐（16分）
- 髋关节生活质量（16分）

说明
每个子量表分别评分并标准化为100分。
最高分：100分
最低分：0分
评分越低，功能障碍越严重。

项目评分最低0分，最高4分。

验证

结果对比验证[2]
- SF–36生理功能及躯体疼痛子量表

结果对比验证[3]
- SF–36
- 牛津髋评分
- 疼痛视觉模拟量表（VAS）

纳入患者人群	效度	信度	敏感度
髋残疾患者（N=52）（64岁；45%男性）[1]	+	+	+
适于全髋关节置换的原发髋骨性关节炎患者（N=90）（72岁；54%男性）[2]	+	+	+
髋关节成形或骨性关节炎的荷兰语患者（N=113）（65岁；33%男性）[3]	+	未检验	未检验
髋关节成形或骨性关节炎的荷兰语患者（N=117）（65岁；34%男性）[3]	未检验	+	未检验

验证研究：

[1] Klassbo M, Larsson E, Mannevik E (2003) Hip disability and osteoarthritis outcome score. An extension of the Western Ontario and McMaster Universities Osteoarthritis Index. Scand J Rhemnatol; 32:46–51.
[2] Nilsdotter AK, Lohmander LS, Klassbo M, et al (2003) Hip disability and osteoarthritis outcome score (HOOS)–validity and responsiveness in total hip replacement. BMC Musculoskelet Disord; 4:10–17.
[3] de Groot IB, Reijman M, Terwee CB, et al (2007) Validation of the Dutch version of the Hip disability and Osteoarthritis Outcome Score. Osteoarthritis Cartilage; 15:104–109.

10.2 髋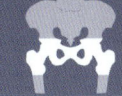

方法学评估 ●●●●●●（6/6）

		不能评分	0分	1分	得分
效度	内容效度	未检验	无效	有效	1
	结构效度	未检验	无效	有效	1
	标准效度	未检验	无效	有效	1
信度	内部一致性	未检验	不一致	一致	1
	可重复性	未检验	不可重复	可重复	1
敏感度		未检验	不敏感	敏感	1
				小计	6

临床应用 ●●○○（2/4）

	0分	1分	2分	得分
患者友好度	有限	中等	优	0
医务人员友好度	有限	中等	优	2
			小计	2

总计（10分制） ●●●●●●●●○○ 8

9 Larson髋评估图表2, Hip evaluation chart 2 of Larson（1963）

源自：Larson CB (1963) Rating scale for hip disabilities.Clin Orthop;31:85–93.

内容

类型　医务人员评定　　**量表**　4个子量表（11项）：

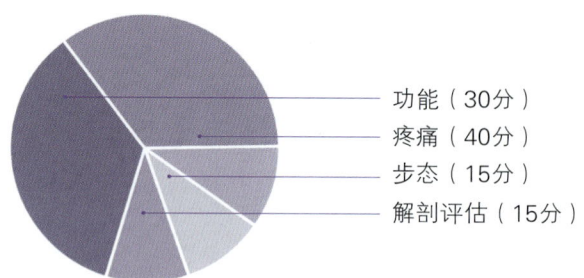

- 功能（30分）
- 疼痛（40分）
- 步态（15分）
- 解剖评估（15分）

项目评分最低0分，最高1到40分。

说明

最高分：100分
最低分：0分
评分越低，功能障碍越严重。

验证

未见相关验证研究。

纳入患者人群	效度	信度	敏感度
无			

方法学评估　　　　　　　　　　　　　　　　○○○○○○（0/6）

		不能评分	0分	1分	得分
效度	内容效度	未检验	无效	有效	–
	结构效度	未检验	无效	有效	–
	标准效度	未检验	无效	有效	–
信度	内部一致性	未检验	不一致	一致	–
	可重复性	未检验	不可重复	可重复	–
敏感度		未检验	不敏感	敏感	–
				小计	–

临床应用　　　　　　　　　　　　　　　　●●○○（2/4）

	0分	1分	2分	得分
患者友好度	有限	中等	优	2
医务人员友好度	有限	中等	优	0
			小计	2

总计（10分制）　　　　　　　　　　●●○○○○○○○○　2

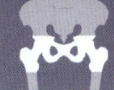

10 髋部骨折功能分级量表，Hip fracture functional rating scale（1982）

源自：Keene JS, Anderson CA (1982) Hip fractures in the elderly. Discharge predictions with a functional rating scale. Jama; 248:564–567.

内容

类型 医务人员评定　　**量表** 5个子量表（21项）：

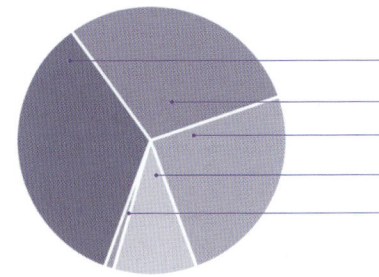

- 身体健康状况（35分）
- 离床活动（30分）
- 日常生活活动（25分）
- 骨折前活动（10分）
- 残疾（–40分）

项目评分最低0分，最高5到10分。
残疾得分从总分中扣除。

说明
最高分：100分
最低分：–40分
评分越低，功能障碍越严重。

验证

未见相关验证研究。

纳入患者人群	效度	信度	敏感度
无			

方法学评估　　　　　　　　　　　　　　　○○○○○○（0/6）

		不能评分	0分	1分	得分
效度	内容效度	未检验	无效	有效	–
	结构效度	未检验	无效	有效	–
	标准效度	未检验	无效	有效	–
信度	内部一致性	未检验	不一致	一致	–
	可重复性	未检验	不可重复	可重复	–
敏感度		未检验	不敏感	敏感	–
				小计	–

临床应用　　　　　　　　　　　　　　　●●○○（2/4）

	0分	1分	2分	得分
患者友好度	有限	中等	优	2
医务人员友好度	有限	中等	优	0
			小计	2

总计（10分制）　　　　　　　　●●○○○○○○○○　2

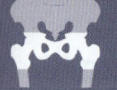

11 髋分级问卷，Hip-rating questionnaire（1992）

源自：Johanson NA, Charlson ME, Szatrowski TP, et al (1992) A self-administered hip-rating questionnaire for the assessment of outcome after total hip replacement. J Bone Joint Surg Am; 74:587–597.

内容

类型 患者自评　　**量表** 4个子量表（14项）：

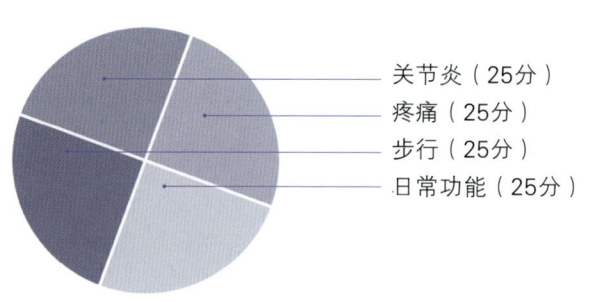

- 关节炎（25分）
- 疼痛（25分）
- 步行（25分）
- 日常功能（25分）

说明

最高分：100分

最低分：16分

评分越低，功能障碍越严重。

关节炎子量表的项目以视觉模拟量表进行0到100分的评分，之后标准化为25分。

其他项目评分最低1到3分，最高3到15分。

验证

结果对比验证[1]

- 6分钟步行距离测试
- 关节炎撞击测量量表

纳入患者人群	效度	信度	敏感度
等待全髋关节置换的患者（N=98）（65岁；38%男性）[1]	+	+	+

验证研究：

[1] Johanson NA, Charlson ME, Szatrowski TP, et al (1992) A self-administered hip-rating questionnaire for the assessment of outcome after total hip replacement. J Bone Joint Surg Am; 74:587–597.

方法学评估　　●●●○○○（3/6）

		不能评分	0分	1分	得分
效度	内容效度	未检验	无效	有效	-
	结构效度	未检验	无效	有效	1
	标准效度	未检验	无效	有效	-
信度	内部一致性	未检验	不一致	一致	-
	可重复性	未检验	不可重复	可重复	1
敏感度		未检验	不敏感	敏感	1
				小计	3

临床应用　　●●○○（2/4）

	0分	1分	2分	得分
患者友好度	有限	中等	优	1
医务人员友好度	有限	中等	优	1
			小计	2

总计（10分制）　　●●●●●○○○○○ 5

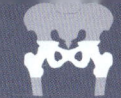

12 HSS髋分级系统，Hospital for Special Surgery (HSS) hip rating system（1973）

也称为Salvati及Wilson髋评分

源自：Salvati EA, Wilson PD Jr (1973) Long–term results of femoral–head replacement. J Bone Joint Surg Am; 55:516–524.

内容

类型　医务人员评定　　量表　4个子量表（4项）：

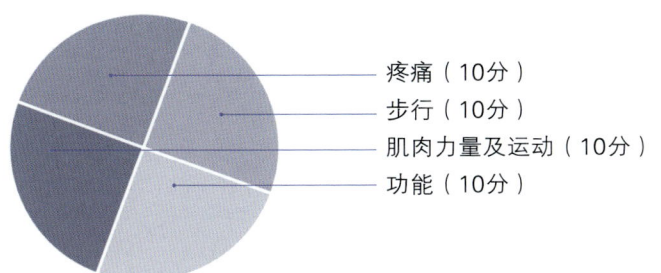

- 疼痛（10分）
- 步行（10分）
- 肌肉力量及运动（10分）
- 功能（10分）

说明
优：≥32分
良：24～31分
中：16～23分
差：<16分

项目评分最低0分，最高10分。

验证

未见相关验证研究。

纳入患者人群	效度	信度	敏感度
无			

方法学评估　　　　　　　　　　　　　　　　　　　　○○○○○○（0/6）

		不能评分	0分	1分	得分
效度	内容效度	未检验	无效	有效	-
	结构效度	未检验	无效	有效	-
	标准效度	未检验	无效	有效	-
信度	内部一致性	未检验	不一致	一致	-
	可重复性	未检验	不可重复	可重复	-
敏感度		未检验	不敏感	敏感	-

小计　-

临床应用　　　　　　　　　　　　　　　　　　　　●●○○（2/4）

	0分	1分	2分	得分
患者友好度	有限	中等	优	2
医务人员友好度	有限	中等	优	0

小计　2

总计（10分制）　　　　　　　●●○○○○○○○○　2

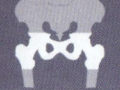

13 Iowa髋评分，Iowa hip score（1963）

也称为Larson髋评估表1

源自：Larson CB (1963) Rating scale for hip disabilities. Clin Orthop; 31:85–93.

内容

类型 医务人员评定　　**量表** 5个子量表（19项）：

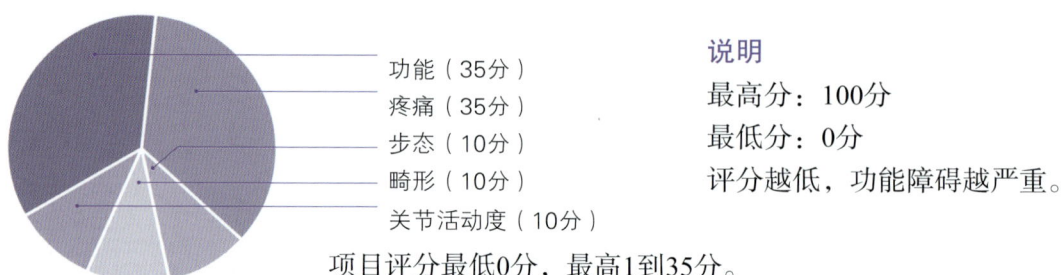

- 功能（35分）
- 疼痛（35分）
- 步态（10分）
- 畸形（10分）
- 关节活动度（10分）

说明

最高分：100分

最低分：0分

评分越低，功能障碍越严重。

项目评分最低0分，最高1到35分。

验证

结果对比验证[1]

- Harris髋评分
- Charnley髋评分
- Merle d'Aubigne-Postel髋评分

纳入患者人群	效度	信度	敏感度
髋关节病及全髋关节成形候选者（N=35）（59岁；49%男性）[1]	未检验	+	未检验
全髋关节置换患者（N=61）（50岁；33%男性）[2]	+	未检验	+

验证研究：

[1] Kirmit L, Karatosun V, Unver B, et al (2005) The reliability of hip scoring systems for total hip arthroplasty candidates: assessment by physical therapists. Clin Rehabil; 19:659–661.

[2] Unver B, Karatosun V, Gunal I (2005) Assessing the results of thrust plate prosthesis: a comparison of four different rating systems. Clin Rehabil; 19:654–658.

方法学评估　　●●●○○○（3/6）

		不能评分	0分	1分	得分
效度	内容效度	未检验	无效	有效	–
	结构效度	未检验	无效	有效	–
	标准效度	未检验	无效	有效	1
信度	内部一致性	未检验	不一致	一致	–
	可重复性	未检验	不可重复	可重复	1
敏感度		未检验	不敏感	敏感	1

小计 3

临床应用　　●●○○（2/4）

	0分	1分	2分	得分
患者友好度	有限	中等	优	2
医务人员友好度	有限	中等	优	0

小计 2

总计（10分制）　　●●●●●○○○○○ 5

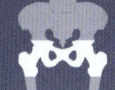

10.2 髋

14　Judet和Judet评分，Judet and Judet score（1952）

源自：Judet R, Judet J (1952) Technique and results with the acrylic femoral head prosthesis. J Bone Joint Surg Br; 173–180.

内容

类型　医务人员评定　　量表　3个子量表（3项）：

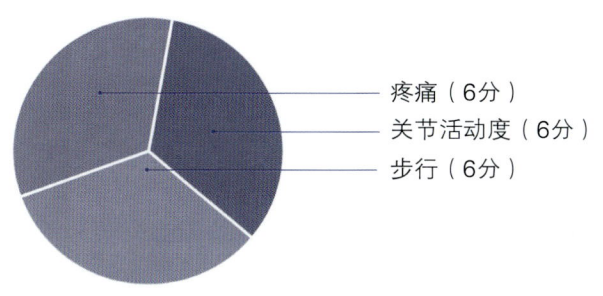

- 疼痛（6分）
- 关节活动度（6分）
- 步行（6分）

说明
最高分：18分
最低分：3分
评分越低，功能障碍越严重。

改善率：
优：>9分
良：6~9分
欠佳：3~6分
差：0~3分

项目评分最低0分，最高6分。
改善率为术前及术后评分的差异。

验证

未见相关验证研究。

纳入患者人群	效度	信度	敏感度
无			

方法学评估　　　　　　　　　　　　　○○○○○○（0/6）

		不能评分	0分	1分	得分
效度	内容效度	未检验	无效	有效	–
	结构效度	未检验	无效	有效	–
	标准效度	未检验	无效	有效	–
信度	内部一致性	未检验	不一致	一致	–
	可重复性	未检验	不可重复	可重复	–
敏感度		未检验	不敏感	敏感	–
				小计	–

临床应用　　　　　　　　　　　　　●●○○（2/4）

	0分	1分	2分	得分
患者友好度	有限	中等	优	2
医务人员友好度	有限	中等	优	0
			小计	2

总计（10分制）　　　　　　　●●○○○○○○○○　2

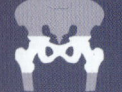

AO骨科量表评鉴

15 下肢活动量表（LEAS），Lower Extremity Activity Scale（2005）

源自：Saleh KJ, Mulhall KJ, Bershadsky B, et al (2005) Development and validation of a lower extremity activity scale. Use for patients treated with revision total knee arthroplasty. J Bone Joint Surg Am; 87:1985–1994.

内容

类型 患者自评　　**量表** 用12个活动水平表示4类步行能力（18个描述步行的项目）：

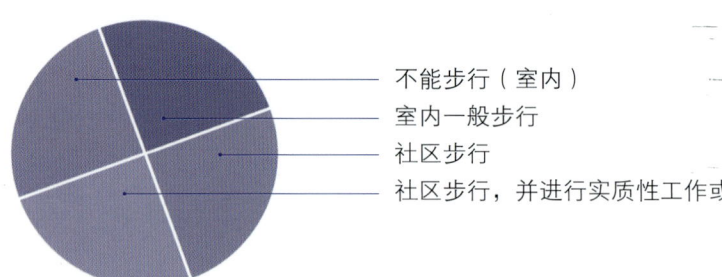

- 不能步行（室内）
- 室内一般步行
- 社区步行
- 社区步行，并进行实质性工作或运动

说明

最终评分为所选择描述的序号。

最高分：18分

最低分：1分

评分越低，功能障碍越严重。

每个步行描述项目以难度逐渐增加的方式列出。

验证

结果对比验证[1]
- 测步计测量

结果对比验证[1]
- 近亲代理测量

纳入患者人群	效度	信度	敏感度
全髋或全膝关节置换前后患者（N=45）（63岁；性别未记录）；健康人（N=25）（42岁；性别未记录）[1]	+	未检验	未检验
下肢关节成形术前患者（N=90）（年龄未记录；性别未记录）[1]	+	+	未检验

验证研究：

[1] Saleh KJ, Mulhall K, Bershadsky B, et al (2005) Development and validation of a lower extremity activity scale. Use for patients treated with revision total knee arthroplasty. J Bone Joint Surg Am; 87:1985–1994.

方法学评估　●●●○○○（3/6）

		不能评分	0分	1分	得分
效度	内容效度	未检验	无效	有效	1
	结构效度	未检验	无效	有效	1
	标准效度	未检验	无效	有效	–
信度	内部一致性	未检验	不一致	一致	
	可重复性	未检验	不可重复	可重复	1
敏感度		未检验	不敏感	敏感	–

小计　3

临床应用　●●●○（3/4）

	0分	1分	2分	得分
患者友好度	有限	中等	优	1
医务人员友好度	有限	中等	优	2

小计　3

总计（10分制）　●●●●●●○○○○　6

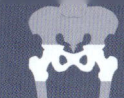

16 下肢改善量表（LEGS），Lower Extremity Gain Scale（2006）

源自：Zimmerman S, Hawkes WG, Hebel JR, et al(2006) The Lower Extremity Gain Scale:a performance–based measure to assess recovery after hip fracture. Arch Phys Med Rehabil;87:430–436.

内容

类型 患者自评 **量表** 6类（9项）：

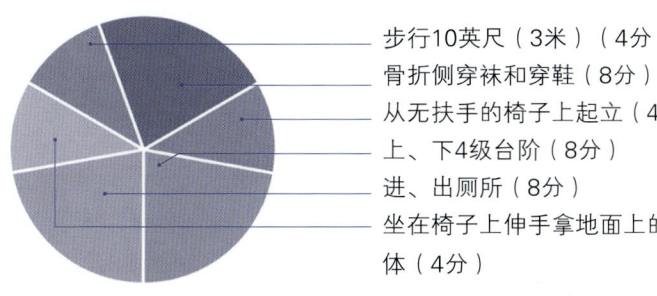

- 步行10英尺（3米）（4分）
- 骨折侧穿袜和穿鞋（8分）
- 从无扶手的椅子上起立（4分）
- 上、下4级台阶（8分）
- 进、出厕所（8分）
- 坐在椅子上伸手拿地面上的物体（4分）

说明

最高分：36分
最低分：0分
评分越低，功能障碍越严重。

每个项目评分最低0分，最高4分。

验证

结果对比验证[1]

- 自我病损报告
- 自我社会关系报告

纳入患者人群	效度	信度	敏感度
急性股骨近端骨折的社区居住患者（N=139）（80岁；0%男性）[1]	+	+	未检验
髋周骨折后2到4个月的患者（N=56）（80岁；0%男性）[1]	未检验	+	未检验

验证研究：

[1] Zimmerman S, Hawkes WG, Hebel JR, et al(2006) The Lower Extremity Gain Scale: a performance–based measure to assess recovery after hip fracture. Arch Phys Med Rehabil;87:430–436.

方法学评估   ●●●●○○（4/6）

		不能评分	0分	1分	得分
效度	内容效度	未检验	无效	有效	1
	结构效度	未检验	无效	有效	1
	标准效度	未检验	无效	有效	–
信度	内部一致性	未检验	不一致	一致	1
	可重复性	未检验	不可重复	可重复	1
敏感度		未检验	不敏感	敏感	–
				小计	4

临床应用   ●●●●（4/4）

	0分	1分	2分	得分
患者友好度	有限	中等	优	2
医务人员友好度	有限	中等	优	2
			小计	4

总计（10分制）   ●●●●●●●●○○ 8

17 下肢量表（LEM），Lower Extremity Measure（2000）

改良自Toronto肢体补救评分

源自：Jaglal S, Lakhani Z, Schatzker J (2000) Reliability, validity, and responsiveness of the lower extremity measure for patients with a hip fracture. J Bone Joint Surg Am; 82-A:955-962.

内容

类型 患者自评　　**量表** 躯体残疾的1个领域（29个项目）：

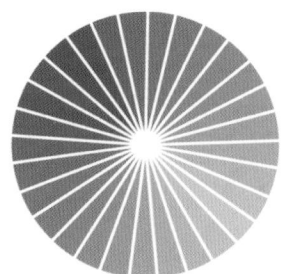

说明
得分相加后标准化至100分。
最高分：100分
最低分：0分
评分越低，功能障碍越严重。

每个项目评分最低1分，最高5分。

验证

结果对比验证[1]
- 计时起立走试验
- SF-36
- 美国老年人资源与服务

纳入患者人群	效度	信度	敏感度
髋周骨折的老年患者（N=43）（81岁；29%男性）[1]	+	+	+

验证研究：

[1] Jaglal S, Lakhani Z, Schatzker J (2000) Reliability, validity, and responsiveness of the lower extremity measure for patients with a hip fracture. J Bone Joint Surg Am; 82-A:955-962.

方法学评估　　●●●●●○（5/6）

		不能评分	0分	1分	得分
效度	内容效度	未检验	无效	有效	1
	结构效度	未检验	无效	有效	1
	标准效度	未检验	无效	有效	1
信度	内部一致性	未检验	不一致	一致	-
	可重复性	未检验	不可重复	可重复	1
敏感度		未检验	不敏感	敏感	1

小计　5

临床应用　　●●○○（2/4）

	0分	1分	2分	得分
患者友好度	有限	中等	优	2
医务人员友好度	有限	中等	优	0

小计　2

总计（10分制）　　●●●●●●●○○○ 7

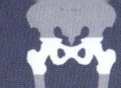

18 Mayo临床髋评分，Mayo clinical hip score（1985）

源自：Kavanagh BF, Fitzgerald RH Jr. (1985) Clinical and roentgenographic assessment of total hip arthroplasty. A new hip score. Clin Orthop; 133–140.

内容

类型 医务人员评定   **量表** 2个子量表（10项）：

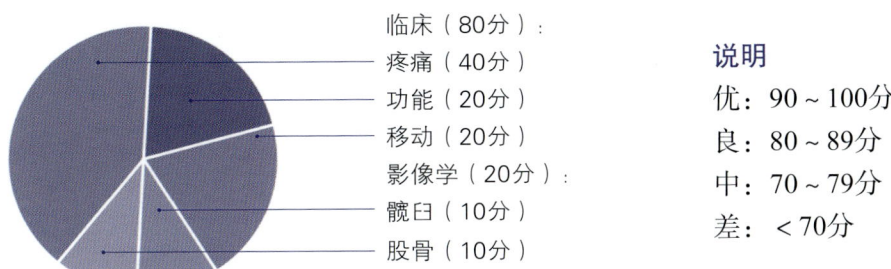

临床（80分）：
- 疼痛（40分）
- 功能（20分）
- 移动（20分）

影像学（20分）：
- 髋臼（10分）
- 股骨（10分）

说明
- 优：90~100分
- 良：80~89分
- 中：70~79分
- 差：<70分

项目评分最低0分，最高4到40分。

验证

结果对比验证[1]

- Harris髋评分

纳入患者人群	效度	信度	敏感度
全髋成形翻修术患者（N=206）（年龄未记录；性别未记录）[1]	+	未检验	未检验

验证研究：

[1] Kavanagh BF, Fitzgerald RH Jr. (1985) Clinical and roentgenographic assessment of total hip arthroplasty. A new hip score. Clin Orthop; 133–140.

方法学评估　●○○○○○（1/6）

		不能评分	0分	1分	得分
效度	内容效度	未检验	无效	有效	-
	结构效度	未检验	无效	有效	-
	标准效度	未检验	无效	有效	1
信度	内部一致性	未检验	不一致	一致	-
	可重复性	未检验	不可重复	可重复	-
敏感度		未检验	不敏感	敏感	0

小计　1

临床应用　●●○○（2/4）

	0分	1分	2分	得分
患者友好度	有限	中等	优	2
医务人员友好度	有限	中等	优	0

小计　2

总计（10分制）　●●●○○○○○○○　3

19 McMaster-Toronto 关节炎问卷（MACTAR）, McMaster-Toronto Arthritis questionnaire（1987）

源自：Tugwell P, Bombardier C, Buchanan WW, et al (1987) The MACTAR Patient Preference Disability Questionnaire-an individualized functional priority approach for assessing improvement in physical disability in clinical trials in rheumatoid arthritis. J Rheumatol; 14:446–451.

内容

类型 患者自评　　**量表** 由患者对其术前最重要的5个主诉进行识别和评级：

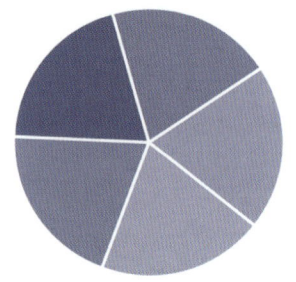

重要主诉（5项）

术后改变
- 改善（–1分）
- 不变（0分）
- 加重（+1分）

说明
在初始分级及改变分值的基础上将得分标准化至100分。

评分越低，功能障碍越严重。

验证

结果对比验证[1]
- WOMAC
- SF – 36躯体功能及疼痛子量表
- Harris髋评分

纳入患者人群	效度	信度	敏感度
接受全髋成形的患者（N=78）（62岁；55%男性）[1]	+	+	+

验证研究：

[1] Wright JG, Young NL (1997) A comparison of different indices of responsiveness. J Clin Epidemiol; 50:239–246.

方法学评估　　●●●●○○（4/6）

		不能评分	0分	1分	得分
效度	内容效度	未检验	无效	有效	–
	结构效度	未检验	无效	有效	1
	标准效度	未检验	无效	有效	1
信度	内部一致性	未检验	不一致	一致	–
	可重复性	未检验	不可重复	可重复	1
敏感度		未检验	不敏感	敏感	1

小计　4

临床应用　　●●●●（4/4）

	0分	1分	2分	得分
患者友好度	有限	中等	优	2
医务人员友好度	有限	中等	优	2

小计　4

总计（10分制）　　●●●●●●●●○○ 8

20 Merle D'Aubigne 髋评分，Merle D'Aubigne hip score（1954）

源自：D'Aubigne RM, Postel M (1954) Functional results of hip arthroplasty with acrylic prosthesis. J Bone Joint Surg Am; 451–475.

内容

类型 医务人员评定　　**量表** 3个子量表（3项）：

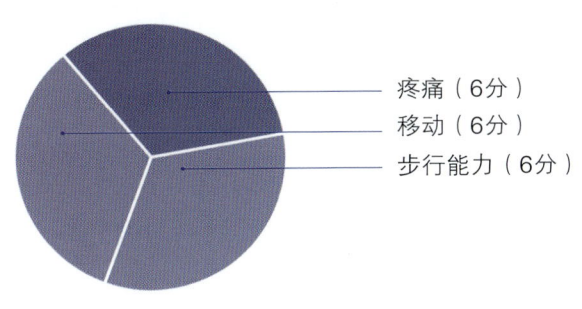

- 疼痛（6分）
- 移动（6分）
- 步行能力（6分）

项目评分最低0分，最高6分。

说明

绝对结果：只相加疼痛及步行能力子量表并归入以下级别：

优：11～12分

良：10分

中：9分

可：8分

差：<7分

之后根据移动评分将所得级别下调1～2个级别，以得到最终临床分级。

验证

结果对比验证[2]
- 改良 Merle d'Aubigne 髋评分
- Harris 髋评分

结果对比验证[3]
- Iowa 髋评分
- Charnley 髋评分
- Harris 髋评分

纳入患者人群	效度	信度	敏感度
拟行全髋成形术的髋关节病患者（N=35）（59岁；49%男性）[1]	未检验	+	未检验
髋臼骨折患者（N=450）（44岁；性别未记录）[2]	+	未检验	未检验
接受全髋置换术的患者（N=61）（50岁；33%男性）[3]	+	未检验	–

验证研究：

[1] Kirmit L, Karatosun V, Unver B, et al (2005) The reliability of hip scoring systems for total hip arthroplasty candidates: assessment by physical therapists. Clin Rehabil; 19:659–661.

[2] Ovre S, Sandvik L, Madsen JE, et al (2005) Comparison of distribution, agreement and correlation between the original and modified Merle d'Aubigne–Postel Score and the Harris Hip Score after acetabular fracture treatment: moderate agreement, high ceiling effect and excellent correlation in 450 patients. Acta Orthop; 76:796–802.

[3] Unver B, Karatosun V, Gunal I (2005) Assessing the results of thrust plate prosthesis: a comparison of four different rating systems. Clin Rehabil; 19:654–658.

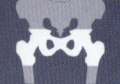

AO骨科量表评鉴

方法学评估　●●○○○○（2/6）

		不能评分	0分	1分	得分
效度	内容效度	未检验	无效	有效	-
	结构效度	未检验	无效	有效	-
	标准效度	未检验	无效	有效	1
信度	内部一致性	未检验	不一致	一致	-
	可重复性	未检验	不可重复	可重复	1
敏感度		未检验	不敏感	敏感	0

小计　2

临床应用　●●○○（2/4）

	0分	1分	2分	得分
患者友好度	有限	中等	优	2
医务人员友好度	有限	中等	优	0

小计　2

总计（10分制）　●●●●○○○○○○　4

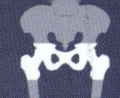

21 改良Merle D'Aubigne 髋评分，Modified Merle d'Aubigne hip score（1986）

源自：Matta JM, Mehne DK, Roffi R (1986) Fractures of the acetabulum. Early results of a prospective study. Clin Orthop Relat Res; 205:241–250.

内容

类型 医务人员评定　　**量表** 3个子量表（3项）：

- 疼痛（6分）
- 移动（6分）
- 步行能力（6分）

说明

优：18分
良：15～17分
中：12～14分
差：<12分

与初始版本不同，移动子量表在分值上同样占据了1/3的位置。

疼痛及步行能力子量表的评分最低1分，最高6分（初始版本为0～6分）。
移动部分由相对关节活动度组成（初始版本为关节活动度相加）。

验证

结果对比验证[1]
- 肌肉骨骼功能评估

结果对比验证[2]
- Merle d'Aubigue髋评分
- Harris髋评分

纳入患者人群	效度	信度	敏感度
髋臼骨折后行手术治疗的患者（N=150）（37岁；71%男性）[1]	+	未检验	–
髋臼骨折患者（N=450）（44岁；性别未记录）[2]	+	未检验	未检验

验证研究：

[1] Moed BR, Yu PH, Gruson KI (2003) Functional outcomes of acetabular fractures. J Bone Joint Surg Am; 85–A:1879–1883.
[2] Ovre S, Sandvik L, Madsen JE, et al (2005) Comparison of distribution, agreement and correlation between the original and modified Merle d'Aubigne–Postel Score and the Harris Hip Score after acetabular fracture treatment: moderate agreement, high ceiling effect and excellent correlation in 450 patients. Acta Orthop; 76:796–802.

方法学评估　　●●○○○○（2/6）

		不能评分	0分	1分	得分
效度	内容效度	未检验	无效	有效	–
	结构效度	未检验	无效	有效	–
	标准效度	未检验	无效	有效	1
信度	内部一致性	未检验	不一致	一致	–
	可重复性	未检验	不可重复	可重复	1
敏感度		未检验	不敏感	敏感	0

小计　2

临床应用　　●●○○（2/4）

	0分	1分	2分	得分
患者友好度	有限	中等	优	2
医务人员友好度	有限	中等	优	0

小计　2

总计（10分制）　　●●●●○○○○○○　4

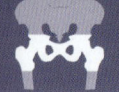

22 新西兰优先评分，New Zealand priority score（1997）

源自：Hadorn DC, Holmes AC (1997) The New Zealand priority criteria project. Part 1: Overview. BMJ; 314:131–134.

内容

类型 医务人员评定　　**量表** 4个子量表（8项）：

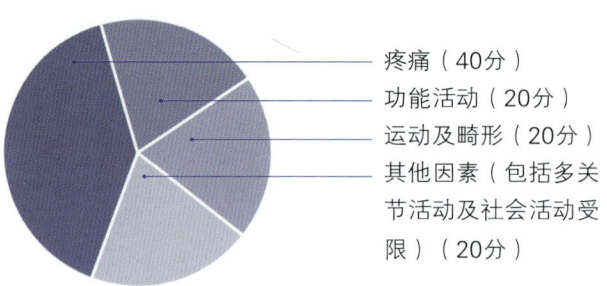

- 疼痛（40分）
- 功能活动（20分）
- 运动及畸形（20分）
- 其他因素（包括多关节活动及社会活动受限）（20分）

说明

最高分：100分
最低分：0分
评分越高，功能障碍越严重。

项目评分最低0分，最高10或20分。

验证

结果对比验证[1]
- 等待时间表

结果对比验证[2]
- WOMAC
- 肌肉骨骼功能评估

纳入患者人群	效度	信度	敏感度
等待进行髋或膝关节成形的患者（N=222）（年龄未记录；性别未记录）[1]	–	–	未检验
准备进行全关节成形的患者（N=50）（67岁；42%男性）[2]	–	未检验	未检验

验证研究：

[1] Harry LE, Nolan JF, Elender F, et al (2000) Who gets priority? Waiting list assessment using a scoring system. Ann R Coll Surg Engl; 82:186–188.
[2] Coleman B, McChesney S, Twaddle B (2005) Does the priority scoring system for joint replacement really identify those in most need? N Z Med J; 118:U1463.

方法学评估　　　　　　　　　　　　　　　　　　　　○○○○○○（0/6）

		不能评分	0分	1分	得分
效度	内容效度	未检验	无效	有效	–
	结构效度	未检验	无效	有效	0
	标准效度	未检验	无效	有效	0
信度	内部一致性	未检验	不一致	一致	–
	可重复性	未检验	不可重复	可重复	–
敏感度		未检验	不敏感	敏感	–

小计　0

临床应用　　　　　　　　　　　　　　　　　　　　●●○○（2/4）

	0分	1分	2分	得分
患者友好度	有限	中等	优	2
医务人员友好度	有限	中等	优	0

小计　2

总计（10分制）　　　　　　　　　●●○○○○○○○○　2

23 非关节炎性髋评分，Nonarthritic hip score（2003）

源自：Christensen CP, Althausen PL, Mittleman MA, et al (2003) The nonarthritic hip score: reliable and validated. Clin Orthop; 75–83.

内容

类型 患者自评　　**量表** 4个子量表（20项）：

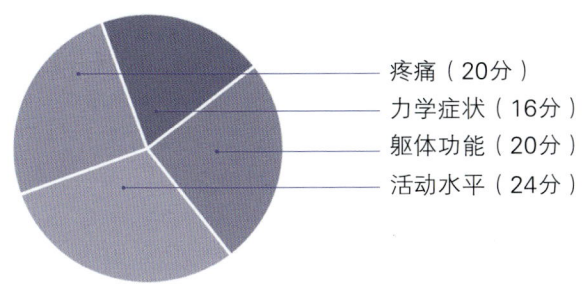

- 疼痛（20分）
- 力学症状（16分）
- 躯体功能（20分）
- 活动水平（24分）

说明

分值相加后标准化至100分。
最高分：100分
最低分：0分
评分越低，功能障碍越严重。

项目评分0至4分。

验证

结果对比验证[1]

- Harris髋评分
- SF–12

纳入患者人群	效度	信度	敏感度
非关节炎性髋关节疼痛患者（N=48）（33岁；40%男性）[1]	+	+	未检验
非关节炎性髋关节疼痛患者（N=17）（32岁；35%男性）[1]	未检验	+	未检验

验证研究：

[1] Christensen CP, Althausen PL, Mittleman MA, et al (2003) The nonarthritic hip score: reliable and validated. Clin Ortho; 75–83.

方法学评估　　●●●●○○（4/6）

		不能评分	0分	1分	得分
效度	内容效度	未检验	无效	有效	–
	结构效度	未检验	无效	有效	1
	标准效度	未检验	无效	有效	1
信度	内部一致性	未检验	不一致	一致	1
	可重复性	未检验	不可重复	可重复	1
敏感度		未检验	不敏感	敏感	–
				小计	4

临床应用　　●●●○（3/4）

	0分	1分	2分	得分
患者友好度	有限	中等	优	1
医务人员友好度	有限	中等	优	2
			小计	3

总计（10分制）　　●●●●●●●○○○　7

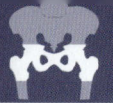

24 牛津髋评分，Oxford hip score（1996）

源自：Dawson J, Fitzpatrick R, Carr A, et al (1996) Questionnaire on the perceptions of patients about total hip replacement. J Bone Joint Surg Br; 78:185–190.

内容

类型 患者自评　　**量表** 2个子量表（12项）：

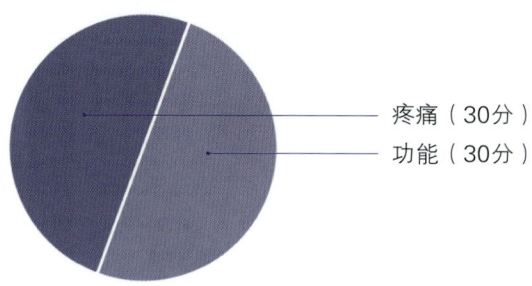

- 疼痛（30分）
- 功能（30分）

项目评分1至5分。

说明

最高分：60分
最低分：12分
评分越高，功能障碍越严重。

验证

结果对比验证[1]
- Charnley髋评分
- SF – 36
- 关节炎相关测量量表

结果对比验证[3]
- EuroQoll 5D

- 患者满意度
- 髋疼痛水平变化

结果对比验证[4]
- 患者满意度

纳入患者人群	效度	信度	敏感度
全髋成形术患者（N=220）（71岁；40%男性）[1]	+	+	+
全髋置换患者（N=186）（71岁；37%男性）[2]	未检验	未检验	+
接受全髋关节翻修术的患者（N=609）（68岁；43%男性）[3]	+	未检验	+
接受全髋关节置换的患者（N=7151）（68岁；39%男性）[4]	+	+	+

验证研究：

[1] Dawson J, Fitzpatrick R, Carr A, et al (1996) Questionnaire on the perceptions of patients about total hip replacement.J Bone Joint Surg Br; 78:185–190.
[2] Dawson J, Fitzpatrick R, Murray D, et al (1996) Comparison of measures to assess outcomes in total hip replacement surgery. Qual Health Care; 5:81–88.
[3] Dawson J, Fitzpatrick R, Frost S, et al (2001) Evidence for the validity of a patient–based instrument for assessment of outcome after revision hip replacement. J Bone Joint Surg Br; 83:1125–1129.
[4] Fitzpatrick R, Morris R, Hajat S, et al (2000) The value of short and simple measures to assess outcomes for patients of total hip replacement surgery. Qual Health Care; 9:146–150.

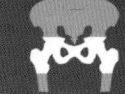

10.2 髋

方法学评估　●●●●●●（6/6）

		不能评分	0分	1分	得分
效度	内容效度	未检验	无效	有效	1
	结构效度	未检验	无效	有效	1
	标准效度	未检验	无效	有效	1
信度	内部一致性	未检验	不一致	一致	1
	可重复性	未检验	不可重复	可重复	1
敏感度		未检验	不敏感	敏感	1
					小计 6

临床应用　●●●○（3/4）

	0分	1分	2分	得分
患者友好度	有限	中等	优	1
医务人员友好度	有限	中等	优	2
				小计 3

总计（10分制）　●●●●●●●●●○ 9

25 荷兰改良牛津髋评分，Oxford heup score（2005）

牛津髋评分的荷兰语翻译及改良版本

源自： Gosens T, Hoefnagels NH, de Vet RC, et al (2005) The "Oxford Heup Score": the translation and validation of a questionnaire into Dutch to evaluate the results of total hip arthroplasty. Acta Orthop; 76:204–211.

内容

类型 患者自评　　**量表** 4个子量表（14项）：

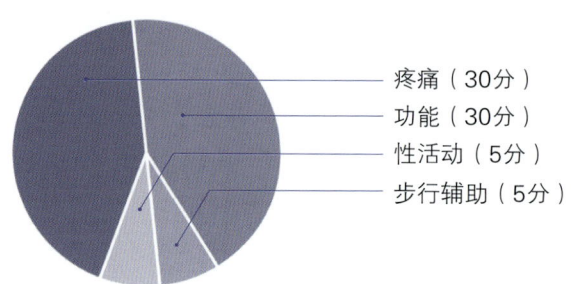

- 疼痛（30分）
- 功能（30分）
- 性活动（5分）
- 步行辅助（5分）

说明

最高分：70分

最低分：14分

评分越高，功能障碍越严重。

附加5个额外问题，不计在总分内。

项目评分1至5分。

验证

结果对比验证[1]

- Charnley髋评分
- SF – 36
- 关节炎相关测量量表

纳入患者人群	效度	信度	敏感度
全髋关节成形患者（N=150）（65岁；35%男性）[1]	+	+	+

验证研究：

[1] Gosens T, Hoefnagels NH, de Vet RC, et al (2005) The "Oxford Heup Score" : the translation and validation of a questionnaire into Dutch to evaluate the results of total hip arthroplasty. Acta Orthop; 76:204–211.

方法学评估　　●●●○○○（3/6）

		不能评分	0分	1分	得分
效度	内容效度	未检验	无效	有效	-
	结构效度	未检验	无效	有效	1
	标准效度	未检验	无效	有效	-
信度	内部一致性	未检验	不一致	一致	-
	可重复性	未检验	不可重复	可重复	1
敏感度		未检验	不敏感	敏感	1
				小计	3

临床应用　　●●●○（3/4）

	0分	1分	2分	得分
患者友好度	有限	中等	优	1
医务人员友好度	有限	中等	优	2
			小计	3

总计（10分制）　　●●●●●●○○○○ 6

26 Parkland及Palmer活动评分，Parkland and Palmer mobility score（1993）

源自：Parker MJ, Palmer CR (1993) A new mobility score for predicting mortality after hip fracture. J Bone Joint Surg Br; 75:797–798.

内容

类型 患者自评　　**量表** 移动范围（3项）：

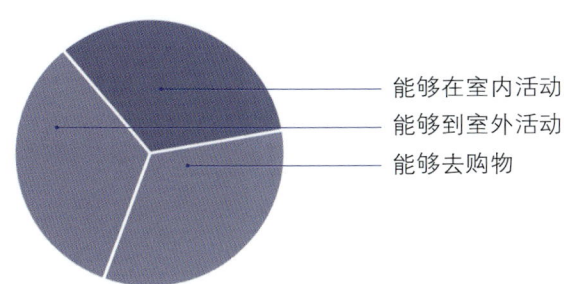

- 能够在室内活动
- 能够到室外活动
- 能够去购物

说明
最高分：9分
最低分：0分
评分越低，功能障碍越严重。

项目评分0至3分。

验证

结果对比验证[1]

- 1年死亡率

纳入患者人群	效度	信度	敏感度
股骨近端骨折患者（N=882）（年龄未记录；性别未记录）[1]	+	未检验	+

验证研究：

[1] Parker MJ, Palmer CR (1993) A new mobility score for predicting mortality after hip fracture. J Bone Joint Surg Br; 75: 797–798.

方法学评估　　●●○○○○（2/6）

		不能评分	0分	1分	得分
效度	内容效度	未检验	无效	有效	–
	结构效度	未检验	无效	有效	1
	标准效度	未检验	无效	有效	–
信度	内部一致性	未检验	不一致	一致	–
	可重复性	未检验	不可重复	可重复	–
敏感度		未检验	不敏感	敏感	1

小计　2

临床应用　　●●●●（4/4）

	0分	1分	2分	得分
患者友好度	有限	中等	优	2
医务人员友好度	有限	中等	优	2

小计　4

总计（10分制）　●●●●●●○○○○　6

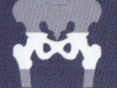

27 患者特异性髋分级评分指数，Patient Specific index (PASI) hip rating scale（1994）

源自：Wright JG, Rudicel S, Feinstein AR (1994) Ask patients what they want. Evaluation of individual complaints before total hip replacement. J Bone Joint Surg Br; 76:229–234.

内容

类型 患者自评　　**量表** 分别评价11个类别（22项，患者也可以自行增加项目）的严重程度和重要性：

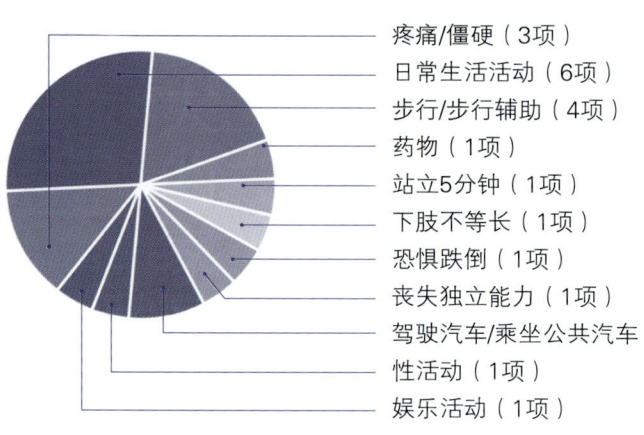

- 疼痛/僵硬（3项）
- 日常生活活动（6项）
- 步行/步行辅助（4项）
- 药物（1项）
- 站立5分钟（1项）
- 下肢不等长（1项）
- 恐惧跌倒（1项）
- 丧失独立能力（1项）
- 驾驶汽车/乘坐公共汽车（2项）
- 性活动（1项）
- 娱乐活动（1项）

说明
评价每个项目的严重程度和重要性相加，然后把所有项目得分相加。
总分标准化至100分。
最高分：100分
最低分：0分
评分越高，功能障碍越严重。

项目评分1至7分。

验证

结果对比验证[1]
无。

结果对比验证[2]
- Harris髋评分
- MACTAR患者偏好残疾问卷

结果对比验证
- SF–36躯体功能和疼痛子量表
- WOMAC

结果对比验证[3]
- 面谈进行的患者特异性指数

纳入患者人群	效度	信度	敏感度
仅为内容效度[1]	+	未检验	未检验
拟行全髋关节成形的患者（N=78）（62岁；55%男性）[2]	+	+	+
已行或拟行全髋关节成形的患者（N=55）（66岁；42%男性）[3]	+	+	未检验

验证研究：

[1] Wright JG, Rudicel S, Feinstein AR (1994) Ask patients what they want. Evaluation of individual complaints before total hip replacement. J Bone Joint Surg Br; 76:229–234.
[2] Wright JG, Young NL (1997) A comparison of different indices of responsiveness. J Clin Epidemiol; 50:239–246.
[3] Wright JG, Young NL, Waddell JP (2000) The reliability and validity of the self-reported patient-specific index for total hip arthroplasty. J Bone Joint Surg Am;82:829–837.

10.2 髋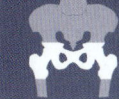

方法学评估　●●●●●○（5/6）

		不能评分	0分	1分	得分
效度	内容效度	未检验	无效	有效	1
	结构效度	未检验	无效	有效	1
	标准效度	未检验	无效	有效	1
信度	内部一致性	未检验	不一致	一致	-
	可重复性	未检验	不可重复	可重复	1
敏感度		未检验	不敏感	敏感	1
					小计　5

临床应用　●●●○（3/4）

	0分	1分	2分	得分
患者友好度	有限	中等	优	1
医务人员友好度	有限	中等	优	2
				小计　3

总计（10分制）　●●●●●●●●○○ 8

AO骨科量表评鉴

28　下肢类风湿性及骨性关节炎转归评分，Rheumatoid and Arthritis Outcome Score (RAOS) for the lower extremity（2003）

改编自膝损伤和骨性关节炎结局评分（KOOS）

源自：Bremander AB, Petersson IF, Roos EM (2003)Validation of the Rheumatoid and Arthritis Outcome Score (RAOS) for the lower extremity. Health Qual Life Outcomes; 1:55–65.

内容

类型　患者自评　　**量表**　5个子量表（42项）：

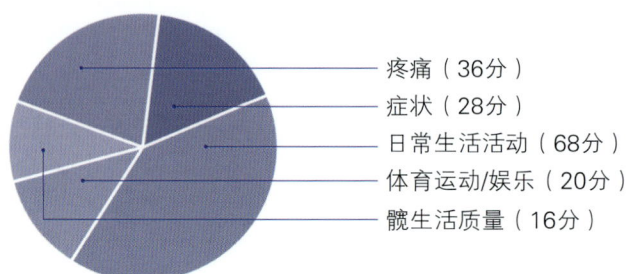

疼痛（36分）
症状（28分）
日常生活活动（68分）
体育运动/娱乐（20分）
髋生活质量（16分）

说明
子量表分别计分并标准化至100分。
最高分：100分
最低分：0分
评分越低，功能障碍越严重。

项目评分0至4分。

验证

结果对比验证[1]
- 健康评估问卷
- SF–36
- 关节炎相关测量量表

纳入患者人群	效度	信度	敏感度
慢性炎症性关节疾病患者（N=119）（56岁；27%男性）[1]	+	+	+

验证研究：

[1] Bremander AB, Petersson IF, Roos EM (2003)Validation of the Rheumatoid and Arthritis Outcome Score (RAOS) for the lower extremity. Health Qual Life Outcomes; 1:55–65.

方法学评估　　●●●●●●（6/6）

		不能评分	0分	1分	得分
效度	内容效度	未检验	无效	有效	1
	结构效度	未检验	无效	有效	1
	标准效度	未检验	无效	有效	1
信度	内部一致性	未检验	不一致	一致	1
	可重复性	未检验	不可重复	可重复	1
敏感度		未检验	不敏感	敏感	1
				小计	6

临床应用　　●●○○（2/4）

	0分	1分	2分	得分
患者友好度	有限	中等	优	0
医务人员友好度	有限	中等	优	2
			小计	2

总计（10分制）　　●●●●●●●●○○　8

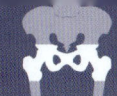

10.2 髋

29 Thompson及Epstein评分，Thompson and Epstein score（1951）

源自：Thompson VP, Epstein HC (1951) Traumatic dislocation of the hip; a survey of two hundred and four cases covering a period of twenty-one years.J Bone Joint Surg Am; 33:746-792

内容

类型 医务人员评定　　**量表** 2个子量表（10项）：

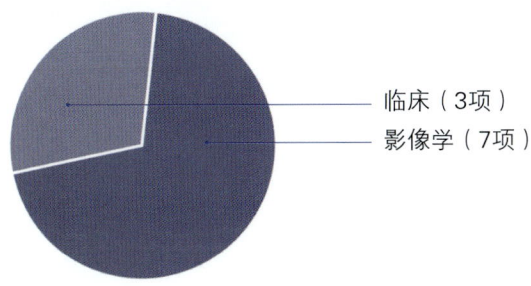

临床（3项）
影像学（7项）

说明

评分取决于定性结局，没有分值。
- 优
- 良
- 中
- 差

验证

未见相关验证研究。

纳入患者人群	效度	信度	敏感度
无			

方法学评估　　　　　　　　　　　　　　　　　　　　　　○○○○○○（0/6）

		不能评分	0分	1分	得分
效度	内容效度	未检验	无效	有效	-
	结构效度	未检验	无效	有效	-
	标准效度	未检验	无效	有效	-
信度	内部一致性	未检验	不一致	一致	-
	可重复性	未检验	不可重复	可重复	-
敏感度		未检验	不敏感	敏感	-
				小计	-

临床应用　　　　　　　　　　　　　　　　　　　　　　　●●○○（2/4）

	0分	1分	2分	得分
患者友好度	有限	中等	优	2
医务人员友好度	有限	中等	优	0
			小计	2

总计（10分制）　　　　　　　　　　　　　●○○○○○○○○○　2

30 全髋关节置换结局评估，Total hip arthroplasty outcome evaluation（1991）

源自：Liang MH, Katz JN, Phillips C, et al (1991) The total hip arthroplasty outcome evaluation form of the American Academy of Orthopaedic Surgeons. Results of a nominal group process. The American Academy of Orthopaedic Surgeons Task Force on Outcome Studies. J Bone Joint Surg Am; 73:639–646.

内容

类型 患者自评　　**量表** 3个问卷：

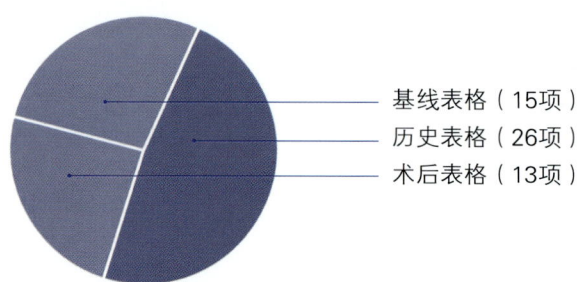

- 基线表格（15项）
- 历史表格（26项）
- 术后表格（13项）

每个问卷包括以下9个子量表中的项目：

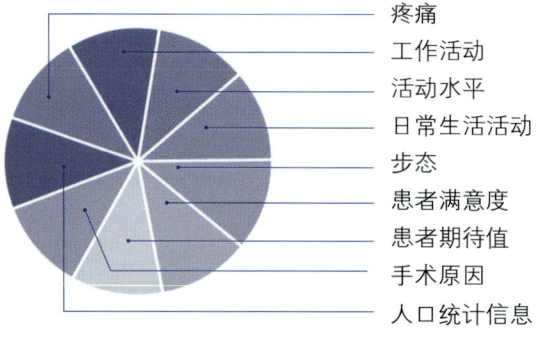

- 疼痛
- 工作活动
- 活动水平
- 日常生活活动
- 步态
- 患者满意度
- 患者期待值
- 手术原因
- 人口统计信息

说明

无特殊评分及说明。

验证

结果对比验证[1]
无。

结果对比验证[2]
- 疾病影响档案

纳入患者人群	效度	信度	敏感度
仅内容效度[1]	+	未检验	未检验
全髋关节成形患者（N=54）（60岁；33%男性）[2]	+	未检验	未检验
全髋关节成形患者（N=25）（年龄未记录；性别未记录）[2]	未检验	+	未检验

验证研究：

[1] Liang MH, Katz JN, Phillips C, et al (1991) The total hip arthroplasty outcome evaluation form of the American Academy of Orthopaedic Surgeons. Results of a nominal group process. The American Academy of Orthopaedic Surgeons Task Force on Outcome Studies. J Bone Joint Surg Am; 73:639–646.

[2] Katz JN, Phillips CB, Poss R, et al (1995) The validity and reliability of a Total Hip Arthroplasty Outcome Evaluation Questionnaire. J Bone Joint Surg Am; 77:1528–1534.

方法学评估 ●●●○○○（3/6）

		不能评分	0分	1分	得分
效度	内容效度	未检验	无效	有效	1
	结构效度	未检验	无效	有效	1
	标准效度	未检验	无效	有效	-
信度	内部一致性	未检验	不一致	一致	-
	可重复性	未检验	不可重复	可重复	1
敏感度		未检验	不敏感	敏感	-
				小计	3

临床应用 ●●●○（3/4）

	0分	1分	2分	得分
患者友好度	有限	中等	优	1
医务人员友好度	有限	中等	优	2
			小计	3

总计（10分制） ●●●●●●○○○○ 6

31 Western Ontario and McMaster Universities（WOMAC）骨性关节炎指数，Western Ontario and McMaster Universities (WOMAC) osteoarthritis Index（1988）

源自：Bellamy N, Buchanan WW, Goldsmith CH, et al (1988) Validation study of WOMAC: a health status instrument for measuring clinically important patient relevant outcomes to antirheumatic drug therapy in patients with osteoarthritis of the hip or knee. J Rheumatol; 15:1833–1840.

其他语言版本：瑞典语，德语

内容

类型 患者自评　**量表** 3个子量表（24项）：

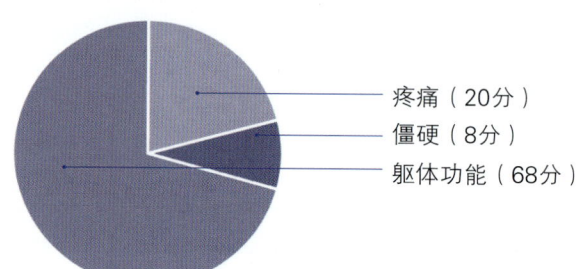

疼痛（20分）
僵硬（8分）
躯体功能（68分）

说明
最高分：96分
最低分：0分
评分越高，功能障碍越严重。

项目评分0到4分。

验证

结果对比验证[1]
- SF–36

结果对比验证[4]
- 影像学所示骨性关节炎严重程度
- 关节活动度

结果对比验证[5]
- 8个与已知功能转归相关的假说

结果对比验证[6]
- 健康评估问卷

纳入患者人群	效度	信度	敏感度
全髋关节成形患者（N=58）（71岁；34%男性）[1,2]	+	+	未检验
全髋关节成形患者（N=78）（62岁；55%男性）[3]	未检验	+	+
髋或膝骨性关节炎患者（N=51）（70岁；33%男性）[4]	+	+	未检验
髋或膝骨性关节炎患者（N=66）（55岁；20%男性）[5]	+	+	未检验
髋或膝骨性关节炎患者（N=271）（66岁；21%男性）[6]	+	未检验	+
接受髋或膝关节置换的患者（N=40）（69岁；39%男性）[7]	未检验	未检验	+

验证研究：

[1] Soderman P, Malchau H (2001) Is the Harris hip score system useful to study the outcome of total hip replacement? Clin Orthop Relat Res; (384):189–197.

[2] Soderman P, Malchau H (2000) Validity and reliability of Swedish WOMAC osteoarthritis index: a self–administered disease–specific questionnaire (WOMAC) versus generic instruments (SF–36 and NHP). Acta Orthop Scand; 71:39–46.

[3] Wright JG, Young NL (1997) A comparison of different indices of responsiveness. J Clin Epidemiol; 50:239–246.

[4] Stucki G, Sangha O, Stucki S, et al (1998) Comparison of the WOMAC (Western Ontario and McMaster Universities) osteoarthritis index and a self–report format of the self administered Lequesne–Algofunctional index in patients with knee and hip osteoarthritis. Osteoarthritis Cartilage; 6: 79–86.

[5] Thumboo J, Chew LH, Soh CH (2001) Validation of the Western Ontario and Mcmaster University osteoarthritis index in

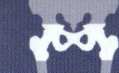

10.2 髋

Asians with osteoarthritis in Singapore. Osteoarthritis Cartilage; 9:440–446.

[6] Bruce B, Fries J (2004) Longitudinal comparison of the Health Assessment Questionnaire (HAQ) and the Western Ontario and McMaster Universities Osteoarthritis Index (WOMAC).Arthritis Rheum; 51:730–737.

[7] Theiler R, Sangha O, Schaeren S, et al (1999) Superior responsiveness of the pain and function sections of the Western Ontario and McMaster Universities Osteoarthritis Index (WOMAC) as compared to the Lequesne-Algofunctional Index in patients with osteoarthritis of the lower extremities. Osteoarthritis Cartilage; 7:515-519.

方法学评估　●●●●●●（6/6）

		不能评分	0分	1分	得分
效度	内容效度	未检验	无效	有效	1
	结构效度	未检验	无效	有效	1
	标准效度	未检验	无效	有效	1
信度	内部一致性	未检验	不一致	一致	1
	可重复性	未检验	不可重复	可重复	1
敏感度		未检验	不敏感	敏感	1

小计　6

临床应用　●●○○（2/4）

	0分	1分	2分	得分
患者友好度	有限	中等	优	0
医务人员友好度	有限	中等	优	2

小计　2

总计（10分制）　●●●●●●●●○○ 8

32 WOMAC功能子量表简明版,WOMAC function subscale short form(2005)

源自:Tubach F, Baron G, Falissard B, et al (2005) Using patients' and rheumatologists' opinions to specify a short form of the WOMAC function subscale. Ann Rheum Dis; 64:75–79.

内容

类型 患者自评　　**量表** 将原始功能子量表进行简化,子量表由17个项目变为8个项目:

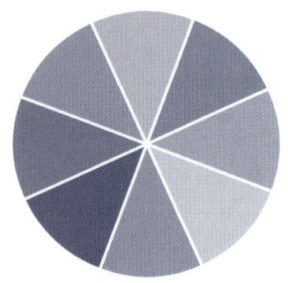

不包括WOMAC中的疼痛和僵硬子量表。

说明
最高分:32分
最低分:0分
评分越高,功能障碍越严重。

项目评分0到4分。

验证

结果对比验证[1]

- 完整的WOMAC功能子量表

纳入患者人群	效度	信度	敏感度
髋或膝骨性关节炎患者(N=1 218)(67岁;30%男性)[1]	+	+	+

验证研究:

[1] Tubach F, Baron G, Falissard B, et al (2005) Using patients' and rheumatologists' opinions to specify a short form of the WOMAC function subscale. Ann Rheum Dis; 64:75–79.

方法学评估　　●●●●○○(4/6)

		不能评分	0分	1分	得分
效度	内容效度	未检验	无效	有效	–
	结构效度	未检验	无效	有效	1
	标准效度	未检验	无效	有效	–
信度	内部一致性	未检验	不一致	一致	1
	可重复性	未检验	不可重复	可重复	1
敏感度		未检验	不敏感	敏感	1

小计　4

临床应用　　●●●●(4/4)

	0分	1分	2分	得分
患者友好度	有限	中等	优	2
医务人员友好度	有限	中等	优	2

小计　4

总计(10分制)　　●●●●●●●●○○ 8

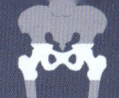

10.2 髋

33 简化WOMAC功能评分，Reduced WOMAC function scale（2003）

源自：Whitehouse SL, Lingard EA, Katz JN, et al (2003) Development and testing of reduced WOMAC function scale. J Bone Joint Surg Br' 85:706–711.

内容

类型 患者自评 **量表** 将WOMAC的功能子量表进行简化，项目由17项变为7项：

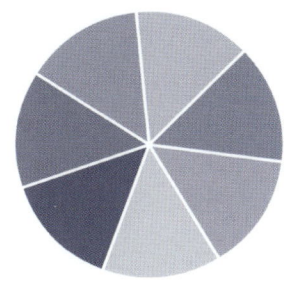

不包括WOMAC中的疼痛和僵硬子量表。

说明

7个项目的平均分乘以25，然后用100减去所得结果。

最高分：100分

最低分：0分

评分越低，功能障碍越严重。

项目评分0到4分。

验证

结果对比验证[1]

- 完整的WOMAC功能子量表
- Harris髋评分
- SF–12生理部分评分
- SF–36生理部分及功能评分
- 膝关节社会功能评分
- 牛津膝评分

纳入患者人群	效度	信度	敏感度
全膝关节成形患者（N=806）（70岁；41%男性）或全髋关节成形患（N=665）（74岁，性别未记录）[1]	+	+	+

验证研究：

[1] Whitehouse SL, Lingard EA, Katz JN, et al (2003) Development and testing of a reduced WOMAC function scale. J Bone Joint Surg Br; 85:706–711.

方法学评估 ●●●●●○（5/6）

		不能评分	0分	1分	得分
效度	内容效度	未检验	无效	有效	-
	结构效度	未检验	无效	有效	1
	标准效度	未检验	无效	有效	1
信度	内部一致性	未检验	不一致	一致	1
	可重复性	未检验	不可重复	可重复	1
敏感度		未检验	不敏感	敏感	1

小计 5

临床应用 ●●●●（4/4）

	0分	1分	2分	得分
患者友好度	有限	中等	优	2
医务人员友好度	有限	中等	优	2

小计 4

总计（10分制） ●●●●●●●●●○ 9

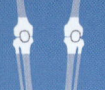

10.3 膝

美国骨科医师学会（AAOS）髋及膝评分	258
美国骨科医师学会（AAOS）体育运动膝关节量表	259
前交叉韧带（ACL）格式化评估	261
前交叉韧带–生活质量（ACL–QOL）问卷	262
活动分级量表	264
美国膝关节学会（AKS）评分系统	265
Amirault评分系统	267
Arafiles和Gustilo分级量表	268
ARPEGE评分	269
Bristol膝关节评分	270
英国骨科协会膝关节功能评估表	271
Cincinnati膝关节分级系统	272
Feagin和Blake前交叉韧带重建评估	274
Fulkerson功能性膝关节评分	275
Fulkerson–Shea髌股关节评分	276
功能指数问卷（FIQ）	277
Geens膝关节残疾量表	278
HSS（特种外科医院）膝关节量表	279
Hughston膝关节分级标准	281
Hughston膝关节主观视觉模拟评分系统	283
Hungerford评分系统	284
国际膝关节文献委员会（IKDC）膝关节韧带标准评估表	285
国际膝关节文献委员会（IKDC）膝关节评分系统	287
Iowa膝关节评估	289
Iowa辅助水平量表	290
日本膝关节骨性关节炎评定（JKOM）	291
Kettelkamp's膝关节评分表Ⅱ（KTA）	292
膝关节损伤和骨性关节炎转归评分（KOOS）	293
膝关节转归调查之日常生活活动量表	295
膝关节评分表Ⅰ	297
Kujala髌股关节评分（KPS）	298
Lansinger胫骨髁骨折转归标准	300
Lequesne功能指数	301
Leung改良膝关节分级系统	303
下肢活动量表（LEAS）	304
下肢功能量表（LEFS）	305
Lysholm膝关节功能评分	307
Marshall膝关节评分	309
Neer膝关节评分	310
新西兰优先评分	311

O'Donoghue主观膝关节评分 ······ 312
OAK膝关节评价 ······ 313
膝髋骨性关节炎生活质量（OAKHQOL） ······ 314
牛津12项膝关节问卷 ······ 316
髌股关节严重程度评定表 ······ 318
下肢类风湿性及骨性关节炎转归评分 ······ 319
单纯数字化评定（SANE） ······ 320
Tegner活动水平分级量表 ······ 321
Turba数字化膝关节分级系统 ······ 323
Western Ontario and McMaster Universities（WOMAC）骨性关节炎指数 ······ 324
WOMAC功能子量表简明版 ······ 327
简化WOMAC功能评分 ······ 328
Zarins和Rowe分级量表 ······ 329

1 美国骨科医师学会（AAOS）髋及膝评分，American Academy of Orthopaedic Surgeons (AAOS) hip and knee score（2004）

源自：Johanson NA, Liang MH, Daltroy L, et al (2004) American Academy of Orthopaedic Surgeons lower limb outcomes assessment instruments. Reliability, validity, and sensitivity to change. J Bone Joint Surg Am; 86–A:902–909.

内容

类型 患者自评 **量表**

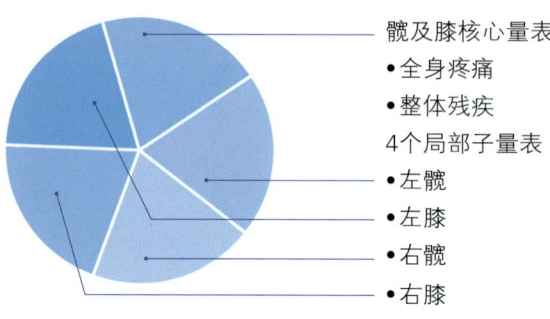

- 髋及膝核心量表
- 全身疼痛
- 整体残疾
- 4个局部子量表
  - 左髋
  - 左膝
  - 右髋
  - 右膝

说明

原始评分：每个分类量表所有项目的平均得分。

个体化标准分 = 100−[（各项量表总评分−最小分）/最大分]×100

个体化规范分 = [（个体化得分−普通人群平均分）/普通人群标准差]×（10+50）

评分越高，功能障碍越严重。

验证

结果对比验证[1]

- WOMAC
- AAOS下肢评分表
- SF–36

纳入患者人群	效度	信度	敏感度
有髋和/或膝主诉的患者（N=290）（48岁，54%男性）[1]	+	+	未检验

验证研究：

[1] Johanson NA, Liang MH, Daltroy L, et al (2004) American Academy of Orthopaedic Surgeons lower limb outcomes assessment instruments. Reliability, validity, and sensitivity to change. J Bone Joint Surg Am; 86–A:902–909.

方法学评估　●●●●●○（5/6）

		不能评分	0分	1分	得分
效度	内容效度	未检验	无效	有效	1
	结构效度	未检验	无效	有效	1
	标准效度	未检验	无效	有效	1
信度	内部一致性	未检验	不一致	一致	1
	可重复性	未检验	不可重复	可重复	1
敏感度		未检验	不敏感	敏感	–
				小计	5

临床应用　●●●●（4/4）

	0分	1分	2分	得分
患者友好度	有限	中等	优	2
医务人员友好度	有限	中等	优	2
			小计	4

总计（10分制）　●●●●●●●●●○ 9

2 美国骨科医师学会（AAOS）体育运动膝关节量表，American Academy of Orthopaedic Surgeons (AAOS) sports knee scale（2004）

源自：Johanson NA, Liang MH, Daltroy L, et al (2004) American Academy of Orthopaedic Surgeons lower limb outcomes assessment instruments. Reliability, validity, and sensitivity to change. J Bone Joint Surg Am; 86-A:902-909.

内容

类型 患者自评　**量表** 6个子量表（27项）：

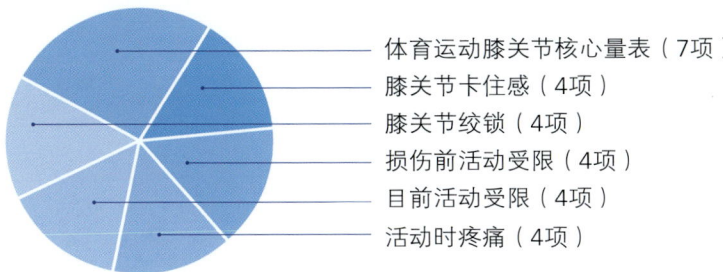

- 体育运动膝关节核心量表（7项）
- 膝关节卡住感（4项）
- 膝关节绞锁（4项）
- 损伤前活动受限（4项）
- 目前活动受限（4项）
- 活动时疼痛（4项）

说明

原始评分：每个分类量表所有项目的平均得分。

个体化标准分 = 100 - [（各项量表总评分 - 最小分）/最大分] × 100

个体化规范分 = [（个体化得分 - 普通人群平均分）/普通人群标准差] × （10+50）

评分越高，功能障碍越严重。

验证

结果对比验证[1]
- WOMAC
- SF-36
- 医师评估

结果对比验证[2]
- SF-36
- 膝关节转归调查之ADL量表
- Cincinnati膝关节分级系统
- Lysholm膝关节评分
- 患者评级
- 医师评级

纳入患者人群	效度	信度	敏感度
有髋和/或膝主诉的患者（N=290）（48岁，54%男性）[1]	+	+	未检验
有不同膝关节疾患的运动员（N=41）（33岁，49%男性）[2]	未检验	+	未检验
有不同膝关节疾患的运动员（N=133）（32岁，52%男性）[2]	+	未检验	未检验
有不同膝关节疾患的运动员（N=42）（31岁，45%男性）[2]	未检验	未检验	+

验证研究：

[1] Johanson NA, Liang MH, Daltroy L, et al (2004) American Academy of Orthopaedic Surgeons lower limb outcomes assessment instruments. Reliability, validity, and sensitivity to change. J Bone Joint Surg Am; 86-A:902-909.

[2] Marx RG, Jones EC, Allen AA, et al (2001) Reliability, validity, and responsiveness of four knee outcome scales for athletic patients. J Bone Joint Surg Am; 83-A:1459-1469.

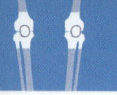

AO骨科量表评鉴

方法学评估 ●●●●●○（5/6）

		不能评分	0分	1分	得分
效度	内容效度	未检验	无效	有效	1
	结构效度	未检验	无效	有效	1
	标准效度	未检验	无效	有效	1
信度	内部一致性	未检验	不一致	一致	1
	可重复性	未检验	不可重复	可重复	1
敏感度		未检验	不敏感	敏感	–
				小计	5

临床应用 ●●○○（2/4）

	0分	1分	2分	得分
患者友好度	有限	中等	优	0
医务人员友好度	有限	中等	优	2
			小计	2

总计（10分制） ●●●●●●●○○○ 7

3 前交叉韧带（ACL）格式化评估，ACL evaluation format（1987）

源自：Lukianov AV, Gillquist J, Grana WA, et al (1987) An anterior cruciate ligament (ACL) evaluation format for assessment of artificial or autologous anterior cruciate reconstruction results. Clin Orthop; 167–180.

内容

类型 医务人员评定　　**量表** 3个子量表（19项）：

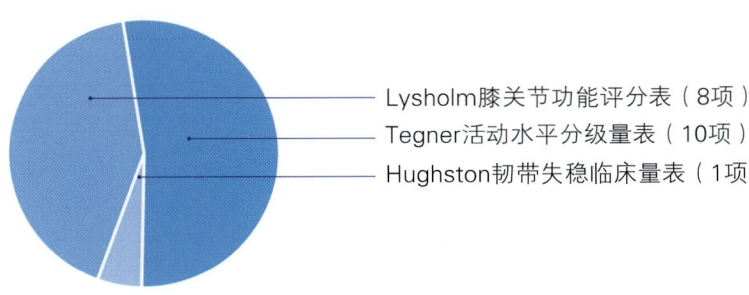

- Lysholm膝关节功能评分表（8项）
- Tegner活动水平分级量表（10项）
- Hughston韧带失稳临床量表（1项）

说明

与其说这是个分级量表，不如说是一个数据收集系统。

验证

无。

纳入患者人群	效度	信度	敏感度
仅内容效度检验[1]	+	未检验	未检验

验证研究：

[1] Lukianov AV, Gillquist J, Grana WA, et al (1987) An anterior cruciate ligament (ACL) evaluation format for assessment of artificial or autologous anterior cruciate reconstruction results. Clin Orthop; 167–180.

方法学评估 ●○○○○○（1/6）

		不能评分	0分	1分	得分
效度	内容效度	未检验	无效	有效	1
	结构效度	未检验	无效	有效	–
	标准效度	未检验	无效	有效	–
信度	内部一致性	未检验	不一致	一致	–
	可重复性	未检验	不可重复	可重复	–
敏感度		未检验	不敏感	敏感	–
				小计	1

临床应用 ●●○○（2/4）

	0分	1分	2分	得分
患者友好度	有限	中等	优	2
医务人员友好度	有限	中等	优	0
			小计	2

总计（10分制） ●●●○○○○○○○ 3

4 前交叉韧带 – 生活质量（ACL – QOL）问卷，ACL–QOL questionnaire （1998）

源自：Mohtadi N (1998) Development and validation of the quality of life outcome measure (questionnaire) for chronic anterior cruciate ligament deficiency. Am J Sports Med; 26:350–359.

内容

类型 患者自评　　**量表** 5个子量表（32项）：

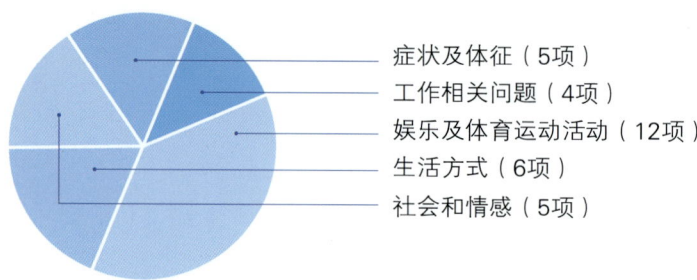

- 症状及体征（5项）
- 工作相关问题（4项）
- 娱乐及体育运动活动（12项）
- 生活方式（6项）
- 社会和情感（5项）

项目以100 mm VAS进行评分。

说明

项目得分相加并取平均数以得出最终分值。
最高分：100分
最低分：0分
评分越低，功能障碍越严重。

验证

结果对比验证[1]
- 前交叉韧带缺损严重程度
- Pending前交叉韧带重建

结果对比验证[2]
- 疼痛

纳入患者人群	效度	信度	敏感度
慢性前交叉韧带损伤患者（N=25）（年龄未记录，性别未记录）[1]	未检验	+	未检验
慢性前交叉韧带损伤患者（N=25）（28岁，52%男性）[1]	未检验	未检验	+
慢性单侧前交叉韧带损伤患者（N=50）（27岁，60%男性）[1]	+	未检验	未检验
前交叉韧带损伤的患者（N=17）（40岁，53%男性）[2]	+	未检验	未检验

验证研究：

[1] Mohtadi N (1998) Development and validation of the quality of life outcome measure (questionnaire) for chronic anterior cruciate ligament deficiency. Am J Sports Med; 26:350–359.

[2] Hartwick M, Meeuwisse W, Vandertuin J, et al (2003) Knee pain in the ACL–deficient osteoarthritic knee and its relationship to quality of life. Physiother Res Int; 8:83–92.

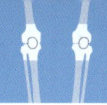

10.3 膝

方法学评估 ●●●●○○（4/6）

		不能评分	0分	1分	得分
效度	内容效度	未检验	无效	有效	1
	结构效度	未检验	无效	有效	1
	标准效度	未检验	无效	有效	-
信度	内部一致性	未检验	不一致	一致	-
	可重复性	未检验	不可重复	可重复	1
敏感度		未检验	不敏感	敏感	1
				小计	4

临床应用 ●○○○（1/4）

	0分	1分	2分	得分
患者友好度	有限	中等	优	0
医务人员友好度	有限	中等	优	1
			小计	1

总计（10分制） ●●●●●○○○○○ 5

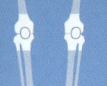

AO骨科量表评鉴

5 活动分级量表，Activity rating scale（2001）

源自：Marx RG, Stump TJ, Jones EC, et al (2001) Development and evaluation of an activity rating scale for disorders of the knee. Am J Sports Med; 29:213–218.

内容

类型 患者自评　　**量表** 4个子量表（4项）：

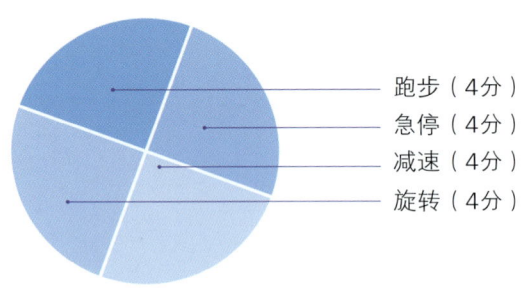

跑步（4分）
急停（4分）
减速（4分）
旋转（4分）

说明
最高分：16分
最低分：0分
评分越低，功能障碍越严重。

项目评分0到4分。

验证

结果对比验证[1]

- Tegner活动水平分级量表
- Cincinnati膝关节分级系统
- Daniel量表

纳入患者人群	效度	信度	敏感度
健康志愿者（N=40）（34岁，68%男性）[1]	+	+	未检验

验证研究：

[1] Marx RG, Stump TJ, Jones EC, et al (2001) Development and evaluation of an activity rating scale for disorders of the knee. Am J Sports Med; 29:213–218.

方法学评估　　●●●○○○（3/6）

		不能评分	0分	1分	得分
效度	内容效度	未检验	无效	有效	1
	结构效度	未检验	无效	有效	1
	标准效度	未检验	无效	有效	–
信度	内部一致性	未检验	不一致	一致	–
	可重复性	未检验	不可重复	可重复	1
敏感度		未检验	不敏感	敏感	–

小计　3

临床应用　　●●●●（4/4）

	0分	1分	2分	得分
患者友好度	有限	中等	优	2
医务人员友好度	有限	中等	优	2

小计　4

总计（10分制）　　●●●●●●●○○○　7

6 美国膝关节学会（AKS）评分系统，American Knee Socirty (AKS) scoring system（1989）

也称为膝关节社会临床分级系统（KSS）

源自：Insall JN, Dorr LD, Scott RD, et al (1989) Rationale of the Knee Society clinical rating system. Clin Orthop;(248):13–14.

内容

类型 医务人员评定　　**量表** 2个量表：

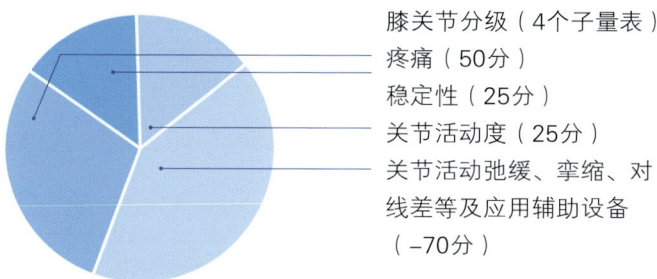

膝关节分级（4个子量表）
疼痛（50分）
稳定性（25分）
关节活动度（25分）
关节活动弛缓、挛缩、对线差等及应用辅助设备（−70分）

项目评分最低0分，最高10至50分。

说明

膝关节分级：
最高分：100分
分数越低，功能障碍越严重。
功能分级：
最高分：100分
最低分：0分
分数越低，功能障碍越严重。

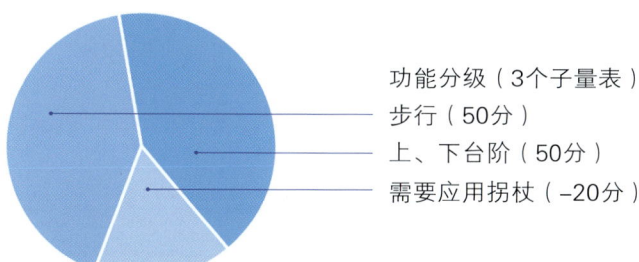

功能分级（3个子量表）
步行（50分）
上、下台阶（50分）
需要应用拐杖（−20分）

项目评分最低0分，最高50分。

验证

结果对比验证[1]
- SF – 36
- WOMAC

结果对比验证[5]*
- 手术时的年龄

- 术前体重指数
- 术前患者类别
- 术前步行距离

*仅与功能分数相关。

纳入患者人群	效度	信度	敏感度
全膝关节成形术前及术后患者（N=697）（70岁，41%男性）[1]	+	未检验	−
接受全膝关节成形的患者（N=92）（70岁，37%男性）[2]	未检验	+	未检验
全膝关节成形术前及术后患者（N=29）（年龄未记录，性别未记录）[3]	未检验	+	未检验
接受全膝关节成形的患者（N=68）（68岁，38%男性）[4]	未检验	未检验	+
接受全膝关节成形的患者（N=249）（71岁，21%男性）[5]	+	未检验	未检验

验证研究：

[1] Lingard EA, Katz JN, Wright RJ, et al (2001) Validity and respon–siveness of the Knee Society Clinical Rating System in

comparison with the SF-36 and WOMAC. J Bone Joint Surg Am; 83-A:1856-1864.
[2] Bach CM, Nogler M, Steingruber IE, et al (2002) Scoring systems in total knee arthroplasty. Clin Orthop Relat Res; (399):184-196.
[3] Liow RY, Walker K, Wajid MA, et al (2003) Functional rating for knee arthroplasty: comparison of three scoring systems. Orthopedics; 26:143-149.
[4] Kreibich DN, Vaz M, Bourne RB, et al (1996) What is the best way of assessing outcome after total knee replacement? Clin Orthop Relat Res; (331):221-225.
[5] Konig A, Scheidler M, Rader C, et al (1997) The need for a dual rating system in total knee arthroplasty. Clin Orthop Relat Res; (345):161-167.

方法学评估　●●●○○○（3/6）

		不能评分	0分	1分	得分
效度	内容效度	未检验	无效	有效	-
	结构效度	未检验	无效	有效	1
	标准效度	未检验	无效	有效	1
信度	内部一致性	未检验	不一致	一致	-
	可重复性	未检验	不可重复	可重复	1
敏感度		未检验	不敏感	敏感	0

小计　3

临床应用　●●○○（2/4）

	0分	1分	2分	得分
患者友好度	有限	中等	优	2
医务人员友好度	有限	中等	优	0

小计　2

总计（10分制）　●●●●●○○○○○　5

7　Amirault评分系统，Amirault scoring system（1988）

源自：Amirault JD, Cameron JC, MacIntosh DL, et al (1988) Chronic anterior cruciate ligament deficiency. Long-term results of MacIntosh's lateral substitution reconstruction. J Bone Joint Surg Br; 70:622-624.

内容

类型　医务人员评定　　**量表**　7个子量表（7项）：

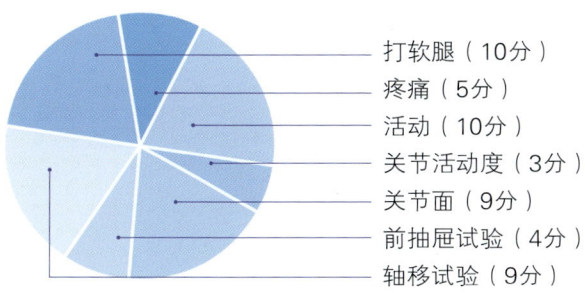

- 打软腿（10分）
- 疼痛（5分）
- 活动（10分）
- 关节活动度（3分）
- 关节面（9分）
- 前抽屉试验（4分）
- 轴移试验（9分）

项目评分最低0分，最高3至10分。

说明

良~优：46~50分

中：41~45分

差：<41分

验证

未见相关验证研究。

纳入患者人群	效度	信度	敏感度
无			

方法学评估　　　　　　　　　　　　　　　　　○○○○○○（0/6）

		不能评分	0分	1分	得分
效度	内容效度	未检验	无效	有效	-
	结构效度	未检验	无效	有效	-
	标准效度	未检验	无效	有效	-
信度	内部一致性	未检验	不一致	一致	-
	可重复性	未检验	不可重复	可重复	-
敏感度		未检验	不敏感	敏感	-
				小计	-

临床应用　　　　　　　　　　　　　　　　　●●○○（2/4）

	0分	1分	2分	得分
患者友好度	有限	中等	优	2
医务人员友好度	有限	中等	优	0
			小计	2

总计（10分制）　　　　　　　●●○○○○○○○○　2

8 Arafiles和Gustilo分级量表，Arafiles and Gustilo rating scale（1979）

源自：Arafiles RP, Gustilo RB(1979) Joint replacement in non-ambulatory patients. J Bone Joint Surg Am;61:892-897.

内容

类型 患者自评 **量表** 4个子量表（4项）：

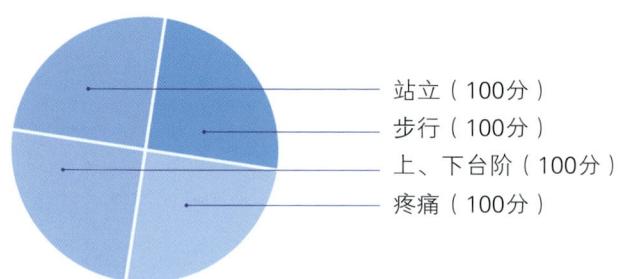

- 站立（100分）
- 步行（100分）
- 上、下台阶（100分）
- 疼痛（100分）

子量表评分最低0分，最高100分。

说明

子量表分别评分。
优：75~100分
良：50~74分
中：25~49分
差：0~24分

验证

未见相关验证研究。

纳入患者人群	效度	信度	敏感度
无			

方法学评估   ○○○○○○（0/6）

		不能评分	0分	1分	得分
效度	内容效度	未检验	无效	有效	-
	结构效度	未检验	无效	有效	-
	标准效度	未检验	无效	有效	-
信度	内部一致性	未检验	不一致	一致	-
	可重复性	未检验	不可重复	可重复	-
敏感度		未检验	不敏感	敏感	-
				小计	-

临床应用   ●●●●（4/4）

	0分	1分	2分	得分
患者友好度	有限	中等	优	2
医务人员友好度	有限	中等	优	2
			小计	4

总计（10分制）   ●●●●○○○○○○ 4

9 ARPEGE评分，ARPEGE score（1983）

源自：Dejour H (1983) [Results of the treatment of anterior laxity of the knee.] Rev Chir OrthopReparatrice Appar Mot;69:255–302.French.

内容

类型 医务人员评定　　**量表** 4个运动水平：

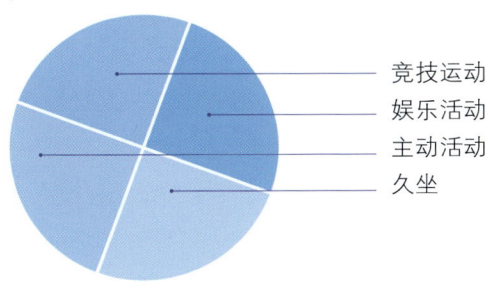

竞技运动
娱乐活动
主动活动
久坐

项目评分最低−3或0分，最高3或9分。

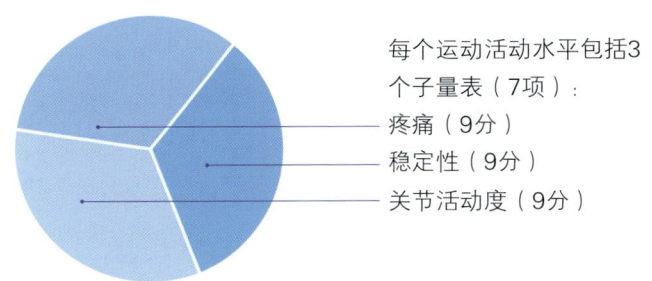

每个运动活动水平包括3个子量表（7项）：
疼痛（9分）
稳定性（9分）
关节活动度（9分）

说明
优：25~27分
良：22~24分
中：16~21分
差：<16分

验证

未见相关验证研究。

纳入患者人群	效度	信度	敏感度
无			

方法学评估　　　　　　　　　　　　　　　　　　○○○○○○（0/6）

		不能评分	0分	1分	得分
效度	内容效度	未检验	无效	有效	−
	结构效度	未检验	无效	有效	−
	标准效度	未检验	无效	有效	−
信度	内部一致性	未检验	不一致	一致	−
	可重复性	未检验	不可重复	可重复	−
敏感度		未检验	不敏感	敏感	
				小计	−

临床应用　　　　　　　　　　　　　　　　　　●●○○（2/4）

	0分	1分	2分	得分
患者友好度	有限	中等	优	2
医务人员友好度	有限	中等	优	0
			小计	2

总计（10分制）　　　　　　　　　　　●●○○○○○○○○　2

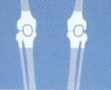

AO骨科量表评鉴

10　Bristol膝关节评分，Bristol knee scale（1988）

源自：Mackinnon J, Young S, Baily RA (1988) The St Georg sledge for unicompartmental replacement of the knee. A prospective study of 115 cases. J Bone Joint Surg Br;70:217–223.

内容

类型　医务人员评定　　**量表**　4个子量表（9项）：

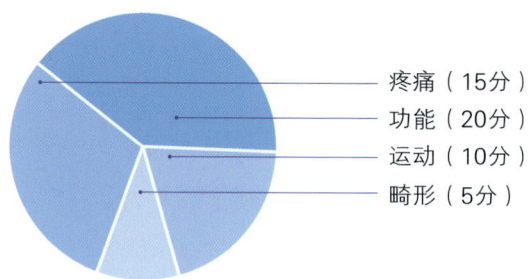

- 疼痛（15分）
- 功能（20分）
- 运动（10分）
- 畸形（5分）

说明
优：41～50分
良：36～40分
中：30～35分
差：＜30分

项目评分最低0分，最高2至15分。

验证

结果对比验证
无。

纳入患者人群	效度	信度	敏感度
接受全膝关节成形的患者（N=92）（70岁，37%男性）[1]	未检验	+	未检验

验证研究：
[1] Bach CM, Nogler M, Steingruber IE, et al (2002) Scoring systems in total knee arthroplasty. Clin Orthop; (399):184–196.

方法学评估　　●○○○○○○（1/6）

		不能评分	0分	1分	得分
效度	内容效度	未检验	无效	有效	–
	结构效度	未检验	无效	有效	–
	标准效度	未检验	无效	有效	–
信度	内部一致性	未检验	不一致	一致	–
	可重复性	未检验	不可重复	可重复	1
敏感度		未检验	不敏感	敏感	–
				小计	1

临床应用　　●●○○（2/4）

	0分	1分	2分	得分
患者友好度	有限	中等	优	2
医务人员友好度	有限	中等	优	0
			小计	2

总计（10分制）　　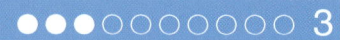　3

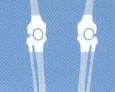

10.3 膝

11 英国骨科协会膝关节功能评估表，British Orthopaedic Association knee functional assessment chart（1978）

源自：Aichroth P, Freeman MAR, Smillie IS, et al (1978) A knee function assessment chart. From the British Orthopaedic Association Research Sub-Committee. J Bone Joint Surg Br; 60-B:308-309.

内容

类型 医务人员评定　　**量表** 7个子量表（13项）：

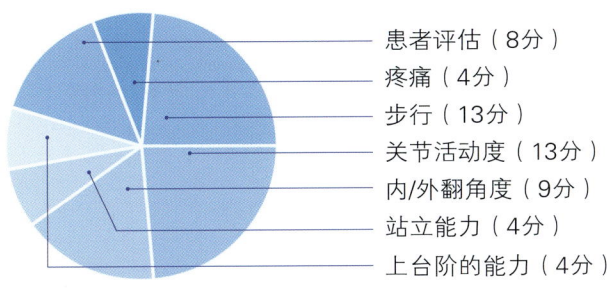

- 患者评估（8分）
- 疼痛（4分）
- 步行（13分）
- 关节活动度（13分）
- 内/外翻角度（9分）
- 站立能力（4分）
- 上台阶的能力（4分）

说明

最高分：55分
最低分：11分
评分越低，功能障碍越严重。

项目评分最低0或1分，最高4或5分。

验证

结果对比验证
无。

纳入患者人群	效度	信度	敏感度
全膝关节成形术前及术后患者（N=29）（年龄未记录，性别未记录）[1]	未检验	+	未检验

验证研究：

[1] Liow RY, Walker K, Wajid MA et al (2003) Functional rating for knee arthroplasty: comparison of three scoring systems. Orthopedics; 26:143-149.

方法学评估　　●〇〇〇〇〇〇（1/6）

		不能评分	0分	1分	得分
效度	内容效度	未检验	无效	有效	-
	结构效度	未检验	无效	有效	-
	标准效度	未检验	无效	有效	-
信度	内部一致性	未检验	不一致	一致	-
	可重复性	未检验	不可重复	可重复	1
敏感度		未检验	不敏感	敏感	-

小计　1

临床应用　　●●〇〇（2/4）

	0分	1分	2分	得分
患者友好度	有限	中等	优	2
医务人员友好度	有限	中等	优	0

小计　2

总计（10分制）　　●●●〇〇〇〇〇〇〇　3

12 Cincinnati膝关节分级系统，Cincinnati knee rating system（1983）

源自：Noyes FR, Mooar PA, Matthews DS, et al (1983) The symptomatic anterior cruciate-deficient knee. Part I: the long-term functional disability in athletically active individuals. J Bone Joint Surg Am;65:154–162.
Noyes FR, Barber SD, Mooar LA(1989) A rationale for assessing sports activity levels and limitations in knee disorders. Clin Orthop; 238–249.

内容

类型 医务人员评定　　**量表** 6个子量表：

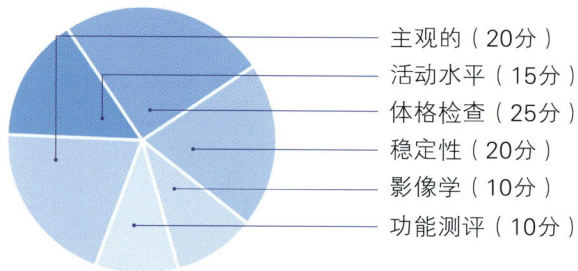

- 主观的（20分）
- 活动水平（15分）
- 体格检查（25分）
- 稳定性（20分）
- 影像学（10分）
- 功能测评（10分）

说明
优：所有子量表分级均为优（可以有1个为良）
良：所有子量表分级为优或良
中：任何一个子量表的分级为中
差：任何一个子量表的分级为差

验证

结果对比验证[1]
- HSS膝关节量表
- Lysholm膝关节功能评分表

结果对比验证[2]
- SF – 36
- Lysholm膝关节功能评分表
- 日常生活活动
- AAOS运动膝分级
- 患者分级评定
- 医师分级评定

结果对比验证[4]
- 慢性损伤
- 关节软骨退变
- 前交叉韧带重建失败
- 患者整体感觉中或差
- 外科主诉
- 运动或工作时出现症状
- 由于膝关节问题而无法重返运动或工作
- 工伤

纳入患者人群	效度	信度	敏感度
接受前交叉韧带手术的患者（N=65）（25岁，性别未记录）[1]	+	未检验	+
有各种膝关节疾患的运动员（N=133）（32岁，52%男性）[2]	+	未检验	未检验
有各种膝关节疾患的运动员（N=41）（33岁，49%男性）[2]	未检验	+	未检验
有各种膝关节疾患的运动员（N=42）（31岁，45%男性）[2]	未检验	未检验	+
接受前交叉韧带手术的患者（N=120）（28岁，53%男性）[3]	未检验	未检验	+
前交叉韧带重建术后观察期患者（N=250）（29岁，71%男性）[4]	+	未检验	+
慢性膝关节伤病患者（N=50）（36岁，56%男性）及正常膝（N=50）（34岁，44%男性）[4]	未检验	+	未检验

验证研究：

[1] Sgaglione NA, Del Pizzo W, Fox JM, et al (1995) Critical analysis of knee ligament rating systems. Am J Sports Med; 23:660–667.

[2] Marx RG, Jones EC, Allen AA, et al (2001) Reliability, validity, and responsiveness of four knee outcome scales for athletic patients.J Bone Joint Surg Am; 83–A:1459–1469.

[3] Risberg MA, Holm I, Steen H, et al (1999) Sensitivity to changes over time for the IKDC form, the Lysholm score, and the Cincinnati knee score. A prospective study of 120 ACL reconstructed patients with a 2-year follow-up. Knee Surg Sports

Traumatol Arthrosc; 7:152–159.

[4] Barber-Westin SD, Noyes FR, McCloskey JW (1999) Rigorous statistical reliability validity, and responsiveness testing of the Cincinnati knee rating system in 350 subjects with uninjured, injured, or anterior cruciate ligament-reconstructed knees. Am J Sports Med; 27:402–416.

方法学评估 ●●●●○○（4/6）

		不能评分	0分	1分	得分
效度	内容效度	未检验	无效	有效	-
	结构效度	未检验	无效	有效	1
	标准效度	未检验	无效	有效	1
信度	内部一致性	未检验	不一致	一致	-
	可重复性	未检验	不可重复	可重复	1
敏感度		未检验	不敏感	敏感	1

小计　4

临床应用 ●●○○（2/4）

	0分	1分	2分	得分
患者友好度	有限	中等	优	2
医务人员友好度	有限	中等	优	0

小计　2

总计（10分制） ●●●●●●○○○○ 6

13　Feagin和Blake前交叉韧带重建评估，Feagin and Blake ACL reconstruction evaluation（1983）

源自：Feagin JA Jr, Blake WP (1983) Postoperative evaluation and result recording in the anterior cruciate ligament reconstructed knee. Clin Orthop Relat Res; 172:143–147.

内容

类型　医务人员评定　　**量表**　6个子量表（6项）：

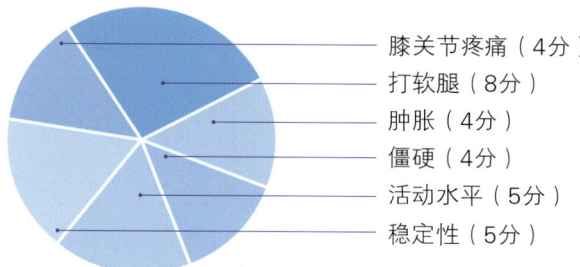

- 膝关节疼痛（4分）
- 打软腿（8分）
- 肿胀（4分）
- 僵硬（4分）
- 活动水平（5分）
- 稳定性（5分）

项目评分最低1或2分，最高4至8分。

说明

最高分：30分
最低分：7分
评分越低，功能障碍越严重。

验证

未见相关验证研究。

纳入患者人群	效度	信度	敏感度
无			

方法学评估　　　　　　　　　　　　　　　　　○○○○○○（0/6）

		不能评分	0分	1分	得分
效度	内容效度	未检验	无效	有效	–
	结构效度	未检验	无效	有效	–
	标准效度	未检验	无效	有效	–
信度	内部一致性	未检验	不一致	一致	–
	可重复性	未检验	不可重复	可重复	–
敏感度		未检验	不敏感	敏感	–
				小计	–

临床应用　　　　　　　　　　　　　　　　　●●○○（2/4）

	0分	1分	2分	得分
患者友好度	有限	中等	优	2
医务人员友好度	有限	中等	优	0
			小计	2

总计（10分制）　　　　　　　　　　　●●○○○○○○○○　2

14 Fulkerson功能性膝关节评分，Fulkerson functional knee score（1990）

源自：Fulker JP, Becker GJ, Meaney JA, et al (1990) Anteromedial tibial tubercle transfer without bone graft. Am J Sports Med; 18:490–497.

内容

类型 患者自评　　**量表** 7个子量表（7项）：

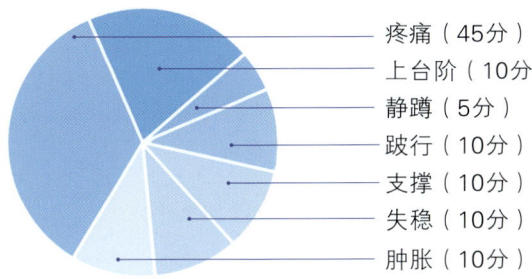

- 疼痛（45分）
- 上台阶（10分）
- 静蹲（5分）
- 跛行（10分）
- 支撑（10分）
- 失稳（10分）
- 肿胀（10分）

说明
优：95～100分
佳：90～94分
良：80～89分
中：70～79分
差：＜70分

项目评分最低0分，最高5至45分。

验证

未见相关验证研究。

纳入患者人群	效度	信度	敏感度
无			

方法学评估　　　　　　　　　　　　　　　○○○○○○（0/6）

		不能评分	0分	1分	得分
效度	内容效度	未检验	无效	有效	-
	结构效度	未检验	无效	有效	-
	标准效度	未检验	无效	有效	-
信度	内部一致性	未检验	不一致	一致	-
	可重复性	未检验	不可重复	可重复	-
敏感度		未检验	不敏感	敏感	-

小计　-

临床应用　　　　　　　　　　　　　　　●●●●（4/4）

	0分	1分	2分	得分
患者友好度	有限	中等	优	2
医务人员友好度	有限	中等	优	2

小计　4

总计（10分制）　　　　　●●●●○○○○○○　4

15 Fulkerson-Shea 髌股关节评分，Fulkerson-Shea patellofemoral joint evaluation score（1990）

源自：Fulkerson JP, Shea KP (1990) Disorders of patellofemoral alignment. J Bone Joint Surg Am;72:1424–1429.

内容

类型 患者自评　　**量表** 7个子量表（7项）：

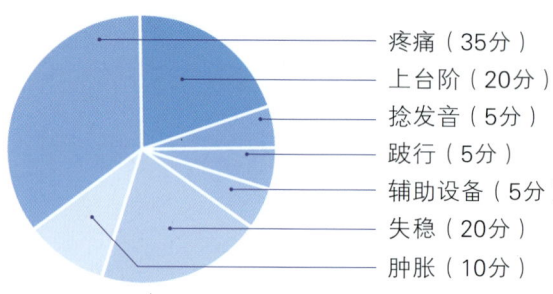

- 疼痛（35分）
- 上台阶（20分）
- 捻发音（5分）
- 跛行（5分）
- 辅助设备（5分）
- 失稳（20分）
- 肿胀（10分）

项目评分最低0分，最高5至35分。

说明

优：91~100分

良：81~90分

中：70~80分

差：<70分

验证

结果对比验证[1]

- Tegner活动水平量表
- Lysholm膝关节功能评分表
- Kujala膝关节前方疼痛量表
- IKDC膝关节韧带标准评估表
- MFA
- SF-36

纳入患者人群	效度	信度	敏感度
第一次髌骨脱位的患者（n=110）（16岁；46%男性）及诊断过髌骨半脱位或脱位的患者（n=43）（18岁；26%男性）[1]	+	未检验	未检验
第一次髌骨脱位的患者（n=81）（16岁；41%男性）及诊断过髌骨半脱位或脱位的患者（n=28）（22岁；29%男性）[1]	未检验	+	未检验

验证研究：

[1] Paxton EW, Fithian DC, Stone ML, et al (2003) The reliability and validity of knee-specfic and general health instruments in assessing acute patellar dislocation outcomes. Am J Sports Med;31:487–492.

方法学评估　　●●●●○○（4/6）

		不能评分	0分	1分	得分
效度	内容效度	未检验	无效	有效	-
	结构效度	未检验	无效	有效	1
	标准效度	未检验	无效	有效	1
信度	内部一致性	未检验	不一致	一致	1
	可重复性	未检验	不可重复	可重复	1
敏感度		未检验	不敏感	敏感	-

小计　4

临床应用　　●●●●（4/4）

	0分	1分	2分	得分
患者友好度	有限	中等	优	2
医务人员友好度	有限	中等	优	2

小计　4

总计（10分制）　　●●●●●●●●○○ 8

16 功能指数问卷（FIQ），Functional Index Questionnaire (FIQ)（1989）

源自：Chesworth B, Culham E, Tata G, et al (1989) Validation of outcome measures in patients with patellofemoral syndrome. The Journal of Orthopaedic and Sports Physical Therapy; 17:302–308.

内容

类型 患者自评　　**量表** 6个子量表（8项）：

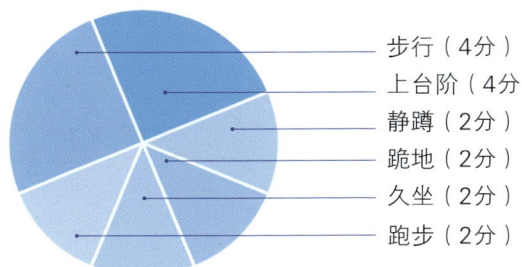

- 步行（4分）
- 上台阶（4分）
- 静蹲（2分）
- 跪地（2分）
- 久坐（2分）
- 跑步（2分）

说明

最高分：16分
最低分：0分
评分越低，功能障碍越严重。

项目评分最低0至2分。

验证

结果对比验证[2]

- 疼痛及活动视觉模拟量表
- Kujala髌股关节评分

纳入患者人群	效度	信度	敏感度
有髌股关节症状的患者（N=18）（29岁；33%男性）[1]	未检验	–	+
有髌股关节疼痛的患者（N=71）（12~40岁；35%男性）[2]	+	–	–

验证研究：

[1] Chesworth B, Culham E, Tata G, et al (1989) Validation of outcome measures in patients with patellofemoral syndrome. The Journal of Orthopaedic and Sports Physical Therapy; 17:302–308.
[2] Crossley KM, Bennell KL, Cowan SM, et al (2004) Analysis of outcome measures for persons with patellofemoral pain: which are reliable and valid? Arch Phys Med Rehabil; 85:815–822.

方法学评估　　●●○○○○（2/6）

		不能评分	0分	1分	得分
效度	内容效度	未检验	无效	有效	–
	结构效度	未检验	无效	有效	1
	标准效度	未检验	无效	有效	1
信度	内部一致性	未检验	不一致	一致	–
	可重复性	未检验	不可重复	可重复	0
敏感度		未检验	不敏感	敏感	0
				小计	2

临床应用　　●●●●（4/4）

	0分	1分	2分	得分
患者友好度	有限	中等	优	2
医务人员友好度	有限	中等	优	2
			小计	4

总计（10分制）　　●●●●●●○○○○　6

17 Geens膝关节残疾量表,Geens knee disability scale（1969）

源自：Geens S, Clayton ML, Leidholt JD, et al (1969) Synovectomy and debridement of the knee in rheumatoid arthritis. II.Clinical and roentgenographic study of thirty-one cases. J Bone Joint Surg Am;51:626-642.

内容

类型 医务人员评定　　**量表** 5个子量表（18项）：

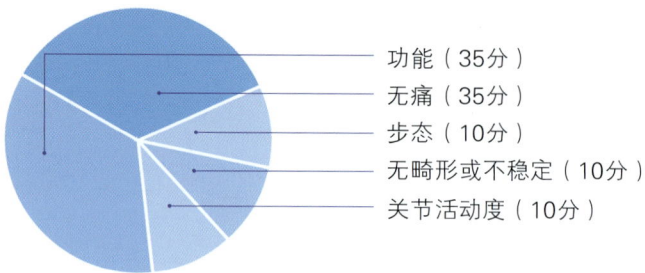

- 功能（35分）
- 无痛（35分）
- 步态（10分）
- 无畸形或不稳定（10分）
- 关节活动度（10分）

项目评分最低0分，最高1至35分。

说明

最高分：100分
最低分：0分
评分越低，功能障碍越严重。

验证

未见相关验证研究。

纳入患者人群	效度	信度	敏感度
无			

方法学评估　　　　　　　　　　　　　　　　　　○○○○○○（0/6）

		不能评分	0分	1分	得分
效度	内容效度	未检验	无效	有效	-
	结构效度	未检验	无效	有效	-
	标准效度	未检验	无效	有效	-
信度	内部一致性	未检验	不一致	一致	-
	可重复性	未检验	不可重复	可重复	-
敏感度		未检验	不敏感	敏感	-
				小计	-

临床应用　　　　　　　　　　　　　　　　　　●●○○（2/4）

	0分	1分	2分	得分
患者友好度	有限	中等	优	2
医务人员友好度	有限	中等	优	0
			小计	2

总计（10分制）　　　　　　　　　　　●●○○○○○○○○　2

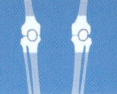

18 HSS（特种外科医院）膝关节量表，Hospital for Special Surgery (HSS) knee scale（1973）

源自：Ranawat CS, Shine JJ (1973) Duo-condylar total knee arthroplasty. Clin Orthop Relat Res;(94):185–195.
Ranawat CS, Insall J, Shine J(1976)Duo-condylar knee arthroplasty: hospital for special surgery design. Clin Orthop Relat Res; (120):76–82.

内容

类型　医务人员评定　　**量表**　7个子量表（12项）：

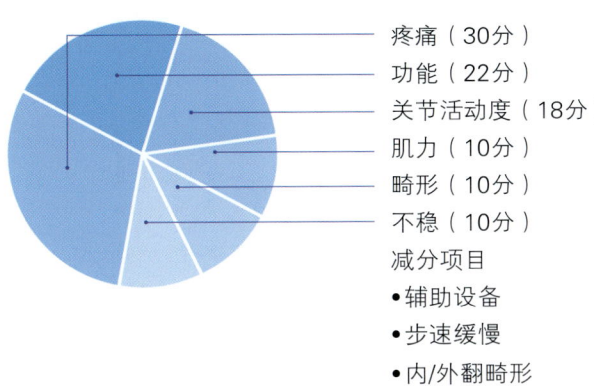

- 疼痛（30分）
- 功能（22分）
- 关节活动度（18分）
- 肌力（10分）
- 畸形（10分）
- 不稳（10分）

减分项目
- 辅助设备
- 步速缓慢
- 内/外翻畸形

项目评分最低0分，最高5至15分。减分项目为1至5分。

说明

优：85～100分
良：70～84分
中：60～69分
差：＜60分

验证

结果对比验证[1]
- Lysholm膝关节功能评分表
- Cincinnati膝关节分级系统

结果对比验证[2]
- 客观及主观测量

纳入患者人群	效度	信度	敏感度
接受前交叉韧带手术的患者（N=65）（25岁，性别未记录）[1]	+	未检验	未检验
接受全膝关节成形的患者（N=34）（63岁，100%男性）[2]	+	未检验	未检验
接受全膝关节成形的患者（N=92）（70岁，37%男性）[3]	未检验	+	未检验

验证研究：

[1] Sgaglione NA, Del Pizzo W, Fox JM, et al (1995)Critical analysis of knee ligament rating systems. Am J Sports Med; 23:660–667.
[2] Gore DR, Murray MP, Sepic SB, et al (1986) Correlations between objective measures of function and a clinical knee rating scale following total knee replacement. Orthopedics; 9:1363–1367.
[3] Bach CM, Nogler M, Steingruber IE, et al (2002) Scoring systems in total knee arthroplasty. Clin Orthop Relat Res; (399):184–196.

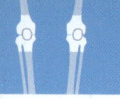

方法学评估　●●●○○○（3/6）

效度		不能评分	0分	1分	得分
效度	内容效度	未检验	无效	有效	–
	结构效度	未检验	无效	有效	1
	标准效度	未检验	无效	有效	1
信度	内部一致性	未检验	不一致	一致	–
	可重复性	未检验	不可重复	可重复	1
敏感度		未检验	不敏感	敏感	–
				小计	3

临床应用　●●○○（2/4）

	0分	1分	2分	得分
患者友好度	有限	中等	优	2
医务人员友好度	有限	中等	优	0
			小计	2

总计（10分制）　●●●●●○○○○○ 5

19 Hughston膝关节分级标准，Hughston knee rating criteria（1983）

源自：Hughston JC, Barrett GR(1983) Acute anteromedial rotatory instability. Long–term results of surgical repair. J Bone Joint Surg Am; 65:145–153.

内容

类型　医务人员评定　　**量表**　3个子量表（9项）：

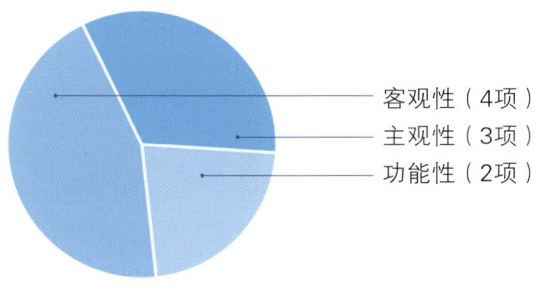

客观性（4项）
主观性（3项）
功能性（2项）

根据每个子量表的描述，将项目级别分为优、良、中或差。

说明

客观性
优：无积液或不稳，全范围活动，X线正常。
良：无积液，1+不稳，轻度活动受限，轻度X线改变。
中：轻度积液，2+不稳，中度活动受限，中度X线改变。
差：中度积液，3+不稳，重度活动受限，重度X线改变。

主观性
优：没有疼痛、肿胀或活动受限。
良：轻度疼痛、肿胀、活动受限。
中：重度疼痛及肿胀，偶有活动时打软腿。
差：疼痛、肿胀及一般活动中打软腿。

功能性
优：活动无受限，重返竞技运动或伤前运动水平。
良：轻度运动受限。
中：不能重返运动，但一般活动无受限。
差：不能进行一般活动，需要重建。

验证

未见相关验证研究。

纳入患者人群	效度	信度	敏感度
无			

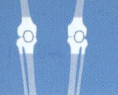

AO骨科量表评鉴

方法学评估 ○○○○○○（0/6）

		不能评分	0分	1分	得分
效度	内容效度	未检验	无效	有效	-
	结构效度	未检验	无效	有效	-
	标准效度	未检验	无效	有效	-
信度	内部一致性	未检验	不一致	一致	-
	可重复性	未检验	不可重复	可重复	-
敏感度		未检验	不敏感	敏感	-
				小计	-

临床应用 ●●○○（2/4）

	0分	1分	2分	得分
患者友好度	有限	中等	优	2
医务人员友好度	有限	中等	优	0
			小计	2

总计（10分制） ●●○○○○○○○○ 2

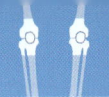

10.3 膝

20 Hughston膝关节主观视觉模拟评分系统，Hughston subjective knee visual analog scale system（1991）

也称为Hughston基金会主观膝关节量表

源自：Flandry F, Hunt JP, Terry GC, et al (1991) Analysis of subjective knee complaints using visual analog scales. Am J Sports Med; 19:112–118.

内容

类型 患者自评　　**量表** 9个子量表（28项）：

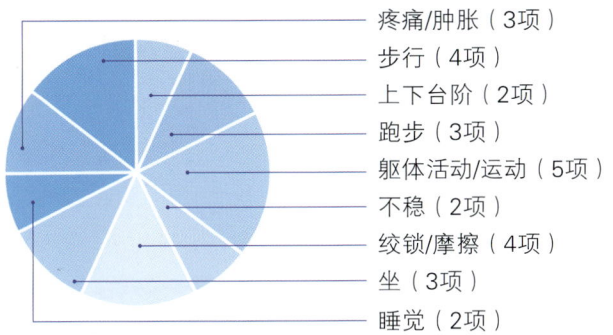

- 疼痛/肿胀（3项）
- 步行（4项）
- 上下台阶（2项）
- 跑步（3项）
- 躯体活动/运动（5项）
- 不稳（2项）
- 绞锁/摩擦（4项）
- 坐（3项）
- 睡觉（2项）

说明

项目可以分别计分或以子量表评分。
评分相加后标准化至100分。
最高分：100分
最低分：0分
评分越高，功能障碍越严重。

项目以0至10分视觉模拟量表进行评分。

验证

结果对比验证[1]

- Lysholm膝关节功能评分表
- Cincinnati膝关节分级系统
- Larson膝关节分级量表

纳入患者人群	效度	信度	敏感度
曾行各种膝关节手术的患者（N=117）（年龄未记录；性别未记录）[1]	+	未检验	未检验

验证研究：

[1] Flandry F, Hunt JP, Terry GC, et al (1991) Analysis of subjective knee complaints using visual analog scales. Am J Sports Med; 19:112–118.

方法学评估　●●○○○○（2/6）

		不能评分	0分	1分	得分
效度	内容效度	未检验	无效	有效	1
	结构效度	未检验	无效	有效	–
	标准效度	未检验	无效	有效	1
信度	内部一致性	未检验	不一致	一致	–
	可重复性	未检验	不可重复	可重复	–
敏感度		未检验	不敏感	敏感	–
				小计	2

临床应用　●○○○（1/4）

	0分	1分	2分	得分
患者友好度	有限	中等	优	0
医务人员友好度	有限	中等	优	1
			小计	1

总计（10分制）　●●●○○○○○○○　3

21 Hungerford评分系统，Hungerford scoring system（1982）

源自：Hungerford DS, Kenna RV, Krackow KA(1982)The porous-coated anatomic total knee. Orthop Clin North Am; 13:103-122.

内容

类型 医务人员评定　　**量表** 5个子量表（6项）：

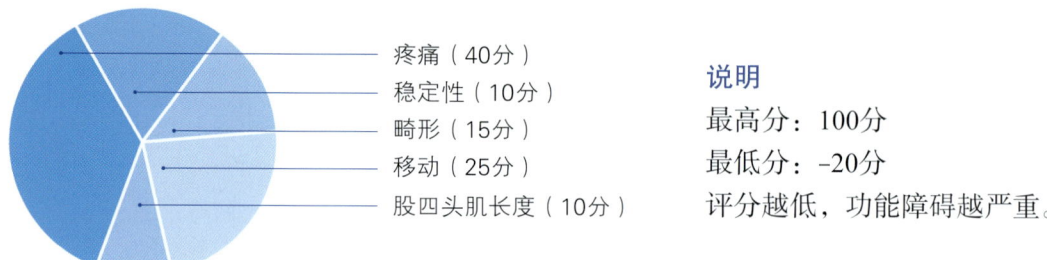

- 疼痛（40分）
- 稳定性（10分）
- 畸形（15分）
- 移动（25分）
- 股四头肌长度（10分）

说明
最高分：100分
最低分：-20分
评分越低，功能障碍越严重。

项目评分最低-20至0分，最高10至40分。

验证

结果对比验证
无。

纳入患者人群	效度	信度	敏感度
全膝关节成形患者（N=92）（70岁；37%男性）[1]	未检验	+	未检验

验证研究：

[1] Bach CM, Nogler M, Steingruber IE, et al (2002) Scoring systems in total knee arthroplasty. Clin Orthop; (399):184-196.

方法学评估　　●○○○○○（1/6）

		不能评分	0分	1分	得分
效度	内容效度	未检验	无效	有效	-
	结构效度	未检验	无效	有效	-
	标准效度	未检验	无效	有效	-
信度	内部一致性	未检验	不一致	一致	-
	可重复性	未检验	不可重复	可重复	1
敏感度		未检验	不敏感	敏感	-

小计　1

临床应用　　●●○○（2/4）

	0分	1分	2分	得分
患者友好度	有限	中等	优	2
医务人员友好度	有限	中等	优	0

小计　2

总计（10分制）　　●●●○○○○○○○　3

22 国际膝关节文献委员会（IKDC）膝关节韧带标准评估表，International Knee Documentation Committee's (IKDC) knee ligament standard evaluation form（1993）

源自：Hefti F, Muller W, Jakob RP, et al (1993) Evaluation of knee ligament injuries with the IKDC form. Knee Surg Sports Traumatol Arthrosc; 1:226–234.

内容

类型 医务人员评定   **量表** 8个子量表（22项）：

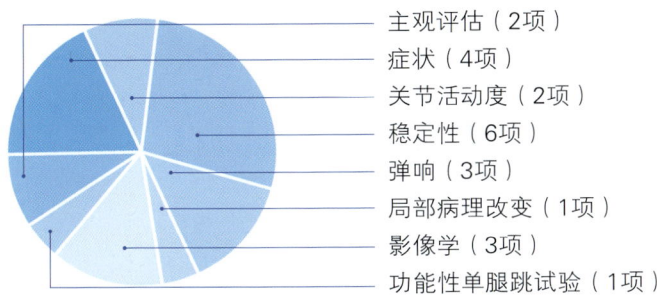

- 主观评估（2项）
- 症状（4项）
- 关节活动度（2项）
- 稳定性（6项）
- 弹响（3项）
- 局部病理改变（1项）
- 影像学（3项）
- 功能性单腿跳试验（1项）

所有项目分级为正常、接近正常、异常或严重异常。

说明

A——正常

B——接近正常

C——异常

D——重度异常

每个子量表的分级取决于其中分级最低的项目，分级最差的子量表决定了最终评分。

验证

结果对比验证[2]

- 疼痛视觉模拟量表

纳入患者人群	效度	信度	敏感度
仅内容效度[1]	+	未检验	未检验
急性髌骨脱位患者（n=110）（16岁，46%男性）及诊断过髌骨半脱位或脱位的患者（n=43）（18岁；26%男性）[2]	+	未检验	未检验
急性髌骨脱位患者（n=81）（16岁，41%男性）及诊断过髌骨半脱位或脱位的患者（n=28）（22岁；29%男性）[2]	未检验	+	未检验

验证研究：

[1] Hefti F, Muller W, Jakob RP, et al (1993) Evaluation of knee ligament injuries with the IKDC form. Knee Surg Sports Traumatol Arthrosc; 1:226–234.

[2] Paxton EW, Fithian DC, Stone ML, et al (2003) The reliability and validity of knee specific and general health instruments in assessing acute patellar dislocation outcomes. Am J Sports Med; 31:487–492.

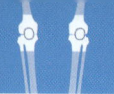

方法学评估 ●●●●○○（4/6）

		不能评分	0分	1分	得分
效度	内容效度	未检验	无效	有效	1
	结构效度	未检验	无效	有效	1
	标准效度	未检验	无效	有效	1
信度	内部一致性	未检验	不一致	一致	-
	可重复性	未检验	不可重复	可重复	1
敏感度		未检验	不敏感	敏感	-
				小计	4

临床应用 ●●○○（2/4）

	0分	1分	2分	得分
患者友好度	有限	中等	优	2
医务人员友好度	有限	中等	优	0
			小计	2

总计（10分制） ●●●●●●○○○○ 6

23 国际膝关节文献委员会（IKDC）膝关节评分系统，International Knee Documentation Committee's (IKDC) knee scoring system（2001）

也称为IKDC主观膝关节评价表

源自：Irrgang JJ, Anderson AF, Boland AL, et al (2001) Development and validation of the international knee documentation committee subjective knee form. Am J Sports Med; 29:600–613.

其他语言版本：法语，德语，意大利语，日语，西班牙语，荷兰语

内容

类型 患者自评　　**量表** 3个子量表（19项）：

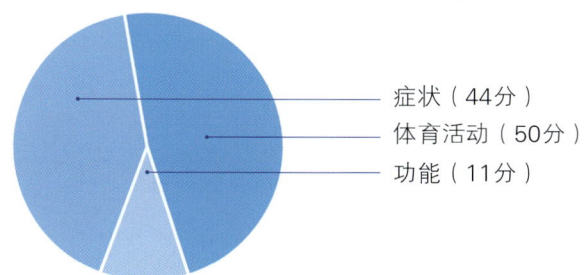

- 症状（44分）
- 体育活动（50分）
- 功能（11分）

说明

评分相加后标准化至100分。

最高分：100分

最低分：0分

评分越低，功能障碍越严重。

项目评分1至11分。

验证

结果对比验证[1]
- SF–36

结果对比验证[2]
- Cincinnati分级系统
- Lysholm评分
- 视觉模拟量表
- 关节活动度
- KT–1000

结果对比验证[4]
- 疼痛视觉模拟量表
- WOMAC
- 牛津12项问卷
- SF–36

结果对比验证[5]
- SF–36

纳入患者人群	效度	信度	敏感度
各种膝关节损伤患者（N=533）（38岁；53%男性）[1]	+	未检验	未检验
各种膝关节损伤患者（N=33）（37岁；61%男性）[1]	未检验	+	未检验
前交叉韧带重建患者（N=120）（28岁；53%男性）[2]	+	未检验	–
各种膝关节问题患者（N=207）（41岁；47%男性）[3]	未检验	未检验	+
各种膝关节相关问题的荷兰语患者（N=145）（55岁；42%男性）[4]	+	+	未检验
前交叉韧带重建的意大利语患者（N=50）（24岁；82%男性）[5]	+	+	未检验

验证研究：

[1] Irrgang JJ, Anderson AF, Boland AL, et al (2001) Development and validation of the international knee documentation committee subjective knee form. Am J Sports Med; 29:600–613.

[2] Risberg MA, Holm I, Steen H, et al (1999) Sensitivity to changes over time for the IKDC form, the Lysholm score, and the Cincinnati knee score. A prospective study of 120 ACL reconstructed patients with a 2-year follow-up. Knee Surg Sports

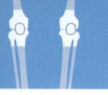

Traumatol Arthrosc; 7:152–159.
[3] Irrgang JJ, Anderson AF, Boland AL, et al (2006) Responsiveness of the International Knee Documentation Committee Subjective Knee Form. Am J Sports Med; 34:1567–1573.
[4] Haverkamp D, Sierevelt IN, Breugem SJ, et al (2006) Translation and validation of the Dutch version of the International Knee Documentation Committee Subjective Knee Form. Am J Sports Med; 34:1680–1684.
[5] Padua R, Bondi R, Ceccarelli E, et al (2004) Italian version of the International Knee Documentation Committee Subjective Knee Form: cross-cultural adaptation and validation. Arthroscopy; 20:819–823.

方法学评估 ●●●●○○（4/6）

		不能评分	0分	1分	得分
效度	内容效度	未检验	无效	有效	-
	结构效度	未检验	无效	有效	1
	标准效度	未检验	无效	有效	1
信度	内部一致性	未检验	不一致	一致	1
	可重复性	未检验	不可重复	可重复	1
敏感度		未检验	不敏感	敏感	0

小计 4

临床应用 ●●●○（3/4）

	0分	1分	2分	得分
患者友好度	有限	中等	优	1
医务人员友好度	有限	中等	优	2

小计 3

总计（10分制） ●●●●●●●○○○ 7

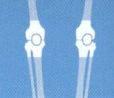

24 Iowa膝关节评估,Iowa knee evaluation(1989)

源自:Merchant TC, Dietz FR (1989) Long-term follow-up after fractures of the tibial and fibular shafts. J Bone Joint Surg Am; 71:599–606.

内容

类型 医务人员评定   **量表** 5个子量表(18项):

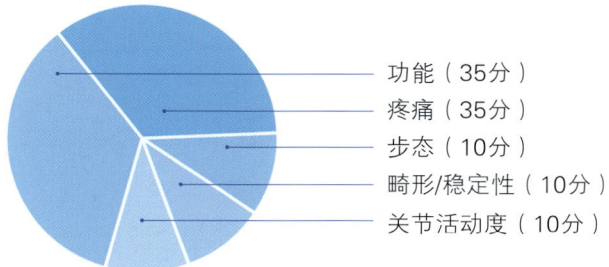

- 功能(35分)
- 疼痛(35分)
- 步态(10分)
- 畸形/稳定性(10分)
- 关节活动度(10分)

项目评分最低0分,最高2至35分。

说明
优:90~100分
良:80~89分
中:70~79分
差:<70分

验证

未见相关验证研究。

纳入患者人群	效度	信度	敏感度
无			

方法学评估   ○○○○○○(0/6)

		不能评分	0分	1分	得分
效度	内容效度	未检验	无效	有效	–
	结构效度	未检验	无效	有效	–
	标准效度	未检验	无效	有效	–
信度	内部一致性	未检验	不一致	一致	–
	可重复性	未检验	不可重复	可重复	–
敏感度		未检验	不敏感	敏感	–
				小计	–

临床应用   ●●○○(2/4)

	0分	1分	2分	得分
患者友好度	有限	中等	优	2
医务人员友好度	有限	中等	优	0
			小计	2

总计(10分制)   ●●○○○○○○○○ 2

25 Iowa辅助水平量表，Iowa level of assistance scale（1995）

源自：Shields RK, Enloe LJ, Evans RE, et al (1995) Reliability, validity, and responsiveness of functional tests in patients with total joint replacement. Phys Ther; 75:169–176.

内容

类型 医务人员评定　　**量表** 5个活动子量表（5项）：

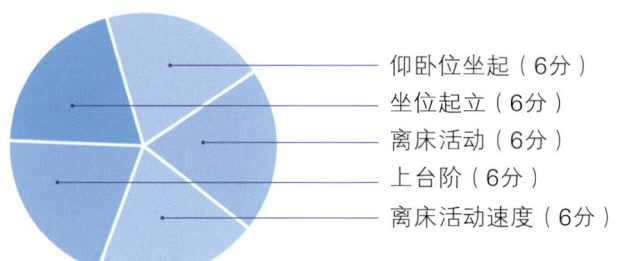

- 仰卧位坐起（6分）
- 坐位起立（6分）
- 离床活动（6分）
- 上台阶（6分）
- 离床活动速度（6分）

说明

最高分：30分
最低分：0分
评分越高，功能障碍越严重。

项目评分0至6分。

验证

结果对比验证[1]

- Harris髋分级量表

纳入患者人群	效度	信度	敏感度
全髋或全膝关节置换患者（N=86）（34~88岁，45%男性）[1]	+	+	+

验证研究：

[1] Shields RK, Enloe LJ, Evans RE, et al(1995) Reliability, validity,and responsiveness of functional tests in patients with total joint replacement. Phys Ther; 75:169–176.

方法学评估　●●●●●○（5/6）

		不能评分	0分	1分	得分
效度	内容效度	未检验	无效	有效	1
	结构效度	未检验	无效	有效	-
	标准效度	未检验	无效	有效	1
信度	内部一致性	未检验	不一致	一致	1
	可重复性	未检验	不可重复	可重复	1
敏感度		未检验	不敏感	敏感	1

小计 5

临床应用　●●○○（2/4）

	0分	1分	2分	得分
患者友好度	有限	中等	优	2
医务人员友好度	有限	中等	优	0

小计 2

总计（10分制）　●●●●●●●○○○ 7

26 日本膝关节骨性关节炎评定（JKOM），Japanese Knee Osteoarthritis Measure (JKOM)（2005）

源自：Akai M, Doi T, Fujino K, et al (2005) An outcome measure for Japanese people with knee osteoarthritis. J Rheumatol; 32:1524–1532.

内容

类型 患者自评 **量表** 3个子量表（25项）：

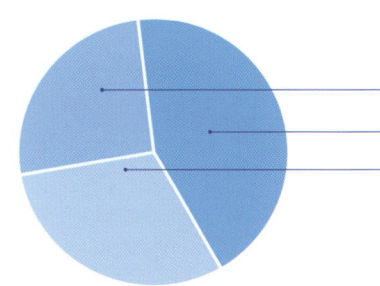

- 疼痛（24分）
- 日常活动受限（40分）
- 社会活动限制及健康感知（28分）

说明

最高分：92分

最低分：0分

评分越高，功能障碍越严重。

项目评分最低0分，最高3或4分。

验证

结果对比验证[1]
- WOMAC
- SF-36

结果对比验证[1]
- 疼痛视觉模拟量表

纳入患者人群	效度	信度	敏感度
膝关节骨性关节炎患者（N=150）（73岁；15%男性）[1]	+	+	未检验
膝关节骨性关节炎患者（N=84）（73岁；20%男性）[1]	+	+	未检验

验证研究：

[1] Akai M, Doi T, Fujino K, et al (2005) An outcome measure for Japanese people with knee osteoarthritis. J Rheumatol; 32:1524–1532.

方法学评估　●●●●○○（4/6）

		不能评分	0分	1分	得分
效度	内容效度	未检验	无效	有效	-
	结构效度	未检验	无效	有效	1
	标准效度	未检验	无效	有效	1
信度	内部一致性	未检验	不一致	一致	1
	可重复性	未检验	不可重复	可重复	1
敏感度		未检验	不敏感	敏感	-

小计　4

临床应用　●●○○（2/4）

	0分	1分	2分	得分
患者友好度	有限	中等	优	0
医务人员友好度	有限	中等	优	2

小计　2

总计（10分制）　●●●●●●○○○○　6

27 Kettelkamp's膝关节评分表 II（KTA），Kettelkamp's knee scoring system II（KTA）（1975）

源自：Kettelkamp DB, Thompson C (1975) Development of a knee scoring scale.Clin Orthop;(107):93–109.

内容

类型 医务人员评定　　**量表** 2个活动子量表（11项）：

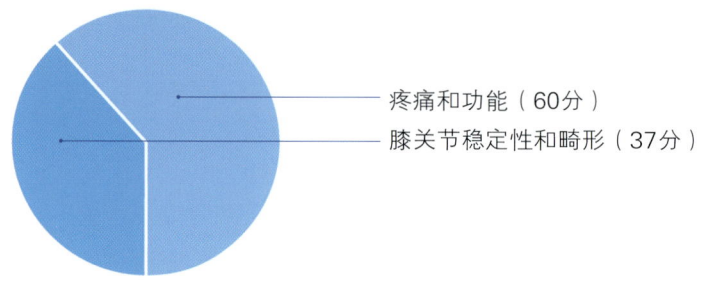

- 疼痛和功能（60分）
- 膝关节稳定性和畸形（37分）

说明
最高分：97分
最低分：0分
评分越低，功能障碍越严重。

项目评分最低0分，最高5至20分。

验证

结果对比验证[1]
- 步行站立期膝关节活动

纳入患者人群	效度	信度	敏感度
半月板切除术后患者（N=55），膝关节退行性变（N=29）或风湿膝（N=26）[1]	+	未检验	未检验

验证研究：

[1] Kettelkamp DB, Thompson C (1975) Development of a knee scoring scale. Clin Orthop; (107) :93–109.

方法学评估　　●○○○○○（1/6）

		不能评分	0分	1分	得分
效度	内容效度	未检验	无效	有效	–
	结构效度	未检验	无效	有效	1
	标准效度	未检验	无效	有效	–
信度	内部一致性	未检验	不一致	一致	–
	可重复性	未检验	不可重复	可重复	–
敏感度		未检验	不敏感	敏感	–

小计　1

临床应用　　●●○○（2/4）

	0分	1分	2分	得分
患者友好度	有限	中等	优	2
医务人员友好度	有限	中等	优	0

小计　2

总计（10分制）　　●●●○○○○○○○　3

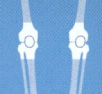

10.3 膝

28 膝关节损伤和骨性关节炎转归评分（KOOS），Knee injury and Osteoarthritis Outcome Measure (KOOS)（1998）

源自：Roos EM, Roos HP, Lohmander LS, et al (1998) Knee Injury and Osteoarthritis Outcome Score (KOOS)–development of a self–administered outcome measure. J Orthop Sports Phys Ther; 28:88–96.

其他语言版本：瑞典语，德语，新加坡英语，中文

内容

类型 医务人员评定　　**量表** 5个活动子量表（42项）：

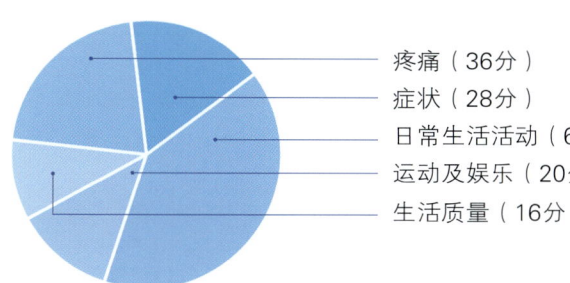

- 疼痛（36分）
- 症状（28分）
- 日常生活活动（68分）
- 运动及娱乐（20分）
- 生活质量（16分）

说明

每个子量表分别计分并将得分标准化至100分。

最高分：100分

最低分：0分

评分越低，功能障碍越严重。

项目评分0至4分。

验证

结果对比验证[1]
- SF–36

结果对比验证[2]
- SF–36
- Lysholm膝关节功能评分表

结果对比验证[3]
- WOMAC

- SF–36

结果对比验证[4]
- SF–12
- 患者健康状态自评

结果对比验证[5]
- SF–36
- EQ–5D

纳入患者人群	效度	信度	敏感度
前交叉韧带损伤患者（N=21）（32岁；43%男性）[1]	+	未检验	+
前交叉韧带损伤患者（N=13）（年龄未记录；性别未记录）[1]	未检验	+	未检验
各种膝关节损伤术前瑞典语患者（N=142）（40岁；37%男性）[2]	+	+	+
全膝成形术后患者（N=105）（71岁；37%男性）[3]	+	+	+
膝关节骨性关节炎行关节成形的德语患者（N=90）（67岁；36%男性）[4]	+	+	+
膝关节骨性关节炎的新加坡英语患者（N=127）及中文患者（N=131）（68岁；11%男性）[5]	+	+	未检验

验证研究：

[1] Roos EM, Roos HP, Lohmander LS, et al (1998) Knee Injury and Osteoarthritis Outcome Score (KOOS)–development of a self–administered outcome measure. J Orthop Sports Phys Ther; 28:88–96.

[2] Roos EM, Roos HP, Ekdahl C, et al (1998) Knee injury and Osteoarthritis Outcome Score (KOOS)–validation of a Swedish version. Scand J Med Sci Sports; 8:439–448.

[3] Roos EM, Toksvig-Larsen S (2003) Knee injury and Osteoarthritis Outcome Score (KOOS) – validation and comparison to the WOMAC in total knee replacement. Health Qual Life Outcomes; 1:17–26.
[4] Kessler S, Lang S, Puhl W, et al (2003) [The Knee Injury and Osteoarthritis Outcome Score–a multifunctional questionnaire to measure outcome in knee arthroplasty].Z Orthop Ihre Grenzgeb; 141:277–282.
[5] Xie F, Li SC, Roos EM, et al (2006) Cross-cultural adaptation and validation of Singapore English and Chinese versions of the Knee injury and Osteoarthritis Outcome Score (KOOS) in Asians with knee osteoarthritis in Singapore. Osteoarthritis Cartilage; 14:1098–1103.

方法学评估　●●●●●●（6/6）

		不能评分	0分	1分	得分
效度	内容效度	未检验	无效	有效	1
	结构效度	未检验	无效	有效	1
	标准效度	未检验	无效	有效	1
信度	内部一致性	未检验	不一致	一致	1
	可重复性	未检验	不可重复	可重复	1
敏感度		未检验	不敏感	敏感	1
				小计	6

临床应用　●●○○（2/4）

	0分	1分	2分	得分
患者友好度	有限	中等	优	2
医务人员友好度	有限	中等	优	0
			小计	2

总计（10分制）　●●●●●●●●○○ 8

29 膝关节转归调查之日常生活活动量表，Knee outcome survey activities of daily living（1998）

源自： Irrgang JJ, Snyder-Mackler L, Fu FH (1998) Development of a patient-reported measure of function of the knee. J Bone Joint Surgery Am; 80:1132-1145.

内容

类型 患者自评　　**量表** 2个子量表（17项）：

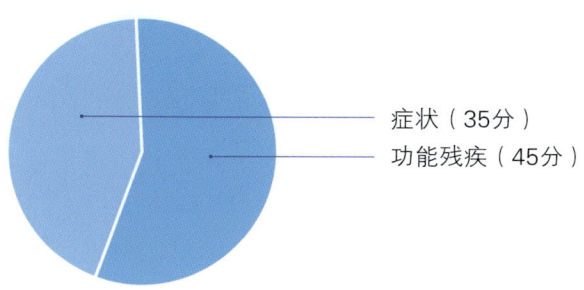

- 症状（35分）
- 功能残疾（45分）

项目评分最低0分，最高4或5分。

说明

最高分：80分
最低分：0分
评分越低，功能障碍越严重。

验证

结果对比验证[1]
- SF-36
- Cincinnati膝关节分级系统
- Lysholm膝关节功能评分表
- AAOS运动膝分级表
- 患者评级

- 医师评级

结果对比验证[2]
- Lysholm膝关节功能评分表
- 全面分级评定

纳入患者人群	效度	信度	敏感度
各种膝关节疾患运动员（N=133）（32岁；52%男性）[2]	+	未检验	未检验
各种膝关节疾患运动员（N=41）（33岁；49%男性）[2]	未检验	+	未检验
各种膝关节疾患运动员（N=42）（31岁；45%男性）[2]	未检验	未检验	+
各种手术或非手术治疗膝关节疾患患者（N=397）（33岁；58%男性）[1]	+	+	+

验证研究：

[1] Irrgang JJ, Snyder-Mackler L, Wainner RS, et al (1998) Development of a patient-reported measure of function of the knee. J Bone Joint Surg Am; 80:1132-1145.
[2] Marx RG, Jones EC, Allen AA, et al (2001) Reliability, validity, and responsiveness of four knee outcome scales for athletic patients. J Bone Joint Surg Am; 83:1459-1469.

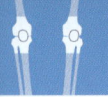

AO骨科量表评鉴

方法学评估　●●●●●●（6/6）

		不能评分	0分	1分	得分
效度	内容效度	未检验	无效	有效	1
	结构效度	未检验	无效	有效	1
	标准效度	未检验	无效	有效	1
信度	内部一致性	未检验	不一致	一致	1
	可重复性	未检验	不可重复	可重复	1
敏感度		未检验	不敏感	敏感	1
				小计	6

临床应用　●●●○（3/4）

	0分	1分	2分	得分
患者友好度	有限	中等	优	1
医务人员友好度	有限	中等	优	2
			小计	3

总计（10分制）　●●●●●●●●●○　9

30 膝关节评分表Ⅰ，Knee scoring scale Ⅰ（1975）

源自： Kettelkamp DB, Thompson C (1975) Development of a knee scoring scale. Clin Orthop; (107): 93–99.

内容

类型 医务人员评定　　**量表** 2个活动子量表（13项）：

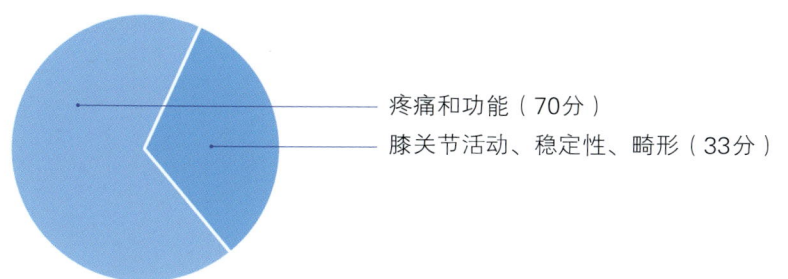

— 疼痛和功能（70分）
— 膝关节活动、稳定性、畸形（33分）

说明
最高分：103分
最低分：0分
评分越低，功能障碍越严重。

项目评分最低0分，最高1至26分。

验证

结果对比验证[1]

- 步行站立期膝关节活动

纳入患者人群	效度	信度	敏感度
半月板切除术后患者，骨性关节炎或类风湿性关节炎患者（N=110）（年龄未记录；性别未记录）[1]	+	未检验	未检验

验证研究：
[1] Kettelkamp DB, Thompson C (1975) Development of a knee scoring scale. Clin Orthop; (107): 93–99.

方法学评估　　●○○○○○（1/6）

		不能评分	0分	1分	得分
效度	内容效度	未检验	无效	有效	–
	结构效度	未检验	无效	有效	1
	标准效度	未检验	无效	有效	–
信度	内部一致性	未检验	不一致	一致	–
	可重复性	未检验	不可重复	可重复	–
敏感度		未检验	不敏感	敏感	–
				小计	1

临床应用　　●●○○（2/4）

	0分	1分	2分	得分
患者友好度	有限	中等	优	2
医务人员友好度	有限	中等	优	0
			小计	2

总计（10分制）　　●●●○○○○○○○　3

31 Kujala髌股关节评分（KPS），Kujala Patellofemoral Score (KPS)（1993）

也称为膝前痛量表（Anterior Knee Pain Scale，AKPS）

源自：Kujala UM, Jaakkola LH, Koskinen SK, et al (1993) Scoring of patellofemoral disorders. Arthroscopy; 9:159–163.

内容

类型 医务人员评定　　**量表** 13个评价主观症状和功能限制的项目：

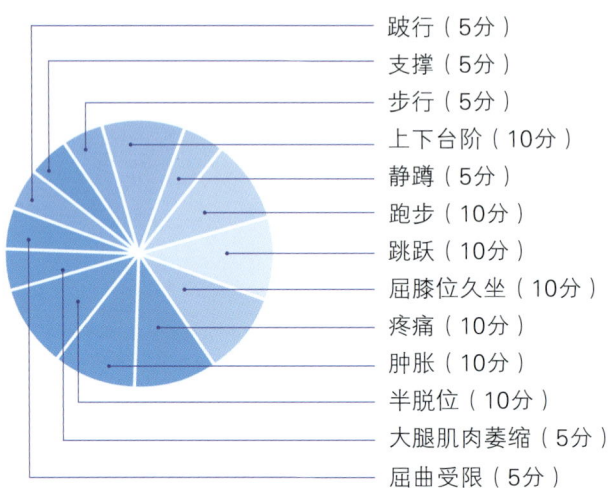

- 跛行（5分）
- 支撑（5分）
- 步行（5分）
- 上下台阶（10分）
- 静蹲（5分）
- 跑步（10分）
- 跳跃（10分）
- 屈膝位久坐（10分）
- 疼痛（10分）
- 肿胀（10分）
- 半脱位（10分）
- 大腿肌肉萎缩（5分）
- 屈曲受限（5分）

说明

最高分：100分
最低分：0分
评分越低，功能障碍越严重。

验证

结果对比验证[1]
- 伸膝过程中髌骨向外倾斜及移位（MRI）
- 髌股关节残疾水平加重

结果对比验证[2]
- 疼痛及活动视觉模拟量表
- 功能指数问卷

结果对比验证[3]
- IKDC膝关节韧带标准化评定表
- Lysholm膝关节功能评分表
- 肌肉骨骼功能评价
- SF – 36
- Fulkerson – Shea髌股关节评分
- Tegner活动水平分级表

纳入患者人群	效度	信度	敏感度
无痛患者（n=17）（27岁；0%男性）；膝前痛（n=16）（0%男性；29岁）；半脱位或脱位（n=35）（24岁；0%男性）[1]	+	未检验	未检验
髌股关节疼痛患者（N=71）（12 – 40岁；35%男性）[2]	+	+	+
首次髌骨脱位患者（n=110）（16岁；46%男性）；有髌骨半脱位/脱位病史患者（n=43）（18岁；26%男性）[3]	+	未检验	未检验
急性髌骨脱位患者或有半脱位/脱位病史患者（16岁；41%男性）[3]	未检验	+	未检验
膝前痛患者（N=30）（35岁；20%男性）[4]	未检验	+	+

验证研究：

[1] Kujala UM, Jaakkola LH, Koskinen SK, et al (1993) Scoring of patellofemoral disorders. Arthroscopy; 9:159–163.
[2] Crossley KM, Bennell KL, Cowan SM, et al (2004) Analysis of outcome measures for persons with patellofemoral pain: which are reliable and valid? Arch Phys Med Rehabil; 85:815–822.
[3] Paxton EW, Fithian DC, Stone ML, et al (2003) The reliability and validity of knee specific and general health instruments in assessing acute patellar dislocation outcomes. Am J Sports Med; 31:487–492.
[4] Watson CJ, Propps M, Ratner J, et al (2005) Reliability and responsiveness of the lower extremity functional scale and the anterior knee pain scale in patients with anterior knee pain. J Orthop Sports Phys Ther; 35:136–146.

10.3 膝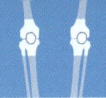

方法学评估 ●●●●○○（4/6）

效度		不能评分	0分	1分	得分
效度	内容效度	未检验	无效	有效	-
	结构效度	未检验	无效	有效	1
	标准效度	未检验	无效	有效	1
信度	内部一致性	未检验	不一致	一致	-
	可重复性	未检验	不可重复	可重复	1
敏感度		未检验	不敏感	敏感	1
				小计	4

临床应用 ●●○○（2/4）

	0分	1分	2分	得分
患者友好度	有限	中等	优	2
医务人员友好度	有限	中等	优	0
			小计	2

总计（10分制） ●●●●●●○○○○ 6

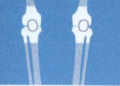

32 Lansinger胫骨髁骨折转归标准,Lansinger tibia condyle fracture outcome criteria(1986)

源自:Lansinger O, Bergman B, Korner L, et al (1986) Tibial condylar fractures. A twenty-year follow-up. J Bone Joint Surg Am; 68:13–19.

内容

类型 医务人员评定　　**量表** 5个子量表(5项):

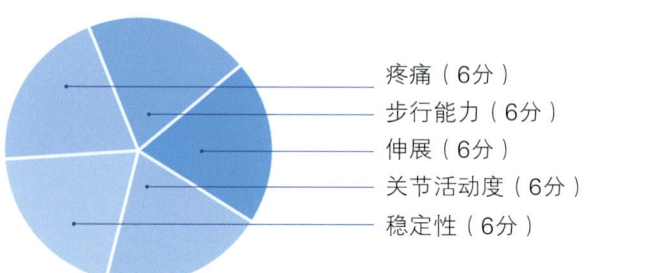

- 疼痛(6分)
- 步行能力(6分)
- 伸展(6分)
- 关节活动度(6分)
- 稳定性(6分)

说明
优:27~30分
良:20~26分
中:10~19分
差:<10分

项目评分最低0或2分,最高6分。

验证

未见相关验证研究。

纳入患者人群	效度	信度	敏感度
无			

方法学评估　　○○○○○○(0/6)

		不能评分	0分	1分	得分
效度	内容效度	未检验	无效	有效	-
	结构效度	未检验	无效	有效	-
	标准效度	未检验	无效	有效	-
信度	内部一致性	未检验	不一致	一致	-
	可重复性	未检验	不可重复	可重复	-
敏感度		未检验	不敏感	敏感	-

小计 -

临床应用　　●●○○(2/4)

	0分	1分	2分	得分
患者友好度	有限	中等	优	2
医务人员友好度	有限	中等	优	0

小计 2

总计(10分制)　　●●○○○○○○○○ 2

33 Lequesne功能指数，Lequesne algofunctional index（1987）

源自：Lequesne MG, Mery C, Samson M, et al (1987) Indexes of severity for osteoarthritis of the hip and knee. Validation–value in comparison with other assessment tests. Scand J Rheumatol Suppl; 65:85–89.

其他语言版本：德语，朝鲜语

内容

类型 患者自评　　**量表** 3个子量表（11项）：

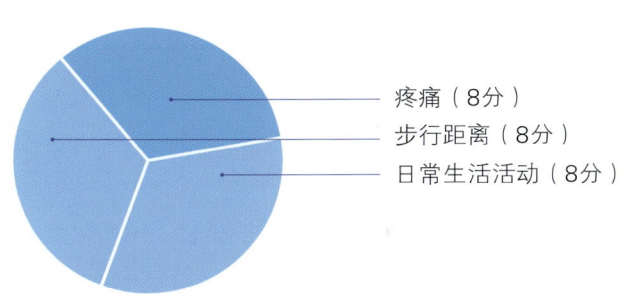

- 疼痛（8分）
- 步行距离（8分）
- 日常生活活动（8分）

说明

残障程度：

极重：＞13分

很重：11~13分

重度：8~10分

中度：5~7分

轻度：1~4分

项目评分最低0分，最高2至6分。

验证

结果对比验证[1]
- 疼痛
- 评定者及患者的观点
- 计时上、下台阶

结果对比验证[2]
- WOMAC
- 影像学
- 关节活动度

结果对比验证[3]
- 疼痛视觉模拟量表
- 患者及医师评定

结果对比验证[4]
- WOMAC
- 功能残疾

纳入患者人群	效度	信度	敏感度
膝关节骨性关节炎患者（N=24）（年龄未记录；年龄未记录）[1]	+	+	未检验
膝关节骨性关节炎患者（N=29）（70岁；33%男性）[2]	+/−	+/−	未检验
膝关节骨性关节炎患者（N=53）（59岁；8%男性）[3]	+	+	+
有症状的膝关节骨性关节炎患者（N=88）（67岁；33%男性）[4]	−	+	未检验

验证研究：

[1] Lequesne MG, Mery C, Samson M, et al (1987) Indexes of severity for osteoarthritis of the hip and knee. Validation–value in comparison with other assessment tests. Scand J Rheumatol Suppl; 65:85–89.

[2] Stucki G, Sangha O, Stucki S, et al (1998) Comparison of the WOMAC (Western Ontario and McMaster Universities) osteoarthritis index and a self-report format of the self administered Lequesne-Algofunctional index in patients with knee and hip osteoarthritis. Osteoarthritis Cartilage; 6:79–86.

[3] Bae SC, Lee HS, Yun HR, et al (2001) Cross-cultural adaptation and validation of Korean Western Ontario and McMaster Universities (WOMAC) and Lequesne osteoarthritis indices for clinical research. Osteoarthritis Cartilage; 9:746–750.

[4] Faucher M, Poiraudeau S, Lefevre-Colau MM, et al (2002) Algo-functional assessment of knee osteoarthritis: comparison of the test-retest reliability and construct validity of the WOMAC and Lequesne indexes. Osteoarthritis Cartilage; 10:602–610.

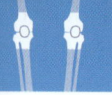

方法学评估 ●●●○○○（3/6）

		不能评分	0分	1分	得分
效度	内容效度	未检验	无效	有效	–
	结构效度	未检验	无效	有效	1
	标准效度	未检验	无效	有效	0
信度	内部一致性	未检验	不一致	一致	0
	可重复性	未检验	不可重复	可重复	1
敏感度		未检验	不敏感	敏感	1
				小计	3

临床应用 ●●●○（3/4）

	0分	1分	2分	得分
患者友好度	有限	中等	优	1
医务人员友好度	有限	中等	优	2
			小计	3

总计（10分制） ●●●●●●○○○○ 6

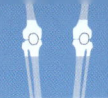

34 Leung改良膝关节分级系统，Leung modified knee-rating system（1991）

改良HSS膝关节量表

源自：Leung KS, Shen WY, So WS, et al (1991) Interlocking intramedullary nailing for supracondylar and intercondylar fractures of the distal part of the femur. J Bone Joint Surg Am; 73:332–340.

内容

类型 医务人员评定　　**量表** 7个子量表（13项）：

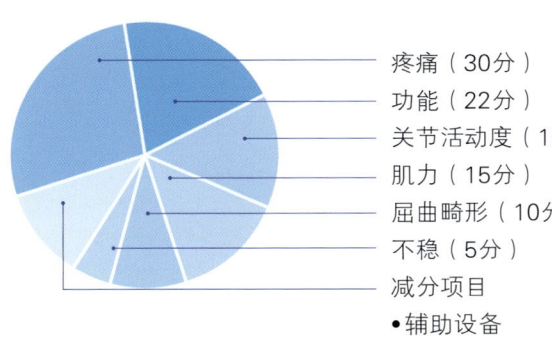

- 疼痛（30分）
- 功能（22分）
- 关节活动度（15分）
- 肌力（15分）
- 屈曲畸形（10分）
- 不稳（5分）
- 减分项目
  - 辅助设备
  - 伸展迟滞
  - 内翻/外翻畸形

说明
优：85~100分
良：70~84分
中：60~69分
差：<60分

项目评分最低0分，最高5至15分。
减分项目1至5分。

验证

未见相关验证研究。

纳入患者人群	效度	信度	敏感度
无			

方法学评估　　　　　　　　　　　　　　○○○○○○（0/6）

		不能评分	0分	1分	得分
效度	内容效度	未检验	无效	有效	–
	结构效度	未检验	无效	有效	–
	标准效度	未检验	无效	有效	–
信度	内部一致性	未检验	不一致	一致	–
	可重复性	未检验	不可重复	可重复	–
敏感度		未检验	不敏感	敏感	–
				小计	–

临床应用　　　　　　　　　　　　　　●●○○（2/4）

	0分	1分	2分	得分
患者友好度	有限	中等	优	2
医务人员友好度	有限	中等	优	0
			小计	2

总计（10分制）　　　　　　　　　　　●●○○○○○○○○　2

35 下肢活动量表（LEAS），Lower Extremity Activity Scale (LEAS)（2005）

源自：Saleh KJ, Mulhall KJ, Bershadsky B, et al (2005) Development and validation of a lower extremity activity scale. Use for patients treated with revision total knee arthroplasty. J Bone Joint Surg Am; 87:1985–1994.

内容

类型 患者自评　**量表** 步行能力的4个子量表（18个描述项）：

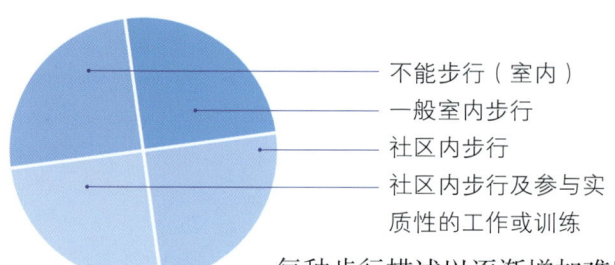

- 不能步行（室内）
- 一般室内步行
- 社区内步行
- 社区内步行及参与实质性的工作或训练

说明

所选描述的数目即为最终得分。

最高分：18分

最低分：1分

评分越低，功能障碍越严重。

每种步行描述以逐渐增加难度的方式列出。

验证

结果对比验证[1]

- Pedometer测量

结果对比验证[1]

- WOMAC

结果对比验证[1]

- Next-to-kin proxy测量

纳入患者人群	效度	信度	敏感度
全髋或全膝关节置换术前或术后患者（n=45）（63岁；性别未记录）及非患者（n=25）（42岁；性别未记录）[1]	+	未检验	未检验
曾行下肢关节成形的患者（N=90）（年龄未记录；性别未记录）[1]	+	+	未检验
全膝关节成形翻修术患者（N=297）（69岁；50%男性）[1]	+	+	+

验证研究：

[1] Saleh KJ, Mulhall KJ, Bershadsky B, et al (2005) Development and validation of a lower extremity activity scale. Use for patients treated with revision total knee arthroplasty. J Bone Joint Surg Am; 87:1985–1994.

方法学评估　●●●●●○（5/6）

		不能评分	0分	1分	得分
效度	内容效度	未检验	无效	有效	1
	结构效度	未检验	无效	有效	1
	标准效度	未检验	无效	有效	1
信度	内部一致性	未检验	不一致	一致	–
	可重复性	未检验	不可重复	可重复	1
敏感度		未检验	不敏感	敏感	1

小计　5

临床应用　●●●○（3/4）

	0分	1分	2分	得分
患者友好度	有限	中等	优	1
医务人员友好度	有限	中等	优	2

小计　3

总计（10分制）　●●●●●●●●○○ 8

36 下肢功能量表（LEFS），Lower Extremity Functional Scale (LEFS)（1999）

源自： Binkley JM, Stratford PW, Lott SA, et al (1999) The Lower Extremity Functional Scale (LEFS): scale development, measurement properties, and clinical application. North American Orthopaedic Rehabilitation Research Network. Phys Ther; 79:371–383.

内容

类型 患者自评　　**量表** 12个子量表（20项）：

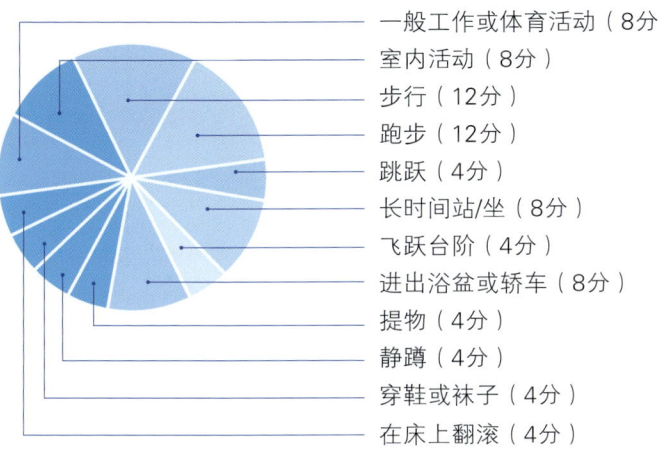

- 一般工作或体育活动（8分）
- 室内活动（8分）
- 步行（12分）
- 跑步（12分）
- 跳跃（4分）
- 长时间站/坐（8分）
- 飞跃台阶（4分）
- 进出浴盆或轿车（8分）
- 提物（4分）
- 静蹲（4分）
- 穿鞋或袜子（4分）
- 在床上翻滚（4分）

项目评分0至4分。

说明

最高分：80分
最低分：0分
评分越高，功能障碍越严重。

验证

结果对比验证[1]

- SF-36

纳入患者人群	效度	信度	敏感度
下肢功能受限患者（N=107）（44岁；46%男性）[1]	+	+	+
膝前痛患者（N=30）（35岁；20%男性）[2]	未检验	+	+

验证研究：

[1] Binkley JM, Stratford PW, Lott SA, et al (1999) The Lower Extremity Functional Scale (LEFS): scale development, measurement properties, and clinical application. North American Orthopaedic Rehabilitation Research Network. Phys Ther; 79:371–383.

[2] Watson CJ, Propps M, Ratner J, et al (2005) Reliability and responsiveness of the lower extremity functional scale and the anterior knee pain scale in patients with anterior knee pain. J Orthop Sports Phys Ther; 35:136–146.

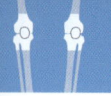

方法学评估 ●●●●●○（5/6）

		不能评分	0分	1分	得分
效度	内容效度	未检验	无效	有效	1
	结构效度	未检验	无效	有效	–
	标准效度	未检验	无效	有效	1
信度	内部一致性	未检验	不一致	一致	1
	可重复性	未检验	不可重复	可重复	1
敏感度		未检验	不敏感	敏感	1
				小计	5

临床应用 ●●○○（2/4）

	0分	1分	2分	得分
患者友好度	有限	中等	优	0
医务人员友好度	有限	中等	优	2
			小计	2

总计（10分制） ●●●●●●●○○○ 7

37 Lysholm膝关节功能评分，Lysholm knee function scoring scale（1982）

源自：Lysholm J, Gillquist J (1982) Evaluation of knee ligament surgery results with special emphasis on use of a scoring scale. Am J Sports Med; 10:150-154.

内容

类型 患者自评　　**量表** 8个子量表（8项）：

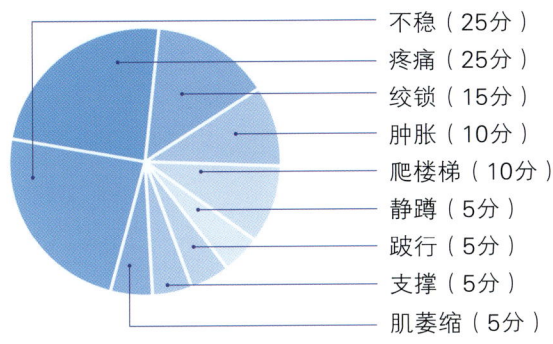

- 不稳（25分）
- 疼痛（25分）
- 绞锁（15分）
- 肿胀（10分）
- 爬楼梯（10分）
- 静蹲（5分）
- 跛行（5分）
- 支撑（5分）
- 肌萎缩（5分）

说明

优：95~100分
良：84~94分
中：65~83分
差：<65分

项目评分最低0分，最高5至25分。

验证

结果对比验证[1]
- HSS膝关节量表
- Cincinnati膝关节分级表

结果对比验证[2]
- Marshall膝评分

结果对比验证[3]
- SF–36
- Cincinnati膝关节分级表
- 日常生活活动
- AAOS运动膝分级
- 患者评级
- 医师评级

结果对比验证[6]
- Tegner活动水平量表
- Fulkerson-Shea髌股关节评价表

- Kujala髌股关节评分
- IKDC膝关节韧带标准评定表
- 肌肉骨骼功能评定
- SF–36

结果对比验证[7]
- 8个不同假说

结果对比验证[7]
- SF–12躯体成分评分

结果对比验证[8]
- 9个不同假说

结果对比验证[8]
- SF–12生理功能、自然体质及躯体疼痛域
- WOMAC疼痛、僵硬及功能域
- Tegner活动水平量表

纳入患者人群	效度	信度	敏感度
前交叉韧带手术患者（N=65）（25岁；性别未记录）[1]	+	未检验	未检验
前交叉韧带损伤患者（N=76）（27岁；72%男性）[2]	+	未检验	未检验
各种膝关节疾患运动员（N=133）（32岁；52%男性）[3]	+	未检验	未检验
各种膝关节疾患运动员（N=41）（33岁；49%男性）[3]	未检验	+	未检验
各种膝关节疾患运动员（N=42）（31岁；45%男性）[3]	未检验	未检验	+
各种膝关节疾患患者（N=31）（30岁；性别未记录）[4]	未检验	+	未检验

（续表）

纳入患者人群	效度	信度	敏感度
前交叉韧带重建患者（N=120）（28岁；53%男性）[5]	未检验	未检验	–
首次髌骨脱位患者（n=110）（16岁；46%男性）及有髌骨半脱位或脱位史的患者（n=43）（18岁；26%男性）[6]	+	未检验	未检验
首次髌骨脱位患者（n=81）（16岁；41%男性）及有髌骨半脱位或脱位史的患者（n=28）（22岁；29%男性）[6]	未检验	+	未检验
半月板疾患患者（N=122）（48岁；63%男性）[7]	未检验	+	未检验
孤立半月板损伤患者（N=191）（40岁；68%男性）[7]	+	+	+
半月板损伤及相关关节内损伤患者（N=477）（39岁；77%男性）[7]	+	未检验	+
膝关节软骨疾患患者（N=1657）（44岁；61%男性）[8]	+	+	未检验
膝关节软骨疾患行关节镜手术的患者（N=57）（44岁；61%男性）[8]	未检验	+	未检验
膝关节软骨损伤患者（N=248）（40岁；67%男性）[8]	+	未检验	+

验证研究：

[1] Sgaglione NA, Del Pizzo W, Fox JM, et al (1995) Critical analysis of knee ligament rating systems. Am J Sports Med; 23:660–667.
[2] Tegner Y, Lysholm J (1985) Rating systems in the evaluation of knee ligament injuries. Clin Orthop; (198):43–49.
[3] Marx RG, Jones EC, Allen AA, et al (2001) Reliability, validity, and responsiveness of four knee outcome scales for athletic patients. J Bone Joint Surg Am; 83–A: 1459–1469.
[4] Bengtsson J, Mollborg J, Werner S (1996) A study for testing the sensitivity and reliability of the Lysholm knee scoring scale. Knee Surg Sports Traumatol Arthrosc; 4:27–31.
[5] Risberg MA, Holm I, Steen H, et al (1999) Sensitivity to changes over time for the IKDC form, the Lysholm score, and the Cincinnati knee score. A prospective study of 120 ACL reconstructed patients with a 2–year follow–up. Knee Surg Sports Traumatol Arthrosc; 7:152–159.
[6] Paxton EW, Fithian DC, Stone ML, et al (2003) The reliability and validity of knee specific and general health instruments in assessing acute patellar dislocation outcomes. Am J Sports Med; 31:487–492.
[7] Briggs KK, Kocher MS, Rodkey WG, et al (2006): Reliability, validity, and responsiveness of the Lysholm knee score and Tegner activity scale for patients with meniscal injury of the knee. J Bone Joint Surg Am; 88:698–705.
[8] Kocher MS, Steadman JR, Briggs KK, et al (2004) Reliability, validity, and responsiveness of the Lysholm knee scale for various chondral disorders of the knee. J Bone Joint Surg Am; 86:1139–45.

方法学评估 ●●●●●○（5/6）

		不能评分	0分	1分	得分
效度	内容效度	未检验	无效	有效	–
	结构效度	未检验	无效	有效	1
	标准效度	未检验	无效	有效	1
信度	内部一致性	未检验	不一致	一致	1
	可重复性	未检验	不可重复	可重复	1
敏感度		未检验	不敏感	敏感	1
				小计	5

临床应用 ●●●●（4/4）

	0分	1分	2分	得分
患者友好度	有限	中等	优	2
医务人员友好度	有限	中等	优	2
			小计	4

总计（10分制） ●●●●●●●●●○ 9

38　Marshall膝关节评分，Marshall knee scale（1977）

源自：Marshall JL, Fetto JF, Botero PM (1977) Knee ligament injuries: a standardized evaluation method. Clin Orthop Relat Res; 123:115–129.

内容

类型　医务人员评定　　**量表**　3个子量表（22项）：

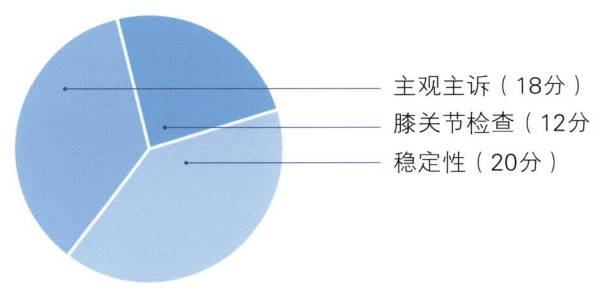

- 主观主诉（18分）
- 膝关节检查（12分）
- 稳定性（20分）

说明
良～优：41～50分
中（+）：36～40分
中（−）：31～35分
差：<30分

项目评分最低0分，最高1至5分。

验证

结果对比验证[1]
- 患者自我评价
- 医师临床评定

纳入患者人群	效度	信度	敏感度
膝关节韧带损伤患者（N=280）（年龄未记录；性别未记录）[1]	+	未检验	未检验

验证研究：

[1] Marshall JL, Fetto JF, Botero PM(1977) Knee ligament injuries: a standardized evaluation method. Clin Orthop Relat Res; 123:115–129.

方法学评估　　●○○○○○（1/6）

		不能评分	0分	1分	得分
效度	内容效度	未检验	无效	有效	–
	结构效度	未检验	无效	有效	1
	标准效度	未检验	无效	有效	–
信度	内部一致性	未检验	不一致	一致	–
	可重复性	未检验	不可重复	可重复	–
敏感度		未检验	不敏感	敏感	–
				小计	1

临床应用　　●●○○（2/4）

	0分	1分	2分	得分
患者友好度	有限	中等	优	2
医务人员友好度	有限	中等	优	0
			小计	2

总计（10分制）　　●●●○○○○○○○　3

39 Neer膝关节评分，Neer knee score（1967）

源自：Neer CS 2nd, Granthan SA, Shelton ML (1967) Supracondylar fracture of the adult femur. A study of one hundred and ten cases. J Bone Joint Surg Am; 49:591–613.

内容

类型 医务人员评定　　**量表** 6个子量表（6项）：

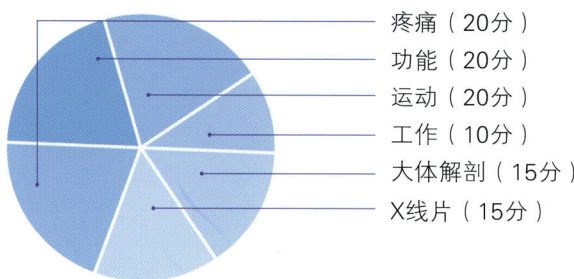

- 疼痛（20分）
- 功能（20分）
- 运动（20分）
- 工作（10分）
- 大体解剖（15分）
- X线片（15分）

项目评分最低0分，最高10至20分。

说明

优：86~100分
满意：70~85分
不满意：55~69分
失败：＜55分

验证

未见相关验证研究。

纳入患者人群	效度	信度	敏感度
无			

方法学评估　　　　　　　　　　　　　　　　　　○○○○○○（0/6）

		不能评分	0分	1分	得分
效度	内容效度	未检验	无效	有效	-
	结构效度	未检验	无效	有效	-
	标准效度	未检验	无效	有效	-
信度	内部一致性	未检验	不一致	一致	
	可重复性	未检验	不可重复	可重复	
敏感度		未检验	不敏感	敏感	
				小计	-

临床应用　　　　　　　　　　　　　　　　　　●●○○（2/4）

	0分	1分	2分	得分
患者友好度	有限	中等	优	2
医务人员友好度	有限	中等	优	0
			小计	2

总计（10分制）　　　　　　　　　●●○○○○○○○○　2

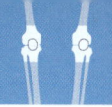

40 新西兰优先评分，New Zealand priority score（1997）

源自：Hadorn DC, Holmes AC (1997) The New Zealand priority criteria project. Part 1: Overview. BMJ; 314:131–134.

内容

类型 医务人员评定　　**量表** 4个子量表（8项）：

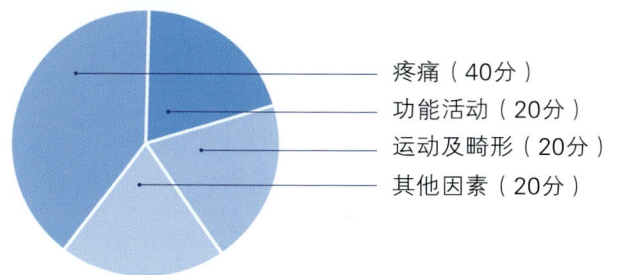

- 疼痛（40分）
- 功能活动（20分）
- 运动及畸形（20分）
- 其他因素（20分）

说明
最高分：100分
最低分：0分
评分越高，功能障碍越严重。

项目评分最低0分，最高10或20分。

验证

结果对比验证[1]
- 等待时间表

结果对比验证[2]
- WOMAC
- 肌肉骨骼功能测评

纳入患者人群	效度	信度	敏感度
等待行髋或膝关节成形的患者（N=203）（年龄未记录；性别未记录）[1]	–	–	未检验
全关节成形等待表上的患者（N=50）（67岁；42%男性）[2]	–	未检验	未检验

验证研究：

[1] Harry LE, Nolan JF, Elender F, et al (2000) Who gets priority? Waiting list assessment using a scoring system. Ann R Coll Surg Engl; 82:186–188.
[2] Coleman B, McChesney S, Twaddle B (2005) Does the priority scoring system for joint replacement really identify those in most need? N Z Med J; 118: U1463.

方法学评估　　　　　　　　　　　　　　　　　　　　　○○○○○○（0/6）

		不能评分	0分	1分	得分
效度	内容效度	未检验	无效	有效	–
	结构效度	未检验	无效	有效	0
	标准效度	未检验	无效	有效	0
信度	内部一致性	未检验	不一致	一致	–
	可重复性	未检验	不可重复	可重复	–
敏感度		未检验	不敏感	敏感	–

小计　0

临床应用　　　　　　　　　　　　　　　　　　　　　●●○○（2/4）

	0分	1分	2分	得分
患者友好度	有限	中等	优	2
医务人员友好度	有限	中等	优	0

小计　2

总计（10分制）　　　　　　　　●●○○○○○○○○　2

41 O'Donoghue主观膝关节评分，O'Donoghue subjective knee score（1955）

源自：O'Donoghue DH (1955) An analysis of end results of surgical treatment of major injuries to the ligaments of the knee. J Bone Joint Surg Am; 37: 1–13.

内容

类型 患者自评　　**量表** 10个子量表（10项）：

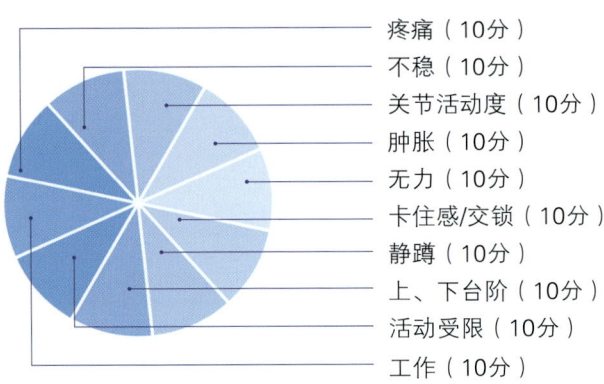

- 疼痛（10分）
- 不稳（10分）
- 关节活动度（10分）
- 肿胀（10分）
- 无力（10分）
- 卡住感/交锁（10分）
- 静蹲（10分）
- 上、下台阶（10分）
- 活动受限（10分）
- 工作（10分）

说明

最高分：100分
最低分：0分
评分越高，功能障碍越严重。

项目以"是"或"否"的问题形式评分，分值0至10分。

验证

未见相关验证研究。

纳入患者人群	效度	信度	敏感度
无			

方法学评估　　　　　　　　　　　　　　　　○○○○○○（0/6）

		不能评分	0分	1分	得分
效度	内容效度	未检验	无效	有效	-
	结构效度	未检验	无效	有效	-
	标准效度	未检验	无效	有效	-
信度	内部一致性	未检验	不一致	一致	-
	可重复性	未检验	不可重复	可重复	-
敏感度		未检验	不敏感	敏感	-
					小计　-

临床应用　　　　　　　　　　　　　　　　●●●●（4/4）

	0分	1分	2分	得分
患者友好度	有限	中等	优	2
医务人员友好度	有限	中等	优	2
				小计　4

总计（10分制）　　　　　　　　●●●○○○○○○○　4

42 OAK膝关节评价，OAK (Orthopädische Arbeitsgruppe Knie) knee evaluation（1988）

源自：Muller W, Biedert R, Hefti F, et al (1988) OAK knee evaluation. A new way to assess knee ligament injuries. Clin Orthop Relat Res; (232) :37–50.

内容

类型　医务人员评定　　量表　4个子量表（20项）：

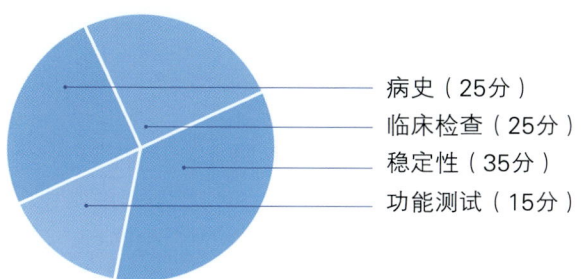

病史（25分）
临床检查（25分）
稳定性（35分）
功能测试（15分）

说明
优：90~100分
良：81~90分
中：71~80分
差：<71分

项目评分最低0或1分，最高5分。

验证

未见相关验证研究。

纳入患者人群	效度	信度	敏感度
无			

方法学评估　　　　　　　　　　　　　　　　　　　　　　　○○○○○○（0/6）

		不能评分	0分	1分	得分
效度	内容效度	未检验	无效	有效	–
	结构效度	未检验	无效	有效	–
	标准效度	未检验	无效	有效	–
信度	内部一致性	未检验	不一致	一致	–
	可重复性	未检验	不可重复	可重复	–
敏感度		未检验	不敏感	敏感	–
				小计	–

临床应用　　　　　　　　　　　　　　　　　　　　　　　●●○○（2/4）

	0分	1分	2分	得分
患者友好度	有限	中等	优	2
医务人员友好度	有限	中等	优	0
			小计	2

总计（10分制）　　　　　　　　　　　　　　●●○○○○○○○○　2

43 膝髋骨性关节炎生活质量（OAKHQOL），OsteoArthritis of Knee Hip Quality of Life (OAKHQOL)（2005）

源自：Rat AC, Coste J, Pouchot J, et al (2005) OAKHQOL: a new instrument to measure quality of life in knee and hip osteoarthritis. J Clin Epidemiol; 58:47–55.
Rat AC, Pouchot J, Coste J, et al (2006) Development and testing of a specific quality-of-life questionnaire for knee and hip osteoarthritis: OAKHQOL (OsteoArthritis of Knee Hip Quality Of Life). Joint Bone Spine; 73:697–704.

内容

类型 患者自评　　**量表** 5个子量表（43项）：

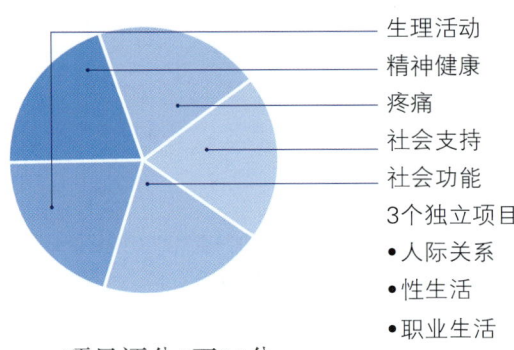

- 生理活动
- 精神健康
- 疼痛
- 社会支持
- 社会功能

3个独立项目：
- 人际关系
- 性生活
- 职业生活

项目评分1至10分。

说明

计算每个子量表项目评分的平均值，并标准化至100分。
每个子量表分别评分。
评分越低，功能障碍越严重。

验证

结果对比验证[1, 2]

- SF – 36
- WOMAC
- Lequesne疼痛功能指数
- Harris评分
- 疼痛视觉模拟量表
- 步行距离

纳入患者人群	效度	信度	敏感度
不同程度髋或膝骨性关节炎的法语患者（N=263）（66岁；41%男性）[1,2]	+	+	+

验证研究：

[1] Rat AC, Coste J, Pouchot J, et al (2005) OAKHQOL: a new instrument to measure quality of life in knee and hip osteoarthritis. J Clin Epidemiol; 58:47–55.
[2] Rat AC, Pouchot J, Coste J, et al (2006) Development and testing of a specific quality-of-life questionnaire for knee and hip osteoarthritis: OAKHQOL (OsteoArthritis of Knee Hip Quality Of Life). Joint Bone Spine; 73:697–704.

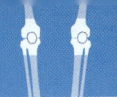

10.3 膝

方法学评估 ●●●●●●（6/6）

		不能评分	0分	1分	得分
效度	内容效度	未检验	无效	有效	1
	结构效度	未检验	无效	有效	1
	标准效度	未检验	无效	有效	1
信度	内部一致性	未检验	不一致	一致	1
	可重复性	未检验	不可重复	可重复	1
敏感度		未检验	不敏感	敏感	1
				小计	6

临床应用 ●●○○（2/4）

	0分	1分	2分	得分
患者友好度	有限	中等	优	0
医务人员友好度	有限	中等	优	2
			小计	2

总计（10分制） ●●●●●●●●○○ 8

44 牛津12项膝关节问卷，Oxford 12-item knee questionnaire（1998）

也称为牛津膝关节评分（Oxford Knee Score，OKS）

源自：Dawson J, Fitzpatrick R, Murray D, et al (1998) Questionnaire on the perceptions of patients about total knee replacement. J Bone Joint Surg Br; 80:63–69.

其他语言版本：瑞典语，意大利语，荷兰语，中文，新加坡英语

内容

类型 患者自评 **量表** 2个子量表（12项）：

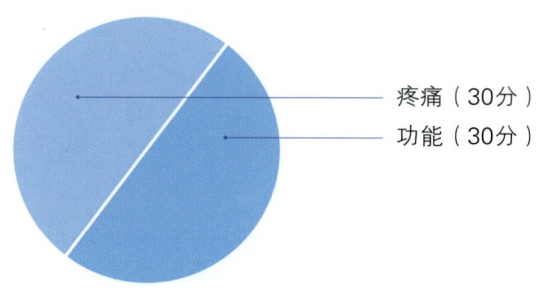

- 疼痛（30分）
- 功能（30分）

说明
最高分：60分
最低分：12分
评分越高，功能障碍越严重。

项目评分1至5分。

验证

结果对比验证[2]
- 健康评定问卷
- 美国膝关节社会评分
- SF–36

结果对比验证[3]
- SF–36
- WOMAC
- Nottingham健康档案
- SF–12
- 疾病影响档案

结果对比验证[4]
- SF–36

结果对比验证[6]
- 美国膝关节社会评分
- SF–36
- 疼痛视觉模拟量表

结果对比验证[7]
- SF–36
- EQ–5D

纳入患者人群	效度	信度	敏感度
全膝关节成形患者（N=117）（73岁；44%男性）[1]	+	+	+
全膝关节成形患者（N=29）（年龄未记录；性别未记录）[2]	未检验	+	+
曾行全膝关节成形的瑞典语患者（N=120）（78岁；30%男性）[3]	+	+	+
膝骨性关节炎意大利语患者（N=50）（68岁；38%男性）[4]	+	+	未检验
全膝关节成形的瑞典语患者（N=3600）（78岁；30%男性）[5]	未检验	+	+
全膝关节成形患者（N=174）（69岁；35%男性）[6]	+	+	+
膝关节骨性关节炎新加坡英语患者（N=127）（65岁；24%男性）及中文患者（n=131）（68岁；11%男性）[7]	+	+	未检验

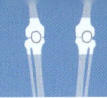

10.3 膝

验证研究：

[1] Dawson J, Fitzpatrick R, Murray D, et al (1998) Questionnaire on the perceptions of patients about total knee replacement. J Bone Joint Surg Bt; 80:63–69.
[2] Liow RY, Walker K, Wajid MA, et al (2003) Functional rating for knee arthroplasty: comparison of three scoring systems. Orthopedics; 26:143–149.
[3] Dunbar MJ, Robertsson O, Ryd L, et al (2000) Translation and validation of the Oxford-12 item knee score for use in Sweden. Acta Orthop Scand; 71:268–274.
[4] Padua R, Zanoli G, Ceccarelli E, et al (2003) The Italian version of the Oxford 12-item Knee Questionnaire-cross-cultural adaptation and validation. Iht Orthop; 27(4):214–216.
[5] Dunbar MJ, Robertsson O, Ryd L, et al (2001) Appropriate questionnaires for knee arthroplasty. Results of a survey of 3600 patients from The Swedish Knee Arthroplasty Registry. J Bone Joint Surg Br; 83:339–344.
[6] Haverkamp D, Breugem SJ, Sierevelt IN, et al (2005) Translation and validation of the Dutch version of the Oxford 12-item knee questionnaire for knee arthroplasty. Acta Orthop; 76:347–352.
[7] Xie F, Li SC, Lo NN, et al (2007) Cross-cultural adaptation and validation of Singapore English and Chinese Versions of the Oxford Knee Score (OKS) in knee osteoarthritis patients undergoing total knee replacement. Osteoarthritis Cartilage; 15:1019–1024.

方法学评估　●●●●●●（6/6）

		不能评分	0分	1分	得分
效度	内容效度	未检验	无效	有效	1
	结构效度	未检验	无效	有效	1
	标准效度	未检验	无效	有效	1
信度	内部一致性	未检验	不一致	一致	1
	可重复性	未检验	不可重复	可重复	1
敏感度		未检验	不敏感	敏感	1

小计　6

临床应用　●●●○（3/4）

	0分	1分	2分	得分
患者友好度	有限	中等	优	1
医务人员友好度	有限	中等	优	2

小计　3

总计（10分制）　●●●●●●●●●○ 9

45 髌股关节严重程度评定表,Patellofemoral severity scale(2002)

源自:Laprade JA, Culham EG (2002) A self-administered pain severity scale for patellofemoral pain syndrome. Clin Rehabil; 16:780–788.

内容

类型 患者自评　　**量表** 8个子量表(10项):

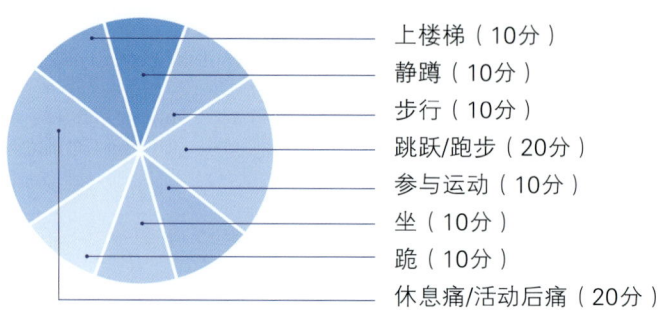

- 上楼梯(10分)
- 静蹲(10分)
- 步行(10分)
- 跳跃/跑步(20分)
- 参与运动(10分)
- 坐(10分)
- 跪(10分)
- 休息痛/活动后痛(20分)

说明

最高分:100分
最低分:0分
评分越高,功能障碍越严重。

项目以0至10 cm的视觉模拟量表进行评分。

验证

结果对比验证[1]

- WOMAC
- Hughston基金会主观膝关节量表

纳入患者人群	效度	信度	敏感度
髌股关节疼痛综合征的军事人员(N=29)(32岁;76%男性)[1]	+	+	未检验

验证研究:

[1] Laprade JA, Culham EG (2002) A self-administered pain sevcrity scale for patellofemoral pain syndrome. Clin Rehabil; 16:780–788.

方法学评估　　●●●○○○(3/6)

		不能评分	0分	1分	得分
效度	内容效度	未检验	无效	有效	1
	结构效度	未检验	无效	有效	–
	标准效度	未检验	无效	有效	1
信度	内部一致性	未检验	不一致	一致	–
	可重复性	未检验	不可重复	可重复	1
敏感度		未检验	不敏感	敏感	–
				小计	3

临床应用　　●●●○(3/4)

	0分	1分	2分	得分
患者友好度	有限	中等	优	2
医务人员友好度	有限	中等	优	1
			小计	3

总计(10分制)　　●●●●●●○○○○ 6

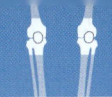

46 下肢类风湿性及骨性关节炎转归评分，Rheumatoid and Arthritis Outcome Score (RAOS) for the lower extremity（2003）

改良膝损伤及骨性关节炎转归评分（KOOS）

源自：Bremander AB, Petersson IF, Roos EM(2003)Validation of the Rheumatoid and Arthritis Outcome Score (RAOS) for the lower extremity. Health Qual Life Outcomes; 1:55–65.

内容

类型 患者自评　　**量表** 5个子量表（42项）：

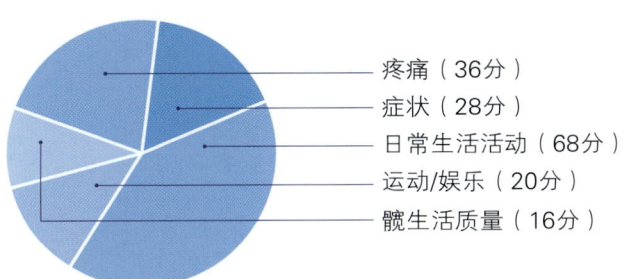

- 疼痛（36分）
- 症状（28分）
- 日常生活活动（68分）
- 运动/娱乐（20分）
- 髋生活质量（16分）

说明

子量表分别评分并标准化至100分。
最高分：100分
最低分：0分
评分越低，功能障碍越严重。

项目评分0至4分。

验证

结果对比验证[1]
- 健康评定问卷
- SF – 36
- 关节炎影响评定表

纳入患者人群	效度	信度	敏感度
慢性炎症性关节疾病患者（N=119）（56岁；27%男性）[1]	+	+	+

验证研究：

[1] Bremander AB, Petersson IF, Roos EM(2003)Validation of the Rheumatoid and Arthritis Outcome Score (RAOS) for the lower extremity. Health Qual Life Outcomes; 1:55–65.

方法学评估　　●●●●●●（6/6）

		不能评分	0分	1分	得分
效度	内容效度	未检验	无效	有效	1
	结构效度	未检验	无效	有效	1
	标准效度	未检验	无效	有效	1
信度	内部一致性	未检验	不一致	一致	1
	可重复性	未检验	不可重复	可重复	1
敏感度		未检验	不敏感	敏感	1
				小计	6

临床应用　　●●○○（2/4）

	0分	1分	2分	得分
患者友好度	有限	中等	优	0
医务人员友好度	有限	中等	优	2
			小计	2

总计（10分制）　　●●●●●●●●○○ 8

47 单纯数字化评定（SANE），Single Assessment Numeric Evaluation (SANE)（2000）

源自：Williams GN, Taylor DC, Gangel TJ, et al (2000) Comparison of the single assessment numeric evaluation method and the Lysholm score. Clin Orthop Relat Res; (373) :184–192.

内容

类型 患者自评　　**量表** 单个问题（1项）：

"在一个0至100的标尺上，如果100代表正常，那么您认为您的膝关节功能应该如何评分？"

说明
最高分：100分
最低分：0分
评分越低，功能障碍越严重。

验证

结果对比验证[1]

- 改良Lysholm膝关节功能评分表

纳入患者人群	效度	信度	敏感度
前交叉韧带重建的大学生（N=130）（21岁；83%男性）[1]	+	未检验	+

验证研究：

[1] Williams GN, Taylor DC, Gangel TJ, et al (2000) Comparison of the single assessment numeric evaluation method and the Lysholm score. Clin Orthop Relat Res; (373) :184–192.

方法学评估　　●●○○○○（2/6）

		不能评分	0分	1分	得分
效度	内容效度	未检验	无效	有效	–
	结构效度	未检验	无效	有效	–
	标准效度	未检验	无效	有效	1
信度	内部一致性	未检验	不一致	一致	–
	可重复性	未检验	不可重复	可重复	–
敏感度		未检验	不敏感	敏感	1
				小计	2

临床应用　　●●●●（4/4）

	0分	1分	2分	得分
患者友好度	有限	中等	优	2
医务人员友好度	有限	中等	优	2
			小计	4

总计（10分制）　　●●●●●●○○○○　6

48 Tegner活动水平分级量表，Tegner activity level rating scale（1985）

源自：Tegner Y, Lysholm J (1985) Rating systems in the evaluation of knee ligament injuries. Clin Orthop Relat Res; (198):43–49.

内容

类型　患者自评　　量表　3项活动的10个活动水平：

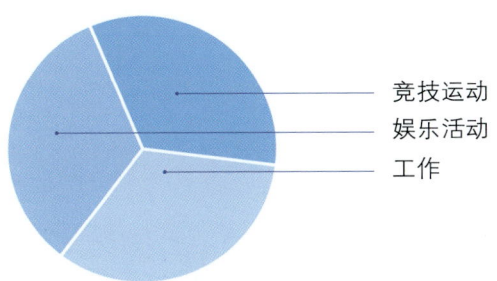

- 竞技运动
- 娱乐活动
- 工作

说明

最高分：10分（国家及国际足球比赛）。
最低分：0分（病假或因残疾退休）。
评分越高，功能障碍越严重。

验证

结果对比验证[1]
- 早期Lysholm膝关节评分表

结果对比验证[2]
- IKDC膝关节韧带标准化评定表
- Fulkerson – Shea髌股关节评定表
- Kujala膝前痛量表
- Lysholm膝关节评分表

- 肌肉骨骼功能评定
- SF – 36

结果对比验证[3]
- 8个不同假说

结果对比验证[3]
- SF – 12生理成分评分

纳入患者人群	效度	信度	敏感度
前交叉韧带损伤患者（N=76）（27岁；72%男性）[1]	+	未检验	未检验
急性髌骨脱位患者（n=110）（16岁；46%男性）及有髌骨半脱位或脱位史的患者（n=43）（18岁；26%男性）[2]	+	未检验	未检验
急性髌骨脱位患者（n=81）（16岁；41%男性）及有髌骨半脱位或脱位史患者（n=28）（22岁；29%男性）[2]	未检验	+	未检验
半月板疾患患者（N=122）（48岁；63%男性）[3]	未检验		未检验
孤立的半月板损伤患者（N=80）（40岁；68%男性）[3]	+	未检验	+
半月板损伤及相关关节内损伤患者（N=477）（39岁；77%男性）[3]	+	未检验	+

验证研究：

[1] Tegner Y, Lysholm J (1985) Rating systems in the evaluation of knee ligament injuries. Clin Orthop; (198):43–49.
[2] Paxton EW, Fithian DC, Stone ML, et al (2003) The reliability and validity of knee–specific and general health instruments in assessing acute patellar dislocation outcomes. Am J Sports Med; 31:487–492.
[3] Briggs KK, Kocher MS, Rodkey WG, et al (2006) Reliability, validity, and responsiveness of the Lysholm knee score and Tegner activity scale for patients with meniscal injury of the knee. J Bone Joint Surg Am; 88:698–705.

方法学评估 ●●●●○○（4/6）

效度/信度	指标	不能评分	0分	1分	得分
效度	内容效度	未检验	无效	有效	-
	结构效度	未检验	无效	有效	1
	标准效度	未检验	无效	有效	1
信度	内部一致性	未检验	不一致	一致	-
	可重复性	未检验	不可重复	可重复	1
敏感度		未检验	不敏感	敏感	1
				小计	4

临床应用 ●●●●（4/4）

	0分	1分	2分	得分
患者友好度	有限	中等	优	2
医务人员友好度	有限	中等	优	2
			小计	4

总计（10分制） ●●●●●●●●○○ 8

49 Turba数字化膝关节分级系统，Turba numerical knee rating system（1979）

源自：Turba JE, Walsh WM, McLeod WD (1979) Long-term results of extensor mechanism reconstruction. A standard for evaluation. Am J Sports Med; 7:91-94.

内容

类型 医务人员评定　　**量表** 2个系统（10项）：

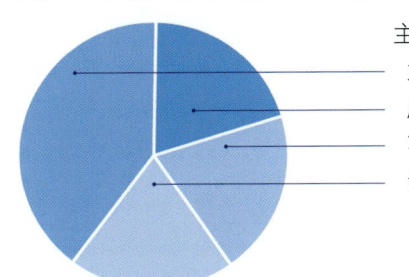

主观系统（4项）
- 主观疼痛（6分）
- 肿胀（3分）
- 不稳（3分）
- 活动受限（3分）

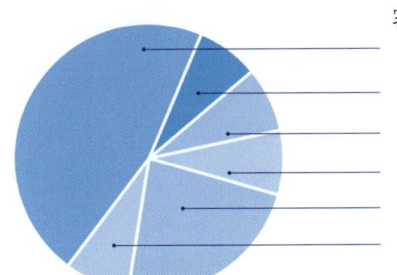

客观系统（6项）：
- 客观疼痛（6分）
- 渗出（1分）
- 股四头肌萎缩（1分）
- 股四头肌肌张力减退（1分）
- 被动髌骨过度活动（3分）
- 关节活动度（1分）

项目评分最低0分，最高1至3分。

说明

每个系统分别评分：

主观系统
- 优：0分
- 良：1～5分
- 中：6～8分
- 差：>8分

客观系统
- 优：0分
- 良：1～3分
- 中：4～7分
- 差：>7分

验证

未见相关验证研究。

纳入患者人群	效度	信度	敏感度
无			

方法学评估　　　　　　　　　　　　　　　　○○○○○○（0/6）

		不能评分	0分	1分	得分
效度	内容效度	未检验	无效	有效	-
	结构效度	未检验	无效	有效	-
	标准效度	未检验	无效	有效	-
信度	内部一致性	未检验	不一致	一致	-
	可重复性	未检验	不可重复	可重复	-
敏感度		未检验	不敏感	敏感	-
				小计	-

临床应用　　　　　　　　　　　　　　　　●●○○（2/4）

	0分	1分	2分	得分
患者友好度	有限	中等	优	2
医务人员友好度	有限	中等	优	0
			小计	2

总计（10分制）　　　　　　　　　　●●○○○○○○○○　2

50 Western Ontario and McMaster Universities（WOMAC）骨性关节炎指数，Western Ontario and McMaster Universities (WOMAC) osteoarthritis Index（1988）

源自：Bellamy N, Buchanan WW, Goldsmith CH, et al (1988) Validation study of WOMAC: a health status instrument for measuring clinically important patient relevant outcomes to antirheumatic drug therapy in patients with osteoarthritis of the hip or knee. J Rheumatol; 15:1833–1840.

其他语言版本：计算机版本，德语，希伯来语，瑞典语，朝鲜语，日语，泰语，西班牙语，土耳其语

内容

类型 患者自评　　**量表** 3个子量表（24项）：

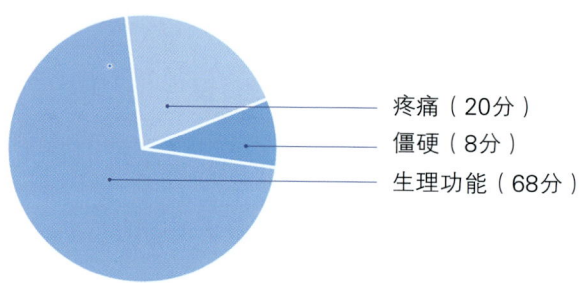

- 疼痛（20分）
- 僵硬（8分）
- 生理功能（68分）

说明
最高分：96分
最低分：0分
评分越高，功能障碍越严重。

项目评分0至4分。

验证

结果对比验证[1]
- Lequesne疼痛功能指数
- Doyle指数
- Bradburn指数
- McMaster健康指数

- ACR功能状态
- 无助子量表
- 家庭功能评定表
- 同患多病
- 步行辅助工具的应用

结果对比验证[2]
- WOMAC纸质版

结果对比验证[3]
- 疼痛及残障视觉模拟量表

结果对比验证[4]
- SF-36
- 影像学的骨性关节炎

结果对比验证[5]
- SF-36生理功能及躯体疼痛子量表
- 患者全面评估
- 检查者全面评估

结果对比验证[7]
- Lequesne指数

结果对比验证[8]
- 朝鲜语Lequesne指数
- 患者疼痛及全面评估

结果对比验证[9]
- 健康评定问卷

结果对比验证[10]
- SF-36生理功能和疼痛子量表
- Lequesne疼痛功能指数

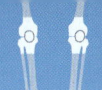

结果对比验证[11]
- SF-36

结果对比验证[12]
- Lequesne疼痛功能指数
- 功能残疾

结果对比验证[13]
- Lequesne疼痛功能指数

结果对比验证[14]
- SF-36

结果对比验证[15]
- 整体疼痛强度
- Lequesne疼痛功能指数
- 残障及步行不适视觉模拟量表
- 医院焦虑抑郁量表
- Kellgren's影像学评分

结果对比验证[16]
- SF-36
- Lequesne疼痛功能指数

纳入患者人群	效度	信度	敏感度
全膝关节成形患者（N=57）（67岁；46%男性）[1]	+	+	+
膝关节骨性关节炎患者（N=30）（65岁；37%男性）[2]*计算机化版本	+	未检验	未检验
膝关节骨性关节炎的希伯来语患者（N=114）（年龄未记录；15%男性）[3]	+	+	未检验
膝关节软骨损伤的瑞典语患者（N=52）（48岁；27%男性）[4]	+	未检验	+
膝软骨损伤患者（N=35）（年龄未记录；性别未记录）[4]	未检验	+	未检验
膝骨性关节炎患者（90%）（N=66）（55岁；20%男性）[5]	+	+	未检验
全膝关节成形患者（N=3600）（78岁；30%男性）[6]	未检验	+	未检验
膝骨性关节炎的德语患者（N=29）（70岁；33%男性）[7]	+	+	未检验
膝骨性关节炎朝鲜语患者（N=53）（59岁；8%男性）[8]	+	+	+
髋或膝骨性关节炎患者（N=271）（66岁；21%男性）[9]	+	未检验	+
膝骨性关节炎的土耳其语患者（N=72）（61岁；14%男性）[10]	+	+	+
膝骨性关节炎行全膝关节成形的日语患者（N=70）（70岁；20%男性）[11]	+	+	+
有症状的膝骨性关节炎患者（N=88）（67岁；33%男性）[12]	-	+	未检验
膝骨性关节炎的泰语患者（N=114）（63岁；16%男性）[13]	+	+	未检验
膝骨性关节炎行膝关节置换的西班牙语患者（N=103）（71岁；29%男性）[14]	+	+	+
有症状的膝骨性关节炎的法语患者（N=88）（67岁；33%男性）[15]	-	+	未检验
有症状的膝骨性关节炎的意大利语患者（N=304）（66岁；30%男性）[16]	+	+	未检验

验证研究：

[1] Bellamy N, Buchanan WW, Goldsmith CH, et al (1988) Validation study of WOMAC: a health status instrument for measuring clinically important patient relevant outcomes to antirheumatic drug therapy in patients with osteoarthritis of the hip or knee. J Rheumatol; 15:1833–1840.

[2] Bellamy N, Campbell J, Stevens J, et al (1997) Validation study of a computerized version of the Western Ontario and McMaster Universities VA3.Osteoarthritis Index. J Rheumatol; 24:2413–2415.

[3] Wigler I, Neumann L, Yaron M (1999) Validation study of a Hebrew version of WOMAC in patients with osteoarthritis of the knee. Clin Rheumatol; 18:402–405.

[4] Roos EM, Klassbo M, Lohmander LS (1999) WOMAC osteoarthritis index. Reliability, validity, and responsiveness in patients with arthroscopically assessed osteoarthritis. Western Ontario and MacMaster Universities. Scand J Rheumatol; 28:210–215.

[5] Thumboo J, Chew LH, Soh CH (2001) Validation of the Western Ontario and Mcmaster University osteoarthritis index in Asians with osteoarthritis in Singapore. Osteoarthritis Cartilage; 9:440–446.

[6] Dunbar M J, Robertsson O, Ryd L, et al (2001) Appropriate questionnaires for knee arthroplasty. Results of a survey of 3600 patients from The Swedish Knee Arthroplasty Registry. J Bone Joint Surg Br; 83:339–344.

[7] Stucki G, Sangha O, Stucki S, et al (1998) Comparison of the WOMAC (Western Ontario and McMaster Universities) osteoarthritis index and a self-report format of the self administered Lequesne-Algofunctional index in patients with knee and hip osteoarthritis. Osteoarthritis Cartilage; 6:79-86.

[8] Bae SC, Lee HS, Yun HR, et al (2001) Cross-cultural adaptation and validation of Korean Western Ontario and McMaster Universities (WOMAC) and Lequesne osteoarthritis indices for clinical research. Osteoarthritis Ca rtilage; 9:746-750.

[9] Bruce B, Fries J (2004) Longitudinal comparison of the Health Assessment Questionnaire (HAQ) and the Western Ontario and McMaster Universities Osteoarthritis Index (WOMAC). Arthritis Rheum; 51:730-737.

[10] Tuzun EH, Eker L, Aytar A, et al (2005) Acceptability, reliability, validity and responsiveness of the Turkish version of WOMAC osteoarthritis index. Osteoarthritis Cartilage; 13:28-33.

[11] Hashimoto H, Hanyu T, Sledge CB, et al (2003) Validation of a Japanese patient-derived outcome scale for assessing total knee arthroplasty: comparison with Western Ontario and McMaster Universities osteoarthritis index (WOMAC). J Orthop Sci; 8:288-293.

[12] Faucher M, Poiraudeau S, Lefevre-Colau MM, et al (2002) Algo-functional assessment of knee osteoarthritis: comparison of the test-retest reliability and construct validity of the WOMAC and Lequesne indexes. Osteoarthritis Cartilage; 10:602-610.

[13] Kuptniratsaikul V, Rattanachaiyanont M (2007) Validation of a modified Thai version of the Western Ontario and McMaster (WOMAC) osteoarthritis index for knee osteoarthritis.Clin Rheumatol; 26:1641-1645.

[14] Escobar A, Quintana JM, Bilbao A, et al (2002) Validation of the Spanish version of the WOMAC questionnaore for patients with hip or knee osteoaritis. Western Ontario and McMaster Universities Osteoarthritis Index. Clin Rheumatol; 21:466-417.

[15] Faucher M, Poiraudeau S, Lefevre-Colau MM, et al (2004) Assessment of the test-retest reliability and construct validity of a modified WOMAC Index in knee osteoarthritis. Joint Bone Spine; 71:121-127.

[16] Salaffi F, Leardini G, Canesi B, et al (2003) Reliability and validity of the Western Ontario and McMaster Universities (WOMAC) Osteoarthritis Index in Italian patients with osteoarthritis of the knee. Osteoarthritis Cartilage; 11:551-560.

方法学评估 ●●●●●○（5/6）

		不能评分	0分	1分	得分
效度	内容效度	未检验	无效	有效	-
	结构效度	未检验	无效	有效	1
	标准效度	未检验	无效	有效	1
信度	内部一致性	未检验	不一致	一致	1
	可重复性	未检验	不可重复	可重复	1
敏感度		未检验	不敏感	敏感	1

小计　5

临床应用 ●●○○（2/4）

	0分	1分	2分	得分
患者友好度	有限	中等	优	0
医务人员友好度	有限	中等	优	2

小计　2

总计（10分制） ●●●●●●●○○○ 7

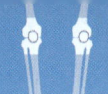

51 WOMAC功能子量表简明版，WOMAC function subscale short form（2005）

源自：Tubach F, Baron G, Falissard B, et al (2005) Using patients' and rheumatologists' opinions to specify a short form of the WOMAC function subscale. Ann Rheum Dis; 64:75–79.

内容

类型 患者自评　　**量表** 将原版功能量表由17项减至8项：

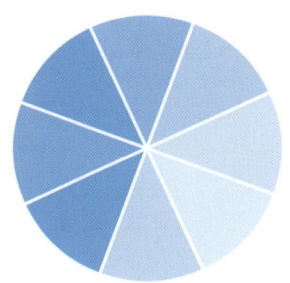

研究中不包括WOMAC疼痛及僵硬子量表。

说明
最高分：32分
最低分：0分
评分越高，功能障碍越严重。

项目评分0至4分。

验证

结果对比验证[1]

• 完整WOMAC功能子量表

纳入患者人群	效度	信度	敏感度
髋或膝骨性关节炎患者（N=1218）（67岁；30%男性）[1]	+	+	+

验证研究：

[1] Tubach F, Baron G, Falissard B, et al (2005) Using patients' and rheumatologists' opinions to specify a short form of the WOMAC function subscale. Ann Rheum Dis; 64:75–79.

方法学评估　●●●●○○（4/6）

		不能评分	0分	1分	得分
效度	内容效度	未检验	无效	有效	-
	结构效度	未检验	无效	有效	1
	标准效度	未检验	无效	有效	-
信度	内部一致性	未检验	不一致	一致	1
	可重复性	未检验	不可重复	可重复	1
敏感度		未检验	不敏感	敏感	1

小计　4

临床应用　●●●●（4/4）

	0分	1分	2分	得分
患者友好度	有限	中等	优	2
医务人员友好度	有限	中等	优	2

小计　4

总计（10分制）　●●●●●●●●○○ 8

52 简化WOMAC功能评分，Reduced WOMAC function scale（2003）

源自：Whitehouse SL, Lingard EA, Katz JN, et al (2003) Development and testing of a reduced WOMAC function scale. J Bone Joint Surg Br; 85:706–711.

内容

类型 患者自评　　**量表** 将原版WOMAC中功能子量表由17项简化至7项：

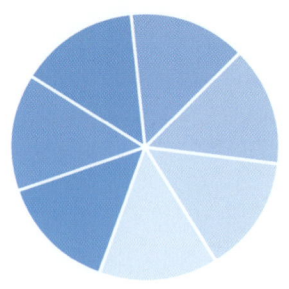

研究中不包括WOMAC疼痛及僵硬子量表。

说明
项目评分标准化至100分。
最高分：100分
最低分：0分
评分越低，功能障碍越严重。

项目评分0至4分。

验证

结果对比验证[1]
- 完整WOMAC功能子量表
- Harris髋评分
- SF–12生理成分评分
- SF–36生理成分及功能评分
- 美国膝关节社会功能评分
- 牛津膝关节评分

纳入患者人群	效度	信度	敏感度
已行全膝关节成形的患者（n=806）（70岁；41%男性）及已行全髋关节成形的患者（n=665）（74岁，性别未记录）[1]	+	+	+

验证研究：

[1] Whitehouse SL, Lingard EA, Katz JN, et al (2003) Development and testing of a reduced WOMAC function scale. J Bone Joint Surg Br; 85:706–711.

方法学评估　　●●●●○○（4/6）

		不能评分	0分	1分	得分
效度	内容效度	未检验	无效	有效	–
	结构效度	未检验	无效	有效	1
	标准效度	未检验	无效	有效	–
信度	内部一致性	未检验	不一致	一致	1
	可重复性	未检验	不可重复	可重复	1
敏感度		未检验	不敏感	敏感	1
				小计	4

临床应用　　●●●●（4/4）

	0分	1分	2分	得分
患者友好度	有限	中等	优	2
医务人员友好度	有限	中等	优	2
			小计	4

总计（10分制）　　●●●●●●●●○○ 8

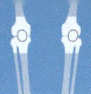

53 Zarins和Rowe分级量表，Zarins and Rowe rating scale（1986）

源自：Zarins B, Rowe CR (1986) Combined anterior cruciate–ligament reconstruction using semitendinosus tendon and iliotibial tract. J Bone Joint Surg Am; 68:160–177.

内容

类型 医务人员评定　　**量表** 2个量表：

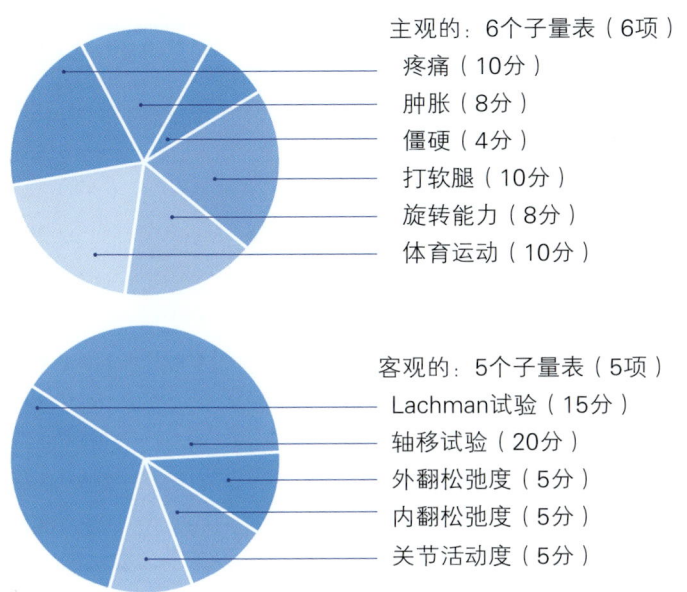

主观的：6个子量表（6项）
- 疼痛（10分）
- 肿胀（8分）
- 僵硬（4分）
- 打软腿（10分）
- 旋转能力（8分）
- 体育运动（10分）

说明
最高分：100分
最低分：0分
评分越低，功能障碍越严重。

客观的：5个子量表（5项）
- Lachman试验（15分）
- 轴移试验（20分）
- 外翻松弛度（5分）
- 内翻松弛度（5分）
- 关节活动度（5分）

项目评分最低0分，最高4至20分。

验证

未见相关验证研究。

纳入患者人群	效度	信度	敏感度
无			

方法学评估　　　　　　　　　　　　　　　　　　　　　　　　　　○○○○○○（0/6）

		不能评分	0分	1分	得分
效度	内容效度	未检验	无效	有效	-
	结构效度	未检验	无效	有效	-
	标准效度	未检验	无效	有效	-
信度	内部一致性	未检验	不一致	一致	-
	可重复性	未检验	不可重复	可重复	-
敏感度		未检验	不敏感	敏感	-

小计 -

临床应用　　　　　　　　　　　　　　　　　　　　　　　　　　●●○○（2/4）

	0分	1分	2分	得分
患者友好度	有限	中等	优	2
医务人员友好度	有限	中等	优	0

小计 2

总计（10分制）　　　　　　　　　　　　　　　　　　　●○○○○○○○○○　2

10.4 踝

跟腱完全断裂评分	331
美国骨科医师学会（AAOS）足踝量表	332
美国足踝医师学院（ACFAS）评分表	333
踝关节活动评分	334
美国骨科足踝协会（AOFAS）踝–后足量表	335
踝关节功能评定工具	337
踝关节骨性关节炎评分	338
踝关节分级量表	339
Bray踝关节评价表	340
足踝残疾指数（FADI）运动部分	341
Ferretti评分系统	343
足踝能力测量	344
de Bie踝扭伤功能评分	345
足踝残疾指数	346
足踝结局评分	347
Freiburg踝关节评分	348
Good, Jones和Lingstone外踝稳定性分级系统	349
Iowa踝评分	350
日本足外科协会（JSSF）踝–后足量表	351
Karlsson踝功能评分	353
Karlstrom Olerud踝评分	354
Kumbhare及Basmajian踝扭伤量表	355
Leppilahti跟腱断裂评分	356
Kofoed踝评分系统	357
Linde炎症评分	358
Liu踝评分	359
Mazur踝评分	360
McComis跟腱断裂评分	361
McGuire踝关节评价评分系统	362
Merkel跟腱断裂评分	363
Moller跟腱断裂评分	364
Olerud Molander踝（OMA）评分	365
表现指数	367
Phillips踝评分系统	368
踝关节运动分级临床分级评分	369
踝关节运动分级生活质量测量	371
踝关节运动分级–单纯数字化评定（2003）	372
St. Pierre踝评分	373
Takakura踝评分	374
Teeny-Wiss功能踝评分	375
Victorian运动学院肌腱研究组（VISA-A）	376
Weber踝评分	378

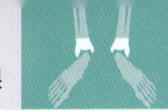

10.4 踝

1 跟腱完全断裂评分, Achilles Tendon total Rupture Score（ATRS）（2007）

源自：Nilsson-Helander K, Thomee R, Gravare-Silbernagel K, et al (2007) The Achilles tendon Total Rupture Score (ATRS): development and validation. Am J Sports Med; 35:421–426.

内容

类型 患者自评　**量表** 5个子量表（10项）：

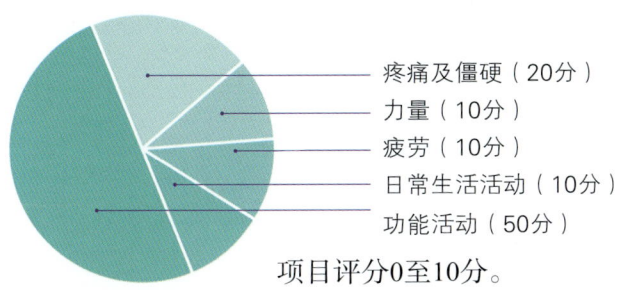

- 疼痛及僵硬（20分）
- 力量（10分）
- 疲劳（10分）
- 日常生活活动（10分）
- 功能活动（50分）

项目评分0至10分。

说明

最高分：100分
最低分：0分
评分越高，功能障碍越严重。

验证

结果对比验证

- 足踝结局评分
- 瑞典语版本维多利亚运动评定协会跟腱问卷

纳入患者人群	效度	信度	敏感度
跟腱断裂患者（N=82）（43岁；77%男性）及健康对照（N=52）（42岁，63%男性）[1]	+	+	未检验
跟腱断裂患者（N=43）（42岁；84%男性）[1]	未检验	+	未检验
跟腱断裂患者（N=82）（40岁；81%男性）[1]	未检验	未检验	+

验证研究：

[1] SooHoo NF, Shuler M, Fleming LL (2003) Evaluation of the validity of the AOFAS Clinical Rating Systems by correlation to the SF–36. Foot Ankle Int; 24:50–55.

方法学评估　●●●●●●（6/6）

		不能评分	0分	1分	得分
效度	内容效度	未检验	无效	有效	1
	结构效度	未检验	无效	有效	1
	标准效度	未检验	无效	有效	1
信度	内部一致性	未检验	不一致	一致	1
	可重复性	未检验	不可重复	可重复	1
敏感度		未检验	不敏感	敏感	1

小计　6

临床应用　●●●●（4/4）

	0分	1分	2分	得分
患者友好度	有限	中等	优	2
医务人员友好度	有限	中等	优	2

小计　4

总计（10分制）　●●●●●●●●●● 10

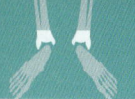

2 美国骨科医师学会（AAOS）足踝量表，American Academy of Orthopaedic Surgeon (AAOS) foot and ankle scale（2004）

源自：AAOS Johanson NA, Liang MH, Daltroy L, et al (2004) American Academy of Orthopaedic Surgeons lower limb outcomes assessment instruments. Reliability, validity, and sensitivity to change. J Bone Joint Surg Am; 86–A:902–909.

内容

类型 患者自评　　**量表** 4个子量表（20项）：

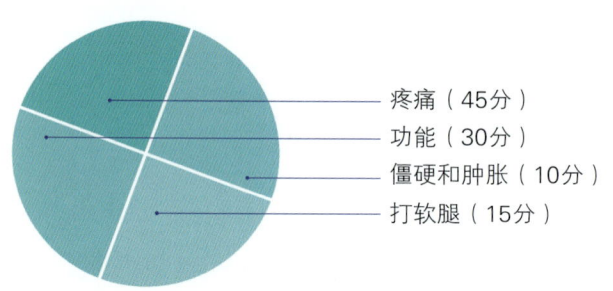

- 疼痛（45分）
- 功能（30分）
- 僵硬和肿胀（10分）
- 打软腿（15分）

说明

每个子量表得分相加并标准化至100分。之后以100减去总分。每个子量表分别评分。

最高分：100分

最低分：0分

评分越低，功能障碍越严重。

项目评分最低0分，最高5至7分。

项目再评分为0至5分。

验证

结果对比验证[1]
- 疼痛及功能的医师评级
- SF – 36
- WOMAC

纳入患者人群	效度	信度	敏感度
有足或踝主诉的患者（N=70）（48岁，54%男性）[1]	+	+	未检验

验证研究：

[1] Johanson NA, Liang MH, Daltroy L, et al (2004) American Academy of Orthopedic Surgenos lower limb outcomes assessment instruments. Reliability, validity, and sensitivity to change. J Bone Joint Surg Am; 86–A: 902–909.

方法学评估　　●●●●●●（6/6）

		不能评分	0分	1分	得分
效度	内容效度	未检验	无效	有效	1
	结构效度	未检验	无效	有效	1
	标准效度	未检验	无效	有效	1
信度	内部一致性	未检验	不一致	一致	1
	可重复性	未检验	不可重复	可重复	1
敏感度		未检验	不敏感	敏感	1

小计　6

临床应用　　●●●○（3/4）

	0分	1分	2分	得分
患者友好度	有限	中等	优	1
医务人员友好度	有限	中等	优	2

小计　3

总计（10分制）　　●●●●●●●●●○ 9

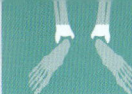

10.4 踝

3 美国足踝医师学院（ACFAS）评分表，American College of Foot and Ankle Surgeon (ACFAS) scoring scale（2005）

与第一跖趾关节、前足、后足及踝量表相似

源自：Thomas JL, Christensen JC, Mendicino RW, et al (2005) ACFAS Scoring Scale user guide. J Foot Ankle Surg;44:316–335.

内容

类型 医务人员评定　　**量表** 5个子量表（9项）：

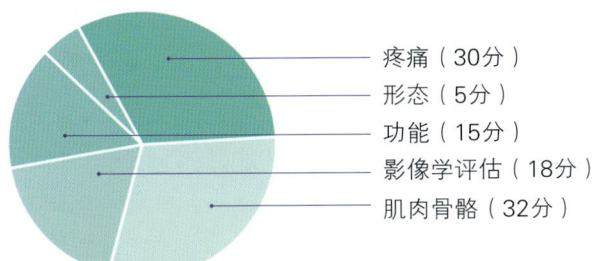

- 疼痛（30分）
- 形态（5分）
- 功能（15分）
- 影像学评估（18分）
- 肌肉骨骼（32分）

说明

最高分：100分

最低分：0分

评分越低，功能障碍越严重。

项目评分最低0分，最高5至30分。

验证

未见相关验证研究。

纳入患者人群	效度	信度	敏感度
无			

方法学评估　　　　　　　　　　　　　　　　　　　　○○○○○○（0/6）

		不能评分	0分	1分	得分
效度	内容效度	未检验	无效	有效	–
	结构效度	未检验	无效	有效	–
	标准效度	未检验	无效	有效	–
信度	内部一致性	未检验	不一致	一致	–
	可重复性	未检验	不可重复	可重复	–
敏感度		未检验	不敏感	敏感	–
				小计	–

临床应用　　　　　　　　　　　　　　　　　　　　●●○○（2/4）

	0分	1分	2分	得分
患者友好度	有限	中等	优	2
医务人员友好度	有限	中等	优	0
			小计	2

总计（10分制）　　　　　　　　　　　●●○○○○○○○○　2

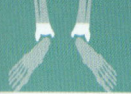

4 踝关节活动评分，Ankle activity score（2004）

源自：Halasi T, Kynsburg A, Tallay A, et al (2004) Development of a new activity score for the evaluation of ankle instability. Am J Sports Med; 32:899–908.

内容

类型 患者自评　　**量表** 6个子量表（11种活动）：

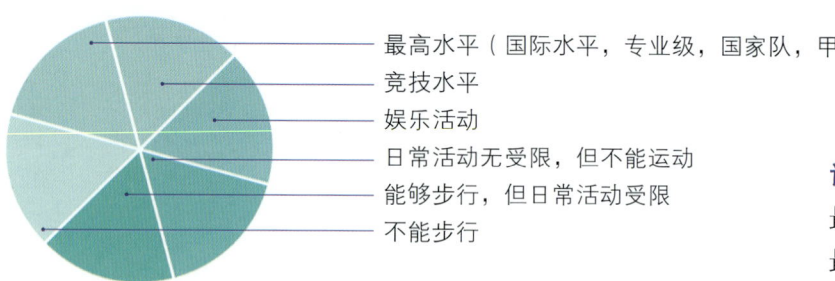

- 最高水平（国际水平，专业级，国家队，甲级比赛）
- 竞技水平
- 娱乐活动
- 日常活动无受限，但不能运动
- 能够步行，但日常活动受限
- 不能步行

说明
最高分：10分
最低分：0分
评分越低，功能障碍越严重。

活动评分0至10分。

验证

结果对比验证

- Tegner评分
- 患者主观评定结果
- Karlsson功能评分

纳入患者人群	效度	信度	敏感度
曾因踝关节不稳行手术治疗的患者（N=92）（23岁，40%男性）[1]	+	未检验	+
有踝关节问题的运动员（N=250）（年龄未记录，性别未记录）[1]	未检验	+	未检验

验证研究：

[1] Halasi T, Kynsburg A, Tallay A, et al (2004) Development of a new activity score for the evaluation of ankle instability. Am J Sports Med; 32:899–908.

方法学评估　　●●●●●○（5/6）

		不能评分	0分	1分	得分
效度	内容效度	未检验	无效	有效	1
	结构效度	未检验	无效	有效	1
	标准效度	未检验	无效	有效	1
信度	内部一致性	未检验	不一致	一致	–
	可重复性	未检验	不可重复	可重复	1
敏感度		未检验	不敏感	敏感	1

小计　5

临床应用　　●●●○（3/4）

	0分	1分	2分	得分
患者友好度	有限	中等	优	1
医务人员友好度	有限	中等	优	2

小计　3

总计（10分制）　　●●●●●●●●○○ 8

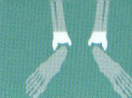

5 美国骨科足踝协会（AOFAS）踝 – 后足量表，American Orthopaedic Foot and Ankle Society (AOFAS) ankle–hindfoot scale（1994）

源自：Kitaoka HB, Alexander IJ, Adelaar RS, et al (1994) Clinical rating systems for the ankle hindfoot, midfoot, hallux, and lesser toes. Foot Ankle Int; 15:349–353.

内容

类型 医务人员评定　　**量表** 3个子量表（9项）：

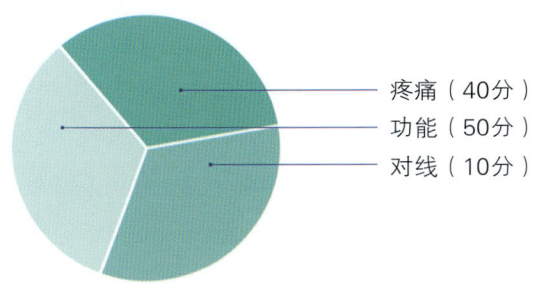

- 疼痛（40分）
- 功能（50分）
- 对线（10分）

说明

最高分：100分

最低分：0分

评分越低，功能障碍越严重。

项目评分最低0分，最高5至40分。

验证

结果对比验证[1]
- SF – 36

结果对比验证[2]
- 足功能指数

结果对比验证[4]
- QUALY评分

纳入患者人群	效度	信度	敏感度
有踝和/或足主诉的患者（N=91）（50岁；42%男性）及有特定踝 – 后足主诉的患者（n=48）[1]	+/–	未检验	未检验
拟行踝或足手术的患者（N=45）（55岁；24%男性）[2] *只有主观成分	+	+	+
有足或踝情况的患者（N=25）（40岁；24%男性）[3]	未检验	未检验	+
踝和足术后患者（N=159）（52岁；22%男性）及有特定踝 – 后足主诉的患者（n=40）[4]	–	未检验	未检验

验证研究：

[1] SooHoo NF, Shuler M, Fleming LL (2003) Evaluation of the validity of the AOFAS Clinical Rating Systems by correlation to the SF-36. Foot Ankle Iht; 24:50–55.

[2] Ibrahim T, Beiri A, Azzabi M, et al (2007) Reliability and validity of the subjective component of the American Orthopaedic Foot and Ankle Society clinical rating scales. J Foot Ankle Surg; 46:65–74.

[3] SooHoo NF, Vyas R, Samimi D (2006) Responsiveness of the foot function index, AOFAS clinical rating systems, and SF-36 after foot and ankle surgery. Foot Ankle Int; 27:930–934.

[4] Malviya A, Makwana N, Laing P (2007) Correlation of the AOFAS scores with a generic health Qualy score in foot and ankle surgery. Foot Ankle Int; 28:494–49.

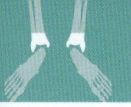

方法学评估 ●●●●○○（4/6）

效度/信度	项目	不能评分	0分	1分	得分
效度	内容效度	未检验	无效	有效	1
	结构效度	未检验	无效	有效	0
	标准效度	未检验	无效	有效	1
信度	内部一致性	未检验	不一致	一致	–
	可重复性	未检验	不可重复	可重复	1
敏感度		未检验	不敏感	敏感	1

小计 4

临床应用 ●●○○（2/4）

	0分	1分	2分	得分
患者友好度	有限	中等	优	2
医务人员友好度	有限	中等	优	0

小计 2

总计（10分制） ●●●●●●○○○○ 6

6 踝关节功能评定工具，Ankle Joint Functional Assessment Tool （AJFAT）（1999）

源自：Rozzi SL, Lephart SM, Sterner R, et al (1998) Balance training for persons with functionally unstable ankles. J Orthop Sports Phys Ther; 29:478–486.

内容

类型 患者自评　　**量表** 5个子量表（12项）：

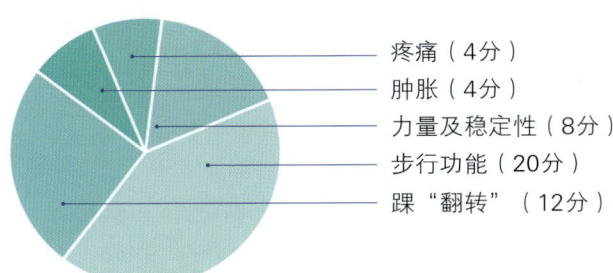

- 疼痛（4分）
- 肿胀（4分）
- 力量及稳定性（8分）
- 步行功能（20分）
- 踝"翻转"（12分）

说明

最高分：48分
最低分：0分
评分越低，功能障碍越严重。

项目评分0至4分。

验证

结果对比验证

无。

纳入患者人群	效度	信度	敏感度
有功能性踝不稳的患者（N=13）（22岁，62%男性）[1]	未检验	未检验	+

验证研究：

[1] Rozzi SL, Lephart SM, Sterner R, et al (1998) Balance training for persons with functionally unstable ankles. J Orthop Sprots Phys Ther; 29:478–486.

方法学评估　　●○○○○○（1/6）

		不能评分	0分	1分	得分
效度	内容效度	未检验	无效	有效	–
	结构效度	未检验	无效	有效	–
	标准效度	未检验	无效	有效	–
信度	内部一致性	未检验	不一致	一致	–
	可重复性	未检验	不可重复	可重复	–
敏感度		未检验	不敏感	敏感	1

小计　1

临床应用　　●●●○（3/4）

	0分	1分	2分	得分
患者友好度	有限	中等	优	1
医务人员友好度	有限	中等	优	2

小计　3

总计（10分制）　　●●●●○○○○○○　4

7 踝关节骨性关节炎评分，Ankle Osteoarthritis Score（AOS）（1998）
改良足功能指数

源自：Domsic RT, Saltzman CL (1998) Ankle osteoarthritis scale. Foot Ankle Int; 19:466–471.

内容

类型 患者自评　　**量表** 2个子量表（18项）：

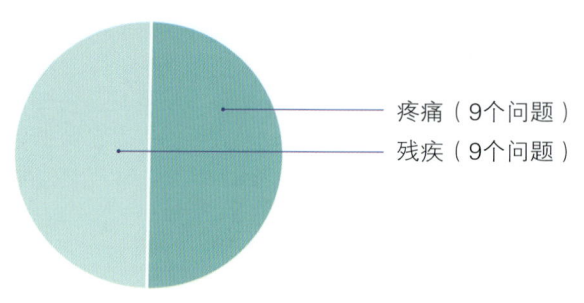
— 疼痛（9个问题）
— 残疾（9个问题）

说明
每个子量表评分及总评分标准化至100分。
最高分：100分
最低分：0分
评分越高，功能障碍越严重。

项目以10 cm视觉模拟量表进行评分。
计算每个子量表的平均值并计算总分。

验证

结果对比验证
- SF–36
- WOMAC
- 单侧提踵

纳入患者人群	效度	信度	敏感度
单纯踝骨性关节炎患者（N=562）（53岁，57%男性）[1]	+	+	未检验

验证研究：

[1] Domsic RT, Saltzman CL (1998) Ankle osteoarthritis scale. Foot Ankle Int; 19:466–471.

方法学评估　　●●●○○○（3/6）

		不能评分	0分	1分	得分
效度	内容效度	未检验	无效	有效	–
	结构效度	未检验	无效	有效	1
	标准效度	未检验	无效	有效	1
信度	内部一致性	未检验	不一致	一致	–
	可重复性	未检验	不可重复	可重复	1
敏感度		未检验	不敏感	敏感	–

小计　3

临床应用　　●●○○（2/4）

	0分	1分	2分	得分
患者友好度	有限	中等	优	1
医务人员友好度	有限	中等	优	1

小计　2

总计（10分制）　　●●●●●○○○○○　5

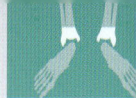

8 踝关节分级量表，Ankle-rating scale（1994）

源自：Kaikkonen A, Kannus P, Jarvinen M (1994) A performance test protocol and scoring scale for the evaluation of ankle injuries. Am J Sports Med; 22:462–469.

内容

类型 医务人员评定　　**量表** 6个子量表（9项）：

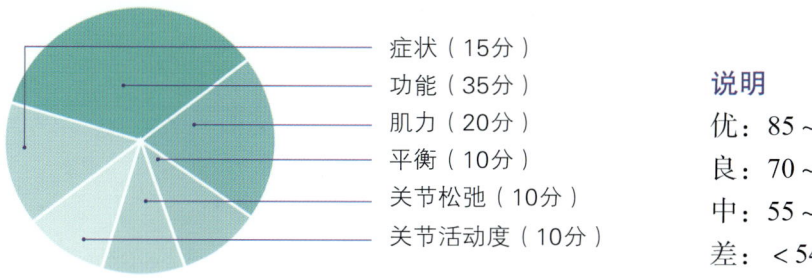

- 症状（15分）
- 功能（35分）
- 肌力（20分）
- 平衡（10分）
- 关节松弛（10分）
- 关节活动度（10分）

说明

优：85~100分
良：70~84分
中：55~69分
差：<54分

项目评分最低0分，最高10或15分。

验证

结果对比验证
- 走下楼梯
- 抬起足跟及足趾
- 平衡测试
- 关节活动度
- 等速测定
- 主管评定

纳入患者人群	效度	信度	敏感度
经手术治疗的踝关节外侧韧带Ⅲ度损伤患者（N=148）（36岁；61%男性）	+	未检验	+
没有踝关节病史的健康人（N=100）（32岁；53%男性）	未检验	+	未检验

验证研究：

[1] Kaikkonen A, Kannus P, Jarvinen M (1994) A performance test protocol and scoring scale for the evaluation of ankle injuries. Am J Sports Med; 22:462–469.

方法学评估　●●●●●○（5/6）

		不能评分	0分	1分	得分
效度	内容效度	未检验	无效	有效	1
	结构效度	未检验	无效	有效	1
	标准效度	未检验	无效	有效	1
信度	内部一致性	未检验	不一致	一致	–
	可重复性	未检验	不可重复	可重复	1
敏感度		未检验	不敏感	敏感	1

小计　5

临床应用　●●○○（2/4）

	0分	1分	2分	得分
患者友好度	有限	中等	优	2
医务人员友好度	有限	中等	优	0

小计　2

总计（10分制）　●●●●●●●○○○　7

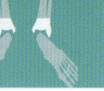

9 Bray踝关节评价表，Bray ankle evaluation score（1989）

源自：Bray TJ, Endicott M, Capra SE (1989) Treatment of open ankle fractures. Immediate internal fixation versus closed immobilization and delayed fixation. Clin Orthop Relat Res; 240:47–52.

内容

类型　医务人员评定　　**量表**　4个子量表（4项）：

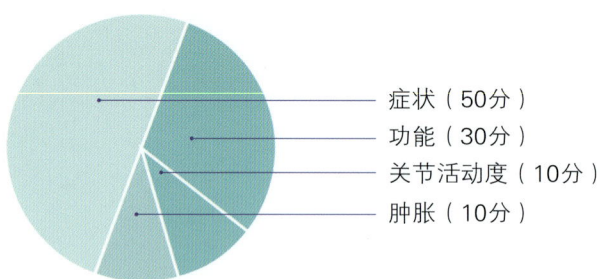

- 症状（50分）
- 功能（30分）
- 关节活动度（10分）
- 肿胀（10分）

项目评分最低0分，最高5至50分。

说明

用100减去所有项目的评分和。

优：90～100分
良：75～89分
中：50～74分
差：＜50分

验证

未见相关验证研究。

纳入患者人群	效度	信度	敏感度
无			

方法学评估　　　　　　　　　　　　　　　　　○○○○○○（0/6）

		不能评分	0分	1分	得分
效度	内容效度	未检验	无效	有效	-
	结构效度	未检验	无效	有效	-
	标准效度	未检验	无效	有效	-
信度	内部一致性	未检验	不一致	一致	-
	可重复性	未检验	不可重复	可重复	-
敏感度		未检验	不敏感	敏感	-
				小计	-

临床应用　　　　　　　　　　　　　　　　　●●○○（2/4）

	0分	1分	2分	得分
患者友好度	有限	中等	优	2
医务人员友好度	有限	中等	优	0
			小计	2

总计（10分制）　　　　　　　　●●○○○○○○○○　2

10 足踝残疾指数（FADI）运动部分，Foot and Ankle Disability Index（FADI）sport（2005）

足踝残疾指数中体育活动部分

源自：Hale SA, Hertel J (2005) Reliability and Sensitivity of the Food and Ankle Disability Index in Subjects With Chronic Ankle Instability. J Athl Train; 40:35–40.

内容

类型 患者自评　　**量表** 8个子量表（8项）：

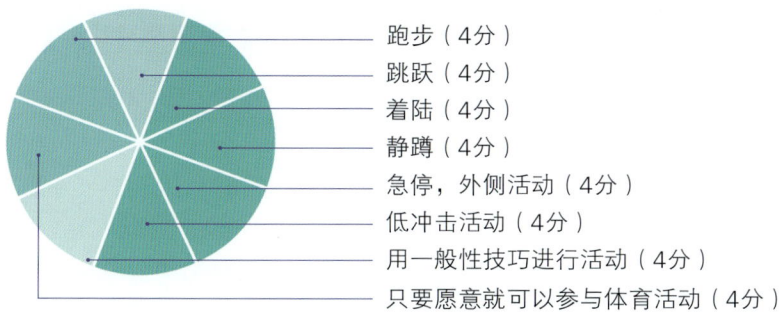

- 跑步（4分）
- 跳跃（4分）
- 着陆（4分）
- 静蹲（4分）
- 急停，外侧活动（4分）
- 低冲击活动（4分）
- 用一般性技巧进行活动（4分）
- 只要愿意就可以参与体育活动（4分）

项目评分0至4分。

说明

评分标准化至100分。
最高分：100分
最低分：0分
评分越低，功能障碍越严重。

验证

结果对比验证[2]
- 足踝残疾指数
- 踝骨性关节炎量表
- 负重

纳入患者人群	效度	信度	敏感度
仅内容效度[1]	+	未检验	未检验
健康人及有慢性踝不稳的患者（N=50）（22岁，42%男性）[1]	未检验	+	+
急性外侧踝扭伤患者（N=29）（31岁，69%男性）[2]	+	未检验	未检验

验证研究：

[1] Hale SA, Hertel J (2005) Reliability and Sensitivity of the Food and Ankle Disability Index in Subjects With Chronic Ankle Instability. J Athl Train; 40:35–40.

[2] Pugia ML, Middel CJ, Seward SW, et al (2001) Comparison of acute swelling and function in subjects with lateral ankle injury. J Orthop Sports Phys Ther; 31:384–388.

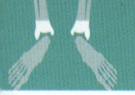

方法学评估 ●●●●●○（5/6）

		不能评分	0分	1分	得分
效度	内容效度	未检验	无效	有效	1
	结构效度	未检验	无效	有效	1
	标准效度	未检验	无效	有效	1
信度	内部一致性	未检验	不一致	一致	–
	可重复性	未检验	不可重复	可重复	1
敏感度		未检验	不敏感	敏感	1
				小计	5

临床应用 ●●●●（4/4）

	0分	1分	2分	得分
患者友好度	有限	中等	优	2
医务人员友好度	有限	中等	优	2
			小计	4

总计（10分制） ●●●●●●●●●○ 9

10.4 踝

11 Ferretti评分系统，Ferretti point system（1991）

源自：Ferretti A, Papandrea P, Poggini L, et al (1991) Thirddegree lesions of the external compartment of the ankle: results of conservative treatment. Ital J Orthop Traumatol; 17:41–53.

内容

类型 医务人员评定　　**量表** 5个子量表（5项）：

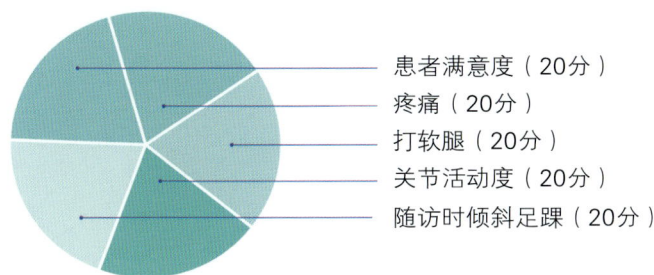

- 患者满意度（20分）
- 疼痛（20分）
- 打软腿（20分）
- 关节活动度（20分）
- 随访时倾斜足踝（20分）

项目评分–10至20分。

说明

优：90 ~ 100分
良：80 ~ 85分
中：70 ~ 75分
不能接受：< 70分

验证

未见相关验证研究。

纳入患者人群	效度	信度	敏感度
无			

方法学评估　　　　　　　　　　　　　　　　　　　　　　○○○○○○（0/6）

		不能评分	0分	1分	得分
效度	内容效度	未检验	无效	有效	–
	结构效度	未检验	无效	有效	–
	标准效度	未检验	无效	有效	–
信度	内部一致性	未检验	不一致	一致	–
	可重复性	未检验	不可重复	可重复	–
敏感度		未检验	不敏感	敏感	–
				小计	–

临床应用　　　　　　　　　　　　　　　　　　　　　　●●○○（2/4）

	0分	1分	2分	得分
患者友好度	有限	中等	优	2
医务人员友好度	有限	中等	优	0
			小计	2

总计（10分制）　　　　　　　　　　　　　　　●●○○○○○○○○ 2

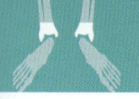

12 足踝能力测量,Foot and Ankle Ability Measure(FAAM)(2005)

改良足踝残疾指数

源自:Martin RL, Irrgang JJ, Burdett RG, et al (2005) Evidence of validity for the Foot and Ankle Ability Measure (FAAM). Foot Ankle Int; 26:968–983.

内容

类型　患者自评　　**量表**　2个子量表(29项):

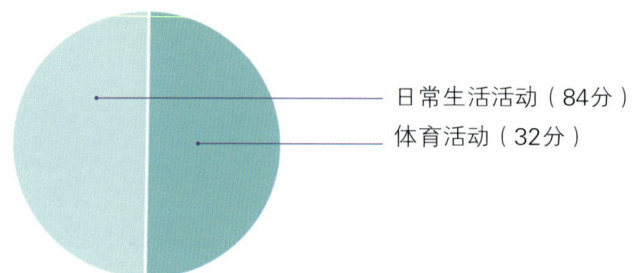

- 日常生活活动(84分)
- 体育活动(32分)

说明
每个子量表分别评分,并标准化至100分。
最高分:100分
最低分:0分
评分越低,功能障碍越严重。

项目评分0至4分。

验证

结果对比验证

- SF-36生理功能

纳入患者人群	效度	信度	敏感度
有足或踝疾患的患者(N=243),希望改变状态的(n=164)及希望保持稳定状态的(n=79)(45岁,59%男性)[1]	+	+	+

验证研究:

[1] Martin RL, Irrgang JJ, Burdett RG, et al (2005) Evidence of validity for the Foot and Ankle Ability Measure (FAAM). Foot Ankle Int; 26:968–983.

方法学评估　　●●●●●○(5/6)

		不能评分	0分	1分	得分
效度	内容效度	未检验	无效	有效	1
	结构效度	未检验	无效	有效	1
	标准效度	未检验	无效	有效	–
信度	内部一致性	未检验	不一致	一致	1
	可重复性	未检验	不可重复	可重复	1
敏感度		未检验	不敏感	敏感	1
				小计	5

临床应用　　●●○○(2/4)

	0分	1分	2分	得分
患者友好度	有限	中等	优	0
医务人员友好度	有限	中等	优	2
			小计	2

总计(10分制)　　●●●●●●●○○○ 7

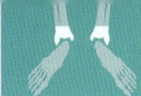

13　de Bie踝扭伤功能评分，de Bie ankle sprain function score（1997）

基于Lysholm膝评分

源自：de Bie RA, de Vet HC, van den Wildenberg FA, et al (1997) The prognosis of ankle sprains. Int J Sports Med; 18:385–289.

内容

类型　患者自评　　**量表**　5个子量表（5项）：

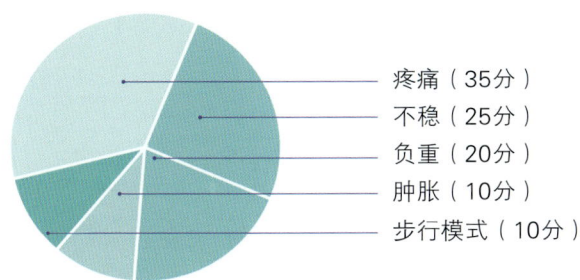

疼痛（35分）
不稳（25分）
负重（20分）
肿胀（10分）
步行模式（10分）

项目评分最低0分，最高10至35分。

说明

最高分：100分
最低分：0分
评分越低，功能障碍越严重。

验证

未见相关验证研究。

纳入患者人群	效度	信度	敏感度
无			

方法学评估　　　　　　　　　　　　　　　　　○○○○○○（0/6）

		不能评分	0分	1分	得分
效度	内容效度	未检验	无效	有效	–
	结构效度	未检验	无效	有效	–
	标准效度	未检验	无效	有效	–
信度	内部一致性	未检验	不一致	一致	–
	可重复性	未检验	不可重复	可重复	–
敏感度		未检验	不敏感	敏感	–
				小计	–

临床应用　　　　　　　　　　　　　　　　　●●●●（4/4）

	0分	1分	2分	得分
患者友好度	有限	中等	优	2
医务人员友好度	有限	中等	优	2
			小计	4

总计（10分制）　　　　　　　●●●●○○○○○○　4

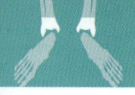

14 足踝残疾指数，Foot and Ankle Disability Index（FADI）（1999）

源自：Martin RL, Burdett RG, Irrgang JJ (1999) Development of the Foot and Ankle Disability Index (FADI) [abstract]. J Orthop Sports Phys Ther, 29:A32–A33.

内容

类型 患者自评　　**量表** 2个子量表（34项）：

- 日常生活活动（104分）
- 体育活动（32分）

项目评分0至4分。

说明

每个子量表分别评分，并标准化至100分。

最高分：100分

最低分：0分

评分越高，功能障碍越严重。

验证

结果对比验证[2]

- 踝骨性关节炎量表
- 负重

纳入患者人群	效度	信度	敏感度
仅内容效度[1]	+	未检验	未检验
急性外侧踝扭伤患者（N=29）（31岁，69%男性）[2]	+	未检验	未检验
健康人及慢性踝不稳患者（N=50）（22岁，42%男性）[3]	未检验	+	+

验证研究：

[1] Martin RL, Burdett RG, Irrgang JJ (1999) Development of the Foot and Ankle Disability Index (FADI) [abstract]. J Orthop Sports Phys Ther; 29:A32–A33.

[2] Pugia ML, Middel CJ, Seward SW, et al (2001) Comparison of acute swelling and function in subjects with lateral ankle injury. J Orthop Sports Phys Ther; 31:384–388.

[3] Hale SA, Hertel J (2005) Reliability and sensitivity of the Foot and Ankle Disability Index in subjects with chronic ankle instability. J Athl Train; 40:35–40.

方法学评估　　●●●●●○（5/6）

		不能评分	0分	1分	得分
效度	内容效度	未检验	无效	有效	1
	结构效度	未检验	无效	有效	1
	标准效度	未检验	无效	有效	–
信度	内部一致性	未检验	不一致	一致	1
	可重复性	未检验	不可重复	可重复	1
敏感度		未检验	不敏感	敏感	1
				小计	5

临床应用　　●●○○（2/4）

	0分	1分	2分	得分
患者友好度	有限	中等	优	0
医务人员友好度	有限	中等	优	2
			小计	2

总计（10分制）　　●●●●●●●○○○ 7

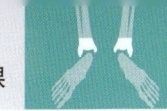

10.4 踝

15 足踝结局评分, Foot and Ankle Outcome Score (FAOS) (2001)

源自: Roos EM, Brandsson S, Karlsson J (2001) Validation of the foot and ankle outcome score for ankle ligament reconstruction. Foot Ankle Int: 22:788–794.

内容

类型 患者自评　**量表** 5个子量表（42项）：

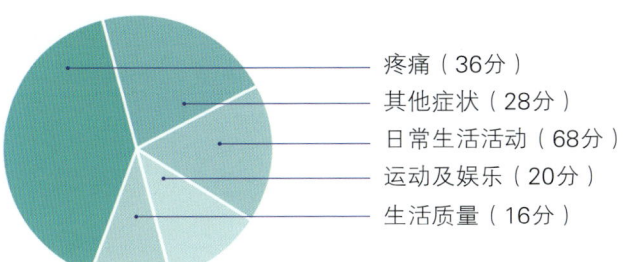

- 疼痛（36分）
- 其他症状（28分）
- 日常生活活动（68分）
- 运动及娱乐（20分）
- 生活质量（16分）

说明
每个子量表分别评分，并标准化至100分。
最高分：100分
最低分：0分
评分越低，功能障碍越严重。

项目评分0至4分。

验证

结果对比验证
- Karlsson踝功能评分

纳入患者人群	效度	信度	敏感度
踝外侧韧带解剖重建患者（N=213）（40岁，60%男性）[1]	+	+	未检验

验证研究：

[1] Roos EM, Brandsson S, Karlsson J (2001) Validation of the foot and ankle outcome score for ankle ligament reconstruction. Foot Ankle Int: 22:788–794.

方法学评估　●●●●○○（4/6）

		不能评分	0分	1分	得分
效度	内容效度	未检验	无效	有效	1
	结构效度	未检验	无效	有效	–
	标准效度	未检验	无效	有效	1
信度	内部一致性	未检验	不一致	一致	1
	可重复性	未检验	不可重复	可重复	1
敏感度		未检验	不敏感	敏感	–

小计　4

临床应用　●●○○（2/4）

	0分	1分	2分	得分
患者友好度	有限	中等	优	0
医务人员友好度	有限	中等	优	2

小计　2

总计（10分制）　●●●●●●○○○○　6

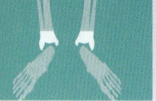

AO骨科量表评鉴

16　Freiburg踝关节评分，Freiburg ankle score（1998）

源自：Lahm A, Erggelet C, Steinwachs M, et al (1998) [Arthroscopic therapy of osteochondrosis dissecans of the tafus-follow-up with a new "Ankle Score".] Sportverletz Sportschaden; 12:107–113. German.

内容

类型　医务人员评定　　**量表**　7个子量表（8项）：

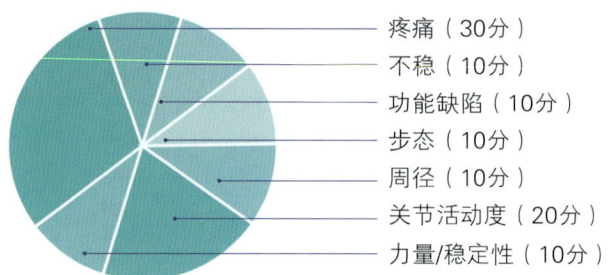

- 疼痛（30分）
- 不稳（10分）
- 功能缺陷（10分）
- 步态（10分）
- 周径（10分）
- 关节活动度（20分）
- 力量/稳定性（10分）

项目评分最低0分，最高10或30分。

说明

最高分：100分

最低分：0分

评分越低，功能障碍越严重。

验证

未见相关验证研究。

纳入患者人群	效度	信度	敏感度
无			

方法学评估　　　　　　　　　　　　　　　　○○○○○○（0/6）

		不能评分	0分	1分	得分
效度	内容效度	未检验	无效	有效	–
	结构效度	未检验	无效	有效	–
	标准效度	未检验	无效	有效	–
信度	内部一致性	未检验	不一致	一致	–
	可重复性	未检验	不可重复	可重复	–
敏感度		未检验	不敏感	敏感	–
				小计	–

临床应用　　　　　　　　　　　　　　　　●●○○（2/4）

	0分	1分	2分	得分
患者友好度	有限	中等	优	2
医务人员友好度	有限	中等	优	0
			小计	2

总计（10分制）　　　　　　　　　●●○○○○○○○○　2

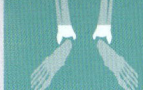

17 Good, Jones和Lingstone外踝稳定性分级系统，Good, Jones and Lingstone grading system of lateral ankle stability（1975）

源自：Good GJ, Jones MA, Lingstone BN (1975) Reconstruction of the lateral ligament of the ankle. Injury; 7:63–65.

内容

类型　医务人员评定　　**量表**　4个子量表（4项）：

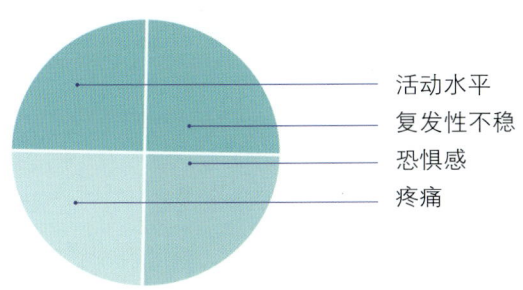

- 活动水平
- 复发性不稳
- 恐惧感
- 疼痛

综合各个子量表，结果分为4级。

说明

级别越高，功能障碍越严重。

验证

未见相关验证研究。

纳入患者人群	效度	信度	敏感度
无			

方法学评估　　　　　　　　　　　　　　　　　○○○○○○（0/6）

		不能评分	0分	1分	得分
效度	内容效度	未检验	无效	有效	-
	结构效度	未检验	无效	有效	-
	标准效度	未检验	无效	有效	-
信度	内部一致性	未检验	不一致	一致	-
	可重复性	未检验	不可重复	可重复	-
敏感度		未检验	不敏感	敏感	-
				小计	-

临床应用　　　　　　　　　　　　　　　　　●●○○（2/4）

	0分	1分	2分	得分
患者友好度	有限	中等	优	2
医务人员友好度	有限	中等	优	0
			小计	2

总计（10分制）　　　　　　　　●●○○○○○○○○　2

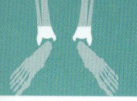

AO骨科量表评鉴

18 Iowa踝评分，Iowa ankle score（1989）

源自：Merchant TC, Dietz FR (1989) Long-term follow-up after fractures of the tibial and fibular shafts. J Bone Joint Surg Am; 71:599–606.

内容

类型 医务人员评定   **量表** 4个子量表（10项）：

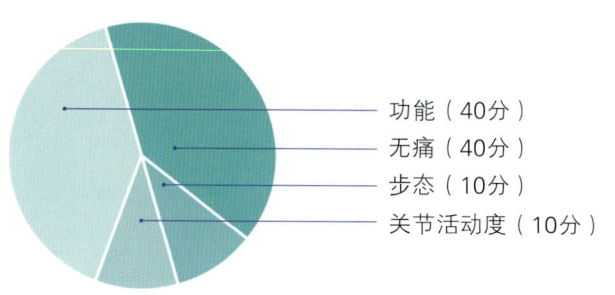

- 功能（40分）
- 无痛（40分）
- 步态（10分）
- 关节活动度（10分）

说明

项目评分最低0分，最高4至40分。

优：90~100分

良：80~89分

中：70~79分

差：＜70分

验证

结果对比验证

- SF-36

纳入患者人群	效度	信度	敏感度
胫骨干骨折闭合IM髓内钉固定患者（N=83）（43岁；72%男性）[1]	+	未检验	未检验

验证研究：

[1] Dogra AS, Ruiz AL, Marsh DR (2002) Late outcome of isolated tibial fractures treated by intramedullary nailing: the correlation between disease-specific and generic outcome measures. J Orthop Trauma; 16:245–249.

方法学评估   ●○○○○○（1/6）

		不能评分	0分	1分	得分
效度	内容效度	未检验	无效	有效	—
	结构效度	未检验	无效	有效	1
	标准效度	未检验	无效	有效	—
信度	内部一致性	未检验	不一致	一致	—
	可重复性	未检验	不可重复	可重复	—
敏感度		未检验	不敏感	敏感	—

小计 1

临床应用   ●●○○（2/4）

	0分	1分	2分	得分
患者友好度	有限	中等	优	2
医务人员友好度	有限	中等	优	0

小计 2

总计（10分制）   ●●●○○○○○○○ 3

350

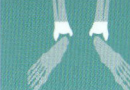

19 日本足外科协会（JSSF）踝－后足量表，Japanese Society for Surgery of the Foot (JSSF) ankle– hindfoot scale（2005）

改良AOFAS量表

源自：Niki H, Aoki H, Inokuchi S, et al (2005) Development and reliability of a standard rating system for outcome measurement of foot and ankle disorders I: development of standard rating system. J Orthop Sci; 10:457–465.

内容

类型 医务人员评定　　**量表** 3个子量表（9项）：

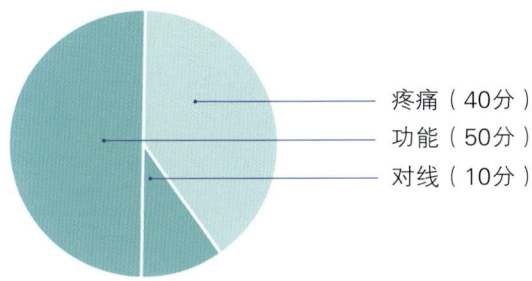

疼痛（40分）
功能（50分）
对线（10分）

项目评分最低0分，最高5至40分。

说明

最高分：100分
最低分：0分
评分越低，功能障碍越严重。

验证

结果对比验证[1]

无。

结果对比验证[2]

- 患者满意度

纳入患者人群	效度	信度	敏感度
仅内容效度[1]	+	未检验	未检验
有足踝疾病患者（N=610）（年龄未记录；性别未记录）及有特殊踝－后足主诉的患者（n=313）[2]	+	+	未检验

验证研究：

[1] Niki H, Aoki H, Inokuchi S, et al (2005) Development and reliability of a standard rating system for outcome measurement of foot and ankle disorders I: development of standard rating system. J Orthop Sci; 10:457–465.

[2] Niki H, Aoki H, Inokuchi S, et al (2005) Development and reliability of a standard rating system for outcome measurement of foot and ankle disorders II: interclinician and intraclinician reliability and validity of the newly established standard rating scales and Japanese Orthopaedic Association rating scale. J Orthop Sci; 10:466–474.

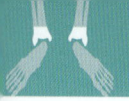

方法学评估 ●●●○○○（3/6）

效度/信度		不能评分	0分	1分	得分
效度	内容效度	未检验	无效	有效	1
	结构效度	未检验	无效	有效	1
	标准效度	未检验	无效	有效	—
信度	内部一致性	未检验	不一致	一致	—
	可重复性	未检验	不可重复	可重复	1
敏感度		未检验	不敏感	敏感	—
				小计	3

临床应用 ●●○○（2/4）

	0分	1分	2分	得分
患者友好度	有限	中等	优	2
医务人员友好度	有限	中等	优	0
			小计	2

总计（10分制） ●●●●●○○○○○ 5

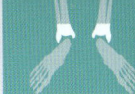

20　Karlsson踝功能评分，Karlsson ankle function score（1991）

源自：Karlsson J, Peterson L (1991) Evaluation of ankle joint function: the use of a scoring scale. The Foot; 1:15–19.

内容

类型　患者自评　　**量表**　6个子量表（8项）：

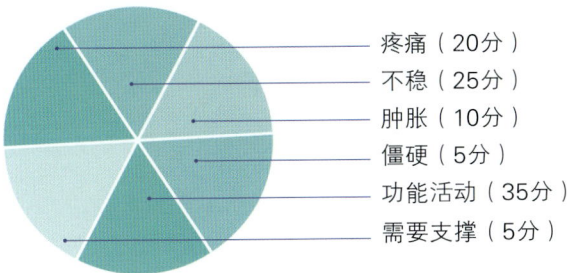

- 疼痛（20分）
- 不稳（25分）
- 肿胀（10分）
- 僵硬（5分）
- 功能活动（35分）
- 需要支撑（5分）

说明
优：90～100分
良：80～89分
中：60～79分
差：＜60分

项目评分最低0分，最高5至25分。

验证

结果对比验证
- St. Pierre功能评分
- 踝关节影像学评估
- 功能的自我分级

纳入患者人群	效度	信度	敏感度
因慢性踝关节不稳行手术治疗的患者（N=148）（年龄未记录，性别未记录）[1]	+	未检验	未检验

验证研究：
[1] Karlsson J, Peterson L (1991) Evaluation of ankle joint function: the use of a scoring scale. The Foot; 1:15–19.

方法学评估　●●○○○○○（2/6）

		不能评分	0分	1分	得分
效度	内容效度	未检验	无效	有效	–
	结构效度	未检验	无效	有效	1
	标准效度	未检验	无效	有效	1
信度	内部一致性	未检验	不一致	一致	–
	可重复性	未检验	不可重复	可重复	–
敏感度		未检验	不敏感	敏感	–
				小计	2

临床应用　●●●●（4/4）

	0分	1分	2分	得分
患者友好度	有限	中等	优	2
医务人员友好度	有限	中等	优	2
			小计	4

总计（10分制）　●●●●●●○○○○　6

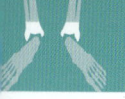

21　Karlstrom Olerud踝评分，Karlstrom Olerud ankle score（1977）

源自：Karlstrom G, Olerud S (1977) Ipsilateral fracture of the femur and tibia. J Bone Joint Surg Am; 59:240–243.

内容

类型　医务人员评定　　　**量表**　7个标准：

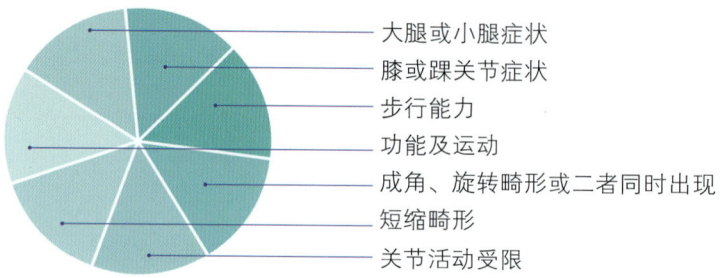

- 大腿或小腿症状
- 膝或踝关节症状
- 步行能力
- 功能及运动
- 成角、旋转畸形或二者同时出现
- 短缩畸形
- 关节活动受限

说明

每个标准分级为优、良、中、差。

验证

未见相关验证研究。

纳入患者人群	效度	信度	敏感度
无			

方法学评估　　　　　　　　　　　　　　○○○○○○（0/6）

		不能评分	0分	1分	得分
效度	内容效度	未检验	无效	有效	–
	结构效度	未检验	无效	有效	–
	标准效度	未检验	无效	有效	–
信度	内部一致性	未检验	不一致	一致	–
	可重复性	未检验	不可重复	可重复	–
敏感度		未检验	不敏感	敏感	–

小计　–

临床应用　　　　　　　　　　　　　　●●○○（2/4）

	0分	1分	2分	得分
患者友好度	有限	中等	优	2
医务人员友好度	有限	中等	优	0

小计　2

总计（10分制）　　　　　　●●○○○○○○○○　2

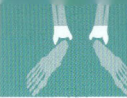

10.4 踝

22 Kumbhare及Basmajian踝扭伤量表，Kumbhare and Basmajian ankle sprain scale（2000）

源自：Kumbhare DA, Basmajian JV (2000) Appraisal of alternative treatment methods in sports medicine rehabilitation. Kumbare DA, Basmajian JV (eds), Decision Making and Outcomes in Sports Rehabilitation. Churchill–Livingstone, 173–189.

内容

类型 医务人员评定　　**量表** 6个子量表（16项）：

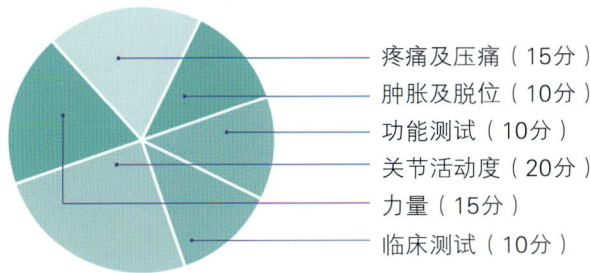

- 疼痛及压痛（15分）
- 肿胀及脱位（10分）
- 功能测试（10分）
- 关节活动度（20分）
- 力量（15分）
- 临床测试（10分）

项目评分0至5分。

说明

最高分：80分

最低分：0分

评分越高，功能障碍越严重。

验证

未见相关验证研究。

纳入患者人群	效度	信度	敏感度
无			

方法学评估　　　　　　　　　　　　　　　　○○○○○○（0/6）

		不能评分	0分	1分	得分
效度	内容效度	未检验	无效	有效	–
	结构效度	未检验	无效	有效	–
	标准效度	未检验	无效	有效	–
信度	内部一致性	未检验	不一致	一致	–
	可重复性	未检验	不可重复	可重复	–
敏感度		未检验	不敏感	敏感	–

小计　–

临床应用　　　　　　　　　　　　　　　　●●○○（2/4）

	0分	1分	2分	得分
患者友好度	有限	中等	优	2
医务人员友好度	有限	中等	优	0

小计　2

总计（10分制）　　　　　　　　　　●●○○○○○○○○　2

23 Leppilahti跟腱断裂评分，Leppilahti Achilles tendon rupture score（1998）

源自：Leppilahti J, Forsman K, Puranen J, et al (1998) Outcome and prognostic factors of achilles rupture repair using a new scoring method. Clin Orthop Relat Res; 346:152–161.

内容

类型 医务人员评定　　**量表** 7个子量表（7项）：

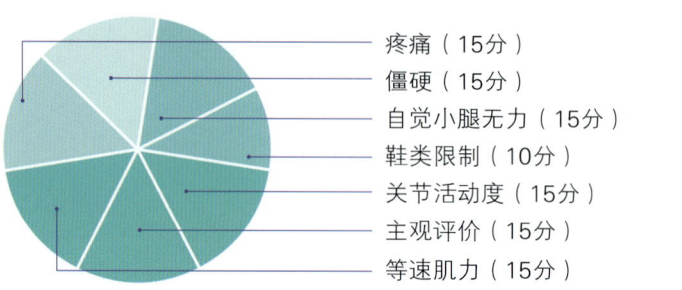

疼痛（15分）
僵硬（15分）
自觉小腿无力（15分）
鞋类限制（10分）
关节活动度（15分）
主观评价（15分）
等速肌力（15分）

说明
优：90～100分
良：75～85分
中：60～70分
差：<55分

项目评分最低0分，最高10或15分。

验证

未见相关验证研究。

纳入患者人群	效度	信度	敏感度
无			

方法学评估　　○○○○○○（0/6）

		不能评分	0分	1分	得分
效度	内容效度	未检验	无效	有效	−
	结构效度	未检验	无效	有效	−
	标准效度	未检验	无效	有效	−
信度	内部一致性	未检验	不一致	一致	−
	可重复性	未检验	不可重复	可重复	−
敏感度		未检验	不敏感	敏感	−

小计　−

临床应用　　●●○○（2/4）

	0分	1分	2分	得分
患者友好度	有限	中等	优	2
医务人员友好度	有限	中等	优	0

小计　2

总计（10分制）　●●○○○○○○○○　2

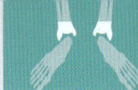

24　Kofoed踝评分系统，Kofoed ankle scoring system（1998）

源自：Kofoed H, Sorensen TS (1998) Ankle arthroplasty for rheumatoid arthritis and osteoarthritis: prospective long-term study of cemented replacements. J Bone Joint Surg Br;80:328–332.

内容

类型　医务人员评定　　**量表**　3个子量表（13项）：

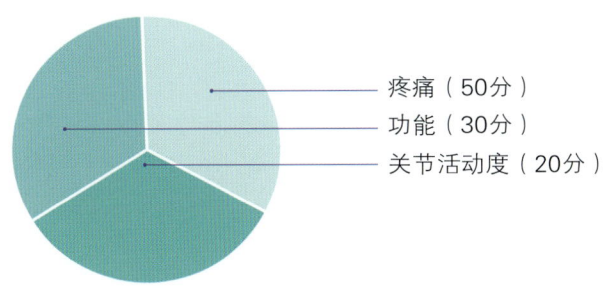

- 疼痛（50分）
- 功能（30分）
- 关节活动度（20分）

说明

优：85～100分

良：75～84分

中：70～74分

不能接受：＜70分

项目评分最低0分，最高2至50分。

验证

未见相关验证研究。

纳入患者人群	效度	信度	敏感度
无			

方法学评估　　　　　　　　　　　　　　　　　○○○○○○（0/6）

		不能评分	0分	1分	得分
效度	内容效度	未检验	无效	有效	–
	结构效度	未检验	无效	有效	–
	标准效度	未检验	无效	有效	–
信度	内部一致性	未检验	不一致	一致	–
	可重复性	未检验	不可重复	可重复	–
敏感度		未检验	不敏感	敏感	–
				小计	–

临床应用　　　　　　　　　　　　　　　　　●●○○（2/4）

	0分	1分	2分	得分
患者友好度	有限	中等	优	2
医务人员友好度	有限	中等	优	0
			小计	2

总计（10分制）　　　　　　　　　　　●●○○○○○○○○　2

25 Linde炎症评分，Linde inflammatory score（1984）

源自：Linde F, Hvass I, Jurgensen U, et al (1984) Compression bandage in the treatment of ankle sprains. A comparative prospective study. Scand J Rehabil Med; 16:177–179.

内容

类型 医务人员评定　　**量表** 5个子量表（5项）：

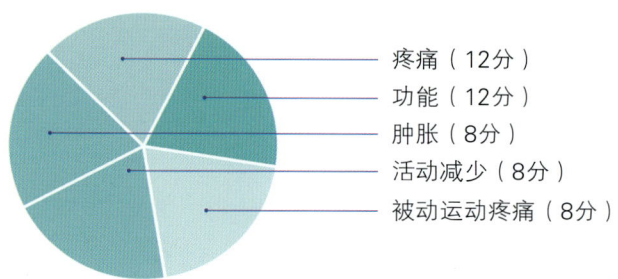

- 疼痛（12分）
- 功能（12分）
- 肿胀（8分）
- 活动减少（8分）
- 被动运动疼痛（8分）

项目评分最低0分，最高8或12分。

说明

最高分：48分

最低分：0分

评分越高，功能障碍越严重。

验证

未见相关验证研究。

纳入患者人群	效度	信度	敏感度
无			

方法学评估　　　　　　　　　　　　　　　　○○○○○○（0/6）

		不能评分	0分	1分	得分
效度	内容效度	未检验	无效	有效	–
	结构效度	未检验	无效	有效	–
	标准效度	未检验	无效	有效	–
信度	内部一致性	未检验	不一致	一致	–
	可重复性	未检验	不可重复	可重复	–
敏感度		未检验	不敏感	敏感	–

小计　–

临床应用　　　　　　　　　　　　　　　　●●○○（2/4）

	0分	1分	2分	得分
患者友好度	有限	中等	优	2
医务人员友好度	有限	中等	优	0

小计　2

总计（10分制）　　　　　　　　　　●●○○○○○○○○　2

26 Liu踝评分,Liu ankle score(1995)

源自:Liu SH, Jacobson KE(1995) A new operation for chronic lateral ankle instability. J Bone Joint Surg Br; 77:55–59.

内容

类型 医务人员评定　　**量表** 8个子量表(8项):

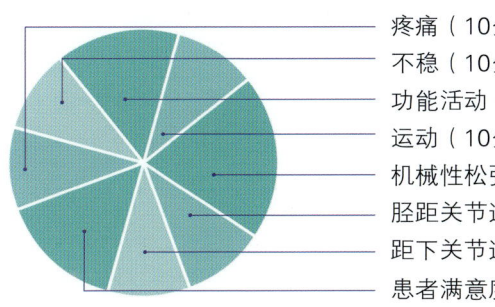

- 疼痛(10分)
- 不稳(10分)
- 功能活动(15分)
- 运动(10分)
- 机械性松弛(20分)
- 胫距关节退变(10分)
- 距下关节退变(10分)
- 患者满意度(15分)

说明
优:90~100分
良:80~89分
中:70~79分
差:<70分

项目评分最低0分,最高5、10或15分。

验证

未见相关验证研究。

纳入患者人群	效度	信度	敏感度
无			

方法学评估　　○○○○○○(0/6)

		不能评分	0分	1分	得分
效度	内容效度	未检验	无效	有效	–
	结构效度	未检验	无效	有效	–
	标准效度	未检验	无效	有效	–
信度	内部一致性	未检验	不一致	一致	–
	可重复性	未检验	不可重复	可重复	–
敏感度		未检验	不敏感	敏感	–
				小计	–

临床应用　　●●○○(2/4)

	0分	1分	2分	得分
患者友好度	有限	中等	优	2
医务人员友好度	有限	中等	优	0
			小计	2

总计(10分制)　　●●○○○○○○○○　2

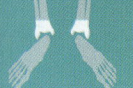

27　Mazur踝评分，Mazur ankle score（1979）

源自：Mazur JM, Schwartz E, Simon SR (1979) Ankle arthrodesis. Long-term follow-up with gait analysis. J Bone Joint Surg Am; 61:964–975.

内容

类型　医务人员评定　　**量表**　3个子量表（12项）：

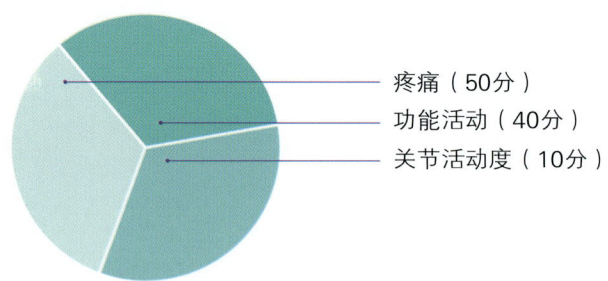

疼痛（50分）
功能活动（40分）
关节活动度（10分）

说明
优：80～100分
良：70～79分
中：60～69分
差：＜60分

项目评分最低0分，最高3至50分。

验证

结果对比验证
- 融合成功
- 患者满意度

纳入患者人群	效度	信度	敏感度
踝关节融合术患者（N=30）（63岁；53%男性）[1]	+	未检验	未检验

验证研究：

[1] Abdo RV, Wasilewski SA (1992) Ankle arthrodesis: a long-term study. Foot Ankle; 13:307–312.

方法学评估　　　　●○○○○○（1/6）

		不能评分	0分	1分	得分
效度	内容效度	未检验	无效	有效	–
	结构效度	未检验	无效	有效	1
	标准效度	未检验	无效	有效	–
信度	内部一致性	未检验	不一致	一致	–
	可重复性	未检验	不可重复	可重复	–
敏感度		未检验	不敏感	敏感	–

小计　1

临床应用　　　　●●○○（2/4）

	0分	1分	2分	得分
患者友好度	有限	中等	优	2
医务人员友好度	有限	中等	优	0

小计　2

总计（10分制）　　　●●●○○○○○○○　3

28 McComis跟腱断裂评分，McComis Achilles tendon rupture score (1997)

源自：McComis GP, Nawoczenski DA, DeHaven KE (1997) Functional bracing for the Achilles tendon. Clinical results and analysis of groud-reaction forces and temporal data. J Bone Joint Surg Am; 79:1799–1808.

内容

类型 医务人员评定　　**量表** 9个子量表（11项）：

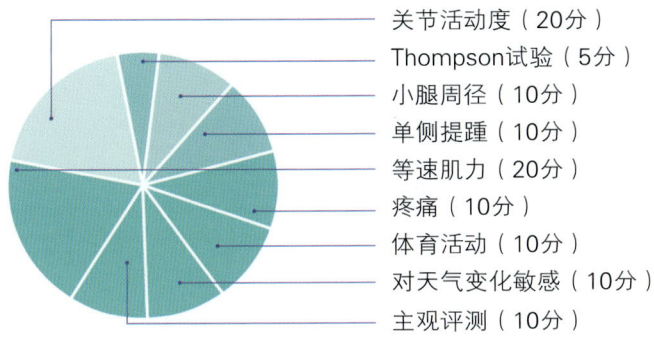

- 关节活动度（20分）
- Thompson试验（5分）
- 小腿周径（10分）
- 单侧提踵（10分）
- 等速肌力（20分）
- 疼痛（10分）
- 体育活动（10分）
- 对天气变化敏感（10分）
- 主观评测（10分）

说明
优：90~100分
良：80~89分
中：70~79分
差：＜70分

项目评分最低0分，最高5或10分。

验证

未见相关验证研究。

纳入患者人群	效度	信度	敏感度
无			

方法学评估　　　　　　　　　　　　　　　　　○○○○○○（0/6）

		不能评分	0分	1分	得分
效度	内容效度	未检验	无效	有效	-
	结构效度	未检验	无效	有效	-
	标准效度	未检验	无效	有效	-
信度	内部一致性	未检验	不一致	一致	-
	可重复性	未检验	不可重复	可重复	-
敏感度		未检验	不敏感	敏感	-

小计　-

临床应用　　　　　　　　　　　　　　　　　●●○○（2/4）

	0分	1分	2分	得分
患者友好度	有限	中等	优	2
医务人员友好度	有限	中等	优	0

小计　2

总计（10分制）　　　　　　　　　●○○○○○○○○○　2

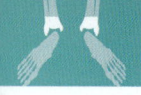

29　McGuire踝关节评价评分系统，McGuire point system for ankle evaluation（1988）

源自：McGuire MR, Kyle RF, Gustilo RB, et al (1988) Comparative analysis of ankle arthroplasty versus ankle arthrodesis. Clin Orthop Relat Res; 226:174–181.

内容

类型　医务人员评定　　**量表**　7个子量表（7项）：

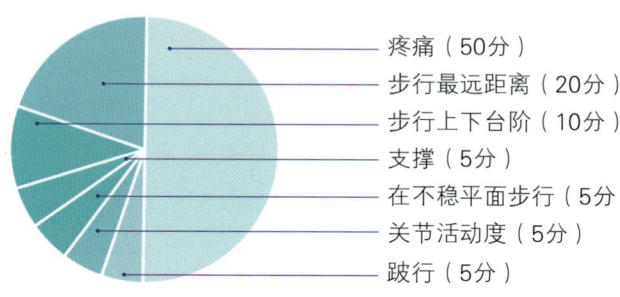

- 疼痛（50分）
- 步行最远距离（20分）
- 步行上下台阶（10分）
- 支撑（5分）
- 在不稳平面步行（5分）
- 关节活动度（5分）
- 跛行（5分）

说明
优：80～100分
良：70～79分
中：65～69分
差：<65分

项目评分最低0或1分，最高5至50分。

验证

未见相关验证研究。

纳入患者人群	效度	信度	敏感度
无			

方法学评估　　　　　　　　　　　　　　　　　○○○○○○（0/6）

		不能评分	0分	1分	得分
效度	内容效度	未检验	无效	有效	–
	结构效度	未检验	无效	有效	–
	标准效度	未检验	无效	有效	–
信度	内部一致性	未检验	不一致	一致	–
	可重复性	未检验	不可重复	可重复	–
敏感度		未检验	不敏感	敏感	–
				小计	–

临床应用　　　　　　　　　　　　　　　　　●●○○（2/4）

	0分	1分	2分	得分
患者友好度	有限	中等	优	2
医务人员友好度	有限	中等	优	0
			小计	2

总计（10分制）　　　　　　　●●○○○○○○○○　2

10.4 踝

30 Merkel跟腱断裂评分，Merkel Achilles tendon rupture score（1996）

源自：Merkel M, Neumann HW, Merk H (1996) [A new score for comparing outcome of surgical management of Achilles tendon ruptures.] Chirurg; 67:1141–1146. German.

内容

类型　医务人员评定　　　**量表**　3个子量表（14项）：

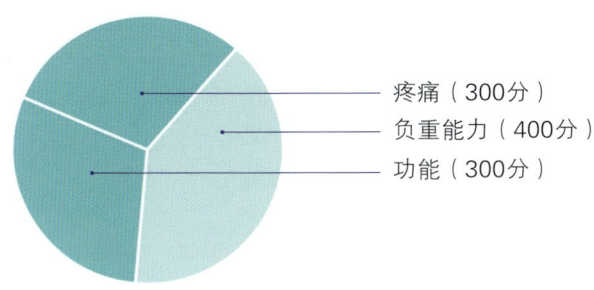

- 疼痛（300分）
- 负重能力（400分）
- 功能（300分）

说明
最高分：1 000分
最低分：0分
评分越低，功能障碍越严重。

项目评分最低0分，最高40至140分。

验证

未见相关验证研究。

纳入患者人群	效度	信度	敏感度
无			

方法学评估　　　　　　　　　　　　　　　　○○○○○○（0/6）

		不能评分	0分	1分	得分
效度	内容效度	未检验	无效	有效	–
	结构效度	未检验	无效	有效	–
	标准效度	未检验	无效	有效	–
信度	内部一致性	未检验	不一致	一致	–
	可重复性	未检验	不可重复	可重复	–
敏感度		未检验	不敏感	敏感	–

小计　–

临床应用　　　　　　　　　　　　　　　　●●○○（2/4）

	0分	1分	2分	得分
患者友好度	有限	中等	优	2
医务人员友好度	有限	中等	优	0

小计　2

总计（10分制）　　　　　　　　　　●●○○○○○○○○　2

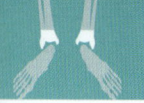

31 Moller跟腱断裂评分，Moller ruptured Achilles tendon score（2001）

源自：Moller M, Movin T, Granhed H, et al (2001) Acute rupture of tendon Achillis. A prospective randomised study of comparison between surgical and non-surgical treatment. J Bone Joine Surg Br; 83:842–848.

内容

类型 医务人员评定　　**量表** 8个子量表（8项）：

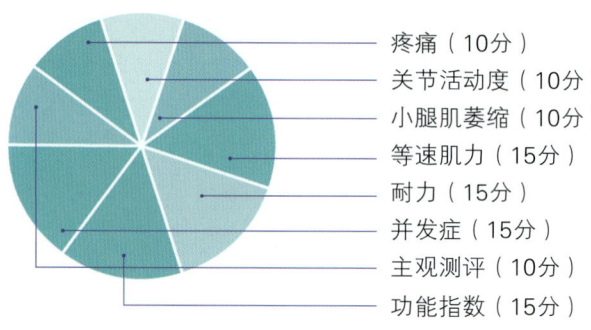

- 疼痛（10分）
- 关节活动度（10分）
- 小腿肌萎缩（10分）
- 等速肌力（15分）
- 耐力（15分）
- 并发症（15分）
- 主观测评（10分）
- 功能指数（15分）

说明

最高分：100分
最低分：0分
评分越低，功能障碍越严重。

项目评分最低0分，最高10或15分。

验证

未见相关验证研究。

纳入患者人群	效度	信度	敏感度
无			

方法学评估　　　　　　　　　　　　　　　　　　　　○○○○○○（0/6）

		不能评分	0分	1分	得分
效度	内容效度	未检验	无效	有效	–
	结构效度	未检验	无效	有效	–
	标准效度	未检验	无效	有效	–
信度	内部一致性	未检验	不一致	一致	–
	可重复性	未检验	不可重复	可重复	–
敏感度		未检验	不敏感	敏感	–
				小计	–

临床应用　　　　　　　　　　　　　　　　　　　　●●○○（2/4）

	0分	1分	2分	得分
患者友好度	有限	中等	优	2
医务人员友好度	有限	中等	优	0
			小计	2

总计（10分制）　　　　　　　　　　　　　　　●●○○○○○○○○　2

32 Olerud Molander踝（OMA）评分，Olerud Molander Ankle (OMA) score（1984）

源自：Olerud C, Molander H (1984) A scoring scale for symptom evaluation after ankle fracture. Arch Orthop Trauma Surg; 103:190–194.

内容

类型 医务人员评定　　**量表** 6个子量表（9项）：

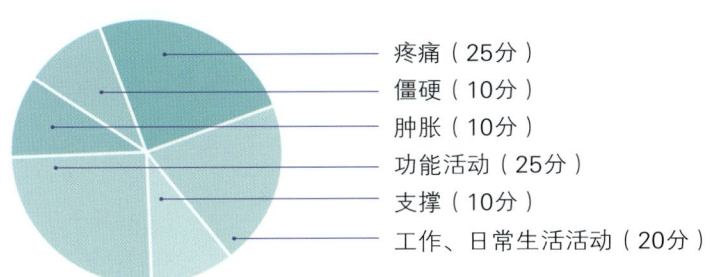

- 疼痛（25分）
- 僵硬（10分）
- 肿胀（10分）
- 功能活动（25分）
- 支撑（10分）
- 工作、日常生活活动（20分）

说明
最高分：100分
最低分：0分
评分越低，功能障碍越严重。

项目评分最低0分，最高5至25分。

验证

结果对比验证[1]
- 功能自评
- 踝背屈关节活动度
- 骨性关节炎表现
- 脱位表现

结果对比验证[2]
- SF-36
骨性关节炎的影像学证据

结果对比验证[3]
- SF-36
- 生理症状的视觉模拟量表

纳入患者人群	效度	信度	敏感度
多处踝关节骨折患者（N=90）（年龄未记录；性别未记录）[1]	+	未检验	未检验
踝关节融合术患者（N=17）（30岁；性别未记录）[2]	+	未检验	+
因B型踝关节骨折行手术治疗的患者（N=41）（41岁；50%男性）[3]	+	未检验	未检验

验证研究：

[1] Olerud C, Molander H (1984) A scoring scale for symptom evaluation after ankle fracture. Arch Orthop Trauma Surg; 103:190–194.
[2] Fuchs S, Sandmann C, Skwara A, et al (2003) Quality of life 20 years after arthrodesis of the ankle. A study of adjacent joints. J Bone Joint Surg Br; 85:994–998.
[3] Ponzer S, Nasell H, Bergman B, et al (1999) Functional outcome and quality of life in patients with Type B ankle fractures: a two-year follow-up study. J Orthop Trauma; 13:363–368.

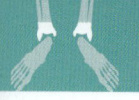

方法学评估　●●●○○○（3/6）

效度		不能评分	0分	1分	得分
效度	内容效度	未检验	无效	有效	—
	结构效度	未检验	无效	有效	1
	标准效度	未检验	无效	有效	1
信度	内部一致性	未检验	不一致	一致	—
	可重复性	未检验	不可重复	可重复	—
敏感度		未检验	不敏感	敏感	1
				小计	3

临床应用　●●○○（2/4）

	0分	1分	2分	得分
患者友好度	有限	中等	优	2
医务人员友好度	有限	中等	优	0
			小计	2

总计（10分制）　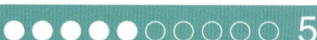 5

33 表现指数，Performance index（1987）

源自：Fogel GR, Morrey BF (1987) Delayed open reduction and fixation of ankle fractures. Clin Orthop Relat Res; 215:187–95.

内容

类型 医务人员评定　　**量表** 4个子量表（10项）：

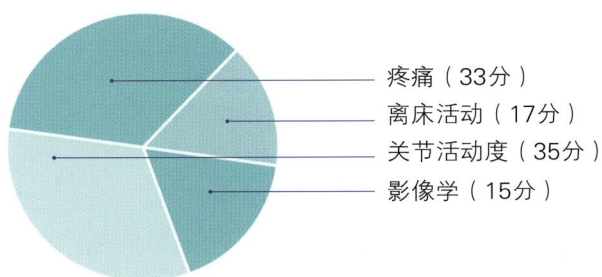

- 疼痛（33分）
- 离床活动（17分）
- 关节活动度（35分）
- 影像学（15分）

项目评分最低0分，最高4至33分。

说明
良好：75～100分
中：50～74分
差：＜50分

验证

未见相关验证研究。

纳入患者人群	效度	信度	敏感度
无			

方法学评估　　　　　　　　　　　　　　　　　○○○○○○（0/6）

		不能评分	0分	1分	得分
效度	内容效度	未检验	无效	有效	-
	结构效度	未检验	无效	有效	-
	标准效度	未检验	无效	有效	-
信度	内部一致性	未检验	不一致	一致	-
	可重复性	未检验	不可重复	可重复	-
敏感度		未检验	不敏感	敏感	-
				小计	-

临床应用　　　　　　　　　　　　　　　　　●●○○（2/4）

	0分	1分	2分	得分
患者友好度	有限	中等	优	2
医务人员友好度	有限	中等	优	0
			小计	2

总计（10分制）　　　　　　　　　　●●○○○○○○○○　2

34 Phillips踝评分系统，Phillips ankle scoring system（1985）

源自：Phillips WA, Schwartz HS, Keller CS , et al (1985) A prospective, randomized study of the mangement of severe ankle fractures. J Bone Joint Surg Am; 67:67–78.

内容

类型　医务人员评定　　**量表**　3个评分系统：

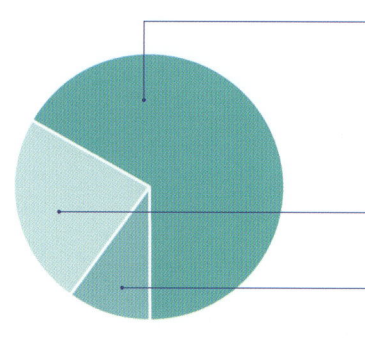

临床评分（100分）4个子量表（13项）：
- 疼痛（54分）
- 功能（26分）
- 步态（6分）
- 关节活动度（14分）

解剖学评分（35分）1个子量表（10项）：
- 影像学测量

关节炎评分（15分）2个子量表（2项）：
- 退行性变（12分）
- 畸形（3分）

说明

3个评分系统求和。
最高分：150分
最低分：0分
评分越低，功能障碍越严重。

项目评分最低0分，最高2至50分。

验证

未见相关验证研究。

纳入患者人群	效度	信度	敏感度
无			

方法学评估　　　　　　　　　　　　　　　　　　　○○○○○○（0/6）

		不能评分	0分	1分	得分
效度	内容效度	未检验	无效	有效	-
	结构效度	未检验	无效	有效	-
	标准效度	未检验	无效	有效	-
信度	内部一致性	未检验	不一致	一致	-
	可重复性	未检验	不可重复	可重复	-
敏感度		未检验	不敏感	敏感	-
				小计	-

临床应用　　　　　　　　　　　　　　　　　　　●●○○（2/4）

	0分	1分	2分	得分
患者友好度	有限	中等	优	2
医务人员友好度	有限	中等	优	0
			小计	2

总计（10分制）　　　　　　　　　　　●●○○○○○○○○　2

35 踝关节运动分级临床分级评分，Sports ankle rating clinical rating score（2003）

源自：Williams GN, Molloy JM, DeBerardino TM, et al (2003) Evaluation of the Sports Ankle Rating System in young, athletic individuals with acute lateral ankle sprains. Foot Ankle Int; 24:274–282.

内容

类型 医务人员评定　　**量表** 11个子量表（11项）：

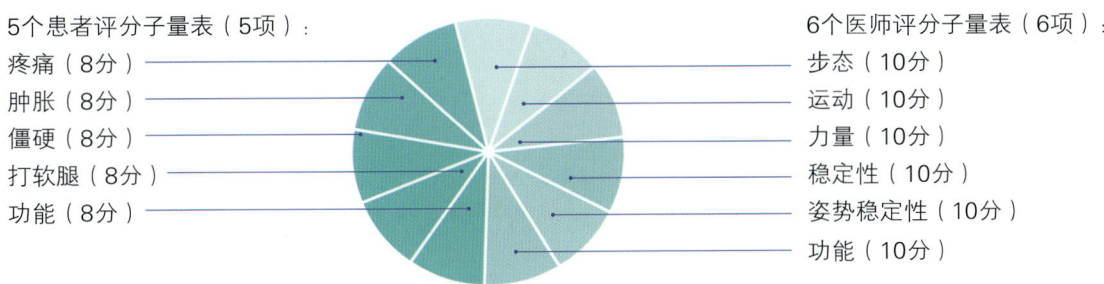

5个患者评分子量表（5项）：
疼痛（8分）
肿胀（8分）
僵硬（8分）
打软腿（8分）
功能（8分）

6个医师评分子量表（6项）：
步态（10分）
运动（10分）
力量（10分）
稳定性（10分）
姿势稳定性（10分）
功能（10分）

项目以0至8 cm的视觉模拟量表进行评分。

项目评分0至10分。

说明

最高医师评分：60分
最低医师评分：0分
最高患者评分：40分
最低患者评分：0分
最高总分：100分
最低总分：0分
评分越低，功能障碍越严重。

验证

结果对比验证[1]
- 仅内容效度

纳入患者人群	效度	信度	敏感度
Ⅱ度外侧踝扭伤患者（N=15）（20岁；93%男性）[1]	+	未检验	+
双侧踝关节功能"正常"的志愿者（N=15）（20岁；80%男性）[1]	未检验	+	未检验

验证研究：

[1] Williams GN, Molloy JM, DeBerardino TM, et al (2003) Evaluation of the Sports Ankle Rating System in young, athletic individuals with acute lateral ankle sprains. Foot Ankle Int; 24:274–282.

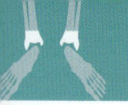

AO骨科量表评鉴

方法学评估　●●●●○○（4/6）

		不能评分	0分	1分	得分
效度	内容效度	未检验	无效	有效	1
	结构效度	未检验	无效	有效	–
	标准效度	未检验	无效	有效	–
信度	内部一致性	未检验	不一致	一致	1
	可重复性	未检验	不可重复	可重复	1
敏感度		未检验	不敏感	敏感	1
				小计	4

临床应用　●●○○（2/4）

	0分	1分	2分	得分
患者友好度	有限	中等	优	2
医务人员友好度	有限	中等	优	0
			小计	2

总计（10分制）　●●●●●●○○○○ 6

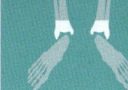

10.4 踝

36 踝关节运动分级生活质量测量，Sports ankle rating quality of life measure（2003）

源自：Williams GN, Molloy JM, DeBerardino TM, et al (2003) Evaluation of the Sports Ankle Rating System in young, athletic individuals with acute lateral ankle sprains. Foot Ankle Int; 24:274–282.

内容

类型 患者自评　　**量表** 5个子量表（25项）：

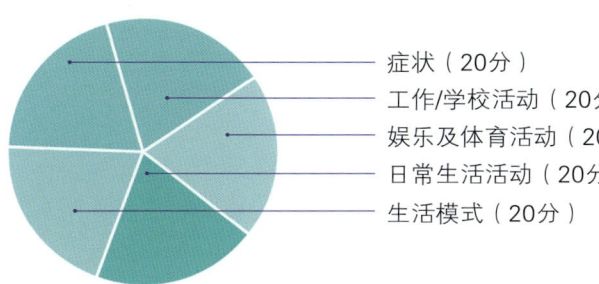

- 症状（20分）
- 工作/学校活动（20分）
- 娱乐及体育活动（20分）
- 日常生活活动（20分）
- 生活模式（20分）

说明

最高分：100分

最低分：0分

评分越低，功能障碍越严重。

项目评分最低0至4分。

验证

结果对比验证

• 踝扭伤及对照组评分

纳入患者人群	效度	信度	敏感度
Ⅱ度外侧踝扭伤患者（N=15）（20岁；93%男性）[1]	+	+	+
双侧踝关节功能"正常"的志愿者（N=15）（20岁；80%男性）[1]	未检验	+	未检验

验证研究：

[1] Williams GN, Molloy JM, DeBerardino TM, et al (2003) Evaluation of the Sports Ankle Rating System in young, athletic individuals with acute lateral ankle sprains. Foot Ankle Int; 24:274–282.

方法学评估　　●●●●●○（5/6）

		不能评分	0分	1分	得分
效度	内容效度	未检验	无效	有效	1
	结构效度	未检验	无效	有效	1
	标准效度	未检验	无效	有效	–
信度	内部一致性	未检验	不一致	一致	1
	可重复性	未检验	不可重复	可重复	1
敏感度		未检验	不敏感	敏感	1

小计　5

临床应用　　●●○○（2/4）

	0分	1分	2分	得分
患者友好度	有限	中等	优	0
医务人员友好度	有限	中等	优	2

小计　2

总计（10分制）　　●●●●●●●○○○ 7

37 踝关节运动分级 – 单纯数字化评定，Sports ankle rating–Single Assessment Numeric Evaluation (SANE)（2003）

源自：Williams GN, Molloy JM, DeBerardino TM, et al (2003) Evaluation of the Sports Ankle Rating System in young, athletic individuals with acute lateral ankle sprains. Foot Ankle Int; 24:274–282.

内容

类型 患者自评　　**量表** 单个问题：

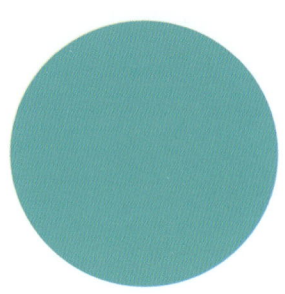

"如果100代表功能正常，您如何在0至100的标尺上评价您的踝关节功能？"

说明
最高分：100分
最低分：0分
评分越低，功能障碍越严重。

验证

结果对比验证
- 仅内容效度

纳入患者人群	效度	信度	敏感度
II 度外侧踝扭伤患者（N=15）（20岁；93%男性）[1]	+	未检验	+
双侧踝关节功能"正常"的志愿者（N=15）（20岁；80%男性）[1]	未检验	+	未检验

验证研究：

[1] Williams GN, Molloy JM, DeBerardino TM, et al (2003) Evaluation of the Sports Ankle Rating System in young, athletic individuals with acute lateral ankle sprains. Foot Ankle Int; 24:274–282.

方法学评估　　●●●○○○（3/6）

		不能评分	0分	1分	得分
效度	内容效度	未检验	无效	有效	1
	结构效度	未检验	无效	有效	–
	标准效度	未检验	无效	有效	–
信度	内部一致性	未检验	不一致	一致	–
	可重复性	未检验	不可重复	可重复	1
敏感度		未检验	不敏感	敏感	1
					小计 3

临床应用　　●●●●（4/4）

	0分	1分	2分	得分
患者友好度	有限	中等	优	2
医务人员友好度	有限	中等	优	2
				小计 4

总计（10分制）　　●●●●●●●○○○ 7

38　St. Pierre踝评分，St. Pierre ankle score（1982）

源自：St Pierre R, Allman F Jr, Bassett FH 3rd, et al (1982) A review of lateral ankle ligamentous reconstructions. Foot Ankle; 3:114–123.

内容

类型　医务人员评定　　**量表**　4个子量表（4项）：

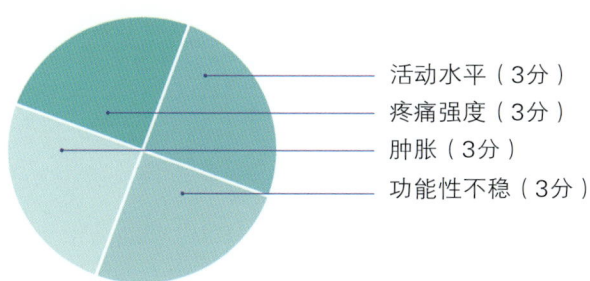

- 活动水平（3分）
- 疼痛强度（3分）
- 肿胀（3分）
- 功能性不稳（3分）

项目评分0至3分。

说明

优：0分
良：1分
中：2~6分
差：>6分

验证

未见相关验证研究。

纳入患者人群	效度	信度	敏感度
无			

方法学评估　　　　　　　　　　　　　　　　○○○○○○（0/6）

		不能评分	0分	1分	得分
效度	内容效度	未检验	无效	有效	-
	结构效度	未检验	无效	有效	-
	标准效度	未检验	无效	有效	-
信度	内部一致性	未检验	不一致	一致	-
	可重复性	未检验	不可重复	可重复	-
敏感度		未检验	不敏感	敏感	-

小计　-

临床应用　　　　　　　　　　　　　　　　●●○○（2/4）

	0分	1分	2分	得分
患者友好度	有限	中等	优	2
医务人员友好度	有限	中等	优	0

小计　2

总计（10分制）　　●●○○○○○○○○　2

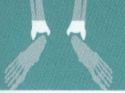

39 Takakura踝评分,Takakura ankle score(1990)

源自:Takakura Y, Tanaka Y, Sugimoto K, et al (1990) Ankle arthroplasty. A comparative study of cemented metal and uncemented ceramic prostheses. Clin Orthop Relat Res; (252):209–216.

内容

类型 医务人员评定 **量表** 7个子量表(9项):

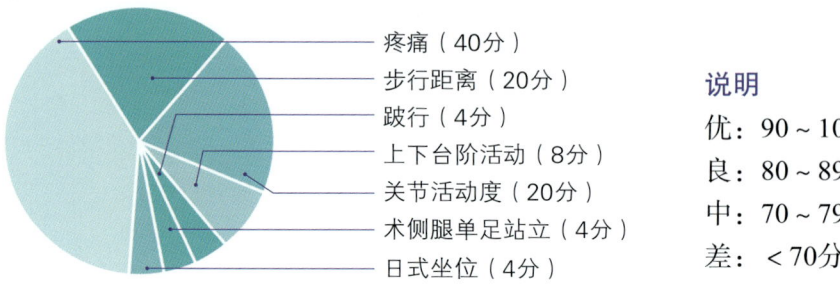

疼痛(40分)
步行距离(20分)
跛行(4分)
上下台阶活动(8分)
关节活动度(20分)
术侧腿单足站立(4分)
日式坐位(4分)

说明
优:90~100分
良:80~89分
中:70~79分
差:<70分

项目评分最低0分,最高4至40分。

验证

未见相关验证研究。

纳入患者人群	效度	信度	敏感度
无			

方法学评估   ○○○○○○(0/6)

		不能评分	0分	1分	得分
效度	内容效度	未检验	无效	有效	-
	结构效度	未检验	无效	有效	-
	标准效度	未检验	无效	有效	-
信度	内部一致性	未检验	不一致	一致	-
	可重复性	未检验	不可重复	可重复	-
敏感度		未检验	不敏感	敏感	-

小计 -

临床应用   ●●○○(2/4)

	0分	1分	2分	得分
患者友好度	有限	中等	优	2
医务人员友好度	有限	中等	优	0

小计 2

总计(10分制)   ●●○○○○○○○○ 2

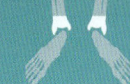

40 Teeny-Wiss功能踝评分，Teeny-Wiss functional ankle score（1993）

改良Mazur踝评分

源自：Teeny SM, Wiss DA (1993) Open reduction and internal fixation of tibial plafond fractures. Variables contributing to poor results and complications. Clin Orthop Relat Res; (292):108–117.

内容

类型 医务人员评定　　**量表** 3个子量表（11项）：

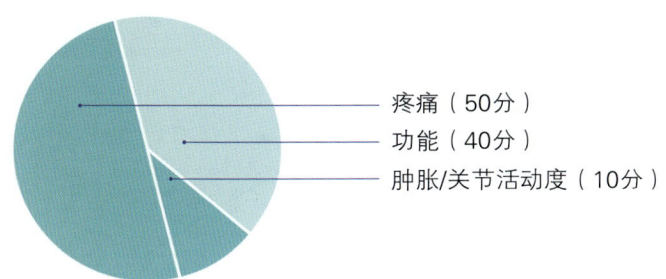

- 疼痛（50分）
- 功能（40分）
- 肿胀/关节活动度（10分）

说明

优：93～100分

良：87～92分

中：65～86分

差：＜65分

项目评分最低0至3分，最高2至50分。

验证

未见相关验证研究。

纳入患者人群	效度	信度	敏感度
无			

方法学评估　　○○○○○○（0/6）

		不能评分	0分	1分	得分
效度	内容效度	未检验	无效	有效	-
	结构效度	未检验	无效	有效	-
	标准效度	未检验	无效	有效	-
信度	内部一致性	未检验	不一致	一致	-
	可重复性	未检验	不可重复	可重复	-
敏感度		未检验	不敏感	敏感	-

小计　-

临床应用　　●●○○（2/4）

	0分	1分	2分	得分
患者友好度	有限	中等	优	2
医务人员友好度	有限	中等	优	0

小计　2

总计（10分制）　　●●○○○○○○○○　2

41　Victorian运动学院肌腱研究组（VISA-A），Victorian Institute of Sport Tendon Study Group (VISA-A)（2001）

源自：Robinson JM, Cook JL, Purdam C, et al (2001) The VISA-A questionnaire: a valid and reliable index of the clinical severity of Achilles tendinopathy. Br J Sports Med; 35:335-341.

经验证的翻译版本：瑞典语

内容

类型　患者自评　　**量表**　3个子量表（8项）：

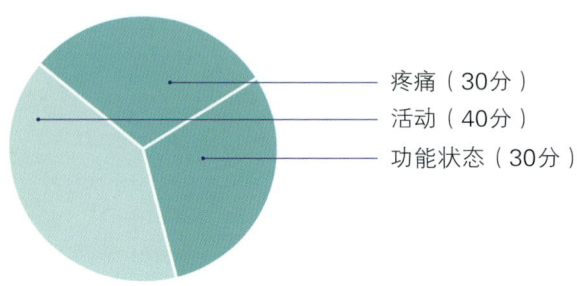

- 疼痛（30分）
- 活动（40分）
- 功能状态（30分）

项目评分最低0分，最高10或30分。

说明

最高分：100分

最低分：0分

评分越低，功能障碍越严重。

验证

结果对比验证[1]
- Percy及Conochie's严重程度分级
- Curwin及Stanish's严重程度分级
- 跟腱病变严重程度分级

结果对比验证[2]
- 跟腱病变严重程度分级
- Curwin及Stanish's严重程度分级

纳入患者人群	效度	信度	敏感度
跟腱病变患者（N=45）（42岁；60%男性），跟腱病变术前患者（N=14）（44岁；57%男性），年轻、有活力的对照组（N=63）（23岁；50%男性）及正常的年龄匹配对照组（N=20）（41岁；55%男性）[1]	+	+	未检验
跟腱病变患者（N=22）（45岁；64%男性）及健康对照组（N=15）[2]（30岁；80%男性）[2]	+	+	未检验
跟腱病变患者（N=51）（43岁；63%男性）[2]	+	+	未检验

验证研究：

[1] Robinson JM, Cook JL, Purdam C, et al (2001) The VISA-A questionnaire: a valid and reliable index of the clinical severity of Achilles tendinopathy. Br J Sports Med; 35:335-341.

[2] Silbernagel KG, Thomee R, Karlsson J (2005) Cross-cultural adaptation of the VISA-A questionnaire, an index of clinical severity for patients with Achilles tendinopathy, with reliability, validity and structure evaluationg. BMC Musculoskelet Disord; 6:12-17.

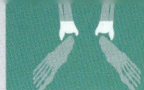

10.4 踝

方法学评估 ●●●●○○（4/6）

效度		不能评分	0分	1分	得分
效度	内容效度	未检验	无效	有效	1
	结构效度	未检验	无效	有效	1
	标准效度	未检验	无效	有效	-
信度	内部一致性	未检验	不一致	一致	1
	可重复性	未检验	不可重复	可重复	1
敏感度		未检验	不敏感	敏感	-
				小计	4

临床应用 ●●●●（4/4）

	0分	1分	2分	得分
患者友好度	有限	中等	优	2
医务人员友好度	有限	中等	优	2
			小计	4

总计（10分制） ●●●●●●●●○○ 8

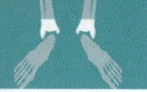

AO骨科量表评鉴

42　Weber踝评分，Weber ankle score（1966）

源自：Weber BG (1966) [Die Verletzungen des oberen Sprunggelenkes.] 1 st ed. Bern: Hans Huber Verlag. German.

内容

类型　医务人员评定　　**量表**　6个子量表（6项）：

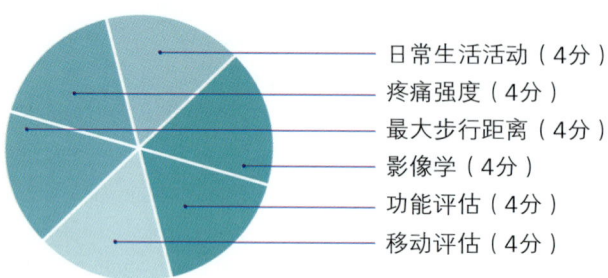

- 日常生活活动（4分）
- 疼痛强度（4分）
- 最大步行距离（4分）
- 影像学（4分）
- 功能评估（4分）
- 移动评估（4分）

项目评分最低0至4分。

说明

最高分：24分

最低分：0分

评分越高，功能障碍越严重。

验证

未见相关验证研究。

纳入患者人群	效度	信度	敏感度
无			

方法学评估　　　　　　　　　　　　　　　　　　○○○○○○（0/6）

		不能评分	0分	1分	得分
效度	内容效度	未检验	无效	有效	–
	结构效度	未检验	无效	有效	–
	标准效度	未检验	无效	有效	–
信度	内部一致性	未检验	不一致	一致	–
	可重复性	未检验	不可重复	可重复	–
敏感度		未检验	不敏感	敏感	–
				小计	–

临床应用　　　　　　　　　　　　　　　　　　●●○○（2/4）

	0分	1分	2分	得分
患者友好度	有限	中等	优	2
医务人员友好度	有限	中等	优	0
			小计	2

总计（10分制）　　　　　　　　　　　●●○○○○○○○○　2

10.5 足

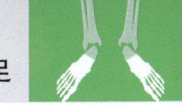

美国骨科医师学会（AAOS）足踝量表	380
美国足踝医师学院（ACFAS）评分表	381
美国骨科足踝协会（AOFAS）踝-后足量表	382
美国骨科足踝协会（AOFAS）踇趾跖趾-趾间关节量表	384
美国骨科足踝协会（AOFAS）足趾跖趾-趾间关节量表	386
美国骨科足踝协会（AOFAS）中足量表	388
Bristol足评分	390
足踝能力测量	391
足踝残疾指数	392
足踝残疾指数（FADI）运动部分	393
足踝结局评分	395
足功能指数	396
足功能指数	398
修正足功能指数	399
简明版FFI-R	400
足部健康状况问卷	401
足部创伤问卷	402
日本骨科学会（JOA）足分级量表	403
日本足外科协会（JSSF）踝-后足量表	404
日本足外科协会（JSSF）踇趾跖趾-趾间关节量表	406
日本足外科协会（JSSF）足趾跖趾-趾间关节量表	408
日本足外科协会（JSSF）中足量表	409
日本足外科协会（JSSF）足踝类风湿性关节炎量表	410
青少年足部关节炎残疾指数	411
Leeds足部影响量表	412
曼彻斯特足部疼痛及残疾问卷	413
曼彻斯特-牛津足问卷	415
马里兰足评分	416
Moeckel足评分系统	418
Rowan足部疼痛评定问卷	419

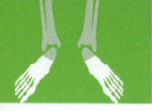

1 美国骨科医师学会（AAOS）足踝量表，American Academy of Orthopaedic Surgeon (AAOS) foot and ankle scale（2004）

源自：Johanson NA, Liang MH, Daltroy L, et al (2004) American Academy of Orthopedic Surgeons lower limb outcomes assessment instruments. Reliability, validity, and sensitivity to change. J Bone Joint Surg Am; 86–A:902–909.

http://www.aaos.org/research/outcomes/outcomes_documentation.asp

内容

类型 患者自评　　**量表** 4个子量表（20项）：

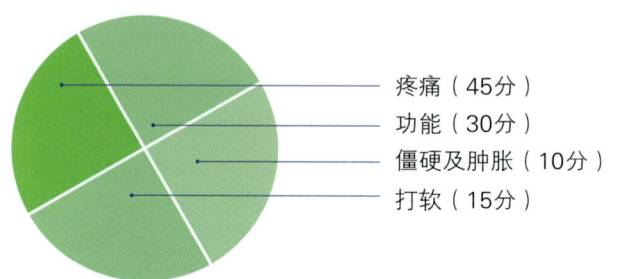

- 疼痛（45分）
- 功能（30分）
- 僵硬及肿胀（10分）
- 打软（15分）

说明

每个子量表分别评分，相加后标准化至100分。之后以100减去总分。

最高分：100分
最低分：0分
评分越低，功能障碍越严重。

项目评分最低1分，最高5至7分。

验证

结果对比验证[1]
- 疼痛及功能的医师评级
- SF–36
- WOMAC

纳入患者人群	效度	信度	敏感度
有足或踝主诉的患者（N=70）（48岁；54%男性）[1]	+	+	未检验

验证研究：

[1] Johanson NA, Liang MH, Daltroy L, et al (2004) American Academy of Orthopedic Surgeons lower limb outcomes assessment instruments. Reliability, validity, and sensitivity to change. J Bone Joint Surg Am; 86–A:902–909.

方法学评估　　●●●●●●（6/6）

		不能评分	0分	1分	得分
效度	内容效度	未检验	无效	有效	1
	结构效度	未检验	无效	有效	1
	标准效度	未检验	无效	有效	1
信度	内部一致性	未检验	不一致	一致	1
	可重复性	未检验	不可重复	可重复	1
敏感度		未检验	不敏感	敏感	1
				小计	6

临床应用　　●●●○（3/4）

	0分	1分	2分	得分
患者友好度	有限	中等	优	1
医务人员友好度	有限	中等	优	2
			小计	3

总计（10分制）　　●●●●●●●●●○ 9

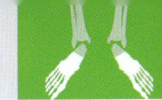

2 美国足踝医师学院（ACFAS）评分表，American College of Foot and Ankle Surgeon (ACFAS) scoring scale（2005）

与第一跖趾关节、前足、后足及踝量表相似

源自：Thomas JL, Christensen JC, Mendicino RW, et al (2005) ACFAS Scoring Scale user guide. J Foot Ankle Surg; 44:316–335.

内容

类型 医务人员评定　　**量表** 5个子量表（9项）：

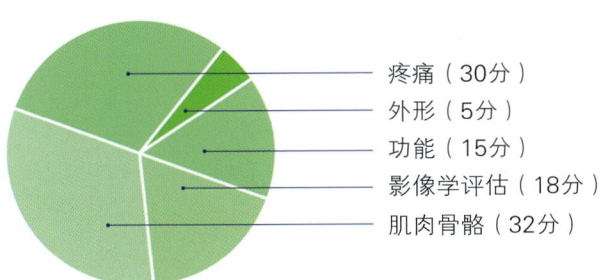

- 疼痛（30分）
- 外形（5分）
- 功能（15分）
- 影像学评估（18分）
- 肌肉骨骼（32分）

说明

最高分：100分

最低分：0分

评分越低，功能障碍越严重。

项目评分最低0分，最高5至30分。

验证

未见相关验证研究。

纳入患者人群	效度	信度	敏感度
无			

方法学评估　　○○○○○○（0/6）

		不能评分	0分	1分	得分
效度	内容效度	未检验	无效	有效	—
	结构效度	未检验	无效	有效	—
	标准效度	未检验	无效	有效	—
信度	内部一致性	未检验	不一致	一致	—
	可重复性	未检验	不可重复	可重复	—
敏感度		未检验	不敏感	敏感	—
				小计	—

临床应用　　●●○○（2/4）

	0分	1分	2分	得分
患者友好度	有限	中等	优	2
医务人员友好度	有限	中等	优	0
			小计	2

总计（10分制）　　●●○○○○○○○○ 2

3 美国骨科足踝协会（AOFAS）踝 – 后足量表，American Orthopaedic Foot and Ankle Society (AOFAS) ankle-hindfoot scale（1994）

源自：Kitaoka HB, Alexander IJ, Adelaar RS, et al (1994) Clinical rating systems for the ankle-hindfoot, midfoot, hallux, and lesser toes. Foot Ankle Int; 15:349-353.

内容

类型 医务人员评定　　**量表** 3个子量表（9项）：

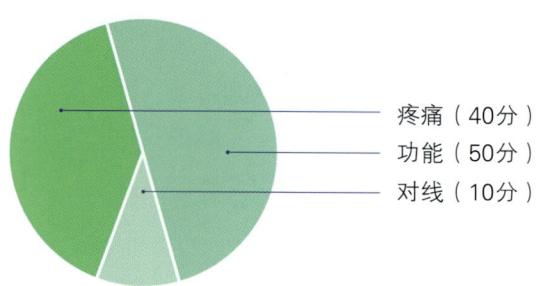

- 疼痛（40分）
- 功能（50分）
- 对线（10分）

说明

最高分：100分
最低分：0分
评分越低，功能障碍越严重。

项目评分最低0分，最高5至40分。

验证

结果对比验证[1]
- SF – 36

结果对比验证[3]
- SF – 36生理功能及躯体疼痛成分
- 马里兰足评分

结果对比验证[2]
- 足功能指数

结果对比验证[5]
- QUALY评分

纳入患者人群	效度	信度	敏感度
有踝和/或足主诉的患者（N=91）（50岁；42%男性）及有特殊踝 – 后足主诉的患者（n=48）[1]	+/-	未检验	未检验
拟行踝或足手术的患者（N=45）（55岁；24%男性）*[2]　*只是主观成分	+	+	+
跟骨骨折行手术治疗的患者（N=71）（42岁；90%男性）[3]	+	未检验	未检验
有足及踝问题的患者（N=25）（40岁；24%男性）[4]	未检验	未检验	+
因足踝问题行手术治疗的患者（N=159）（52岁；22%男性）及有特殊踝 – 后足主诉的患者（N=40）[5]	–	未检验	未检验

验证研究：

[1] SooHoo NF, Shuler M, Fleming LL (2003) Evaluation of the AOFAS Clinical Rating Systems by correlation to the SF-36. Foot Ankle Int; 24:50-55.

[2] Ibrahim T, Beiri A, Azzabi M, et al (2007) Reliability and validity of the subjective componentof the American Orthopaedic Foot and Ankle Society clinical rating scales. J Foot Ankle Surg; 46:65-74.

[3] Westphal T, Piatek S, Halm JP, et al (2004) Outcome of surgically treatedintraarticular calcaneus fractures-SF-36 compared with AOFAS and MFS. Acta Orthop Scand;75:750-755.

[4] SooHoo NF, Vyas R, Samimi D (2006) Responsiveness of the foot function index, AOFAS clinical rating systems, and SF-36 after foot and ankle surgery. Foot Ankle Int; 27:930-934.

[5] Malviya A, Makwana N, Laing P (2007) Correlation of the AOFAS scores with ageneric health Qualy score in foot and ankle surgery. Foot Ankle Int; 28:494-498.

10.5 足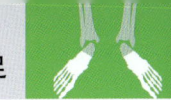

方法学评估　●●●●○○（4/6）

效度		不能评分	0分	1分	得分
效度	内容效度	未检验	无效	有效	1
	结构效度	未检验	无效	有效	0
	标准效度	未检验	无效	有效	1
信度	内部一致性	未检验	不一致	一致	-
	可重复性	未检验	不可重复	可重复	1
敏感度		未检验	不敏感	敏感	1
				小计	4

临床应用　●●○○（2/4）

	0分	1分	2分	得分
患者友好度	有限	中等	优	2
医务人员友好度	有限	中等	优	0
			小计	2

总计（10分制）　●●●●●●○○○○ 6

4 美国骨科足踝协会（AOFAS）跨趾跖趾 – 趾间关节量表，American Orthopaedic Foot and Ankle Society (AOFAS) hallux metatarsophalangeal-interphalangeal scale（1994）

源自：Kitaoka HB, Alexander IJ, Adelaar RS, et al (1994) Clinical rating systems for the ankle hindfoot, midfoot, hallux, and lesser toes. Foot Ankle Int; 15:349–353.

内容

类型　医务人员评定　　**量表**　3个子量表（8项）：

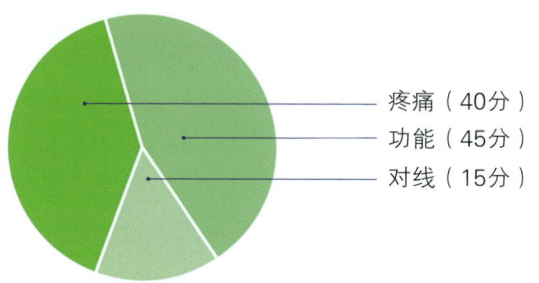

- 疼痛（40分）
- 功能（45分）
- 对线（15分）

说明

最高分：100分
最低分：0分
评分越低，功能障碍越严重。

项目评分最低0分，最高5至40分。

验证

结果对比验证[1]
- SF – 36

结果对比验证[4]
- 足功能指数

结果对比验证[2]
- 足功能指数

结果对比验证[5]
- QUALY评分

纳入患者人群	效度	信度	敏感度
有踝和/或足主诉的患者（N=91）（50岁；42%男性）及有特殊跨趾跖趾关节 – 趾间关节主诉的患者（n=23）[1]	+/−	未检验	未检验
拟行踝或足手术的患者（N=45）（55岁；24%男性）*[2] *只是主观成分	+	+	+
有足及踝问题的患者（N=25）（40岁；24%男性）[3]	未检验	未检验	+
类风湿性关节炎患者（N=11）（54岁；9%男性）[4]	−	+	未检验
因足踝问题行手术治疗的患者（N=159）（52岁；22%男性）及有特殊跨趾跖趾关节 – 趾间关节主诉的患者（n=83）[5]	−	未检验	未检验

验证研究：

[1] SooHoo NF, Shuler M, Fleming LL (2003) Evaluation of the validity of the AOFAS Clinical Rating Systems by correlation to the SF–36. Foot Ankle Int; 24:50–55.
[2] Ibrahim T, Beiri A, Azzabi M, et al (2007) Reliability and validity of the subjective component of the American Orthopaedic Foot and Ankle Society clinical rating scales. J Foot Ankle Surg; 46:65–74.
[3] SooHoo NF, Vyas R, Samimi D (2006) Responsiveness of the foot function index surgery.Foot Ankle Int; 27:930–934.
[4] Baumhauer JF, Nawoczenski DA, DiGiovanni BF, et al (2006) Reliability and validity of the American Orthopaedic Foot and Ankle Society Clinical Rating Scale: a pilot study for the hallux and lesser toes. Foot Ankle Int; 27:1014–1019.
[5] Malviya A, Makwana N, Laing P (2007) Correlation of the AOFAS scores with a generic health Qualy score in foot and ankle surgery. Foot Ankle Int; 28:494–498.

10.5 足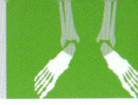

方法学评估 ●●●○○○（3/6）

		不能评分	0分	1分	得分
效度	内容效度	未检验	无效	有效	1
	结构效度	未检验	无效	有效	0
	标准效度	未检验	无效	有效	0
信度	内部一致性	未检验	不一致	一致	-
	可重复性	未检验	不可重复	可重复	1
敏感度		未检验	不敏感	敏感	1

小计　3

临床应用 ●●○○（2/4）

	0分	1分	2分	得分
患者友好度	有限	中等	优	2
医务人员友好度	有限	中等	优	0

小计　2

总计（10分制） ●●●●●○○○○○ 5

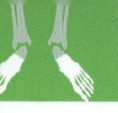

5 美国骨科足踝协会（AOFAS）足趾跖趾 – 趾间关节量表，American Orthopaedic Foot and Ankle Society (AOFAS) lesser toe metatarsophalangeal–interphalangeal scale（1994）

源自：Kitaoka HB, Alexander IJ, Adelaar RS, et al (1994) Clinical rating systems for the ankle hindfoot, midfoot, hallux, and lesser toes. Foot Ankle Int; 15:349–353.

内容

类型　医务人员评定　　**量表**　3个子量表（8项）：

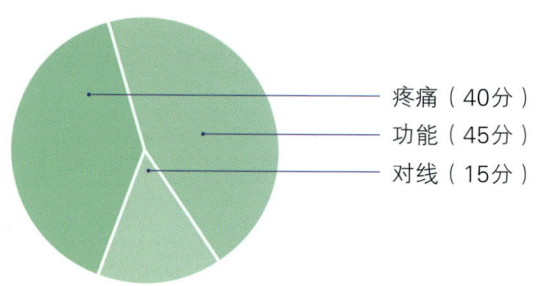

- 疼痛（40分）
- 功能（45分）
- 对线（15分）

说明

最高分：100分

最低分：0分

评分越低，功能障碍越严重。

项目评分最低0分，最高5至40分。

验证

结果对比验证[1]
- SF – 36

结果对比验证[2]
- 足功能指数

结果对比验证[4]
- 足功能指数

结果对比验证[5]
- QUALY评分

纳入患者人群	效度	信度	敏感度
有踝和/或足主诉的患者（N=91）（50岁；42%男性）及有特殊蹬趾跖趾关节 – 趾间关节主诉的患者（n=23）[1]	+/−	−	未检验
拟行踝或足手术的患者（N=45）（55岁；24%男性）*[2] *只是主观成分	+	+	+
有足及踝问题的患者（N=25）（40岁；24%男性）[3]	未检验	未检验	+
类风湿性关节炎患者（N=11）（54岁；9%男性）[4]	−	+	未检验
因足踝问题行手术治疗的患者（N=159）（52岁；22%男性）及有特殊蹬趾跖趾关节 – 趾间关节主诉的患者（n=29）[5]	−	未检验	未检验

验证研究：

[1] SooHoo NF, Shuler M, Fleming LL (2003) Evaluation of the validity of the AOFAS Clinical Rating Systems by correlation to the SF-36. Foot Ankle Int; 24:50–55.

[2] Ibrahim T, Beiri A, Azzabi M, et al (2007) Reliability and validity of the subjective component of the American Orthopaedic Foot and Ankle Society clinical rating scales. J Foot Ankle Surg; 46:65–74.

[3] SooHoo NF, Vyas R, Samimi D (2006) Responsiveness of the foot function index surgery. Foot Ankle Int; 27:930–934.

[4] Baumhauer JF, Nawoczenski DA, DiGiovanni BF, et al (2006) Reliability and validity of the American Orthopaedic Foot and Ankle Society Clinical Rating Scale: a pilot study for the hallux and lesser toes. Foot Ankle Int; 27:1014–1019.

[5] Malviya A, Makwana N, Laing P (2007) Correlation of the AOFAS scores with a generic health Qualy score in foot and ankle surgery. Foot Ankle Int; 28:494–498.

10.5 足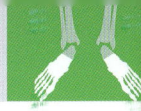

方法学评估 ●●●○○○（3/6）

		不能评分	0分	1分	得分
效度	内容效度	未检验	无效	有效	1
	结构效度	未检验	无效	有效	0
	标准效度	未检验	无效	有效	0
信度	内部一致性	未检验	不一致	一致	-
	可重复性	未检验	不可重复	可重复	1
敏感度		未检验	不敏感	敏感	1
				小计	3

临床应用 ●●○○（2/4）

	0分	1分	2分	得分
患者友好度	有限	中等	优	2
医务人员友好度	有限	中等	优	0
			小计	2

总计（10分制） ●●●●●○○○○○ 5

6 美国骨科足踝协会（AOFAS）中足量表，American Orthopaedic Foot and Ankle Society (AOFAS) midfoot scale（1994）

源自：Kitaoka HB, Alexander IJ, Adelaar RS, et al (1994) Clinical rating systems for the ankle hindfoot, midfoot, hallux, and lesser toes. Foot Ankle Int; 15:349–353.

内容

类型 医务人员评定　　**量表** 3个子量表（7项）：

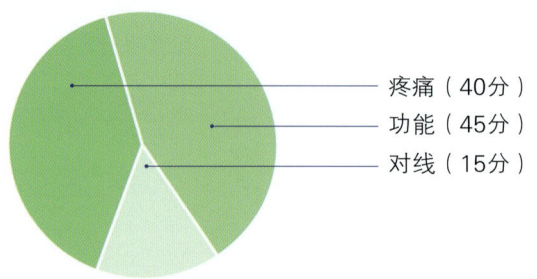

- 疼痛（40分）
- 功能（45分）
- 对线（15分）

说明

最高分：100分
最低分：0分
评分越低，功能障碍越严重。

项目评分最低0分，最高5至40分。

验证

结果对比验证[1]
- SF－36

结果对比验证[3]
- SF－36的核心生理子量表

结果对比验证[2]
- 足功能指数

结果对比验证[5]
- QUALY评分

纳入患者人群	效度	信度	敏感度
有踝和/或足主诉的患者（N=91）（50岁；42%男性）及有特殊中足主诉的患者（n=6）[1]	+/−	未检验	未检验
拟行踝或足手术的患者（N=45）（55岁；24%男性）*[2]　*只是主观成分	+	+	+
Lisfranc损伤患者（N=16）（37岁；75%男性）[3]	+	未检验	未检验
有足踝问题的患者（N=25）（40岁；24%男性）[4]	未检验	未检验	+
因足踝问题行手术治疗的患者（N=159）（52岁；22%男性）及有特殊中足主诉的患者（n=15）[5]	−	未检验	未检验

验证研究：

[1] SooHoo NF, Shuler M, Fleming LL (2003) Evaluation of the validity of the AOFAS Clinical Rating Systems by correlation to the SF-36. Foot Ankle Int; 24:50–55.

[2] Ibrahim T, Beiri A, Azzabi M, et al (2007) Reliability and validity of the subjective component of the American Orthopaedic Foot and Ankle Society clinical rating scales. J Foot Ankle Surg; 46:65–74.

[3] O'Connor PA, Yeap S, Noel J, et al (2003) Lisfranc injuries: patient-and physician-based functional outcomes. Int Orthop; 27:98–102.

[4] SooHoo NF, Vyas R, Samimi D (2006) Responsiveness of the foot function index, AOFAS clinical rating systems, and SF-36 after foot and ankle surgery. Foot Ankle Int; 27:930–934.

[5] Malviya A, Makwana N, Laing P (2007) Correlation of the AOFAS scores with a generic health Qualy score in foot and ankle surgery. Foot Ankle Int; 28:494–498.

10.5 足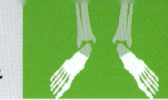

方法学评估　●●●○○○（3/6）

		不能评分	0分	1分	得分
效度	内容效度	未检验	无效	有效	1
	结构效度	未检验	无效	有效	0
	标准效度	未检验	无效	有效	0
信度	内部一致性	未检验	不一致	一致	–
	可重复性	未检验	不可重复	可重复	1
敏感度		未检验	不敏感	敏感	1

小计　3

临床应用　●●○○（2/4）

	0分	1分	2分	得分
患者友好度	有限	中等	优	2
医务人员友好度	有限	中等	优	0

小计　2

总计（10分制）　●●●●●○○○○○ 5

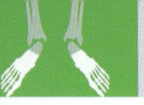

7 Bristol足评分，Bristol Foot Scale (BFS)（2005）

源自：Barnett S, Campbell R, Harvey I (2005) The Bristol Foot Score: developing a patient-based foot-health measure. J Am Podiatr Med Assoc; 95:264–272.

内容

类型 患者自评　　**量表** 4个子量表（15项）：

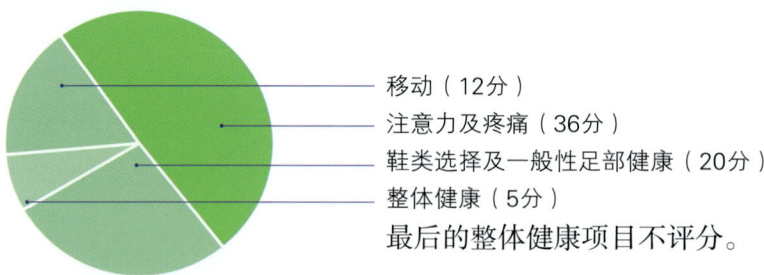

- 移动（12分）
- 注意力及疼痛（36分）
- 鞋类选择及一般性足部健康（20分）
- 整体健康（5分）

最后的整体健康项目不评分。

说明

最高分：73分

最低分：15分

评分越高，功能障碍越严重。

项目评分最低1分，最高3至6分。

验证

结果对比验证[1]

- Chiropody评测标准评分

纳入患者人群	效度	信度	敏感度
有足问题的患者（N=139）（55岁；38%男性）*[1] *只是内容效度	+	+	未检验
有足问题的患者（N=36）（68岁；25%男性）[1]	未检验	+	未检验
常规足病患者（N=54）（71岁；24%男性）[1]	−	未检验	未检验
行脚趾甲手术的患者（N=49）（34岁；50%男性）[1]	未检验	未检验	+

验证研究：

[1] Barnett S, Campbell R, Harvey I (2005) The Bristol Foot Score: developing a patient-based foot-health measure. J Am Podiatr Med Assoc; 95:264–272.

方法学评估　　●●●●○○（4/6）

		不能评分	0分	1分	得分
效度	内容效度	未检验	无效	有效	1
	结构效度	未检验	无效	有效	0
	标准效度	未检验	无效	有效	−
信度	内部一致性	未检验	不一致	一致	1
	可重复性	未检验	不可重复	可重复	1
敏感度		未检验	不敏感	敏感	1

小计　4

临床应用　　●●●○（3/4）

	0分	1分	2分	得分
患者友好度	有限	中等	优	1
医务人员友好度	有限	中等	优	2

小计　3

总计（10分制）　　●●●●●●●○○○　7

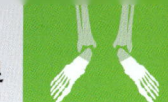

10.5 足

8 足踝能力测量，Foot and Ankle Ability Measure (FAAM)（2005）

改良足踝残疾指数

源自：Martin RL, Irrgang JJ, Burdett RG, et al (2005) Evidence of validity for the Foot and Ankle Ability Measure (FAAM). Foot Anlke Int; 26:968–983.

内容

类型 患者自评　　**量表** 2个子量表（29项）：

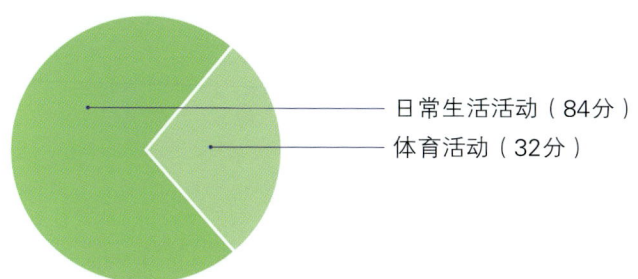

- 日常生活活动（84分）
- 体育活动（32分）

说明

每个子量表分别评分并标准化至100分。

最高分：100分

最低分：0分

评分越低，功能障碍越严重。

项目评分0至4分。

验证

结果对比验证[1]

- SF–36生理功能

纳入患者人群	效度	信度	敏感度
有足或踝疾患的患者（N=243），想改变状况的患者（n=164）（41岁；59%男性）及想维持现状的患者（n=79）（45岁；59%男性）[1]	+	+	+

验证研究：

[1] Martin RL, Irrgang JJ, Burdett RG, et al (2005) Evidence of validity for the Foot and Ankle Ability Measure (FAAM). Foot Anlke Int; 26:968–983.

方法学评估　●●●●●○（5/6）

		不能评分	0分	1分	得分
效度	内容效度	未检验	无效	有效	1
	结构效度	未检验	无效	有效	1
	标准效度	未检验	无效	有效	–
信度	内部一致性	未检验	不一致	一致	1
	可重复性	未检验	不可重复	可重复	1
敏感度		未检验	不敏感	敏感	1

小计　5

临床应用　●●○○（2/4）

	0分	1分	2分	得分
患者友好度	有限	中等	优	0
医务人员友好度	有限	中等	优	2

小计　2

总计（10分制）　●●●●●●●○○○　7

9 足踝残疾指数，Foot and Ankle Disability Index (FADI)（1999）

源自：Martin RL, Burdett RG, Irrgang JJ (1999) Development of the Foot and Ankle Disability Index (FADI) [abstract]. J Orthop Sports Phys Ther; 29:A32–A33.

内容

类型 患者自评　　**量表** 2个子量表（34项）：

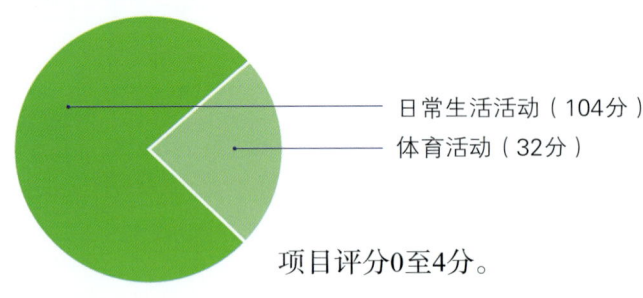

- 日常生活活动（104分）
- 体育活动（32分）

项目评分0至4分。

说明
每一类别分别评分并将评分标准化至100分。
最高分：100分
最低分：0分
评分越低，功能障碍越严重。

验证

结果对比验证[1]
无。

结果对比验证[2]
- 踝骨性关节炎量表
- 负重

纳入患者人群	效度	信度	敏感度
仅内容效度[1]	+	未检验	未检验
急性外侧踝扭伤患者（N=29）（31岁；69%男性）[2]	+	未检验	未检验
健康人及慢性踝不稳患者（N=50）（22岁；42%男性）[3]	未检验	+	+

验证研究：

[1] Martin RL, Burdett RG, Irrgang JJ (1999) Development of the Foot and Ankle Disability Index (FADI) [abstract]. J Orthop Sports Phys Ther; 29:A32–A33.

[2] Pugia ML, Middel CJ, Seward SW, et al (2001) Comparison of acute swelling and function in subjects with lateral ankle injury. J Orthop Sports Phys Ther; 31:384–388.

[3] Hale SA, Hertel J (2005) Reliability and Sensitivity of the Foot and Ankle Disability Index in Subjects With Chronic Ankle Instability. J Athl Train; 40:35–40.

方法学评估　●●●●●○（5/6）

		不能评分	0分	1分	得分
效度	内容效度	未检验	无效	有效	1
	结构效度	未检验	无效	有效	1
	标准效度	未检验	无效	有效	1
信度	内部一致性	未检验	不一致	一致	–
	可重复性	未检验	不可重复	可重复	1
敏感度		未检验	不敏感	敏感	1

小计 5

临床应用　●●○○（2/4）

	0分	1分	2分	得分
患者友好度	有限	中等	优	0
医务人员友好度	有限	中等	优	2

小计 2

总计（10分制）　●●●●●●●○○○ 7

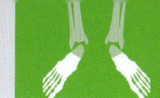

10 足踝残疾指数（FADI）运动部分，Foot and Ankle Disability Index (FADI) sport（2005）

足踝残疾指数中体育活动部分

源自：Hale SA, Hertel J (2005) Reliability and Sensitivity of the Foot and Ankle Disability Index in subjects with chronic ankle instability. J Athl Train; 40:35–40.

内容

类型 患者自评　　**量表** 8个子量表（8项）：

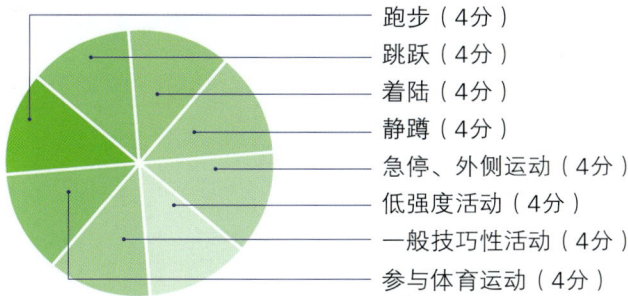

- 跑步（4分）
- 跳跃（4分）
- 着陆（4分）
- 静蹲（4分）
- 急停、外侧运动（4分）
- 低强度活动（4分）
- 一般技巧性活动（4分）
- 参与体育运动（4分）

项目评分0至4分。

说明

评分标准化至100分。
最高分：100分
最低分：0分
评分越低，功能障碍越严重。

验证

结果对比验证[1]

无。

结果对比验证[2]

- 足踝残疾指数
- 踝骨性关节炎量表
- 负重

纳入患者人群	效度	信度	敏感度
仅内容效度[1]	+	未检验	未检验
急性外侧踝扭伤患者（N=29）（31岁；69%男性）[2]	+	未检验	未检验
健康人及慢性踝不稳患者（N=50）（22岁；42%男性）[3]	未检验	+	+

验证研究：

[1] Martin RL, Burdett RG, Irrgang JJ (1999) Development of the Foot and Ankle Disability Index (FADI) [abstract]. J Orthop Sports Phys Ther, 29:A32–A33.

[2] Pugia ML, Middel CJ, Seward SW, et al (2001) Comparison of acute swelling and function in subjects with lateral ankle injury. J Orthop Sports Phys Ther; 31:384–388.

[3] Hale SA, Hertel J (2005) Reliability and Sensitivity of the Foot and Ankle Disability Index in subjects with chronic ankle instability. J Athl Train; 40:35–40.

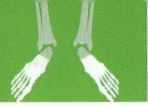

方法学评估 ●●●●●○ (5/6)

		不能评分	0分	1分	得分
效度	内容效度	未检验	无效	有效	1
	结构效度	未检验	无效	有效	1
	标准效度	未检验	无效	有效	1
信度	内部一致性	未检验	不一致	一致	-
	可重复性	未检验	不可重复	可重复	1
敏感度		未检验	不敏感	敏感	1
				小计	5

临床应用 ●●●● (4/4)

	0分	1分	2分	得分
患者友好度	有限	中等	优	2
医务人员友好度	有限	中等	优	2
			小计	2

总计（10分制） ●●●●●●●●●○ 9

11 足踝结局评分，Foot and Ankle Outcome Score (FAOS)（2001）

源自：Roos EM, Brandsson S, Karlsson J (2001) Validation of the foot and ankle outcom score for ankle ligament reconstruction. Foot Ankle Int; 22:788–794.

内容

类型 患者自评　　**量表** 5个子量表（42项）：

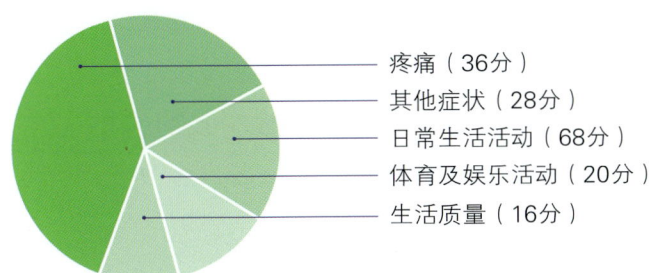

- 疼痛（36分）
- 其他症状（28分）
- 日常生活活动（68分）
- 体育及娱乐活动（20分）
- 生活质量（16分）

说明

每一类别分别评分，并标准化至100分。
最高分：100分
最低分：0分
评分越低，功能障碍越严重。

项目评分0至4分。

验证

结果对比验证

- Karlsson踝评分

纳入患者人群	效度	信度	敏感度
踝外侧韧带解剖学重建患者（N=213）（40岁；60%男性）[1]	+	+	未检验

验证研究：

[1] Roos EM, Brandsson S, Karlsson J (2001)Validation of the foot and ankle outcom score for ankle ligament reconstruction. Foot Ankle Int; 22:788–794.

方法学评估　　●●●●○○（4/6）

		不能评分	0分	1分	得分
效度	内容效度	未检验	无效	有效	1
	结构效度	未检验	无效	有效	1
	标准效度	未检验	无效	有效	–
信度	内部一致性	未检验	不一致	一致	1
	可重复性	未检验	不可重复	可重复	1
敏感度		未检验	不敏感	敏感	–

小计　4

临床应用　　●●○○（2/4）

	0分	1分	2分	得分
患者友好度	有限	中等	优	0
医务人员友好度	有限	中等	优	2

小计　2

总计（10分制）　　●●●●●●○○○○　6

12 足功能指数，Foot Function Index (FFI)（1991）

源自：Budiman-Mak E, Conrad KJ, Roach KE (1991) The Foot Function Index: a measure of foot pain and disability. J Clin Epidemiol; 44:561–570.

内容

类型 患者自评　　**量表** 3个子量表（23项）：

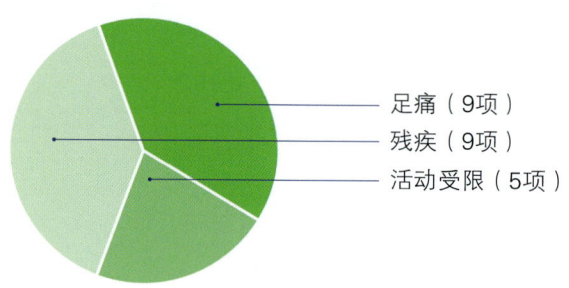

- 足痛（9项）
- 残疾（9项）
- 活动受限（5项）

说明

每个子量表评分及总分标准化至100分。

最高分：100分

最低分：0分

评分越高，功能障碍越严重。

项目以10 cm的视觉模拟量表评分0至9分。
计算每个子量表的平均值及总分。

验证

结果对比验证[1]
- 足痛
- 足残疾
- 活动受限
- 足部关节计数

- 50英尺（15.2米）步行计时
- 握力

结果对比验证[3]
- SF-36

纳入患者人群	效度	信度	敏感度
有确定性或典型类风湿性关节炎患者（N=87）（61岁；89%男性）[1]	+	+	+
足筋膜炎患者（N=17）（45岁；24%男性）[2]	未检验	未检验	–
有足踝问题的患者（N=69）（46岁；36%男性）[3]	+	未检验	未检验
类风湿性关节炎患者（N=30）（58岁；20%男性）[4]	未检验	+	未检验
无系统性疾病有足主诉的患者（N=54）（53岁；46%男性）[5]	未检验	+	未检验
有足踝问题的患者（N=25）（40岁；24%男性）[6]	未检验	未检验	+

验证研究：

[1] Budiman-Mak E, Conrad KJ, Roach KE (1991) The Foot Function Index: a measure of foot pain and disability. J Clin Epidemiol; 44:561–570.

[2] Landorf KB, Keenan AM (2002) An evaluation of two foot-specific, health-related quality-of-life measuring instruments. Foot Ankle Int; 23:538–546.

[3] SooHoo NF, Samimi DB, Vyas RM, et al (2006) Evaluation of the validity of the Foot Function Index in measuring outcomes in patients with foot and ankle disorders. Foot Ankle Int; 27:38–42.

[4] Saag KG, Saltzman CL, Brown CK, et al (1996) The Foot Function Index for measuring rheumatoid arthritis pain: evaluating side-to-side reliability. Foot Ankle Int; 17:506–510.

[5] Agel J, Beskin JL, Brage M, et al (2005) Reliability of the Foot Function Index: A report of the AOFAS Outcomes Committee. Foot Ankle Int; 26:962–967.

[6] SooHoo NF, Vyas R, Samimi D (2006) Responsiveness of the foot function index, AOFAS clinical rating systems, and SF-36 after foot and ankle surgery. Foot Ankle Int; 27:930–934.

10.5 足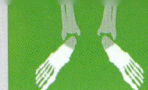

方法学评估　●●●●●○（5/6）

		不能评分	0分	1分	得分
效度	内容效度	未检验	无效	有效	-
	结构效度	未检验	无效	有效	1
	标准效度	未检验	无效	有效	1
信度	内部一致性	未检验	不一致	一致	1
	可重复性	未检验	不可重复	可重复	1
敏感度		未检验	不敏感	敏感	1
				小计	5

临床应用　●●○○（2/4）

	0分	1分	2分	得分
患者友好度	有限	中等	优	1
医务人员友好度	有限	中等	优	1
			小计	2

总计（10分制）　●●●●●●●○○○ 7

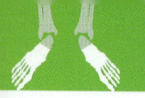

13 足功能指数，Foot Function Index (FFI–5pt)（2002）

源自：Kuyvenhoven MM, Gorter KJ, Zuithoff P, et al (2002) The foot function index with verbal rating scales (FF1–5pt): A clinimetric evaluation and comparison with the original FFI. J Rheumatol; 29:1023–1028.

内容

类型 患者自评　　**量表** 2个子量表（15项）：

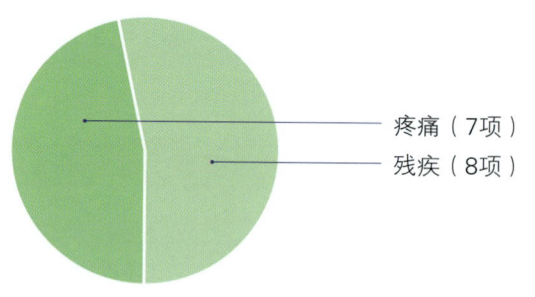

- 疼痛（7项）
- 残疾（8项）

说明

每个子量表评分及总分标准化至100分。
最高分：100分
最低分：0分
评分越高，功能障碍越严重。

项目以口述模拟量表进行评分，评分0至4分。
计算每个子量表的平均值及总评分。

验证

结果对比验证[1]

- 原始足功能指数

纳入患者人群	效度	信度	敏感度
非创伤性前足主诉的患者（N=206）（61岁；33%男性）[1]	+	+	–

验证研究：

[1] Kuyvenhoven MM, Gorter KJ, Zuithoff P, et al (2002) The foot function index with verbal rating scales (FF1–5pt): A clinimetric evaluation and comparison with the original FFI. J Rheumatol; 29:1023–1028.

方法学评估   ●●●○○○（3/6）

		不能评分	0分	1分	得分
效度	内容效度	未检验	无效	有效	–
	结构效度	未检验	无效	有效	1
	标准效度	未检验	无效	有效	–
信度	内部一致性	未检验	不一致	一致	1
	可重复性	未检验	不可重复	可重复	1
敏感度		未检验	不敏感	敏感	0
				小计	3

临床应用   ●●●○（3/4）

	0分	1分	2分	得分
患者友好度	有限	中等	优	1
医务人员友好度	有限	中等	优	2
			小计	3

总计（10分制）   ●●●●●●○○○○ 6

14 修正足功能指数，Revised Foot Function Index (FFI-R)（2006）

源自：Budiman-Mak E, Conrad K, Stuck R, et al (2006) Theoretical model and Rasch analysis to develop a revised Foot Function Index. Foot Ankle Int; 27:519–527.

内容

类型 患者自评　　**量表** 5个子量表（68项）：

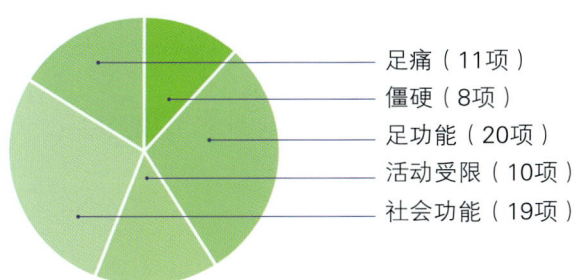

- 足痛（11项）
- 僵硬（8项）
- 足功能（20项）
- 活动受限（10项）
- 社会功能（19项）

说明
每个子量表评分及总分标准化至100分。
最高分：100分
最低分：0分
评分越高，功能障碍越严重。

项目评分1至5分。

验证

结果对比验证[1]
- 症状严重程度
- 50英尺（15.2米）步行计时

纳入患者人群	效度	信度	敏感度
有足部问题或曾行足手术的患者（N=92）（69岁；98%男性）[1]	+	+	未检验

验证研究：

[1] Budiman-Mak E, Conrad K, Stuck R, et al (2006) Theoretical model and Rasch analysis to develop a revised Foot Function Index. Foot Ankle Int;27:519–527.

方法学评估　　●●●●○○（4/6）

		不能评分	0分	1分	得分
效度	内容效度	未检验	无效	有效	1
	结构效度	未检验	无效	有效	1
	标准效度	未检验	无效	有效	–
信度	内部一致性	未检验	不一致	一致	1
	可重复性	未检验	不可重复	可重复	1
敏感度		未检验	不敏感	敏感	–

小计 4

临床应用　　●●○○（2/4）

	0分	1分	2分	得分
患者友好度	有限	中等	优	0
医务人员友好度	有限	中等	优	2

小计 2

总计（10分制）　　●●●●●●○○○○ 6

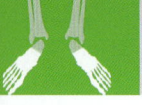

15 简明版FFI-R，Short form FFI-R（2006）

源自：Budiman-Mak E, Conrad K, Stuck R, et al (2006) Theoretical model and Rasch analysis to develop a revised Foot Function Index. Foot Ankle Int; 27:519–527.

内容

类型 患者自评　　**量表** 5个子量表（34项）：

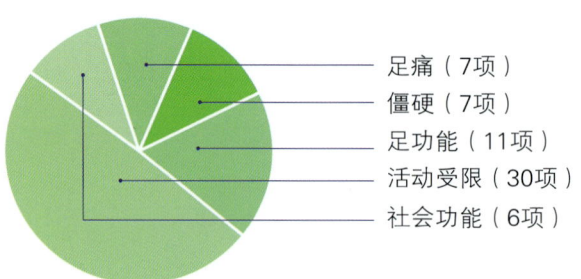

- 足痛（7项）
- 僵硬（7项）
- 足功能（11项）
- 活动受限（30项）
- 社会功能（6项）

说明

每个子量表评分及总分标准化至100分。

最高分：100分

最低分：0分

评分越高，功能障碍越严重。

项目评分1至5分。

验证

结果对比验证[1]

- 50英尺（15.2米）步行计时

纳入患者人群	效度	信度	敏感度
有足部问题或曾行足手术的患者（N=92）（69岁；98%男性）[1]	+	+	未检验

验证研究：

[1] Budiman-Mak E, Conrad K, Stuck R, et al (2006) Theoretical model and Rasch analysis to develop a revised Foot Function Index. Foot Ankle Int; 27:519–527.

方法学评估　　●●●○○○（3/6）

		不能评分	0分	1分	得分
效度	内容效度	未检验	无效	有效	–
	结构效度	未检验	无效	有效	1
	标准效度	未检验	无效	有效	–
信度	内部一致性	未检验	不一致	一致	1
	可重复性	未检验	不可重复	可重复	1
敏感度		未检验	不敏感	敏感	–
				小计	3

临床应用　　●●○○（2/4）

	0分	1分	2分	得分
患者友好度	有限	中等	优	0
医务人员友好度	有限	中等	优	2
			小计	2

总计（10分制）　　●●●●●○○○○○ 5

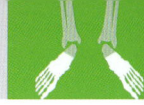

16 足部健康状况问卷，Foot Health Status Questionnaire (FHSQ)（1998）

源自：Bennett PJ, Patterson C, Wearing S, et al (1998) Development and validation of a questionnaire designed to measure foot-health status. J Am Podiatr Med Assoc; 88:419–428.

内容

类型 患者自评　　**量表** 4个子量表（13项）：

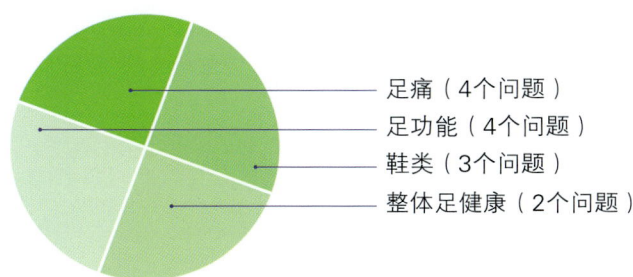

- 足痛（4个问题）
- 足功能（4个问题）
- 鞋类（3个问题）
- 整体足健康（2个问题）

说明

每个子量表分别评分。

最高分：100分

最低分：0分

评分越高，功能障碍越严重。

项目评分0至100分。

验证

结果对比验证[1]

- 足功能指数
- 足诊断分类（细微病理学、急性病、形态学问题）

纳入患者人群	效度	信度	敏感度
足病门诊志愿者（N=111）（54岁；23%男性）[1]	+	+	+
足筋膜炎患者（N=17）（45岁；24%男性）[2]	未检验	未检验	+

验证研究：

[1] Bennett PJ, Patterson C, Wearing S, et al (1998) Development and validation of a questionnaire designed to measure foot-health status. J Am Podiatr Med Assoc; 88:419–428.

[2] Landorf KB, Keenan AM (2003) An evaluation of two foot-specific, health-related quality-of-life measuring instruments. Foot Ankle Int; 23:538–546.

方法学评估　　●●●●●●（6/6）

		不能评分	0分	1分	得分
效度	内容效度	未检验	无效	有效	1
	结构效度	未检验	无效	有效	1
	标准效度	未检验	无效	有效	1
信度	内部一致性	未检验	不一致	一致	1
	可重复性	未检验	不可重复	可重复	1
敏感度		未检验	不敏感	敏感	1

小计　6

临床应用　　●●●○（3/4）

	0分	1分	2分	得分
患者友好度	有限	中等	优	1
医务人员友好度	有限	中等	优	2

小计　3

总计（10分制）　　●●●●●●●●●○ 9

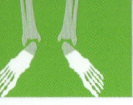

17 足部创伤问卷，Foot trauma questionnaire（1994）

源自：Myerson MS, McGarvey WC, Henderson MR, et al (1994) Morbidity after crush injuries to the foot. J Orthop Trauma; 8:343–349.

内容

类型 患者自评　　**量表** 7个子量表（7项）：

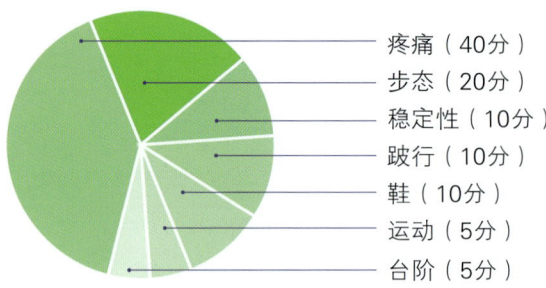

- 疼痛（40分）
- 步态（20分）
- 稳定性（10分）
- 跛行（10分）
- 鞋（10分）
- 运动（5分）
- 台阶（5分）

项目评分最低0或2分，最高5至40分。

说明

优良：75～100分
中：50～74分
差：＜50分

验证

未见相关验证研究。

纳入患者人群	效度	信度	敏感度
无			

方法学评估　　　　　　　　　　　　　　　　　○○○○○○（0/6）

		不能评分	0分	1分	得分
效度	内容效度	未检验	无效	有效	–
	结构效度	未检验	无效	有效	–
	标准效度	未检验	无效	有效	–
信度	内部一致性	未检验	不一致	一致	–
	可重复性	未检验	不可重复	可重复	–
敏感度		未检验	不敏感	敏感	–
				小计	–

临床应用　　　　　　　　　　　　　　　　　●●●●（4/4）

	0分	1分	2分	得分
患者友好度	有限	中等	优	2
医务人员友好度	有限	中等	优	2
			小计	4

总计（10分制）　　　　　　　　　　　●●●●○○○○○○　4

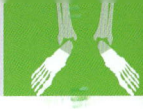

10.5 足

18 日本骨科学会（JOA）足分级量表，Japanese Orthopedic Association (JOA) foot rating scale（1991）

源自：Japanese Orthopedic Association (1991) [Assessment criteria for foot disorders of the Japanese Orthopedic association.] J Jpn Orthop Assoc;65:680.Japanese.

内容

类型 医务人员评定　　**量表**　7个子量表（14项）：

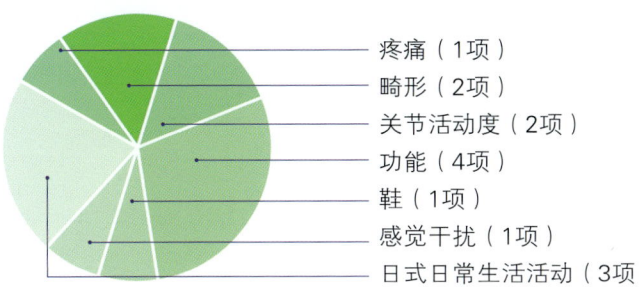

- 疼痛（1项）
- 畸形（2项）
- 关节活动度（2项）
- 功能（4项）
- 鞋（1项）
- 感觉干扰（1项）
- 日式日常生活活动（3项）

说明
由于初始版本为日语，在此不能说明评分。

*与踝 – 后足、中足、踇趾及足趾量表相同。

验证

结果对比验证[1]

- 患者满意度

纳入患者人群	效度	信度	敏感度
有足踝疾病的患者（N=501）（年龄未记录；性别未记录）[1]	+*	+⁺	×

* 仅用于踝 – 后足、踇趾及足趾量表。
+ 仅用于踝 – 后足、中足、足趾量表。

验证研究：

[1] Niki H, Aoki H, Inokuchi S, et al (2005) Development and reliability of a standard rating system for outcome measurement of foot and ankle disorders II: interclinician and intraclinician reliability and validity of the newly established standard rating scales and Japanese Orthopaedic Association rating scale. J Orthop Sci; 10:466–474.

方法学评估　●●○○○○（2/6）

		不能评分	0分	1分	得分
效度	内容效度	未检验	无效	有效	–
	结构效度	未检验	无效	有效	1
	标准效度	未检验	无效	有效	
信度	内部一致性	未检验	不一致	一致	
	可重复性	未检验	不可重复	可重复	1
敏感度		未检验	不敏感	敏感	–

小计　2

临床应用　●●○○（2/4）

	0分	1分	2分	得分
患者友好度	有限	中等	优	2
医务人员友好度	有限	中等	优	0

小计　2

总计（10分制）　●●●●○○○○○○　4

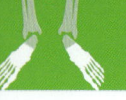

19 日本足外科协会（JSSF）踝 – 后足量表，Japanese Society for Surgery of the Foot (JSSF) ankle-hindfoot scale（2005）

改良自AOFAS量表

源自：Niki H, Aoki H, Inokuchi S, et al (2005) Development and reliability of a standard rating system for outcome measurement of foot and ankle disorders I: development of standard rating system. J Orthop Sci; 10:457–465.

内容

类型 医务人员评定　　**量表** 3个子量表（9项）：

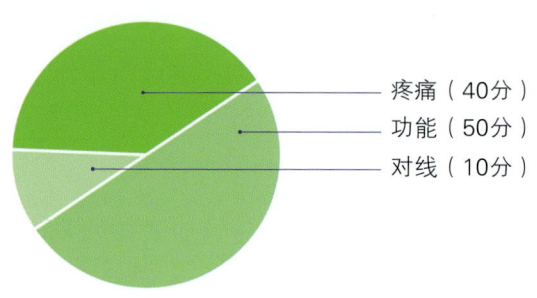

疼痛（40分）
功能（50分）
对线（10分）

说明

最高分：100分

最低分：0分

评分越低，功能障碍越严重。

项目评分最低0分，最高5至40分。

验证

结果对比验证[1]

无。

结果对比验证[2]

• 患者满意度

纳入患者人群	效度	信度	敏感度
仅内容效度[1]	+	未检验	未检验
有足踝疾病的患者（N=610）（年龄未记录；性别未记录）及有特殊踝 – 后足并发症的患者（N=331）[2]	+	+	未检验

验证研究：

[1] Niki H, Aoki H, Inokuchi S, et al (2005) Development and reliability of a standard rating system for outcome measurement of foot and ankle disorders I: development of standard rating system. J Orthop Sci; 10:457–465.

[2] Niki H, Aoki H, Inokuchi S, et al (2005) Development and reliability of a standard rating system for outcome measurement of foot and ankle disorders II: interclinician and intraclinician reliability and validity of the newly established standard rating scales and Japanese Orthopaedic Association rating scale. J Orthop Sci; 10:466–474.

方法学评估　　●●●○○○（3/6）

		不能评分	0分	1分	得分
效度	内容效度	未检验	无效	有效	1
	结构效度	未检验	无效	有效	1
	标准效度	未检验	无效	有效	–
信度	内部一致性	未检验	不一致	一致	–
	可重复性	未检验	不可重复	可重复	1
敏感度		未检验	不敏感	敏感	–

小计　3

10.5 足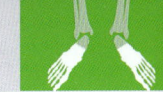

临床应用　　●●○○（2/4）

	0分	1分	2分	得分
患者友好度	有限	中等	优	2
医务人员友好度	有限	中等	优	0
			小计	2

总计（10分制）　　●●●●●○○○○○ 5

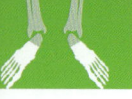

20 日本足外科协会（JSSF）跗趾跖趾 – 趾间关节量表，Japanese Society for Surgery of the Foot (JSSF) lesser toe metatarsophalangeal–interphalangeal scale（2005）

改良自AOFAS量表

源自：Niki H, Aoki H, Inokuchi S, et al (2005) Development and reliability of a standard rating system for outcome measurement of foot and ankle disorders I: development of standard rating system. J Orthop Sci; 10:457–465.

内容

类型 医务人员评定　　**量表** 3个子量表（8项）：

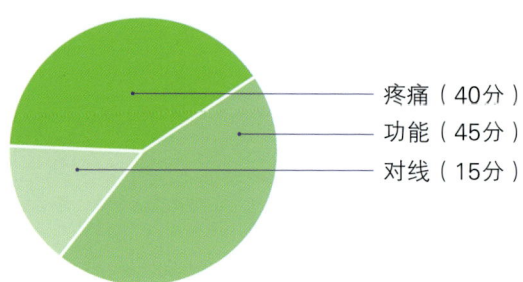

- 疼痛（40分）
- 功能（45分）
- 对线（15分）

说明
最高分：100分
最低分：0分
评分越低，功能障碍越严重。

项目评分最低0分，最高5至40分。

验证

结果对比验证[1]
无。

结果对比验证[2]
- 患者满意度

纳入患者人群	效度	信度	敏感度
仅内容效度[1]	+	未检验	未检验
有足踝疾病的患者（N=610）（年龄未记录；性别未记录）及有特殊跗趾跖趾 – 趾间关节主诉的患者（N=153）[2]	+	+	未检验

验证研究：

[1] Niki H, Aoki H, Inokuchi S, et al (2005) Development and reliability of a standard rating system for outcome measurement of foot and ankle disorders I: development of standard rating system. J Orthop Sci; 10:457–465.

[2] Niki H, Aoki H, Inokuchi S, et al (2005) Development and reliability of a standard rating system for outcome measurement of foot and ankle disorders II: interclinician and intraclinician reliability and validity of the newly established standard rating scales and Japanese Orthopaedic Association rating scale. J Orthop Sci; 10:466–474.

方法学评估　　●●●○○○（3/6）

		不能评分	0分	1分	得分
效度	内容效度	未检验	无效	有效	1
	结构效度	未检验	无效	有效	1
	标准效度	未检验	无效	有效	–
信度	内部一致性	未检验	不一致	一致	–
	可重复性	未检验	不可重复	可重复	1
敏感度		未检验	不敏感	敏感	–

小计　3

10.5 足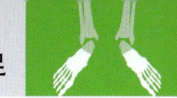

临床应用　●●○○（2/4）

	0分	1分	2分	得分
患者友好度	有限	中等	优	2
医务人员友好度	有限	中等	优	0
				小计　2

总计（10分制）　●●●●●○○○○○　5

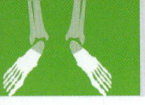

21 日本足外科协会（JSSF）足趾跖趾－趾间关节量表，Japanese Society for Surgery of the Foot (JSSF) lesser toe metatarsophalangeal-interphalangeal scale（2005）

改良自AOFAS量表

源自：Niki H, Aoki H, Inokuchi S, et al (2005) Development and reliability of a standard rating system for outcome measurement of foot and ankle disorders I: development of standard rating system. J Orthop Sci; 10:457–465.

内容

类型 医务人员评定　　**量表** 3个子量表（8项）：

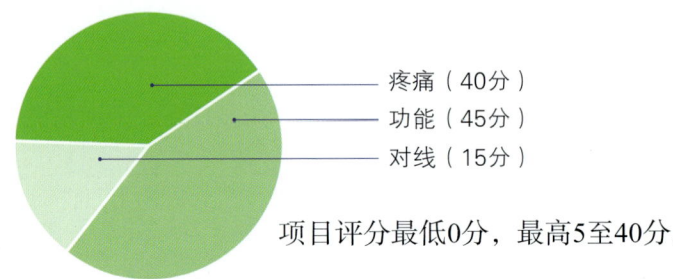

疼痛（40分）
功能（45分）
对线（15分）

说明
最高分：100分
最低分：0分
评分越低，功能障碍越严重。

项目评分最低0分，最高5至40分。

验证

结果对比验证[1]
无。

纳入患者人群	效度	信度	敏感度
仅内容效度[1]	+	未检验	未检验

验证研究：

[1] Niki H, Aoki H, Inokuchi s, et al(2005) Deveopment and reliability of a standard rating system for outcome measurement of foot and ankle disorders I:development of standard rating system. J Orthop Sci;10:457–465.

方法学评估　　●○○○○○（1/6）

		不能评分	0分	1分	得分
效度	内容效度	未检验	无效	有效	1
	结构效度	未检验	无效	有效	–
	标准效度	未检验	无效	有效	–
信度	内部一致性	未检验	不一致	一致	–
	可重复性	未检验	不可重复	可重复	–
敏感度		未检验	不敏感	敏感	–
				小计	1

临床应用　　●●○○（2/4）

	0分	1分	2分	得分
患者友好度	有限	中等	优	2
医务人员友好度	有限	中等	优	0
			小计	2

总计（10分制）　　●●●○○○○○○○　3

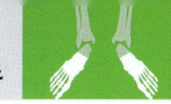

22 日本足外科协会（JSSF）中足量表，Japanese Society for Surgery of the Foot (JSSF) midfoot scale（2005）

改良自AOFAS量表

源自：Niki H, Aoki H, Inokuchi S, et al (2005) Development and reliability of a standard rating system for outcome measurement of foot and ankle disorders I: development of standard rating system. J Orthop Sci; 10:457–465.

内容

类型 医务人员评定　　**量表** 3个子量表（7项）：

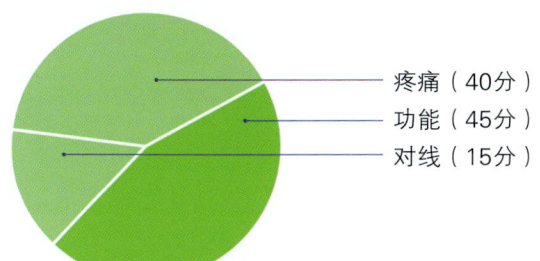

- 疼痛（40分）
- 功能（45分）
- 对线（15分）

说明

最高分：100分
最低分：0分
评分越低，功能障碍越严重。

项目评分最低0分，最高5至40分。

验证

结果对比验证[1]

无。

纳入患者人群	效度	信度	敏感度
仅内容效度[1]	+	未检验	未检验

验证研究：

[1] Niki H, Aoki H, Inokuchi S, et al(2005) Development and reliability of a standard rating system for outcome measurement of foot and ankle disorders I: development of standard rating system. J Orthop Sci;10:457–465.

方法学评估　　●○○○○○（1/6）

		不能评分	0分	1分	得分
效度	内容效度	未检验	无效	有效	1
	结构效度	未检验	无效	有效	–
	标准效度	未检验	无效	有效	–
信度	内部一致性	未检验	不一致	一致	–
	可重复性	未检验	不可重复	可重复	–
敏感度		未检验	不敏感	敏感	–

小计　1

临床应用　　●●○○（2/4）

	0分	1分	2分	得分
患者友好度	有限	中等	优	2
医务人员友好度	有限	中等	优	0

小计　2

总计（10分制）　　●●●○○○○○○○　3

23 日本足外科协会（JSSF）足踝类风湿性关节炎量表，Japanese Society for Surgery of the Foot (JSSF) rheumatoid arthritis of foot and ankle scale（2005）

改良自日本骨科学会足分级量表，Japanese Orthopedic Association foot rating scale（JOA scale）

源自：Niki H, Aoki H, Inokuchi S, et al (2005) Development and reliability of a standard rating system for outcome measurement of foot and ankle disorders I: development of standard rating system. J Orthop Sci; 10:457–465.

内容

类型 医务人员评定　　**量表** 5个子量表（13项）：

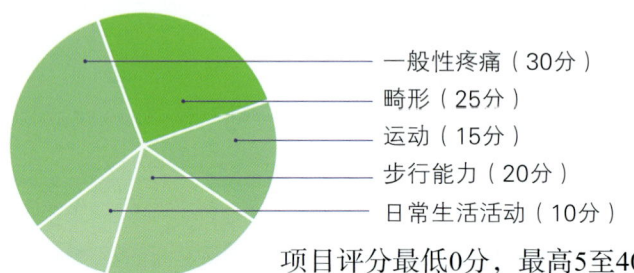

- 一般性疼痛（30分）
- 畸形（25分）
- 运动（15分）
- 步行能力（20分）
- 日常生活活动（10分）

项目评分最低0分，最高5至40分。

说明

最高分：100分

最低分：0分

评分越低，功能障碍越严重。

验证

结果对比验证[1]

无。

纳入患者人群	效度	信度	敏感度
仅内容效度[1]	+	未检验	未检验

验证研究：

[1] Niki H, Aoki H, Inokuchi S, et al (2005) Development and reliability of a standard rating system for outcome measurement of foot and ankle disorders I: development of standard rating system. J Orthop Sci; 10:457–465.

方法学评估　　●○○○○○○（1/6）

		不能评分	0分	1分	得分
效度	内容效度	未检验	无效	有效	1
	结构效度	未检验	无效	有效	–
	标准效度	未检验	无效	有效	–
信度	内部一致性	未检验	不一致	一致	–
	可重复性	未检验	不可重复	可重复	–
敏感度		未检验	不敏感	敏感	–

小计　1

临床应用　　●●○○（2/4）

	0分	1分	2分	得分
患者友好度	有限	中等	优	2
医务人员友好度	有限	中等	优	0

小计　2

总计（10分制）　　●●●○○○○○○○　3

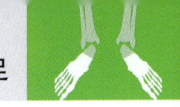

24 青少年足部关节炎残疾指数，Juvenile Arthritis Foot disability Index (JAFI)（2004）

源自：Andre M, Hagelberg S, Stenstrom CH (2004) The juvenile arthritis foot disability index: development and evaluation of measurement properties. J Rheumatol; 31:2488–2493.

内容

类型 患者自评　　**量表** 3个子量表（27项）：

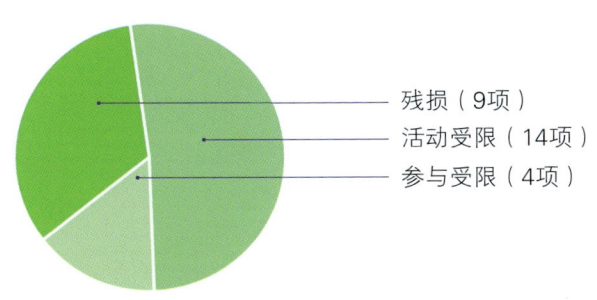

- 残损（9项）
- 活动受限（14项）
- 参与受限（4项）

说明

每个子量表分别评分，计算所有项目评分的均值。

最高分：4分

最低分：0分

评分越高，功能障碍越严重。

项目评分0至4分。

验证

结果对比验证[1]

- 下肢关节残损评分
- 儿童自我评测问卷之下肢成分
- 自我评估的参与受限

纳入患者人群	效度	信度	敏感度
少年型关节炎患者（N=36），包括儿童（N=18）（7岁；13%男性）及青少年（N=18）（13岁；7%男性）[1]	+	未检验	未检验

验证研究：

[1] Andre M, Hagelberg S, Stenstrom CH (2004) The juvenile arthritis foot disability index: development and evaluation of measurement properties. J Rheumatol; 31:2488–2493.

方法学评估　　●●●●○○（4/6）

		不能评分	0分	1分	得分
效度	内容效度	未检验	无效	有效	1
	结构效度	未检验	无效	有效	1
	标准效度	未检验	无效	有效	–
信度	内部一致性	未检验	不一致	一致	1
	可重复性	未检验	不可重复	可重复	1
敏感度		未检验	不敏感	敏感	–
				小计	4

临床应用　　●●○○（2/4）

	0分	1分	2分	得分
患者友好度	有限	中等	优	0
医务人员友好度	有限	中等	优	2
			小计	2

总计（10分制）　　●●●●●●○○○○ 6

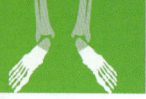

25　Leeds足部影响量表，Leeds Foot Impact Scale (LFIS)（2005）

源自：Helliwell P, Reay N, Gilworth G, et al (2005) Development of a foot impact scale for rheumatoid arthritis. Arthritis Rheum; 53:418-422.

内容

类型　患者自评　　**量表**　2个子量表（51项）：

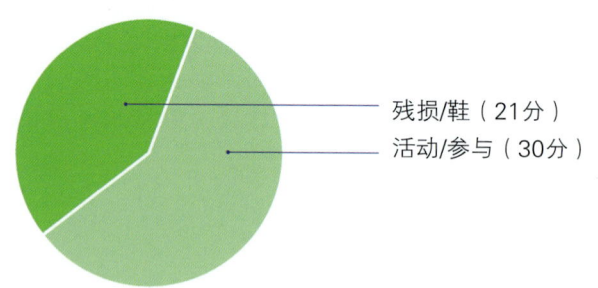

残损/鞋（21分）
活动/参与（30分）

说明
最高分：51分
最低分：0分
评分越高，功能障碍越严重。

项目表述为"真实"（1分）或"不真实"（0分）。

验证

结果对比验证[1]

无。

纳入患者人群	效度	信度	敏感度
有类风湿性关节炎相关足部问题的患者（N=85）（67岁；28%男性）[1] *仅内容效度	+	+	未检验

验证研究：

[1] Helliwell P, Reay N, Gilworth G, et al (2005) Development of a foot impact scale for rheumatoid arthritis. Arthritis Rheum;53:418-422.

方法学评估　　●●○○○○（2/6）

		不能评分	0分	1分	得分
效度	内容效度	未检验	无效	有效	1
	结构效度	未检验	无效	有效	-
	标准效度	未检验	无效	有效	-
信度	内部一致性	未检验	不一致	一致	-
	可重复性	未检验	不可重复	可重复	1
敏感度		未检验	不敏感	敏感	-

小计　2

临床应用　　●●○○（2/4）

	0分	1分	2分	得分
患者友好度	有限	中等	优	0
医务人员友好度	有限	中等	优	2

小计　2

总计（10分制）　　●●●●○○○○○○　4

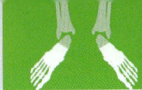

26 曼彻斯特足部疼痛及残疾问卷，Manchester Foot Pain and Disability Questionnaire (MFPDQ)（2000）

源自：Garrow AP, Papageorgiou AC, Silman AJ, et al (2000) Development and validation of a questionnaire to assess disabling foot pain. Pain; 85:107–113.

内容

类型 患者自评　　**量表** 4个子量表（19项）：

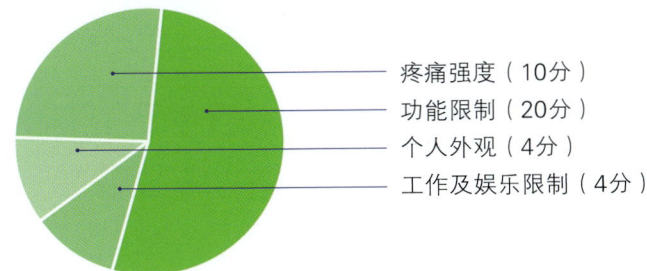

- 疼痛强度（10分）
- 功能限制（20分）
- 个人外观（4分）
- 工作及娱乐限制（4分）

说明

最高分：38分

最低分：0分

评分越高，功能障碍越严重。

每个项目的提问需加上表述"由于我足部的疼痛"。

项目评分0至2分。

验证

结果对比验证[1]

- 功能限制影响问卷之步行子量表
- 功能限制
- 疼痛强度
- 个人外观

结果对比验证[2]

- Goldberg焦虑及抑郁量表
- SF–36整体健康及精神健康成分

纳入患者人群	效度	信度	敏感度
有与类风湿性关节炎相关足部问题的患者（N=31）（53岁；33%男性）；因足部问题到普通门诊就医的患者（N=24）（61岁；33%男性）；有足部问题的社区患者（N=840）（50岁；44%男性）[1]	+	+	未检验
社区居民（N=301）（77岁；39%男性）致残性足痛患者（n=108）（77岁；34%男性）及非致残性足痛患者（n=193）（77岁；42%男性）[2]	+	+	未检验

验证研究：

[1] Garrow AP, Papageorgiou AC, Silman AJ, et al (2000) Development and validation of a questionnaire to assess disabling foot pain. Pain; 85:107–113.

[2] Menz HB, Tiedemann A, Kwan MM, et al (2006) Foot pain in community-dwelling older people: an evaluation of the Manchester Foot Pain and Disability Index. Rheumatology; 45:863–867.

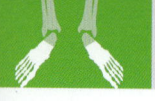

方法学评估 ●●●●○○（4/6）

		不能评分	0分	1分	得分
效度	内容效度	未检验	无效	有效	1
	结构效度	未检验	无效	有效	1
	标准效度	未检验	无效	有效	1
信度	内部一致性	未检验	不一致	一致	1
	可重复性	未检验	不可重复	可重复	—
敏感度		未检验	不敏感	敏感	—
				小计	4

临床应用 ●●●○（3/4）

	0分	1分	2分	得分
患者友好度	有限	中等	优	1
医务人员友好度	有限	中等	优	2
			小计	3

总计（10分制） ●●●●●●●○○○ 7

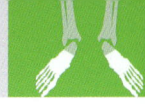

10.5 足

27 曼彻斯特 – 牛津足问卷，Manchester–Oxford Foot Questionnaire (MOXFQ)（2006）

改良自曼彻斯特足部疼痛及残疾问卷

源自：Dawson J, Coffey J, Doll H, et al (2006) A patient–based questionnaire to assess outcomes of foot surgery: validation in the context of surgery for hallux valgus. Qual Life Res; 15:1211–1222.

内容

类型 患者自评　　**量表** 3个子量表（16项）：

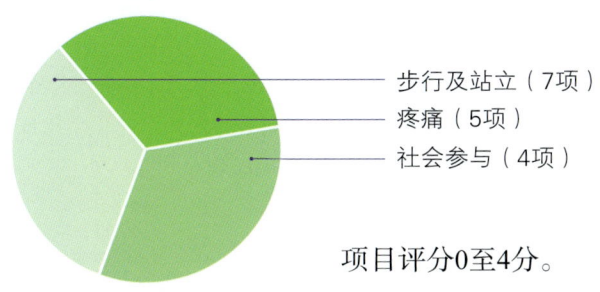

- 步行及站立（7项）
- 疼痛（5项）
- 社会参与（4项）

项目评分0至4分。

说明
每个子量表分别评分并标准化至100分。
最高分：100分
最低分：0分
评分越高，功能障碍越严重。

验证

结果对比验证[1]

- AOFAS踇趾量表
- SF–36生理功能、角色生理及疼痛成分
- SF–36生理成分总评分

纳入患者人群	效度	信度	敏感度
因踇外翻行手术治疗的患者（N=100）（52岁；5%男性）[1]	+	+	未检验
因踇外翻行手术治疗的患者（N=91）（52岁；5%男性）[2]	未检验	未检验	+

验证研究：

[1] Dawson J, Coffey J, Doll H, et al (2006) A patient–based questionnaire to assess outcomes of foot surgery: validation in the context of surgery for hallux valgus. Qual Life Res; 15:1211–1222.
[2] Dawson J, Doll H, Coffey J, et al (2007) Responsiveness and minimally important change for the Manchester–Oxford foot questionnaire (MOXFQ) compared with AOFASand SF–36 assessments following surgery for hallux valgus. Osteoarthritis Cartilage; 15:918–931.

方法学评估　　●●●●○○（4/6）

		不能评分	0分	1分	得分
效度	内容效度	未检验	无效	有效	1
	结构效度	未检验	无效	有效	1
	标准效度	未检验	无效	有效	–
信度	内部一致性	未检验	不一致	一致	1
	可重复性	未检验	不可重复	可重复	–
敏感度		未检验	不敏感	敏感	1

小计　4

临床应用　　●●●○（3/4）

	0分	1分	2分	得分
患者友好度	有限	中等	优	1
医务人员友好度	有限	中等	优	2

小计　3

总计（10分制）　　●●●●●●●○○○　7

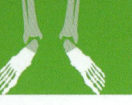

28 马里兰足评分，Maryland foot score（1993）

也称为足部疼痛中心（PFC）评分系统

源自：Sanders R, Fortin P, DiPasquale T, et al (1993) Operative treatment in 120 displaced intraarticular calcaneal fractures. Results using a prognostic computed tomography scan classification. Clin Orthop Relat Res; (290):87–95.

内容

类型　医务人员评定　　**量表**　5个子量表（10项）：

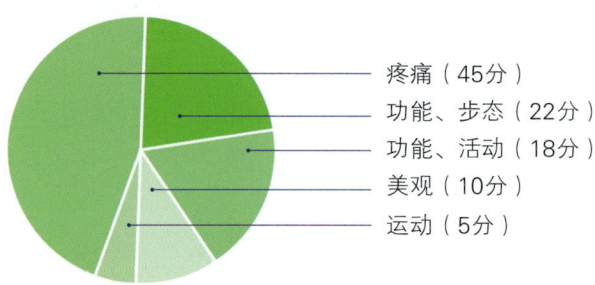

- 疼痛（45分）
- 功能、步态（22分）
- 功能、活动（18分）
- 美观（10分）
- 运动（5分）

项目评分最低0分，最高4至45分。

说明

优：90～100分

良：75～89分

中：60～74分

差：＜60分

验证

结果对比验证[1]

- SF–36生理功能及躯体疼痛成分

结果对比验证[2]

- SF–36生理功能及躯体疼痛成分
- AOFAS踝–后足量表

结果对比验证[3]

- SF–36核心生理成分

纳入患者人群	效度	信度	敏感度
因关节内跟骨骨折行手术治疗的患者（N=25）（44岁；96%男性）[1]	+	未检验	未检验
因跟骨骨折行手术治疗的患者（N=71）（42岁；90%男性）[2]	+	未检验	未检验
Lisfranc损伤患者（N=16）（37岁；75%男性）[3]	+	未检验	未检验

验证研究：

[1] Heffernan G, Khan F, Awan N, et al (2000) A comparison of outcome scores in os calcis fractures. Ir J Med Sci; 169:127–128.

[2] Westphal T, Piatek S, Halm JP, et al (2004) Outcome of surgically treated intraarticular calcaneus fractures–SF–36 compared with AOFAS and MFS. Acta Orthop Scand; 75:750–755.

[3] O'Connor PA, Yeap S, Noel J, et al (2003) Lisfranc injuries: patient–and physician–based functional outcomes. Int Orthop; 27:98–102.

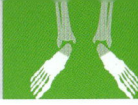

方法学评估 ●●○○○○（2/6）

		不能评分	0分	1分	得分
效度	内容效度	未检验	无效	有效	-
	结构效度	未检验	无效	有效	1
	标准效度	未检验	无效	有效	1
信度	内部一致性	未检验	不一致	一致	-
	可重复性	未检验	不可重复	可重复	-
敏感度		未检验	不敏感	敏感	-
				小计	2

临床应用 ●●○○（2/4）

	0分	1分	2分	得分
患者友好度	有限	中等	优	2
医务人员友好度	有限	中等	优	0
			小计	2

总计（10分制） ●●●●○○○○○○ 4

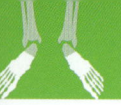

29 Moeckel足评分系统,Moeckel foot scoring system(1992)

源自:Moeckel BH, Sculco TP, Alexiades MM, et al (1992) The double-stemmed silicone-rubber implant for rheumatoid arthritis of the first metatarsophalangeal joint. Long-term results. J Bone Joint Surg Am; 74:564–570.

内容

类型 医务人员评定 **量表** 3个子量表(3项):

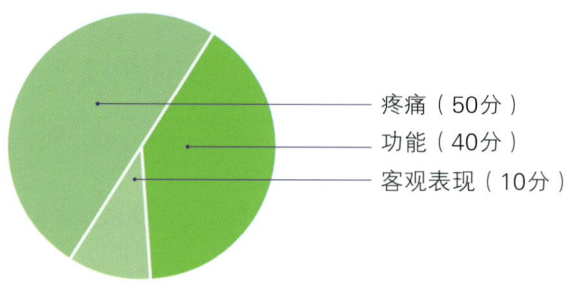

- 疼痛(50分)
- 功能(40分)
- 客观表现(10分)

说明
优:90~100分
良:80~89分
中:70~79分
差:<70分

项目评分最低0分,最高10至50分。

验证

纳入患者人群	效度	信度	敏感度
因类风湿性关节炎行前足关节成形的患者(N=45)(56岁;7%男性)[1]	未检验	+	未检验

验证研究:

[1] Moeckel BH, Sculco TP, Alexiades MM, et al (1992) The double-stemmed silicone-rubber implant for rheumatoid arthritis of the first metatarsophalangeal joint. Long-term results. J Bone Joint Surg Am; 74:564–570.

方法学评估   ●○○○○○(1/6)

		不能评分	0分	1分	得分
效度	内容效度	未检验	无效	有效	-
	结构效度	未检验	无效	有效	-
	标准效度	未检验	无效	有效	-
信度	内部一致性	未检验	不一致	一致	-
	可重复性	未检验	不可重复	可重复	1
敏感度		未检验	不敏感	敏感	-
				小计	1

临床应用   ●●○○(2/4)

	0分	1分	2分	得分
患者友好度	有限	中等	优	2
医务人员友好度	有限	中等	优	0
			小计	2

总计(10分制)   ●●●○○○○○○○ 3

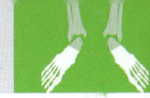

30 Rowan足部疼痛评定问卷，Rowan Foot Pain Assessment Questionnaire (ROFPAQ)（2001）

源自：Rowan K (2001) The development and validation of a multi-dimensional measure of chronic foot pain: the ROwan Foot Pain Assessment Questionnaire (ROFPAQ). Foot Ankle Int; 22: 795–809.

内容

类型 患者自评　　**量表** 4个子量表（39项）：

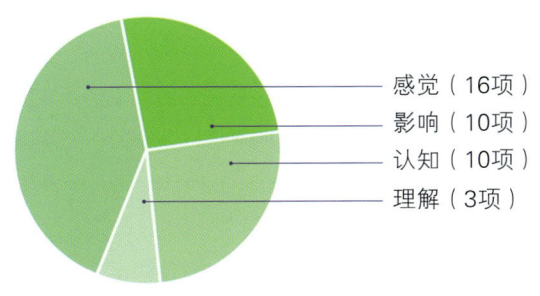

- 感觉（16项）
- 影响（10项）
- 认知（10项）
- 理解（3项）

说明

相加每个子量表的评分并除以该子量表的项目数。

每个子量表分别评分。

最高分：5分

最低分：1分

评分越高，功能障碍越严重。

项目评分1至5分。

验证

结果对比验证[1]

- 足功能指数
- 医院焦虑与抑郁量表
- 头痛量表

纳入患者人群	效度	信度	敏感度
慢性足痛患者（N=39）（年龄未记录；性别未记录）[1]	+	+	未检验

验证研究：

[1] Rowan K (2001) The development and validation of a multi-dimensional measure of chronic foot pain: the ROwan Foot Pain Assessment Questionnaire (ROFPAQ). Foot Ankle Int; 22: 795–809.

方法学评估　　●●●●●○（5/6）

		不能评分	0分	1分	得分
效度	内容效度	未检验	无效	有效	1
	结构效度	未检验	无效	有效	1
	标准效度	未检验	无效	有效	1
信度	内部一致性	未检验	不一致	一致	1
	可重复性	未检验	不可重复	可重复	1
敏感度		未检验	不敏感	敏感	–

小计　5

临床应用　　●●○○（2/4）

	0分	1分	2分	得分
患者友好度	有限	中等	优	0
医务人员友好度	有限	中等	优	2

小计　2

总计（10分制）　●●●●●●●○○○　7

10.6 跟骨

- Creighton-Nebraska健康基金会评测量表 ··········· 421
- Hildebrand视觉模拟量表 ··········· 422
- Iowa跟骨评分 ··········· 423
- Kerr跟骨骨折评分系统 ··········· 424
- 口述模拟量表 ··········· 425
- Paley评分系统 ··········· 426
- Rowe功能评分 ··········· 427
- 改良Rowe评分 ··········· 428
- Stromsoe分级系统 ··········· 429
- Thordarson功能结局评测 ··········· 430

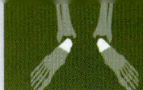

1 Creighton-Nebraska健康基金会评测量表，Creighton-Nebraska Health Foundation assessment scale（1990）

源自：Crosby LA, Fitzgibbons T (1990) Computerized tomography scanning of acute intra-articular fractures of the calcaneus. A new classification system. J Bone Joint Surg Am; 72:852–859.

内容

类型 医务人员评定　　**量表** 6个子量表（7项）：

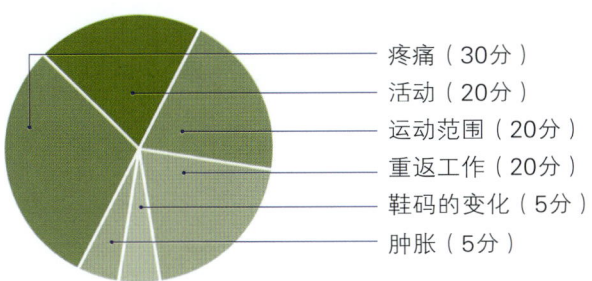

- 疼痛（30分）
- 活动（20分）
- 运动范围（20分）
- 重返工作（20分）
- 鞋码的变化（5分）
- 肿胀（5分）

说明
优：90~100分
良：80~89分
中：65~79分
差：<65分

项目评分最低0分，最高5至30分。

验证

未见相关验证研究。

纳入患者人群	效度	信度	敏感度
无			

方法学评估　　　　　　　　　　　　　　　　　　○○○○○○（0/6）

		不能评分	0分	1分	得分
效度	内容效度	未检验	无效	有效	–
	结构效度	未检验	无效	有效	–
	标准效度	未检验	无效	有效	–
信度	内部一致性	未检验	不一致	一致	–
	可重复性	未检验	不可重复	可重复	–
敏感度		未检验	不敏感	敏感	–
				小计	–

临床应用　　　　　　　　　　　　　　　　　　●●○○（2/4）

	0分	1分	2分	得分
患者友好度	有限	中等	优	2
医务人员友好度	有限	中等	优	0
			小计	2

总计（10分制）　　　　　　　　　●●○○○○○○○○　2

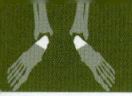

AO骨科量表评鉴

2　Hildebrand视觉模拟量表，Hildebrand visual analog scale（1996）

源自：Hildebrand KA, Buckley RE, Mohtadi NG, et al (1996) Functional outcome measures after displaced intra-articular calcaneal fractures. J Bone Joint Surg Br; 78:119-123.

内容

类型　患者自评　　**量表**　4个子量表（16项）：

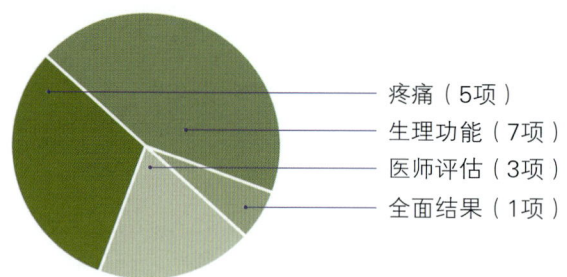

- 疼痛（5项）
- 生理功能（7项）
- 医师评估（3项）
- 全面结果（1项）

说明
总评分以患者对总体结果的感觉为基础。
最高分：100分
最低分：0分

项目以10 cm的量表进行评分。

验证

结果对比验证[1]
- 改良Rowe评分
- McGill疼痛问卷
- SF-36

纳入患者人群	效度	信度	敏感度
有移位的关节内跟骨骨折患者（N=15）（43岁；100%男性）[1]	+	+	未检验

验证研究：

[1] Hildebrand KA, Buckley RE, Mohtadi NG, et al (1996) Functional outcome measures after displaced intra-articular calcaneal fractures. J Bone Joint Surg Br; 78:119-123.

方法学评估　●●●○○○（3/6）

		不能评分	0分	1分	得分
效度	内容效度	未检验	无效	有效	-
	结构效度	未检验	无效	有效	1
	标准效度	未检验	无效	有效	1
信度	内部一致性	未检验	不一致	一致	-
	可重复性	未检验	不可重复	可重复	1
敏感度		未检验	不敏感	敏感	-
				小计	3

临床应用　●●○○（2/4）

	0分	1分	2分	得分
患者友好度	有限	中等	优	1
医务人员友好度	有限	中等	优	1
			小计	2

总计（10分制）　●●●●●○○○○○　5

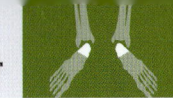

3   Iowa跟骨评分，Iowa Calcaneal Score (ICS)（2006）

源自：Allmacher DH, Galles KS, Marsh JL (2006) Intra-articular calcaneal fractures treated nonoperatively and followed sequentially for 2 decades. J Orthop Trauma; 20:464–469.

内容

类型　患者自评　　**量表**　3个子量表（3项）：

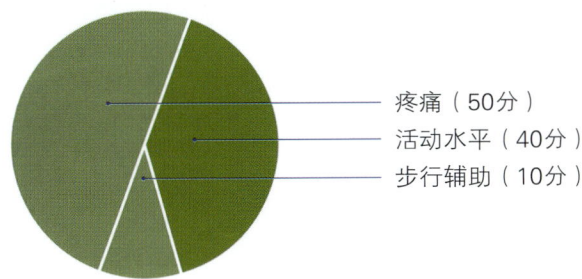

— 疼痛（50分）
— 活动水平（40分）
— 步行辅助（10分）

项目评分最低0分，最高10至50分。

说明
优：90 ~ 100分
良：75 ~ 89分
中：55 ~ 74分
差：< 55分

验证

未见相关验证研究。

纳入患者人群	效度	信度	敏感度
无			

方法学评估　　　　　　　　　　　　　　　　○○○○○○（0/6）

		不能评分	0分	1分	得分
效度	内容效度	未检验	无效	有效	-
	结构效度	未检验	无效	有效	-
	标准效度	未检验	无效	有效	-
信度	内部一致性	未检验	不一致	一致	-
	可重复性	未检验	不可重复	可重复	-
敏感度		未检验	不敏感	敏感	-
				小计	-

临床应用　　　　　　　　　　　　　　　　●●●●（4/4）

	0分	1分	2分	得分
患者友好度	有限	中等	优	2
医务人员友好度	有限	中等	优	2
			小计	4

总计（10分制）　　　　　　　　　　●●●●○○○○○○　4

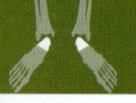

4 Kerr跟骨骨折评分系统，Kerr calcaneal fracture scoring system（1996）

源自：Kerr PS, Prothero DL, Atkins RM (1996) Assessing outcome following calcaneal fracture: a rational scoring system. Injury; 27:35–38.

内容

类型 医务人员评定　　**量表** 4个子量表（5项）：

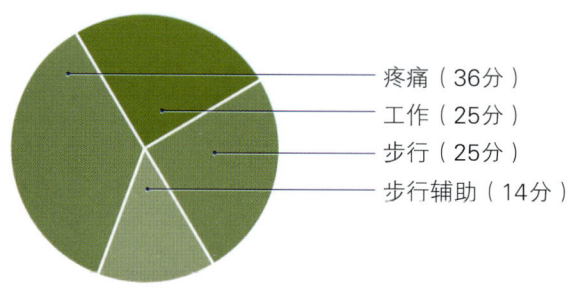

- 疼痛（36分）
- 工作（25分）
- 步行（25分）
- 步行辅助（14分）

说明

最高分：100分
最低分：0分
评分越低，功能障碍越严重。

项目评分最低0分，最高14至25分。

验证

结果对比验证

无。

纳入患者人群	效度	信度	敏感度
仅内容效度[1]	+	未检验	未检验

验证研究：

[1] Kerr PS, Prothero DL, Atkins RM (1996) Assessing outcome following calcaneal fracture: a rational scoring system. Injury; 27:35–38.

方法学评估　　●○○○○○（1/6）

		不能评分	0分	1分	得分
效度	内容效度	未检验	无效	有效	1
	结构效度	未检验	无效	有效	–
	标准效度	未检验	无效	有效	–
信度	内部一致性	未检验	不一致	一致	–
	可重复性	未检验	不可重复	可重复	–
敏感度		未检验	不敏感	敏感	–
				小计	1

临床应用　　●●○○（2/4）

	0分	1分	2分	得分
患者友好度	有限	中等	优	2
医务人员友好度	有限	中等	优	0
			小计	2

总计（10分制）　　●●●○○○○○○○　3

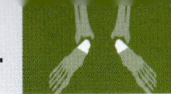

10.6 跟骨

5 口述模拟量表，Oral analog scale（1998）

源自：Morin P, Buckley R, Stewart R, et al (1998) Oral analog scale as an outcome measure after displaced intra-articular calcaneal fractures. Foot Ankle Int; 19:694–697.

内容

类型 患者自评　　**量表** 单个问题（1项）：

"你的跟骨骨折了；如果正常足为'0'，骨折侧为'10'，当10代表难以忍受，而0代表正常时，你会如何评价伤足的疼痛程度？"

说明
最高分：10分
最低分：0分
评分越高，功能障碍越严重。

项目以10 cm的量表进行评分。

验证

结果对比验证[1]

- 总结果的视觉模拟量表

纳入患者人群	效度	信度	敏感度
有移位的关节内跟骨骨折患者（N=115）（年龄未记录；性别未记录）[1]	+	未检验	未检验

验证研究：

[1] Morin P, Buckley R, Stewart R, et al (1998) Oral analog scale as an outcome measure after displaced intra-articular calcaneal fractures. Foot Ankle Int; 19:694–697.

方法学评估　　●○○○○○（1/6）

		不能评分	0分	1分	得分
效度	内容效度	未检验	无效	有效	–
	结构效度	未检验	无效	有效	1
	标准效度	未检验	无效	有效	–
信度	内部一致性	未检验	不一致	一致	–
	可重复性	未检验	不可重复	可重复	–
敏感度		未检验	不敏感	敏感	–
				小计	1

临床应用　　●●●○（3/4）

	0分	1分	2分	得分
患者友好度	有限	中等	优	2
医务人员友好度	有限	中等	优	1
			小计	3

总计（10分制）　　●●●●○○○○○○　4

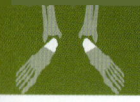

6 Paley评分系统，Paley scoring system（1993）

源自：Paley D, Hall H (1993) Intra-articular fractures of the calcanus. A critical analysis of results and prognostic factors. J Bone Joint Surg Am; 75:342–354.

内容

类型 医务人员评定　　**量表** 6个子量表（9项）：

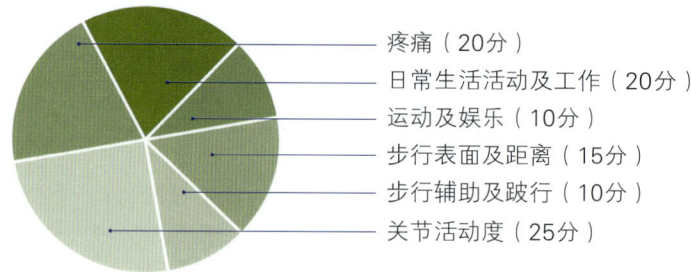

- 疼痛（20分）
- 日常生活活动及工作（20分）
- 运动及娱乐（10分）
- 步行表面及距离（15分）
- 步行辅助及跛行（10分）
- 关节活动度（25分）

项目评分最低0分，最高5至20分。

说明

优：90～100分
良：72～89分
中：41～71分
差：＜41分

验证

未见相关验证研究。

纳入患者人群	效度	信度	敏感度
无			

方法学评估　　○○○○○○（0/6）

		不能评分	0分	1分	得分
效度	内容效度	未检验	无效	有效	–
	结构效度	未检验	无效	有效	–
	标准效度	未检验	无效	有效	–
信度	内部一致性	未检验	不一致	一致	–
	可重复性	未检验	不可重复	可重复	–
敏感度		未检验	不敏感	敏感	–
				小计	–

临床应用　　●●○○（2/4）

	0分	1分	2分	得分
患者友好度	有限	中等	优	2
医务人员友好度	有限	中等	优	0
			小计	2

总计（10分制）　　●○○○○○○○○○　2

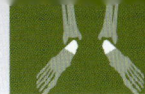

10.6 跟骨

7　Rowe功能评分，Rowe functional score（1963）

源自：Rowe CR, Sakellarides HT (1963) Fractures of the os calcis. A long–term follow–up study of 146 patients. J Am Med Assoc; 184:920–923.

内容

类型　患者自评　　**量表**　5个子量表（5项）：

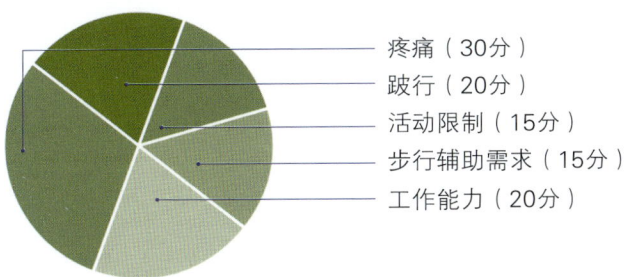

- 疼痛（30分）
- 跛行（20分）
- 活动限制（15分）
- 步行辅助需求（15分）
- 工作能力（20分）

项目评分最低0分，最高15至30分。

说明
优：90～100分
良：70～85分
中：40～65分
差：＜40分

验证

未见相关验证研究。

纳入患者人群	效度	信度	敏感度
无			

方法学评估　　　　　　　　　　　　　○○○○○○（0/6）

		不能评分	0分	1分	得分
效度	内容效度	未检验	无效	有效	-
	结构效度	未检验	无效	有效	-
	标准效度	未检验	无效	有效	-
信度	内部一致性	未检验	不一致	一致	-
	可重复性	未检验	不可重复	可重复	-
敏感度		未检验	不敏感	敏感	-

小计　-

临床应用　　　　　　　　　　　　　●●●●（4/4）

	0分	1分	2分	得分
患者友好度	有限	中等	优	2
医务人员友好度	有限	中等	优	2

小计　4

总计（10分制）　　　　　　●●●●○○○○○○　4

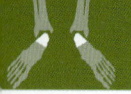

8 改良Rowe评分，Modified Rowe score（1992）

源自：Buckley RE, Meek RN (1992) Comparison of open versus closed reduction of intraarticular calcaneal fractures: a matched cohort in workmen. J Orthop Trauma; 6:216–222.

内容

类型 患者自评 **量表** 6个子量表（6项）：

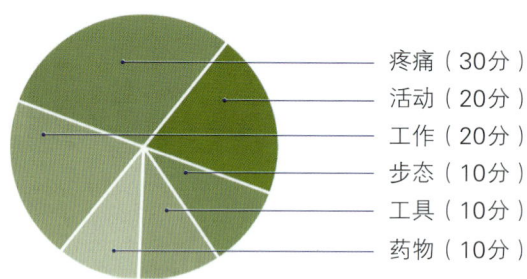

- 疼痛（30分）
- 活动（20分）
- 工作（20分）
- 步态（10分）
- 工具（10分）
- 药物（10分）

项目评分最低0分，最高10分。

说明

最高分：100分
最低分：0分
评分越低，功能障碍越严重。

验证

未见相关验证研究。

纳入患者人群	效度	信度	敏感度
无			

方法学评估 ○○○○○○（0/6）

		不能评分	0分	1分	得分
效度	内容效度	未检验	无效	有效	-
	结构效度	未检验	无效	有效	-
	标准效度	未检验	无效	有效	-
信度	内部一致性	未检验	不一致	一致	-
	可重复性	未检验	不可重复	可重复	-
敏感度		未检验	不敏感	敏感	-
				小计	-

临床应用 ●●●●（4/4）

	0分	1分	2分	得分
患者友好度	有限	中等	优	2
医务人员友好度	有限	中等	优	2
			小计	4

总计（10分制） ●●●●○○○○○○ 4

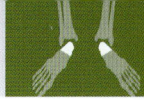

10.6 跟骨

9 Stromsoe分级系统，Stromsoe rating system（1998）

源自：Stromsoe K, Mork E, Hem ES (1998) Open reduction and internal fixation in 46 displaced intraarticular calcaneal fractures. Injury; 29:313–316.

内容

类型 医务人员评定　　**量表** 7个子量表（7项）：

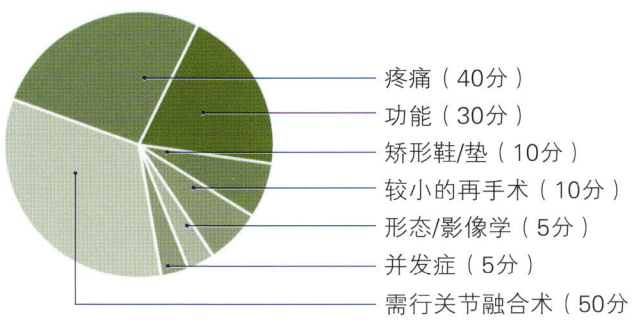

- 疼痛（40分）
- 功能（30分）
- 矫形鞋/垫（10分）
- 较小的再手术（10分）
- 形态/影像学（5分）
- 并发症（5分）
- 需行关节融合术（50分）

说明

100减去所有子量表的评分之和。
优：81~100分
良：71~80分
尚满意：51~60分
不满意：<49分

项目评分最低0分，最高5至50分。

验证

未见相关验证研究。

纳入患者人群	效度	信度	敏感度
无			

方法学评估　　　　　　　　　　　　　　　　　　○○○○○○（0/6）

		不能评分	0分	1分	得分
效度	内容效度	未检验	无效	有效	-
	结构效度	未检验	无效	有效	-
	标准效度	未检验	无效	有效	-
信度	内部一致性	未检验	不一致	一致	-
	可重复性	未检验	不可重复	可重复	-
敏感度		未检验	不敏感	敏感	-
				小计	-

临床应用　　　　　　　　　　　　　　　　　　●●○○（2/4）

	0分	1分	2分	得分
患者友好度	有限	中等	优	2
医务人员友好度	有限	中等	优	0
			小计	2

总计（10分制）　　　　　　　　　●○○○○○○○○○　2

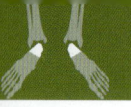

10 Thordarson功能结局评测，Thordarson functional outcome assessment（1996）

源自：Thordarson DB, Krieger LE (1996) Operative vs. nonoperative treatment of intra-articular fractures of the calcaneus: a prospective randomized trial. Foot Ankle Int; 17:2-9.

内容

类型 患者自评　　**量表** 6个子量表（6项）：

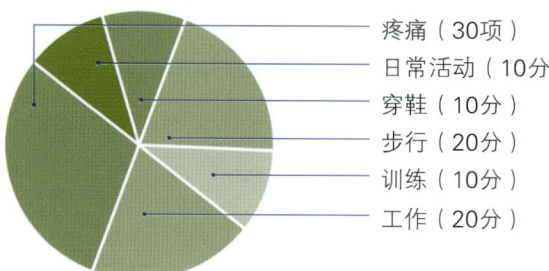

- 疼痛（30项）
- 日常活动（10分）
- 穿鞋（10分）
- 步行（20分）
- 训练（10分）
- 工作（20分）

说明

优：90~100分
良：80~89分
中：70~79分
差：＜70分

项目评分最低0分，最高10至30分。

验证

结果对比验证[1]

- AOFAS踝/后足评分

纳入患者人群	效度	信度	敏感度
跟骨骨折患者（N=26）；手术组（N=15）（35岁；80%男性）及非手术组（N=11）（36岁；82%男性）[1]	+	未检验	未检验

验证研究：

[1] Thordarson DB, Krieger LE (1996) Operative vs. nonoperative treatment of intra-articular fractures of the calcaneus: a prospective randomized trial. Foot Ankle Int; 17:2-9.

方法学评估　　●○○○○○（1/6）

		不能评分	0分	1分	得分
效度	内容效度	未检验	无效	有效	—
	结构效度	未检验	无效	有效	—
	标准效度	未检验	无效	有效	1
信度	内部一致性	未检验	不一致	一致	—
	可重复性	未检验	不可重复	可重复	—
敏感度		未检验	不敏感	敏感	—

小计 1

临床应用　　●●●●（4/4）

	0分	1分	2分	得分
患者友好度	有限	中等	优	2
医务人员友好度	有限	中等	优	2

小计 4

总计（10分制）　　●●●●●○○○○○ 5

A1 缩写词列表

AAOS　美国骨科医师学会
ABILHAND　手功能测量
AC　肩锁关节
ACL　前交叉韧带
ADL　日常生活活动
AIMS　关节炎影响评定表
AFI　Algo功能指数
AHFI　Arab手功能指数
AJFAT　踝关节功能评定工具
AKS　美国膝关节学会
AMHFQ　Alderson-McGall手功能问卷
AOFAS　美国骨科足踝协会
AOS　踝关节骨性关节炎评分
ASES　美国肩肘外科协会
ATRS　跟腱完全断裂评分
AUSCAN　澳大利亚/加拿大手部骨性关节炎指数
BFS　Bristol足评分
CBO　医务人员评定的量表
CHOHES　Oakland儿童医院髋评估量表
CIIS　内翻损伤综合量表
COPM　加拿大作业活动测量表
CRS　Cincinnati膝关节分级系统
DASH　上肢功能障碍问卷
DFI　Dreiser功能指数
DHI　Duruöz手部指数
EFA　肘关节功能评估量表
EuroQol　欧洲生活质量
FAAM　足踝能力测量
FADI　足踝残疾指数
FAOS　足踝结局评分
FFI　足功能指数
FFI-R　修正足功能指数
FHSQ　足部健康状况问卷
FIHOA　Algo功能指数
FIQ　功能指数问卷
FLEX-SF　肩关节功能Flexilevel量表
FRS　功能恢复评分
HAQ　斯坦福健康评估问卷
HFI　手功能指数
HFS　手功能评分

HISS　手外伤严重程度评分
HOOS　髋关节残疾及骨性关节炎评分
HSS　美国特种外科医院
ICS　Iowa跟骨评分
IKDC　国际膝关节文献委员会
IM　髓内
IP　指骨间
JAFI　青少年足部关节炎残疾指数
JKOM　日本膝关节骨性关节炎评定
JOA　日本骨科学会
JSSF　日本足外科协会
JSSH　日本手外科学会
KFT　Keitel功能测试
KOOS　膝关节损伤及骨性关节炎转归评分
KPS　Kujala髌股关节评分
KTA　Kettelkamp's膝关节评分表Ⅱ
LAI　Lequesne功能指数
LEAS　下肢活动量表
LEFS　下肢功能量表
LEGS　下肢改善量表
LEM　下肢量表
LES　利物浦肘关节评分
LFIS　Leeds足部影响量表
MACTAR　McMaster-Toronto关节炎问卷
MAM　手功能测量
MFA　肌肉骨骼功能评估
MFPDQ　曼彻斯特足部疼痛及残疾问卷
MHQ　密歇根手部结果问卷
MISS　墨尔本肩关节不稳评分
MOXFQ　曼彻斯特-牛津足问卷
MPI　Mayo肘关节功能指数
M-SACRAH　改良慢性手部类风湿评估和量化评分
MTP　跖趾关节
NHP　Nottingham健康分析
NR　未记录
NYOH　纽约骨科医院
OA　骨性关节炎
OAK　OAK膝关节评价
OAKHQOL　膝髋骨性关节炎生活质量
OAS　口头模拟评分
OKS　牛津膝关节评分
OMA　Olerud Molander踝评分
OSS　牛津肩关节评分

PASI 患者特异性髋分级评分指数
PEM 患者评估测量
PENN Penn肩关节评分
PFC 足部疼痛中心PFC评分系统
POS 患者手术结果
PREE 患者评级肘关节评估
PRO 患者自评
PRTEE 患者评级网球肘评估
PRWE 患者评级腕关节评估
PSS Penn肩关节评分
QoL 生活质量
QWB 健康质量
RAOS 类风湿性及关节炎结局评分
RC-QOL 肩袖生活质量评估
ROM 关节活动度
ROFPAQ Rowan足部疼痛评定问卷
SACRAH 慢性手部类风湿评估和量化评分
SANE 单纯数字化评定
SDQ 肩关节功能障碍问卷
SDQ-NL 荷兰语肩关节功能障碍问卷
SDQ-UK 英国肩关节功能障碍问卷
SFA 肩关节功能评估量表
SF-12 简明版12项健康状况调查问卷
SF-36 简明版36项健康状况调查问卷
SIP 疾病影响分析
SODA 连续职业灵活性评估
SODA-S 简明版连续职业灵活性评估
SPADI 肩关节疼痛和功能障碍指数
SSI 肩关节严重程度指数
SSRS 主观肩关节等级评定量表
SST 简易肩关节测试
THA 全髋关节成形术
TKA 全膝关节成形术
UEFS 上肢功能量表
UEFT 上肢功能测试
ULFI 上肢功能指数
VAS 视觉模拟评分
VISA-A Victorian运动学院肌腱研究组
VRS 口述分级评分
WOM 腕关节结果测量
WOMAC Western Ontario and McMaster Universities骨性关节炎指数
WOOS Western Ontario肩关节骨性关节炎指数
WORC Western Ontario肩袖指数

A2 词汇表及其定义

可接受性　评定量表被患者接受的程度。

临床应用性　评价患者或医务人员完成评定量表时，量表的"友好"程度。

医务人员评定的量表　将生理、手术或某些患者自评量表进行综合的评定量表。往往将临床结果赋值为连续的数值评分，数值相加并分类评级为"优、良、中、差"。由于对分级名词缺乏标准的定义，这些评级可能得出不同的结论。

医务人员友好度　也称为可行性。在工作人员或研究人员实施、采集和处理数据的时间、花销和所需的培训方面，使用评定量表需考虑的负担程度。

结构效度　评估评定量表有效性更为定量的形式。通过将评定量表内的结构（例如：疼痛）与另一个评定量表中假定相似的结构（例如：SF-36中的躯体功能）或相似的评定测量（如：止痛药物使用）进行对照比较，得出评估结果。

内容　评定量表的内容包括类型（医务人员评定或患者自评）、量表（构成评定量表的问题），以及对评定量表进行评分的说明。

内容效度　是效度的形式之一，考察评定量表中所选定的项目、问题对感兴趣的范畴涵盖的程度。

标准效度　是效度的形式之一，考察测量同一主题时，评定量表是否与"金标准"高度相关。

疾病特异性评定量表　试图对特定关节或身体部分在疾病、损伤或治疗后的功能做出定量评估的量表（参见关节特异性评定量表）。

表面效度　效度的形式之一，检验评定量表是否用于测量其想要测量的内容。

可行性　临床使用评定量表在考虑到工作人员负担下的可行程度。

健康相关生活质量　患者感知的健康情况，包括躯体、心理和社会健康。

内部一致性　是信度的形式之一，评定量表中问题的同质性或一致性如何，以及测量同一事物的一致程度如何。

观察者间　量表由评定经验相同的不同观察者间进行重复评定，得出相同结果的能力。

观察者内　在重要的健康维度没有发生变化的情况下，量表由同一观察者进行重复评定，得出相同结果的能力。

关节特异性评定量表　试图对特定关节或身体部分在疾病、损伤或治疗后的功能做出定量评估的量表

A2 词汇表及其定义

（参见疾病特异性评定量表）。

方法学　对评定量表本质特性的系统评估。本书中，指的是对量表效度、信度和敏感度的评估。

顺序量表　认可测量顺序的评定量表，在这个意义上，一个评定值较另一个相对较高或较好。但是，测量值之间的间隔不必相等或不重要。骨科中常用的顺序量表的实例为"优、良、中、差"类量表。

评定量表　对治疗措施的成功（或失败）进行充分的定量测量。

结果研究　描述、解释和预测各种影响因素（特别是干预措施）对终点事件（生存率、医疗护理满意度）所产生影响的学科，终点事件对决策者（患者及社会）很重要。特别强调应使用患者自评的量表。

患者友好度　也称为可接受性。就患者的时间、理解和感受而言，评定量表减少患者负担的程度。

患者自评的量表　由患者自己完成的问卷或评定量表；或者在必要的时候，其他人可以代表患者获得与功能、症状、健康状况、健康相关生活质量，以及特定治疗方法结果相关的数据。患者自评的量表可以是一般性的（试图评估损伤/疾病对患者总体健康状况的影响），或疾病/部位特异性的（试图评估特定解剖部位的疾病或损伤对与疾病或损伤相关的特定行为的影响）。

生理评定量表　通常由医务人员，而不是由患者进行评估的量表。包括影像学评估（如骨骼对线和骨性愈合）、关节活动度、肌力和实验室检查结果。这些评定通常被认为是"客观的"评定，并且往往替代其他评定量表。但是其往往缺乏效度和信度检验。

群体　研究中所纳入的患者人群，按照疾病（疾病、损伤或外科手术）、年龄和性别的方式予以记述。

信度　同一观察者（观察者内信度）或不同观察者（观察者间信度）重复评定同一量表，量表产生相同结果的能力。

可重复性　是信度的形式之一，可进一步分为：观察者间信度和重测信度。对同一患者使用同一量表，观察者1与观察者2之间的一致程度如何是观察者间可重复性的本质。可重复性的这一形式适用于医务人员评定的量表。在重要的健康维度没有发生变化的情况下，对同一患者在2个不同的场合下，使用同一个评定量表评定重测信度。

敏感度　也称为"对变化的敏感度"，是在发生变化时评定量表检测变化的能力。特别是，其可以测量评定量表如何很好地检测到干预措施所带来的变化。

替代结果　短期或中间结果（例如：骨骼对线或骨性愈合），往往用于推断干预措施后患者重要的预后结果。

效度　量表准确评估其想要评估目的的能力。

A3 已评估评定量表列表

A

ABILHAND手功能测量，ABILHAND manual ability measure（ABILHAND）（1998）　148

跟腱完全断裂评分，Achilles Tendon total Rupture Score（ATRS）（2007）　331

前交叉韧带（ACL）格式化评估，ACL evaluation format（1987）　261

前交叉韧带 – 生活质量（ACL – QOL）问卷，ACL-QOL questionnaire（1998）　262

活动分级量表，Activity rating scale（2001）　264

Alderson-McGall手功能问卷，Alderson-McGall Hand Function Questionnaire（AMHFQ）（1999）　149

Algo功能指数，Algofunctional index（AFI）（1987）　215

Algofunctional指数，Algofunctional Index（FIHOA）（1995）　150

美国骨科医师学会（AAOS）足踝量表，American Academy of Orthopaedic Surgeon (AAOS) foot and ankle scale（2004）　380

美国骨科医师学会（AAOS）足踝量表，American Academy of Orthopaedic Surgeon (AAOS) foot and ankle scale（2004）　332

美国骨科医师学会（AAOS）髋及膝评分，American Academy of Orthopaedic Surgeons (AAOS) hip and knee score（2004）　217

美国骨科医师学会（AAOS）髋及膝评分，American Academy of Orthopaedic Surgeons (AAOS) hip and knee score（2004）　258

美国骨科医师学会（AAOS）下肢及髋评分，American Academy of Orthopaedic Surgeons（AAOS）lower limb and hip score（2004）　218

美国骨科医师学会（AAOS）体育运动膝关节量表，American Academy of Orthopaedic Surgeons (AAOS) sports knee scale（2004）　259

美国足踝医师学院（ACFAS）评分表，American College of Foot and Ankle Surgeon (ACFAS) scoring scale（2005）　381

美国足踝医师学院（ACFAS）评分表，American College of Foot and Ankle Surgeon (ACFAS) scoring scale（2005）　333

美国膝关节学会（AKS）评分系统，American Knee Socirty (AKS) scoring system（1989）　265

美国骨科足踝协会（AOFAS）踝 – 后足量表，American Orthopaedic Foot and Ankle Society (AOFAS) ankle-hindfoot scale（1994）　382

美国骨科足踝协会（AOFAS）踝 – 后足量表，American Orthopaedic Foot and Ankle Society (AOFAS) ankle-hindfoot scale（1994）　335

美国骨科足踝协会（AOFAS）跗趾跖趾 – 趾间关节量表，American Orthopaedic Foot and Ankle Society (AOFAS) hallux metatarsophalangeal-interphalangeal scale（1994）　384

美国骨科足踝协会（AOFAS）足趾跖趾 – 趾间关节量表，American Orthopaedic Foot and Ankle Society (AOFAS) lesser toe metatarsophalangeal-interphalangeal scale（1994）　386

美国骨科足踝协会（AOFAS）中足量表，American Orthopaedic Foot and Ankle Society (AOFAS) midfoot scale（1994）　388

美国肩肘外科协会肘关节评估表，American Shoulder and Elbow Surgeons (ASES) elbow assessment form（1999）　117

美国肩肘外科协会肩关节评估，American Shoulder and Elbow Surgeons (ASES) shoulder assessment
（1994） 43
Amirault评分系统，Amirault scoring system（1998） 267
踝关节活动评分，Ankle activity score（2004） 334
踝关节功能评定工具，Ankle Joint Functional Assessment Tool（AJFAT）（1998） 337
踝关节骨性关节炎评分，Ankle Osteoarthritis Score（AOS）（1998） 338
踝关节分级量表，Ankle-rating scale（1994） 339
Arab手功能指数，Arab Hand Function Index（AHFI）（2004） 151
Arafiles和Gustilo分级量表，Arafiles and Gustilo rating scale（1979） 268
ARPEGE评分，ARPEGE score（1983） 269
关节炎手功能测试，Arthritis hand function test（1991） 152
运动员肩关节结果评分系统，Athletic shoulder outcome scoring system（1993） 46
澳大利亚/加拿大手部骨性关节炎指数，Australian/Canadian (AUSCAN) osteoarthritis hand index
（2002） 153

B

Bishop等级评定系统，Bishop rating system（1989） 119
波士顿问卷，Boston questionnaire（1993） 155
Bray踝关节评价表，Bray ankle evaluation score（1989） 340
Bristol足评分，Bristol Foot Scale（BFS）（2005） 270
Bristol膝关节评分，Bristol knee scale（1988） 390
英国骨科协会膝关节功能评估表，British Orthopaedic Association knee functional assessment chart
（1978） 271
Broberg和Morrey肘关节评定量表，Broberg and Morrey elbow scale（1986） 121
Buck-Gramcko和Lohman全腕关节功能评估，Buck-Gramcko and Lohman evaluation for total wrist function
（1985） 157

C

Castaing评分，Castaing score（1964） 158
Charnley髋评分，Charnley hip score（1972） 219
Oakland儿童医院髋评估量表（CHOHES），Children's Hospital Oakland Hip Evaluation Scale
（2005） 220
Cincinnati膝关节分级系统，Cincinnati knee rating system（1983） 272
Clawson功能指数，Clawson functional index（1971） 159
Cochin类风湿手部功能障碍量表，Cochin rheumatoid disability scale（1996） 160
Colville手部生活质量问卷，Colville quality of life hand questionnaire（1999） 162
Constant-Murley肩关节功能评估，Constant-Murley functional assessment of the shoulder（1987） 47
Creighton-Nebraska健康基金会评测量表，Creighton-Nebraska Health Foundation assessment scale
（1990） 421

D

Darrow肩峰锁骨分离评分，Darrow score for acromioclavicular separation（1980） 49
de Bie踝扭伤功能评分，de Bie ankle sprain function score（1997） 345
上肢功能问卷，Disabilities of the Arm, Shoulder and Hand (DASH) questionnaire（1996） 122
上肢功能问卷，Disabilities of the Arm, Shoulder and Hand (DASH) questionnaire（1996） 50
上肢功能问卷，Disabilities of the Arm, Shoulder and Hand (DASH) questionnaire（1996） 163
荷兰语肩关节功能障碍问卷，Dutch Shoulder Disability Questionnaire（SDQ-NL）（2000） 53

E

肘关节功能评定量表，Elbow function scale（1984） 124
肘关节功能评估量表，Elbow Functional Assessment（EFA）scale（1999） 125
欧洲生活质量，European Quality of Life（EuroQoL EQ-5D）（1994） 33
欧洲生活质量，European Quality of Life（EuroQoL）（1990） 32
Ewald肘关节评分，Ewald elbow score（1975） 127

F

Feagin和Blake前交叉韧带重建评估，Feagin and Blake ACL reconstruction evaluation（1983） 274
Fernandez评分系统，Fernandez point-score system（1988） 165
Fernandez评分，Fernandez scale（1982） 166
Ferretti评分系统，Ferretti point system（1991） 343
肩关节功能Flexilevel量表，Flexilevel Scale of Shoulder Function（FLEX-SF）（2003） 55
Flynn标准，Flynn criteria（1974） 128
足踝能力测量，Foot and Ankle Ability Measure（FAAM）（2005） 344
足踝能力测量，Foot and Ankle Ability Measure（FAAM）（2005） 391
足踝残疾指数，Foot and Ankle Disability Index（FADI）（1999） 346
足踝残疾指数，Foot and Ankle Disability Index（FADI）（1999） 392
足踝残疾指数（FADI）运动部分，Foot and Ankle Disability Index（FADI）sport（2005） 341
足踝残疾指数（FADI）运动部分，Foot and Ankle Disability Index（FADI）sport（2005） 393
足踝结局评分，Foot and Ankle Outcome Score（FAOS）（2001） 347
足踝结局评分，Foot and Ankle Outcome Score（FAOS）（2001） 395
足功能指数，Foot Function Index（FFI）（1991） 396
足功能指数，Foot Function Index（FFI-5pt）（2002） 398
足部健康状况问卷，Foot Health Status Questionnaire（FHSQ）（1998） 401
足部创伤问卷，Foot trauma questionnaire（1994） 402
前臂症状严重程度评分，Forearm symptom severity scale（1998） 167
Freiburg踝关节评分，Freiburg ankle score（1998） 348
Fulkerson功能性膝关节评分，Fulkerson functional knee score（1990） 275
Fulkerson-Shea髌股关节评分，Fulkerson-Shea patellofemoral joint evaluation score（1990） 276

功能指数，Functional index（1984） 168
功能指数问卷（FIQ），Functional Index Questionnaire（FIQ）（1989） 277
功能恢复评分，Functional Recovery Scale（FRS）（2000） 221

G

Gartland和Werley评分系统，Gartland and Werley scoring system（1951） 169
Geens膝关节残疾量表，Geens knee disability scale（1969） 278
Good, Jones和Lingstone外踝稳定性分级系统，Good, Jones and Lingstone grading system of lateral ankle stability（1975） 349
Green和O'Brien评分，Green and O'Brien（1978） 170

H

手功能评分，Hand Function Score（HFS）（1998） 173
手功能指数，Hand functional index（1971） 172
手外伤严重程度评分，Hand Injury Severity Score（HISS）（1996） 174
硬皮病手灵活性，Hand mobility in scleroderma（2000） 176
Harris髋评分，Harris hip score（1969） 222
Harryman肩袖功能评估，Harryman rotator cuff functional assessment（1991） 56
Herscovici肩关节量表，Herscovici shoulder scale（1992） 57
Hildebrand视觉模拟量表，Hildebrand visual analog scale（1996） 422
髋关节残疾及骨性关节炎评分（HOOS），Hip disability and Osteoarthritis Outcome Score（2003） 224
Larson髋评估图表2，Hip evaluation chart 2 of Larson（1963） 226
髋部骨折功能分级量表，Hip fracture functional rating scale（1982） 227
髋分级问卷，Hip-rating questionnaire（1992） 228
特种外科医院评估量表，Hospital for Special Surgery（HSS）assessment scale（1980） 129
HSS髋分级系统，Hospital for Special Surgery（HSS）hip rating system（1973） 229
HSS（特种外科医院）膝关节量表，Hospital for Special Surgery（HSS）knee scale（1973） 279
特种外科医院肩关节评估，Hospital for Special Surgery（HSS）shoulder assessment（1982） 58
特种外科医院腕关节评分系统，Hospital for Special Surgery（HSS）wrist scoring system（1990） 177
特种外科医院全肘关节评分系统，Hospital for Special Surgery total elbow scoring system（HSS2）（1990） 131
宾夕法尼亚大学医院肩关节评分，Hospital of the University of Pennsylvania shoulder score（1994） 59
Hughston膝关节分级标准，Hughston knee rating criteria（1983） 287
Hughston膝关节主观视觉模拟评分系统，Hughston subjective knee visual analog scale system（1991） 283
Hungerford评分系统，Hungerford scoring system（1982） 284

I

Imatani肩峰锁骨分离评价系统，Imatani acromioclavicular separation evaluation system（1975） 60
国际膝关节文献委员会（IKDC）膝关节韧带标准评估表，International Knee Documentation Committee's（IKDC）knee ligament standard evaluation form（1993） 285

国际膝关节文献委员会（IKDC）膝关节评分系统，International Knee Documentation Committee's（IKDC）knee scoring system（2001） 287
Iowa踝评分，Iowa ankle score（1989） 350
Iowa跟骨评分，Iowa Calcaneal Score（ICS）（2006） 423
Iowa髋评分，Iowa hip score（1963） 230
Iowa膝关节评估，Iowa knee evaluation（1989） 289
Iowa辅助水平量表，Iowa level of assistance scale（1995） 290
Iowa骨盆评分，Iowa pelvic score（1996） 211

J

日本膝关节骨性关节炎评定，Japanese Knee Osteoarthritis Measure（JKOM）（2005） 291
日本骨科学会肘关节评估评分，Japanese Orthopedic Association（JOA）elbow evaluation score（1992） 132
日本骨科学会（JOA）足分级量表，Japanese Orthopedic Association（JOA）foot rating scale（1991） 403
日本骨科学会肩关节评分，Japanese Orthopedic Association（JOA）shoulder score（2004） 61
日本足外科协会（JSSF）踝-后足量表，Japanese Society for Surgery of the Foot（JSSF）ankle-hindfoot scale（2005） 351
日本足外科协会（JSSF）踝-后足量表，Japanese Society for Surgery of the Foot（JSSF）ankle-hindfoot scale（2005） 404
日本足外科协会（JSSF）踇趾跖趾-趾间关节量表，Japanese Society for Surgery of the Foot（JSSF）hallux metatarsophalangeal-interphalangeal scale（2005） 406
日本足外科协会（JSSF）足趾跖趾-趾间关节量表，Japanese Society for Surgery of the Foot（JSSF）lesser toe metatarsophalangeal-interphalangeal scale（2005） 408
日本足外科协会（JSSF）中足量表，Japanese Society for Surgery of the Foot（JSSF）midfoot scale（2005） 409
日本足外科协会（JSSF）足踝类风湿性关节炎量表，Japanese Society for Surgery of the Foot（JSSF）rheumatoid arthritis of foot and ankle scale（2005） 410
Judet和Judet评分，Judet and Judet score（1952） 231
Jupiter功能等级评定，Jupiter functional rating（1985） 133
青少年足部关节炎残疾指数，Juvenile Arthritis Foot disability Index（JAFI）（2004） 411

K

Kapandji指数，Kapandji index（1987） 178
Karlsson踝功能评分，Karlsson ankle function score（1991） 353
Karlstrom Olerud踝评分，Karlstrom Olerud ankle score（1977） 354
Kerr跟骨骨折评分系统，Kerr calcaneal fracture scoring system（1996） 424
Kettelkamp's膝关节评分表Ⅱ，Kettelkamp's knee scoring system Ⅱ（KTA）（1975） 292
Khalfayan评分，Khalfayan score（1992） 134
膝关节损伤和骨性关节炎转归评分，Knee injury and Osteoarthritis Outcome Measure（KOOS）（1998） 293

膝关节转归调查之日常生活活动量表，Knee outcome survey activities of daily living（1998） 295
膝关节评分表Ⅰ，Knee scoring scale Ⅰ（1975） 297
Kofoed踝评分系统，Kofoed ankle scoring system（1998） 357
Kujala髌股关节评分，Kujala Patellofemoral Score（KPS）（1993） 298
Kumbhare及Basmajian踝扭伤量表，Kumbhare and Basmajian ankle sprain scale（2000） 355

L

Lamberta和Clayton腕关节评分，Lamberta and Clayton wrist score（1980） 179
Lansinger胫骨髁骨折转归标准，Lansinger tibia condyle fracture outcome criteria（1986） 300
Leeds足部影响量表，Leeds Foot Impact Scale（LFIS）（2005） 412
Leppilahti跟腱断裂评分，Leppilahti Achilles tendon rupture score（1998） 356
Lequesne功能指数，Lequesne algofunctional index（1987） 307
Leung改良膝关节分级系统，Leung modified knee-rating system（1991） 303
Linde炎症评分，Linde inflammatory score（1984） 358
Liu踝评分，Liu ankle score（1995） 359
利物浦肘关节评分，Liverpool Elbow Score（LES）（2004） 135
下肢活动量表，Lower Extremity Activity Scale（LEAS）（2005） 232
下肢活动量表，Lower Extremity Activity Scale（LEAS）（2005） 304
下肢功能量表，Lower Extremity Functional Scale（LEFS）（1999） 305
下肢改善量表，Lower Extremity Gain Scale（LEGS）（2006） 233
下肢量表，Lower Extremity Measure（LEM）（2000） 234
Lysholm膝关节功能评分，Lysholm knee function scoring scale（1982） 307

M

MacBain手功能测试，MacBin hand function test（1970） 182
Majeed骨盆评分，Majeed pelvic score（1989） 212
曼彻斯特足部疼痛及残疾问卷，Manchester Foot Pain and Disability Questionnaire（MFPDQ）（2000） 413
曼彻斯特-牛津足问卷，Manchester-Oxford Foot Questionnaire（MOXFQ）（2006） 415
手功能测量，Manual Ability Measure（MAM-16）（2005） 183
Marshall膝关节评分，Marshall knee scale（1977） 309
Martini评分，Martini score（1999） 184
马里兰足评分，Maryland foot score（1993） 416
Mayo clinic肘关节功能指数，Mayo clinic performance index for the elbow（1992） 136
Mayo临床髋评分，Mayo clinical hip score（1985） 235
Mazur踝评分，Mazur ankle score（1985） 360
McComis跟腱断裂评分，McComis Achilles tendon rupture score（1997） 361
McGinnis和Denton肩胛骨骨折评定量表，McGinnis and Denton rating scale for scapular fractures（1989） 62
McGuire踝关节评价评分系统，McGuire point system for ankle evaluation（1988） 362

McMaster-Toronto 关节炎问卷，McMaster-Toronto Arthritis questionnaire（MACTAR）（1987） 236
墨尔本肩关节不稳评分，Melbourne Instability Shoulder Scale（MISS）（2005） 63
Merkel跟腱断裂评分，Merkel Achilles tendon rupture score（1996） 363
Merle D'Aubigne 髋评分，Merle D'Aubigne hip score（1954） 237
密歇根手部结果问卷，Michigan Hand outcomes Questionnaire（MHQ）（1998） 186
改良Bishop评定量表，Modified Bishop scale（1997） 120
改良Green和O'Brien评分，Modified Green and O'Brien（1987） 171
改良Martini评分，Modified Martini score（2004） 185
改良Merle D'Aubigne 髋评分，Modified Merle d'Aubigne hip score（1986） 239
改良Rowe肩关节评分，Modified Rowe shoulder score（2005） 64
改良Rowe评分，Modified Rowe score（1992） 428
Moeckel足评分系统，Moeckel foot scoring system（1992） 418
Moller跟腱断裂评分，Moller ruptured Achilles tendon score（2001） 364
改良慢性手部类风湿评估和量化评分，M-SACRAH（Modified Score for Assessment and quantification of Chronic Rheumatic Affections of the Hands）（2004） 180
肌肉骨骼功能评估，Musculoskeletal Function Assessment（MFA）（1996） 34

N

Neer膝关节评分，Neer knee score（1967） 310
Neer肩关节评分，Neer shoulder score（1970） 65
纽约骨科医院腕关节等级评定量表，New York Orthopedic Hospital（NYOH）wrist rating scale（1991） 188
新西兰优先评分，New Zealand priority score（1997） 240
新西兰优先评分，New Zealand priority score（1997） 311
非关节炎性髋评分，Nonarthritic hip score（2003） 241
Nottingham 健康分析，Nottingham Health Profile（NHP）（1981） 36

O

O'Donoghue主观膝关节评分，O'Donoghue subjective knee score（1955） 312
OAK膝关节评价，OAK（Orthopädische Arbeitsgruppe Knie）knee evaluation（1988） 313
Olerud Molander踝（OMA）评分，Olerud Molander Ankle（OMA）score（1984） 365
口述模拟量表，Oral analog scale（1998） 425
Orlando骨盆评分，Orlando pelvic outcome score（1996） 213
膝髋骨性关节炎生活质量，OsteoArthritis of Knee Hip Quality of Life（OAKHQOL）（2005） 314
牛津12项膝关节问卷，Oxford 12-item knee questionnaire（1998） 316
荷兰改良牛津髋评分，Oxford heup score（2005） 244
牛津髋评分，Oxford hip score（1996） 242
牛津不稳评分，Oxford instability score（1999） 66
牛津肩关节评分，Oxford shoulder score（1996） 67

P

Paley评分系统，Paley scoring system（1993） 426
Parkland及Palmer活动评分，Parkland and Palmer mobility score（1993） 245
髌股关节严重程度评定表，Patellofemoral severity scale（2002） 318
患者评估测量，Patient Evaluation Measure（PEM）（1995） 189
患者注重的腕关节结果，Patient focused wrist outcome（2003） 191
患者手术结果—手/前臂，Patient Outcomes of Surgery-Hand/Arm（POS-Hand/Arm）（2004） 193
患者评级肘关节评估，Patient-Rated Elbow Evaluation（PREE）（2001） 138
患者评级腕关节评估，Patient Rated Wrist Evaluation（PRWE）（1998） 194
患者特异性髋分级评分指数，Patient Specific index（PASI）hip rating scale（1994） 246
患者评级网球肘评估，Patient-Rated Tennis Elbow Evaluation（PRTEE）（1999） 139
Penn肩关节评分，Penn Shoulder Score（PSS）（2003） 69
表现指数，Performance index（1987） 367
Phillips踝评分系统，Phillips ankle scoring system（1985） 368
Post肱二头肌长头肌腱炎功能等级评定，Post functional rating for long-head biceps tendinitis（1989） 71
Pritchard评分系统，Pritchard scoring system（1977） 141

Q

健康质量，Quality of Well-Being（QWB）（1976） 37
简明上肢功能问卷，QuickDASH（2005） 72
简明上肢功能问卷，QuickDASH（2005） 142
简明上肢功能问卷，QuickDASH（2005） 196

R

简化WOMAC功能评分，Reduced WOMAC function scale（2003） 255
简化WOMAC功能评分，Reduced WOMAC function scale（2003） 328
修正足功能指数，Revised Foot Function Index（FFI-R）（2006） 399
下肢类风湿性及骨性关节炎转归评分，Rheumatoid and Arthritis Outcome Score（RAOS）for the lower extremity（2003） 248
下肢类风湿性及骨性关节炎转归评分，Rheumatoid and Arthritis Outcome Score（RAOS）for the lower extremity（2003） 319
Rockwood胸锁关节炎评分，Rockwood score for sternoclavicular joint arthritis（1997） 74
Roles和Maudsley结果评分，Roles and Maudsley outcome score（1972） 144
肩袖生活质量评估，Rotator Cuff Quality of Life measure（RC-QOL）（2000） 75
Rowan足部疼痛评定问卷，Rowan Foot Pain Assessment Questionnaire（ROFPAQ）（2001） 419
Rowe功能评分，Rowe functional score（1963） 427
Rowe肩关节评分，Rowe shoulder score（1978） 77

S

慢性手部类风湿评估和量化评分，SACRAH（Score for Assessment and quantification of Chronic Rheumatic Affections of the Hands）（2003） 198
连续职业灵活性评估，Sequential Occupational Dexterity Assessment（SODA）（1996） 199
简明版12项健康状况调查问卷，Short Form 12 health survey questionnaire（SF-12）（1996） 39
简明版36项健康状况调查问卷，Short Form 36 health survey questionnaire（SF-36）（1992） 38
简明版FFI-R，Short form FFI-R（2006） 400
简明版肌肉骨骼功能评估，Short Musculoskeletal Function Assessment（SMFA）（1999） 35
简明版连续职业灵活性评估，Short version of Sequential Occupational Dexterity Assessment（SODA-S）（1999） 201
肩关节活动评定量表，Shoulder activity rating scale（2005） 78
肩关节功能评估量表，Shoulder Function Assessment（SFA）scale（1996） 79
肩关节不稳问卷，Shoulder instability questionnaire（1999） 81
肩关节疼痛和功能障碍指数，Shoulder Pain and Disability Index（SPADI）（1991） 82
肩关节疼痛评分，Shoulder pain score（1996） 85
肩关节等级评定问卷，Shoulder rating questionnaire（1997） 86
肩关节严重程度指数，Shoulder Severity Index（SSI）（1987） 88
疾病影响分析，Sickness Impact Profile（SIP）（1976） 40
简易肩关节测试，Simple Shoulder Test（SST）（1993） 90
单纯数字化评定（SANE），Single Assessment Numeric Evaluation（SANE）（2000） 320
单纯数字化评定，Single Assessment Numeric Evaluation（SANE）rating（1999） 92
Solgaard功能评分系统，Solgaard functional score system（1988） 202
踝关节运动分级临床分级评分，Sports ankle rating clinical rating score（2003） 369
踝关节运动分级生活质量测量，Sports ankle rating quality of life measure（2003） 371
踝关节运动分级-单纯数字化评定，Sports ankle rating-Single Assessment Numeric Evaluation（2003） 372
St. Pierre踝评分，St. Pierre ankle score（1982） 373
Stewart评分，Stewart scores（1984） 203
Stromsoe分级系统，Stromsoe rating system（1998） 429
主观肩关节等级评定量表，Subjective Shoulder Rating Scale（SSRS）（1997） 93
Swanson肩关节评分，Swanson Shoulder score（1989） 95

T

Takakura踝评分，Takakura ankle score（1990） 374
Teeny-Wiss功能踝评分，Teeny-Wiss functional ankle score（1993） 375
Tegner活动水平分级量表，Tegner activity level rating scale（1985） 321
Thompson及Epstein评分，Thompson and Epstein score（1951） 249
Thordarson功能结局评测，Thordarson functional outcome assessment（1996） 430
Thorling肩峰下减压主观等级评定，Thorling subjective rating for subacromial decompression（1985） 96
全髋关节置换结局评估，Total hip arthroplasty outcome evaluation（1991） 250
Turba数字化膝关节分级系统，Turba numerical knee rating system（1979） 323

U

UCLA 最终结果评分，UCLA end-result score（1986） 97
UCLA 肩关节等级评分，UCLA shoulder rating score（1981） 99
英国肩关节功能障碍问卷，United Kingdom Shoulder Disability Questionnaire（SDQ-UK）（1994） 100
上肢功能量表，Upper Extremity Function Scale（1997） 145
上肢功能量表，Upper Extremity Function Scale（1997） 204
上肢功能量表，Upper Extremity Function Scale（UEFS）（1997） 104
上肢功能测试，Upper Extremity Function Test（UEFT）（1965） 205
上肢功能指数，Upper Extremity Functional Index（UEFI）（2001） 102
上肢功能受限量表，Upper extremity functional limitation scale（2001） 103
上肢功能指数，Upper Limb Functional Index（ULFI）（2006） 106

V

Victorian 运动学院肌腱研究组，Victorian Institute of Sport Tendon Study Group（VISA-A）（2001） 376

W

Walch-Duplay 肩关节不稳评分，Walch-Duplay shoulder instability score（1987） 107
Watson 肩关节评分，Watson shoulder score（1985） 108
Weber 踝评分，Weber ankle score（1966） 378
Western Ontario and McMaster Universities（WOMAC）骨性关节炎指数，Western Ontario and McMaster Universities（WOMAC）osteoarthritis Index（1988） 324
Western Ontario and McMaster Universities（WOMAC）骨性关节炎指数，Western Ontario and McMaster Universities（WOMAC）osteoarthritis Index（1988） 252
Western Ontario 不稳指数，Western Ontario Instability Index（WOSI）（1998） 109
Western Ontario 肩关节骨性关节炎指数，Western Ontario Osteoarthritis of the Shoulder（WOOS）index（2001） 111
Western Ontario 肩袖指数，Western Ontario Rotator Cuff（WORC）index（1998） 113
Wolfgang 肩袖手术修复结果等级评定标准，Wolfgang criteria for rating results of rotator cuff surgical repair（1974） 115
WOMAC 功能子量表简明版，WOMAC function subscale short form（2005） 254
WOMAC 功能子量表简明版，WOMAC function subscale short form（2005） 327
Wrightington 腕关节功能评分，Wrightington wrist function score（1998） 206
腕关节结果测量，Wrist Outcome Measure（WOM）（2002） 207

Z

Zarins 和 Rowe 分级量表，Zarins and Rowe rating scale（1986） 329

图书在版编目（CIP）数据

AO 骨科量表评鉴：第 2 版 / [美] 苏克等编；周谋望，刘楠，杨延砚译. —济南：山东科学技术出版社，2013
ISBN 978－7－5331－7068－4

Ⅰ. ①A… Ⅱ. ①苏… ②周… ③刘… ④杨… Ⅲ. ①骨科学 Ⅳ. ①R68

中国版本图书馆 CIP 数据核字（2013）第 242070 号

Copyright © of the original English language edition 2009 by AO Publishing, Davos, Switzerland, Original title: "AO Handbook Musculoskeletal Outcomes – Measures and Instruments", in 2 volumes, by Michael Suk/Beate P Hanson/Daniel C Norvell/David L Helfet

The simplified Chinese language edition © 2013 Shandong Science and Technology Press Co., Ltd.

图字 15－2011－150

AO 骨科量表评鉴
（第 2 版）

编者　[美] Michael Suk
　　　[瑞士] Beate P Hanson
　　　[美] Daniel C Norvell
　　　[美] David L Helfet

译者　周谋望　刘　楠　杨延砚

出版者：山东科学技术出版社
　　　　地址：济南市玉函路 16 号
　　　　邮编：250002　电话：(0531)82098088
　　　　网址：www.lkj.com.cn
　　　　电子邮件：sdkj@sdpress.com.cn

发行者：山东科学技术出版社
　　　　地址：济南市玉函路 16 号
　　　　邮编：250002　电话：(0531)82098071

印刷者：山东新华印务有限责任公司
　　　　地址：济南市世纪大道 2366 号
　　　　邮编：250104　电话：(0531)82079112

开本：889mm×1194mm　1/16
印张：28.5
版次：2013 年 11 月第 1 版第 1 次印刷

ISBN 978－7－5331－7068－4
定价：200.00 元